독창적인 크라운·브릿지

Ingenuity of the Crown & Bridge Restoration

독창적인 크라운 브릿지

S Shape Profile의 임상

나메다 요시노리 (行田克則) 저

정 찬 권 · 조 경 안 · 이 정 삼
노 관 태 · 이 일 기 · 이 준 석 역

dh 대한나래출판사

DaehanNarae Publishing, Inc.

SK V1 Tower 1507
Younmujang 5 gagil 25, Sungdong-gu,
Seoul 04782, Korea
TEL: +82-2-922-7080
FAX: +82-2-922-0841
E-mail: nrpub@naver.com
Website: www.nrbooks.kr

Original Japanese Title: 攻めのクラウン・ブリッジ—S Shape Profile の臨床
行田克則 著

독창적인 크라운·브릿지—S Shape Profile의 임상

발행일　2021년 9월 1일
저자　Nameta Yoshinori
역자　정찬권·조경안·이정삼·노관태·이일기·이준석
발행인　최용원
편집디자인　김애선
표지디자인　김애선
교정·교열　윤수현
발행처　**대한나래출판사** (등록 제2012-000051호/1994.6.10)
주소　서울시 성동구 연무장 5가길 25, 성수역 SK V1 Tower 1507호 (성수동 2가 315-61)
전화　(02) 922-7080
팩스　(02) 922-0841
이메일　nrpub@naver.com
홈페이지　www.nrbooks.kr

ISBN 978-89-5741-817-8

정가 80,000원

Printed in Korea

서문: 장기적인 안정을 위한 접합상피 내 마진

치은연하 마진은 변연치은에 발적을 주체로 하는 염증을 일으킨다는 점에서 임상적으로 부정되어 왔다. 하지만 부정하는 근거가 역학적인 것이 주체고, 이것을 과학적으로 부정하지 못하고 있다는 점도 부정할 수 없다. 수복물 마진을 접합상피부와 결합조직성 부착부에 설정해서는 안 된다는 생물학적 폭경은 치은연하 마진을 부정하는 주요 이론이라고 생각되기 쉽지만, 건강한 치은의 프로빙은 항상 접합상피에 도달한다는 사실을 감안하면(후에 기술함) 이것도 과학적 증명이라고 하기 어렵다.

필자는 접합상피 내 마진을 추구한 결과 장기간에 걸쳐 수복물이 유지되는 것을 경험했다. 하지만 이것의 근간을 이루는 것은 기술을 갈고닦는 것도 중요하지만 변연치은 내의 해부를 올바로 이해하려고 했다는 점이라 생각한다. 현재도 일부 연구자를 제외하고는 치은구와 접합상피와의 차이를 이해하고 있다고 하기는 어렵다. 자연치가 구강 내에서 유지되는 이유는 치은구와 결합조직성 부착부 사이에 있는 접합상피부의 존재에 의한 부분이 크다는 것은 수복물에서도 마찬가지일 것이다. 최근 문제가 되고 있는 구강 내 세균이 전신에 미치는 영향은 접합상피부와 각화된 깊은 치주포켓의 궤양 형성면 양면으로부터의 세균감염에 의한 것으로 생각되며, 그 방어 메커니즘과 면역 메커니즘도 백혈구 유주를 위해 세포 간 간격이 넓은 이 접합상피부가 가진 기능이라는 것을 생각하면, 이 부분이 얼마나 중요한지 알 수 있다.

굳이 치은구를 넘어 접합상피부에 마진을 설정하는 접합상피 마진은 해부학적 특징을 이해하고 이런 구조를 이용함으로써 수복물의 장기적인 안정뿐 아니라 심미성도 획득하는 방법임을 명기하고 싶다.

2019년 11월 30일
Nameta Yoshinori (行田克則)

저자 약력

1982년 일본대학 치학부 졸업
1986년 일본대학 치학부 대학원 졸업
1988년 가미키타자와 치과 개설
2007년 요츠야산에이초 치과 개설

일본보철치과학회 전문의
일본악교합학회 교합지도의
일본대학 치학부 임상교수

역자 서문

Nameta Yoshinori 선생님의 새로운 저서인 'Ingenuity of the Crown & Bridge Restoration: S Shape Profile의 임상'이 한국어판으로 출판되게 되어 매우 기쁘게 생각한다.

Nameta 선생님은 생물학적 폭경과 마진의 설정 위치, 그리고 보철물의 형태와 치주조직 간의 관계에 대해 오랜 기간 고민하고 연구해 온 임상가로, 그동안 많은 저서를 집필하였으며 이 책은 저자의 그동안의 생각과 임상 결과를 정리한 책이다.

저자는 수복물의 마진을 치은연하 1mm 부근의 접합상피 부근에 설정하고, 그 위치로부터 S shape profile을 부여함으로써 치은의 폭을 확보하고 장기적인 술후 안정성과 심미성을 확보하는 방법과 그 과학적 근거를 제시하고 있다. 저자는 오랜 기간 이런 관점에서 임상을 실천해 왔으며 이 책에 나오는 증례의 대부분은 10년 이상, 길게는 20~25년 된 것들이다. 보철 임상을 하는 한 명의 임상가로서 저자의 임상철학과 평생에 걸친 장기간의 임상 결과를 이렇게 책에서 볼 수 있게 된 것은 행운이며 큰 기쁨이다. 완성도 높은 보철물의 형태와 심미적인 결과는 눈을 즐겁게 한다.

이 책은 지대치 주위의 생물학적 고찰을 시작으로 접합상피 내 마진, 치은의 크리핑 원리, 치근활택술 시 주의점, 임시치아, 인상채득, 심미적인 pontic을 제작하기 위한 방법, 치솔질 주의사항 등 장기적인 심미적 결과를 얻기 위해 중요한 점들을 저자의 깊은 고민으로 심도 있게 다루고 있다. 심미 보철에 관심이 많은 치과의사, 치과기공사 모두에게 큰 도움이 될 것이라 생각한다.

책의 출판과 편집에 도움을 주신 동료 역자분들의 노고에 감사드린다. 특히 한국어로 매끄럽지 못한 부분을 여러 번 읽고 수정하며 애쓴 이준석 선생에게 감사드린다. 끝으로 출판해 주신 대한나래출판사 최용원 사장님께도 감사를 전한다.

2021년 6월

역자를 대표하여

노 관 태

역자 약력

정찬권

연세대학교 치과대학교 졸업, 치의학 박사

Member of NAG

(현) 에이블치과 원장

노관태

경희대학교 치과대학 졸업, 치의학 박사

Tokyo Dental College Visiting Professor, Member of NAG

(현) 경희대학교 치과대학 보철과 부교수

조경안

조선대학교 치과대학 졸업, 치의학 박사

Member of NAG

이일기

Registered Dental Technician in Australia,
Odanaka Yasuhiro 선생님께 사사

2019년 Willi Geller 선생님으로부터
Oral Design Member로 임명됨

(현) Ricky Lee Dental Atelier(Oral Design Sydney) 소장

이정삼

전남대학교 치과대학 졸업, 의학 박사

Member of NAG

저서: Passion & Esthetics in Implant Dentistry

(현) 웃는하루치과 원장

이준석

일본 홋카이도의료대학 치의학부 졸업

경희대학교 치과병원 보철과 레지던트

(전) 경희대학교 치과병원 보철과 전임의

(현) 이원재치과의원 대표원장

목차

01

Contents 1

마진 설정은 결과적으로 접합상피(junctional epithelium) 내 마진

머리말

전치부 보철에서 수복 후에 마진이 노출되는 것은 당연히 심미성을 해치게 된다. 이러한 마진을 숨기기 위해 치은연하 마진을 적용하면 치주조직에 안 좋은 침습을 일으킨다는 것이 임상에서 계속 보고되고 있지만[9,38,40,52,76,108,112,131,168,174,190-192,217-221,230], 과학적으로는 검증되지 않았다. 또한 치은연하라는 용어 자체에 구체성이 없어 치은구, 접합상피 및 결합조직성 부착 모두 '치은연하'라고 하는 모호함이 있다.

1. 치조골정을 기준으로 하는 생각

마진을 골정에서 어느 정도 떨어뜨리면 좋을까 하는 생각은 치주조직을 지킨다는 의미에서도 논리적이라 할 수 있다. Burch는 골정에서 1.5mm 이상 떨어뜨릴 것을 권장하고 있다[21]. Silness는 2mm 이상 떨어뜨리는 것이 예후가 좋다고 보고하였다[192]. Shillingburg는 치은연하 깊이로 마진을 설정한 경우 파골세포의 활동이 자극되어, 보철물의 마진에서 약 2mm 떨어질 때까지 골흡수가 계속된다고 하였다[183]. 그 외에 Ingber 등, Nevins 등의 보고[65,130]를 더하면, 마진은 골정에서 1.5~2mm 떨어지지 않으면 골흡수가 진행된다는 것이 결론인 것 같다[32]. 비글견을 이용한 Tal의 연구[204]에서는 부분적인 아말감 충전 부위에서의 골흡수량을 통해 생물학적 폭경을 1.17mm로 하고 있으나, 마진 전체 둘레에서 검토할 때와는 다른 감이 있다. 필자 등(공동연구자: Hirota Kazuo/헬스케어구강기재연구소)이 실시했던 필리핀원숭이

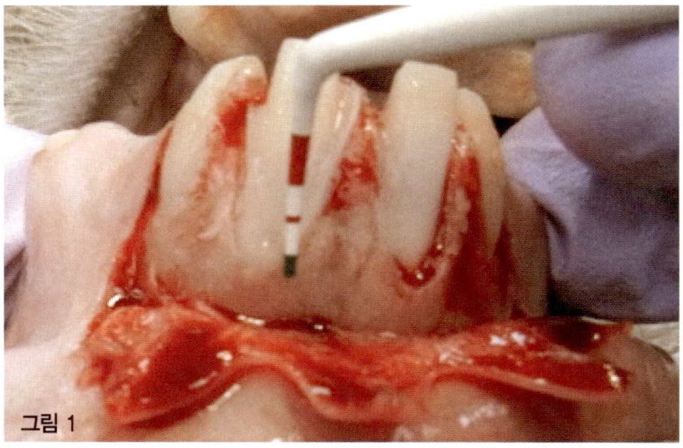

그림 1

그림 1, 2. *Macaca fascicularis*(필리핀원숭이)에 치은연하로 마진을 형성하자, 많은 검체에서 마진으로부터 약 2mm의 골흡수가 관찰되었다(일본대학 치학부 Arai Yoshinori 교수 촬영).

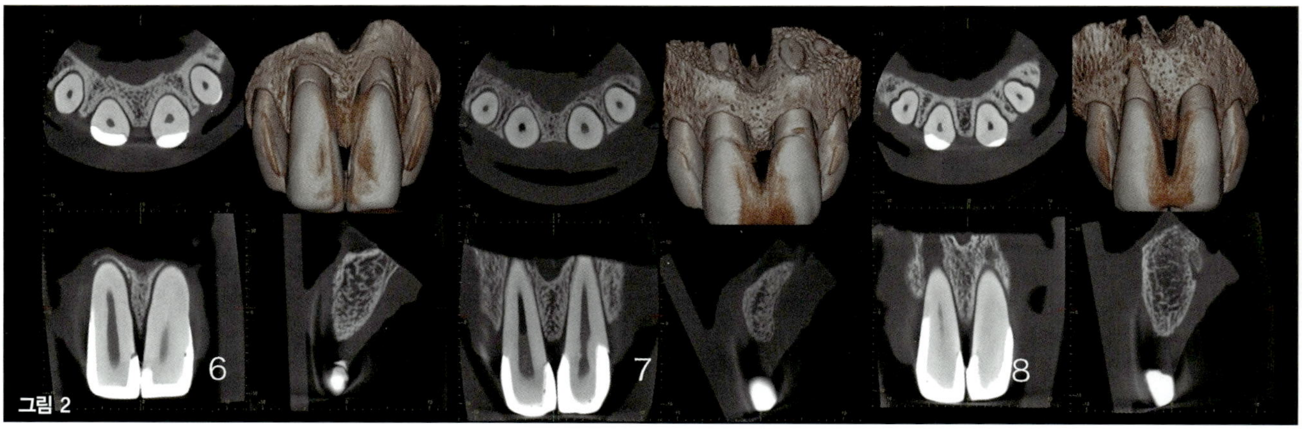

그림 2

(*Macaca fascicularis*)를 검체로 한 연구에서도 골흡수량은 2mm였다(그림 1, 2).

이로써 마진은 골정에서 1.5~2mm 떨어뜨려 두는 것이 골흡수에 대한 우려가 없는 것 같다.

2. 원래 변연치은의 폭은 얼마나 될까?

Dentogingival complex 이론을 전개하는 Kois 등에 따르면 순측에서 3mm, 인접면에서 4mm라고 한다[85-87]. 만약 순측에 설정하는 마진으로, 앞에 서술한 바와 같이 3mm에서 골정으로부터의 거리 2mm를 빼게 되면 1mm가 되어 치은연하 1mm로 마진을 설정해도 좋다는 말이 된다. Kois도 치은연을 기준으로 한 경우에 0.5~1mm의 치은연하 마진을 허용하며, 필자도 같은 생각이다. 단 1mm인 경우는 접합상피 내이다.

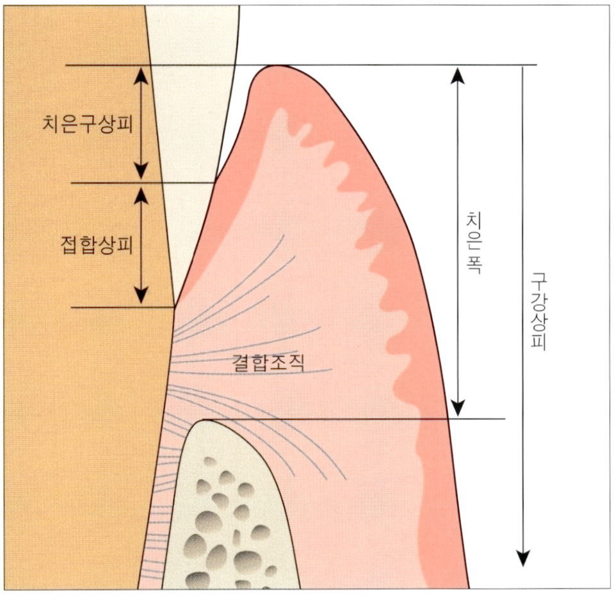

그림 3. Lindhe는 치은구상피는 각화되어 있어서 치은구상피에 상피돌기가 있다는 것을 보여 주고 있다(문헌 104에서 수정하여 인용).

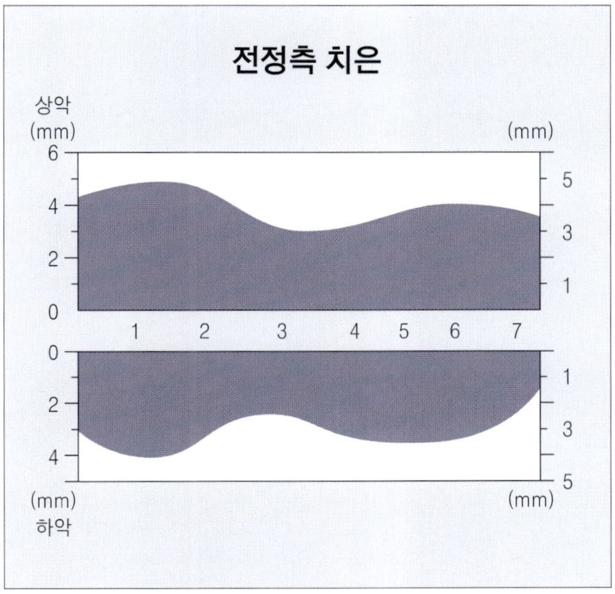

그림 4. Lindhe는 각 치아의 치은 폭을 점으로 나타내었다. 상악 중절치는 4mm 이상이고, 하악 전치는 3mm로 폭이 작다. 흥미로운 것은, 수술 후에 치은퇴축이 일어나기 쉬운 소구치부는 원래 치은의 폭이 없음을 알 수 있다는 것이다(문헌 104에서 수정하여 인용).

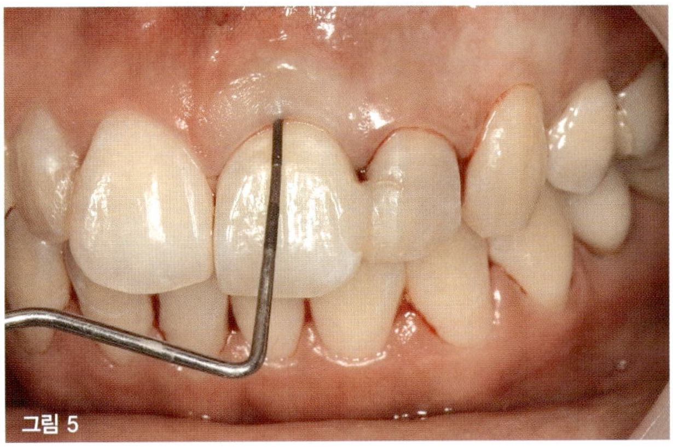

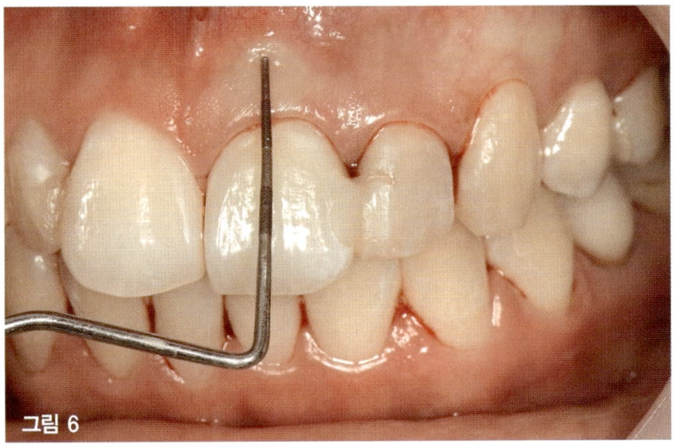

그림 5, 6. 치은연하 마진 형성 전의 20세 여성 환자에서 골탐침을 하고 있는데 치은의 폭은 약 4mm라는 것을 알 수 있다.

Müller 등은 초음파측정장치로 치은의 두께와 폭을 계측하여 폭은 상악 중절치에서 3.35~5.27mm, 측절치에서 3.68~6.59mm, 견치에서 3.36~5.09mm라고 보고하였다[127]. 또한 Lindhe의 보고[104]에서도 상악 중절치의 치은 폭은 4mm 이상이라고 하였다(그림 3, 4). 수치를 모든 일본인에게 적용할 수는 없지만 작은 수치가 scallop type으로 상악 전치부의 치은 폭, 즉 변연치은에서 골정까지의 거리는 대략 3.3mm라고 할 수 있다(그림 5, 6). 그리고 앞에 서술한 마진에서 골정까지의 2mm를 빼면 1.3mm까지 치은연하 형성을 해도 된다는 의미가 된다.

3. 필자가 시행하는 치은연하 마진

치은연하 마진의 설정 위치는 많은 증례에서 치은연하 1mm 부근에 마진(정확히는 finish line)을 설정할 것을 추천, 실천하고 있다(그림 7). 이 위치는 조직학적으로 치은구인지 접합상피인지에 따라 수술 후에 큰 영향을 미친다고 생각한다. 실제로는 치은의 건강 상태에 좌우되며 치은구인 경우도 있고, 접합상피인 경우도 있다. 건강한 치은에서 치은구는 미미하고 대부분 접합상피로 되어 있는 경우가 많다(증례 1, 그림 8). 결론부터 말하면 finish line은 건강한 치은의 접합상피에 접해 있는 것이 장기적 관점에서 유리하다(증례 2).

이제 지대치 주위의 치주조직에 대해서 살펴보겠다.

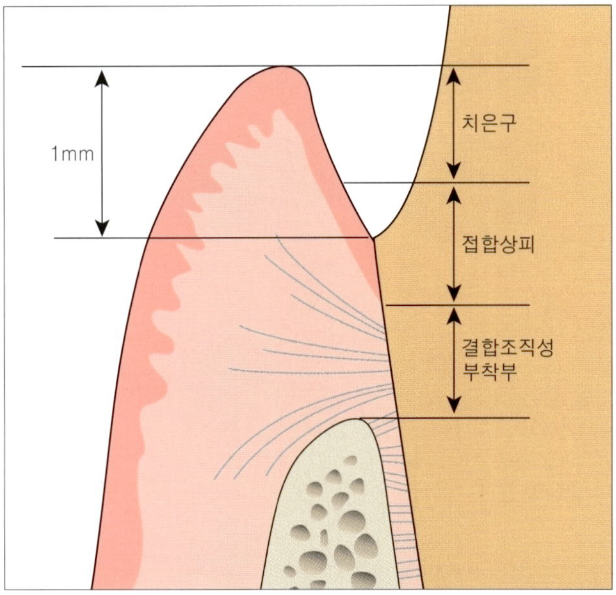

그림 7. 편의상 치은연하 약 1mm에 형성된 경우 마진부는 부분적으로 접합상피에 위치하게 되는 셈이지만, 압배사의 삽입은 충분히 가능하며 동시에 호중구에 의한 자정성이 높은 영역에 마진을 설정한 것이 된다.

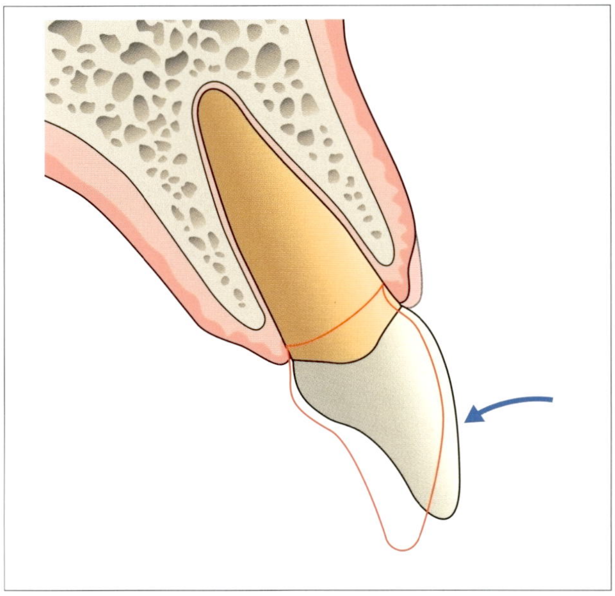

그림 8. 마진 설정이 검은 선에서 빨간 선으로 변경되도록 치료하였다. 즉, 치은연하의 마진 설정이 가능한 한 최대한 마진을 가져가고 그 위치부터 S shape profile에 의한 undercontour를 부여함으로써, 2차적으로 치은의 폭을 확보하고 결과적으로 술후 안정성을 얻으려는 방법이다. 그 결과 교합하지 않았던 상악 중절치를 하악 전치부와 간단히 접촉시킬 수 있다.

증례 1: S shape profile(Contents 8 참조)에 의한 undercontour(3년 경과)

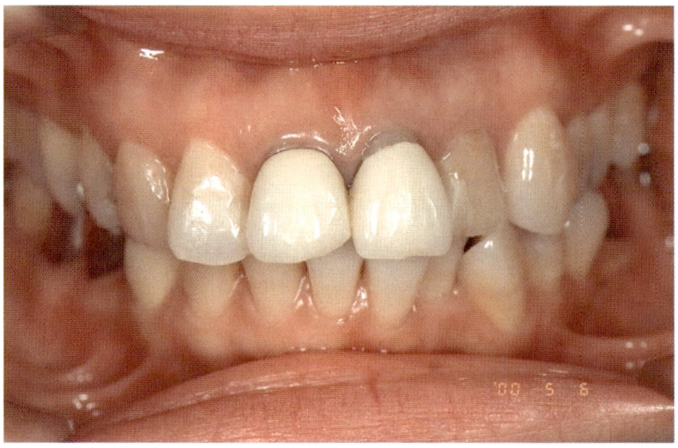

1-1a. 순측 전위가 두드러지고 마진 노출에 의한 심미장애로 내원하였다(2000년 5월 6일).

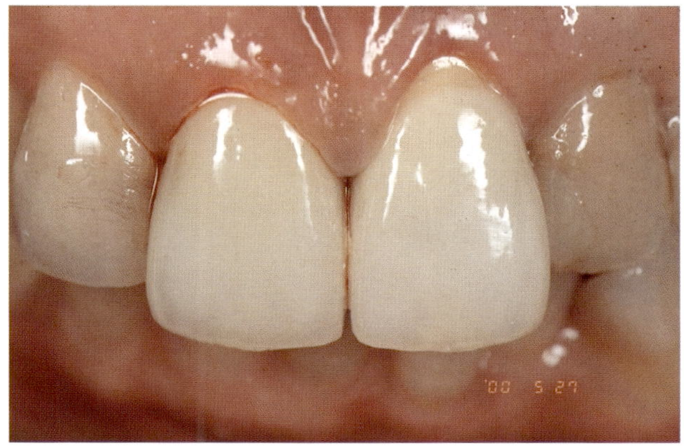

1-1b. 측방면에서의 순측 전위를 크게 변경하기 위해 치은연하에 2~3mm 깊이로 마진을 설정하였다. 결합조직성 부착부까지 마진을 연장하여 인상채득하여 골정에서 2mm 이내를 침범하였으므로 장착 시 특히 #21에 치은퇴축이 관찰된다(2000년 5월 27일).

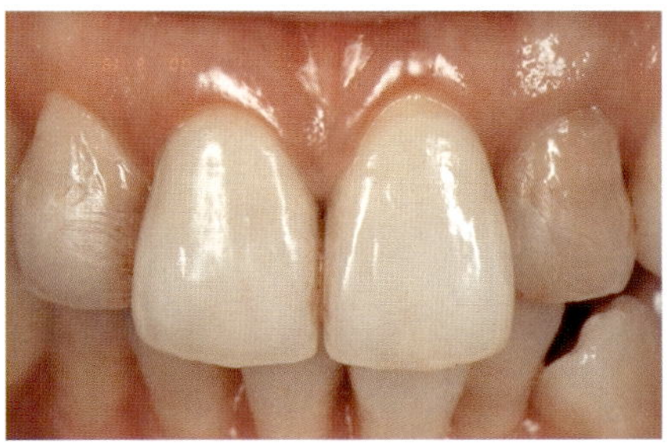

1-1c. 약 1개월 후. 치은퇴축의 개선이 관찰된다(2000년 6월 19일).

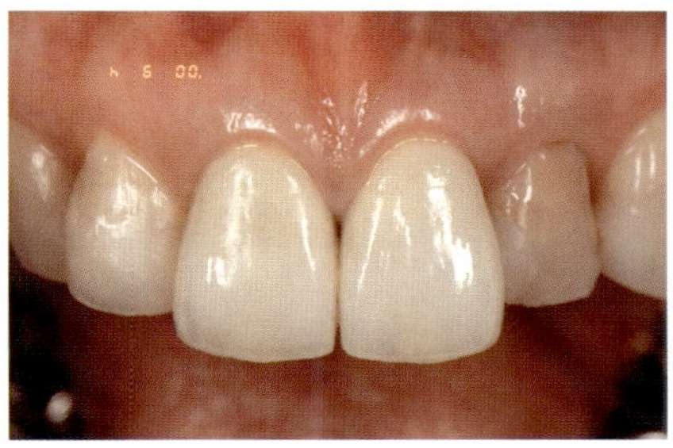

1-1d. 약 3개월 후. 치은퇴축은 거의 개선되었다. 그동안 가능하면 치은에 칫솔이 강하게 닿지 않도록 지도하였다(2000년 9월 4일).

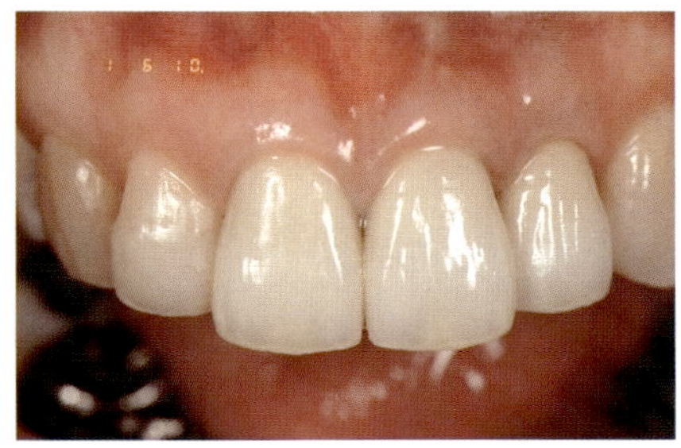

1-1e. 약 1년 후. 치은의 좌·우 높이가 거의 나란해졌다(2001년 9월 1일).

1-1f, g. 약 2년 후와 초진 시의 측방면 비교에서는 연장된 절연과 순측으로의 돌출이 확실히 줄어든 상태를 확인할 수 있다(2002년 9월 13일 및 2000년 5월 6일).

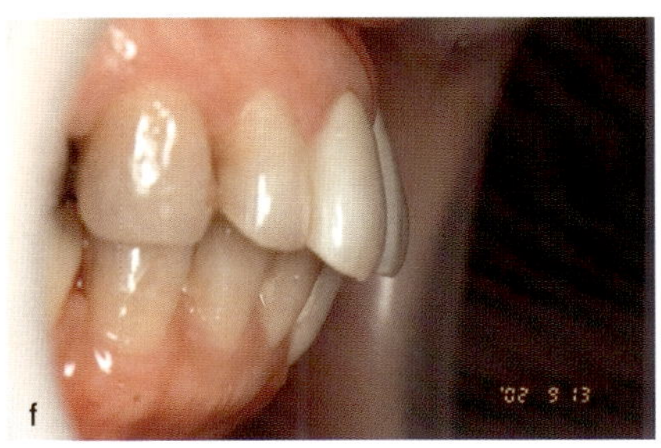

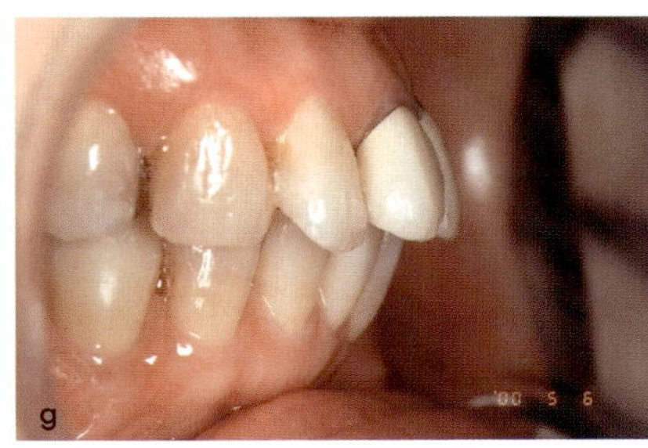

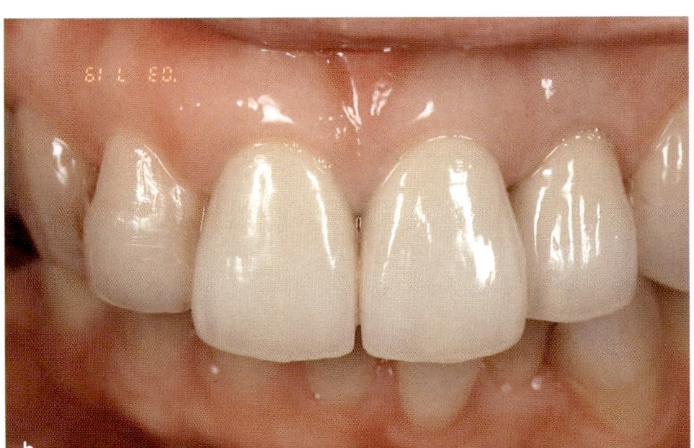

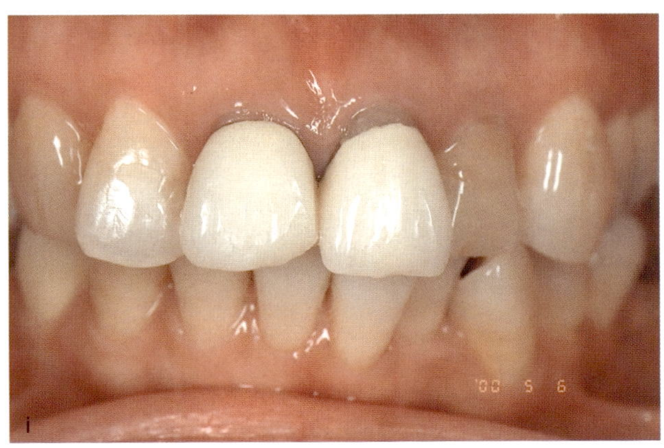

1-1h, i. 다시 초진 시와 술후 3년을 비교해 보면, 심미적 개선도 물론이거니와 깊게 마진 설정된 부분에 강한 S shape profile을 부여한 결과로 변연치은 폭의 증가를 2차원적으로도 관찰할 수 있는 상태라는 것을 알 수 있다(2003년 7월 19일 및 2000년 5월 6일).

증례 2: 생물학적 폭경, cementation(15년 경과)

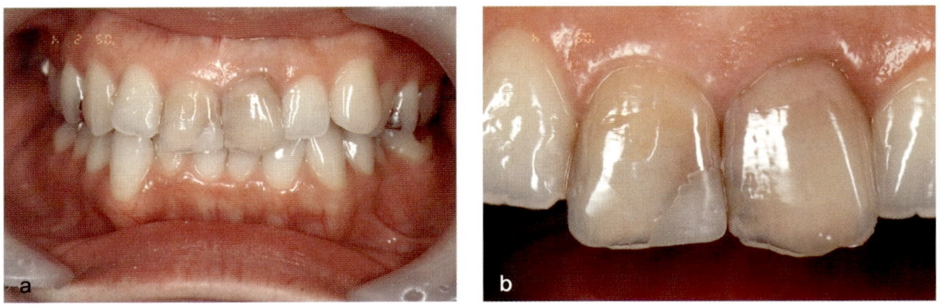

1-2a, b. 양 중절치의 심미장애로 치료를 희망하였다(2005년 2월 4일).

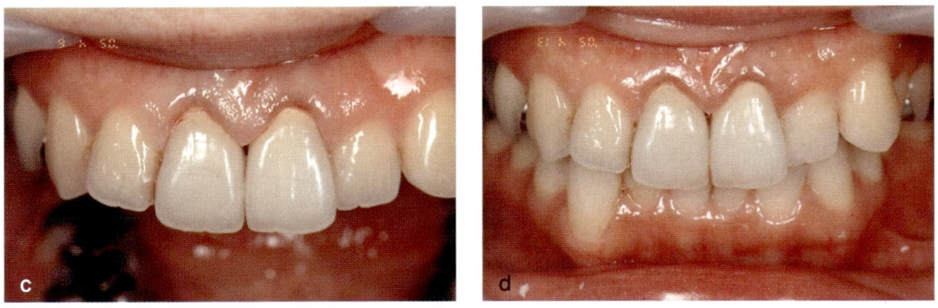

1-2c, d. 최종보철물 임시접착 시와 1주 후의 상태. 마진은 초진 시보다 약 1.5mm 치은연하의 접합상피 내로 설정하고, 치은압배를 실시하여 변연치은에는 큰 퇴축이 관찰된다.
이는 일시적으로 골정에서 2mm 이내에 손상을 주었기 때문으로 보인다(2005년 4월 6일 및 4월 13일).

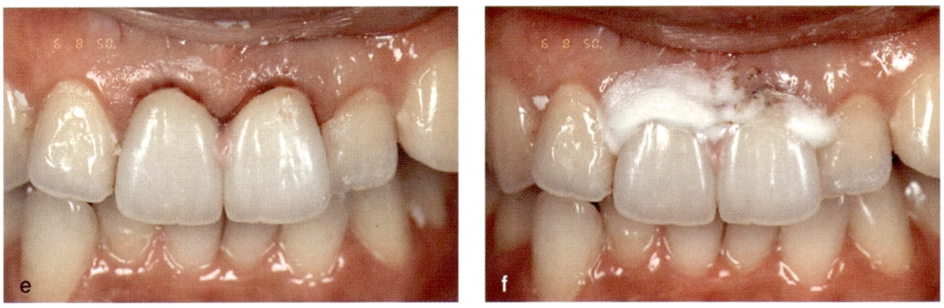

1-2e, f. 약 4개월간 치은의 회복을 기다려 합착하였는데 중간의 납착부에 잔존 시멘트가 생기지 않도록 미리 파라핀 왁스로 릴리프하였다. 또한 시멘트는 완전 경화될 때까지 절대로 제거해서는 안 된다(2005년 8월 9일).

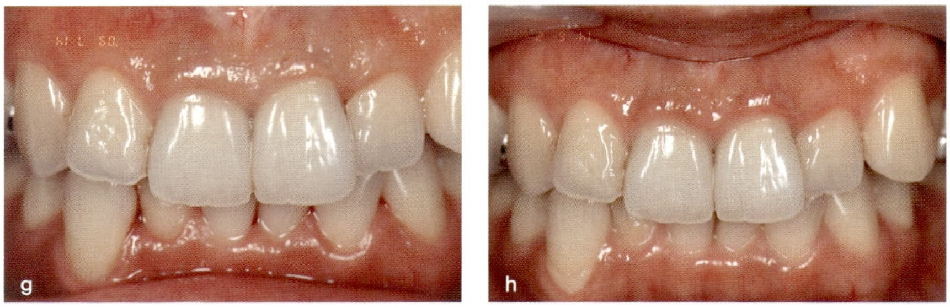

1-2g. 약 4년 후. 로테이션이 강했던 #21의 치은 회복은 늦지만 퇴축치은은 초진 때 상태와 비슷해지고 있다(2009년 7월 14일).
1-2h. 약 10년 후. 치은은 회복되고 있지만 한 번 퇴축한 치은의 세동맥과 세정맥에 발적이 있는 것 같다(2014년 6월 2일).

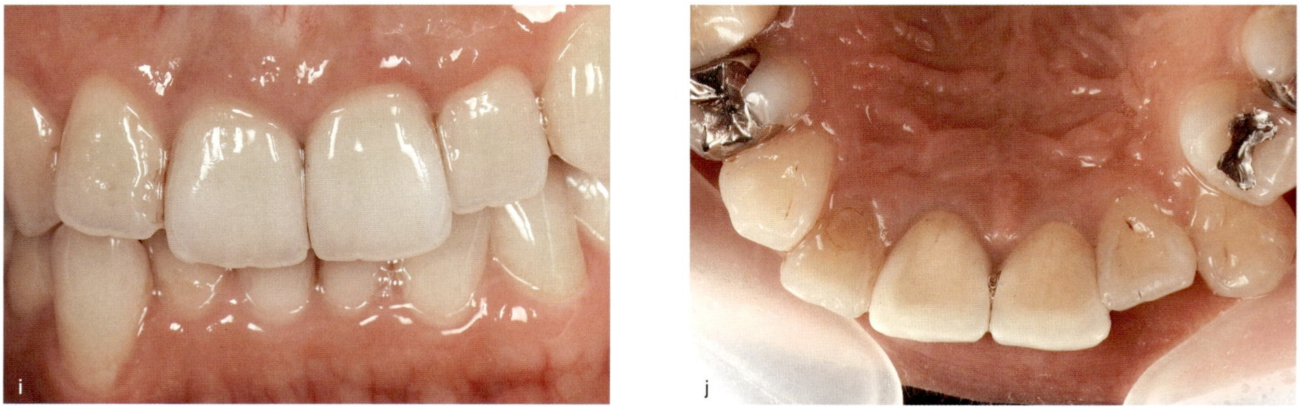

1-2i, j. 약 15년 후. 치은은 좌·우 모두 안정되었고 심미적인 결과를 얻었다(정면 사진: 2019년 8월 29일, 구개 측면 사진: 2019년 2월 25일).

02

Contents 2

지대치 주위의 조직학적 고찰

1. 지대치를 둘러싼 조직해부

지대치 주위에 건강한 치주조직이 존재하는 것이 중요하다는 것은 이론의 여지가 없다. 하지만 치은연하에 마진을 설정하기 위한 보철 처치는 치은연하 형성, 치은압배 같은 외과 처치라는 측면을 가지는 것도 사실이다. 여기서 더욱 중요한 것은 처치가 비가역적으로 행해져 보철 처치 후에 치은이 건강한 상태로 돌아오기 쉽다는 점이다. 그러기 위해서는 지대치 주위의 해부를 충분히 이해하는 것이 중요하다. 특히 필자는 치은연하 특유의 접합상피와 치은을 지탱하는 치조상 섬유군을 조심스럽게 다룰 수 있는 환경이 지대치 주위의 건강을 유지하기 위해서 중요하다고 생각한다. 그것은 다음과 같은 특징 때문이다.

① 접합상피는 세균침입으로부터 치아를 보호한다는 특징

② 치조상 섬유군이 치은을 받쳐줌으로써 치은퇴축을 막는다는 특징

따라서 이 두 가지와 관련하여 조직해부학적 관점에서 기술하겠다.

2. 지대치 주위의 생물학적 단면

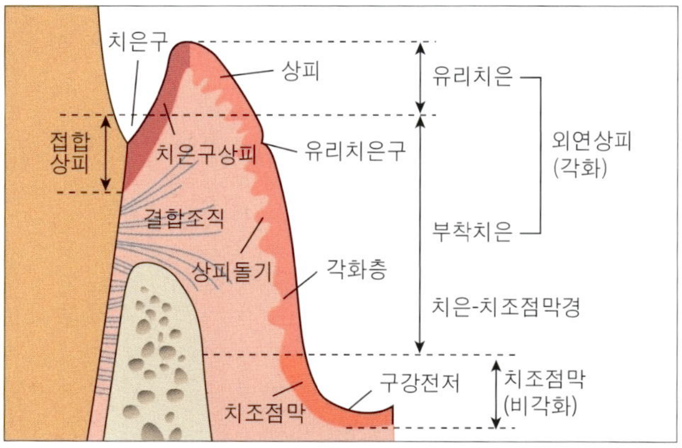

그림 1. 치은단면도(문헌 77에서 수정하여 인용).

일반적으로 지대치 주위는 그림 1과 같은 단면도로 설명되는 경우가 많아 이해하기 쉬운 그림이다. 특히 지대치 주위의 생물학적 폭경에 대한 설명은 폭넓게 인용되고 있다. 반면 이 그림에 조직적 의의가 상세히 기술되어 있다고 말하기 어렵다는 측면에 있어 필자 자신도 성찰하고 있다. 그래서 임상가의 입장에서 치은구, 접합상피 및 결합조직성 부착에 대해서 다시 한번 조직해부학적 견지에서 고찰하고 싶다.

1) 치은구

치은구에 관해서는 각화되어 있지 않다는 기술을 볼 수 있는데 임상적으로는 각화되어 있다고 생각하는 것이 좋다. 무균조건의 동물실험에서는 치은구를 관찰할 수 없다는 기록 등을 보면[179], 치은구는 세균 존재하에서 저항한 결과로 인해 각화된 것이라고도 할 수 있다. 또한 구강 내에서는 접합상피의 직전에 있는 홈으로, 임상적으로는 에어(air)를 불면 치면에서 떨어지는 것을 확인할 수 있다. 역사적으로는, 임상적으로 프로빙으로 치은구를 계측할 수 있다고 맹신되어 왔지만 실제로는 조직절편상에서 상피돌기를 가짐으로써 각화되고 있다는 것을 관찰할 수 있다(그림 2~4). 상피돌기가 있다는 것은 각화를 나타낸다. 또한 역사적으로는 프로빙으로 치은구를 계측하는 것이 불가능하다는 점[105,186] 때문에 Schroeder는 해부학적 치은구와 임상적 치은구를 나눠 사용해야 한다고 제언하고 있다(참고 1)[179]. 그리고 이에 호응하듯이 미국치주병학회의 용어집에서는, 1977년에는 평균 깊이를 1.5~2.5mm로 했으나[199] 해부학적으로 고려했을 경우 오해가 생기기 때문에 1986년 이후의 용어집에서는 수치를 기재하지 않게 된 경위가 있다(참고 2)[209~211].

그럼 프로브 끝의 도달 위치를 고찰하면, 일반적으로 건강한 치은에서 약 25g의 힘으로 프로브를 삽입한 경우[42,100] 결합조직성 부착과 접합상피 경계부의 접합상피 내(치관측 방향)까지 도달한다는 것이 몇 가지 논문으로 증명되었으나[10,37,51,106,163], 아직까지 일본에서는 이 사실이 널리 알려져 있다고는 하기 어려운 것이 현 상태이며 특히 생물학적 폭경의 이해를 왜곡하고 있다고 생각된다.

[조직학적 고찰 1]

왜 아직도 학술용어집에는 치은구가 각화되지 않았다는 기술이 많은 것일까. 아마도 동물실험 등에서 치은구가 존재하지 않는다는 것을 관찰한 경우도 있기 때문이라고 필자는 생각한다. 무균조건 동물실험에서는 구강 내 세균의 영향을 받지 않기 때문에 치주병의 초기 단계 방어기구인 변연치은상피가 down-growth 할 필요는 없지만, 사람은 반드시 구강 내 세균이 상주하기 때문에 이에 저항하기 위해 세균이 머무르기 쉬운 치은변연부터 각화가 일어난다. 그리고 임상적으로는 세균침입에 연동하여 상피의 down-growth가 진행되면 골파괴를 동반하는 치주염이 된다. Ohashi는 염증이 진행됨에 따라 내연상피가 각화하는 모습을 보고하였다[144]. 결국 치은구는 사람의 구강 내에서 관찰되는 각화를 동반하는 상피라고 할 수 있고, 접합상피는 호중구 방어 메커니즘이 우세한 조건하에서 세균침입에 저항하고 있는 영역이라고도 할 수 있다. 치은구가 각화되고 있다는 내용은 Lindhe[104], Shimono[186], Magikusa 등[110], Atsuta 등(그림 2)[12]의 기술에 가끔 보이는데 대부분은 비각화 혹은 모호한 기술이 많다.

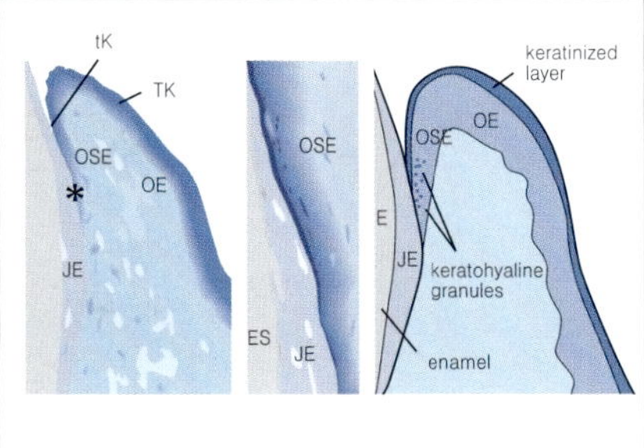

그림 2. Atsuta 등은 thin layer(얇은 층)로 치은구 각화부를 표시하고 있다(문헌 12에서 수정하여 인용).

[조직학적 고찰 2]

일본치주병학회의 "치주병용어집 제2판"[135]에서 '치은구상피(oral sulculare pithelium, sulculare pithelium)는 치은변연보다 안쪽에서 치은구에 접하는 비각화상피이다. 결합조직과의 경계는 평탄하고 상피돌기는 보이지 않는다. 구조는 구강상피와 거의 같다. 치은구상피의 투과성은 높지 않으며 세포간극을 유주하는 백혈구는 많지 않다.'라고 되어 있는데 본래 치은구는 결합조직과는 경계를 갖지 않는 점 및 상피돌기를 갖는다는 점에 의해 전반의 해설은 접합상피, 후반은 치은구상피에 대한 해설임을 알 수 있다. 영문 표기의 치은 내연상피를 넓은 의미로 나타내는 (oral) sulcular epithelium으로 해석하면 아무런 문제가 없다.

[조직학적 고찰 3]

Ten Cate에 따르면 '치은구상피와 치은상피는 같은 고유층에 의해 지지되고 있음에도 불구하고 둘은 조직학적으로 매우 다르며, 치은구상피는 비각화상피이다. 이러한 상피의 표현 형태의 차이는 염증이 직접적인 원인이 되어 발생한다. 왜냐하면 실험동물에 항생제를 사용하여 엄격하게 구강 내 위생관리를 하면 염증이 소실되고 치은구상피는 각화되기 때문이다.'[129]라는 기록이 있다.

또한 Schroeder에 의하면 '구강치은구상피란 치은구가 존재하는 경우 혹은 병적 조건하에서 치은포켓 혹은 치주포켓이 존재하는 경우만 존재하는 조직이다. (중략) 사람의 경우 구강치은구상피는 각화하지 않지만, 구조적으로는 중층 각화성 구강 치은상피와 상당히 유사하며 정각화성·착각화성 표층의 생성 없이 각화 경향을 나타내기도 한다.'[179]라고 한다. Schroeder의 이 설명에 모호함이 남아 있지만, Schroeder 자신의 용어집에서는 '치은구: 치아와 치은의 가장 치관쪽 부분 사이의

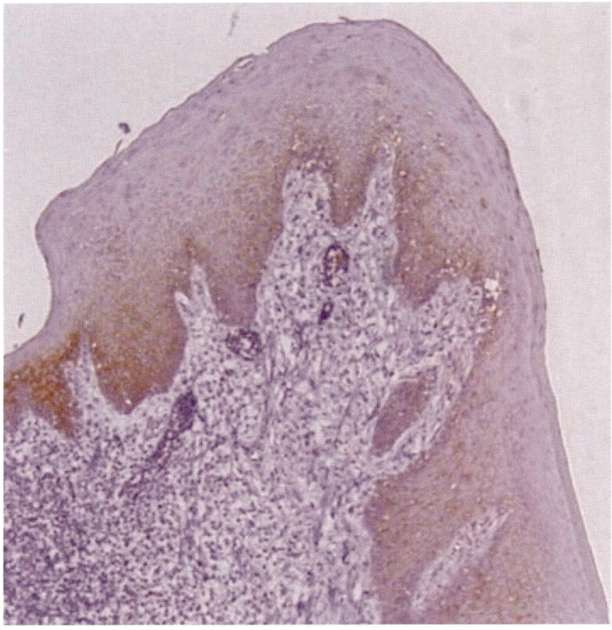

그림 3. 필리핀원숭이의 치은구에서 각화 경향을 관찰할 수 있다(좌측: 치면, 우측: 구강 자유면).

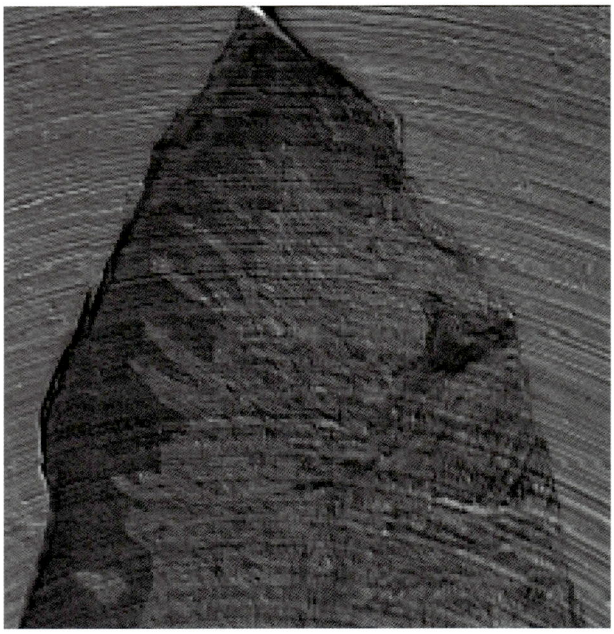

그림 4. EPMA, SEM상에서 각화부를 관찰한다(좌측: 치면, 우측: 구강 자유면).

얕은 홈으로, 접합상피의 유리면에서 치은연에 이른다. 이 홈은 사람이나 다른 포유류가 아주 건강한 상태에서는 존재하지 않는 경우가 많다. 임상적 프로빙에서는 그 존재와 깊이를 정확하게 평가할 수 없지만 조직학적으로는 평가된다.'라고 하여 이 용어집이 올바로 기재되어 있다고 생각된다.

Ten Cate와 Schroeder는 의견이 완전히 다른 부분이 있어 조직구조를 난해하게 만들고 있다는 것은 부인할 수 없다. 그러나 Ten Cate의 해설에서 '치은구상피는 각화되어 구강상피 자유면이 된다.'라는 한 문장을 추가하면 같은 의미가 된다.

[조직학적 고찰 4]

Schroeder의 저서 "The Periodontium"을 번역한 Shimono는 치은구에 대해 '구강상피 및 치은구상피는 각화상피이며 방어(투과성 관문) 및 보호를 위해 중요한 역할을 담당하고 있다.'라고 하였다[186]. 또한 Lindhe는 '치은구상피의 세포는 입방체이며 이 상피의 표층은 각화되어 있다.'라고 하였다[104].

[소결론]

필자가 실시한 조직학적 관찰로부터는 면역염색한 SEM상에서 치은구는 각화되어 있다는 것이 확인되었다(그림 3, 4). 또한 이상의 고찰에 시대적 배경을 가미하여 '치은구는 사람 변연치은 내연부의 가장 치관측에 있으며 근첨 방향의 접합상피와 경계를 가진 각화된 상피돌기를 가진 조직'이라고 하는 것이 임상적인 진실이다.

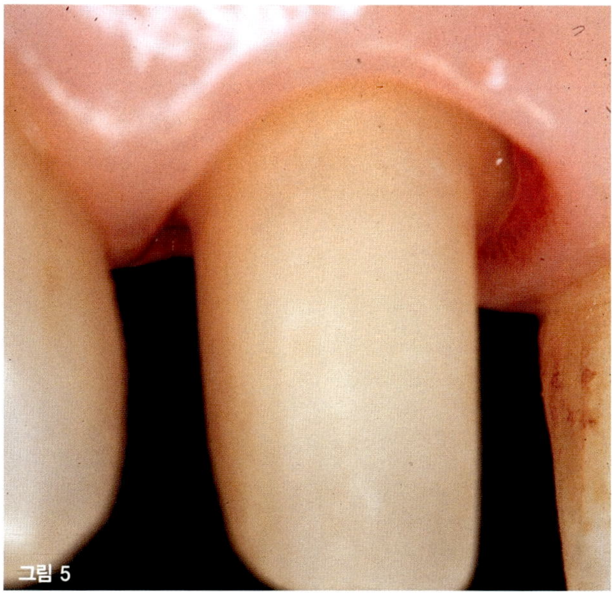

그림 5

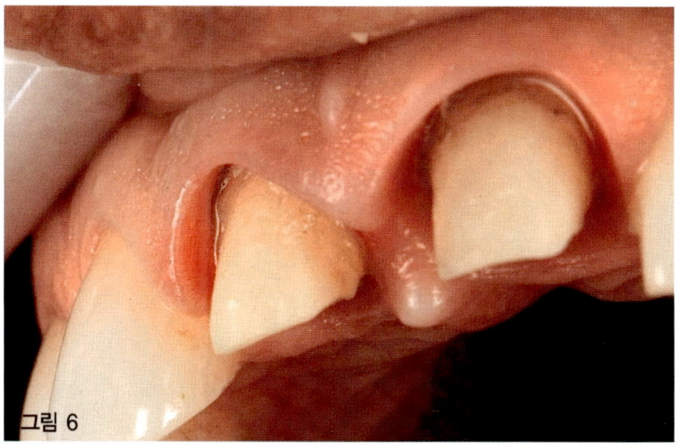

그림 6

그림 5. 지대치 주위의 내연에서 변연치은정의 하얀 부분이 치은구이며, 빨간 혈관망이 관찰되는 것이 접합상피다. 이 증례에서 마진은 접합상피 내에 있다는 것을 알 수 있다.
그림 6. 같은 접합상피 내 마진이지만 더 빨갛게 보이는 부분이 접합상피이며, 치은정 가까이의 붉은 기가 적은 부분이 치은구로서 각화되어 있다.

2) 접합상피(junctional epithelium) 혹은 부착상피(attachment epithelium)

접합상피를 임상적으로 본 경우 유기적으로 치면에 부착되어 있는 것이 아니라 강력한 결합조직성 부착보다 훨씬 약하다는 것을 알 수 있다(증례 3). 그러나 이전에는 상피 부착이라고 불리던 것이 일반적이었기 때문에, 단어의 이미지가 선행되어 결합조직성 부착으로 오해하기 쉬운 측면도 있다. Junctional epithelium은 Schroeder의 연구[197]에 의해 헤미데스모좀과 기저판에 의해 법랑질과 접합하고 있음을 알 수 있다(그림 5, 6). 그 부착 강도를 정확하게 나타내기는 힘들지만 주위의 결합조직(치은고유층에서의)이 건강하면 치면에 강하게 눌려 부착력이 강해진다는 것을 알 수 있다. 즉, 접합상피는 건강한 치은이라야 그 부착력이 효과를 발휘할 수 있다는 것이다.

구조적으로는 치은구와 결합조직성 부착의 중간에 존재하는, 현재는 접합상피라 불리는 이 영역에 대한 개념에는 몇 가지 변천이 있는데 다음의 역사적 배경이 앞서 서술한 치은구와 함께 의견이 맞지 않게 된 원인이라고 생각되어 그 대표적인 내용을 열거하겠다.

① Gottlieb 상피 부착설(1921년)[47,77,175]: The epithelial attachment concept

법랑상피에서 파생된 1차 및 2차 법랑소피가 치은구상피 및 후접합상피를 법랑질로 긴밀하게 유기적으로 결합시키고 있다는 관점에서 epithelial attachment, 즉 상피 부착이라는 개념을 만들었다.

② Waerhaug의 epithelial cuff설(1952년)[77,175,224]: The epithelial cuff concept

얇은 금속박을 치은구에 삽입하면 결합조직성 부착의 바로 앞까지 도달함으로써 치은구, 접합상피도 유기적으로 법랑질에 결합되어 있는 것이 아니라, 와이셔츠 소매의 커프스같이 꽉 조이는 힘, 즉 cuff effect(커프 효과)에 의해 치면에 긴밀히 접촉하고 있다는 학설을 주창하였다.

③ Schroeder와 Listgarten에 의한 junctional epithelium(1969년)[77,108,175,178,180]: The basal lamina-hemidesmosome concept

전자현미경의 발달로 Schroeder와 Listgarten은 지금까지 epithelial attachment(상피 부착)라고 불린 부분은 헤미데스모좀과 기저판에 의해 법랑질과 접합하고, 기저판과 치면 사이에는 치아소피(dental cuticle)가 존재한다는 것을 발견하였다. 그리고 부착(접합)하는 상피, 즉 junctional epithelium이라는 용어를 발표하였다. 참고로 1969년 Schroeder의 'Ultrastructure of the Junctional Epithelium of the Human Gingiva'에서 용어의 주석을 기재한다.

〈참고 1〉

Instead of using existing terms such as epithelial attachment, attached epithelial cuff, or crevicular epithelium, the term 'junctional epithelium' was chosen to designate the gingival tissue located between and affixed to the connective tissue and the tooth surface.

번역: Epithelial attachment, attached epithelial cuff, 혹은 crevicular epithelium 등으로 사용되어 왔던 이들 용어 대신에 'junctional epithelium'(접합상피)를 사용해야 한다. 이 용어는 치면과 결합조직에 존재하는 부착을 나타내기 위한 용어이다.

주: 여기서 말하는 결합조직은 치은고유층의 결합조직이며, 결합조직성 부착을 가리키는 것이 아니라는 점에 주의해야 한다.

〈참고 2〉

미국치주병학회의 정의와 일본치주병학회의 정의(그림 7)[134-136,199,209-211]

〈참고 3〉

용어에 대해 엇갈리는 부분은 일본어-영어 번역상의 문제이다.

치근막을 통해 유기적으로 결합하는 결합조직성 부착과 치은구 사이에 존재하며 헤미데스모좀을 통해 치면에 부착되는 영역은 조직학적으로 과거에는 Gottlieb에 의해 상피 부착(epithelial attachment)이라고 불렸다. 현재는 접합상피(junctional epithelium) 또는 부착상피(attachment epithelium)라고 불리는 것이 옳다고 여겨진다. 그러나 임상에서 치료 후에 일어나는 결합조직성 부착에 대비되는 상피성의 부착 치유는 Gottlieb의 학설과 같은 epithelial attachment로 번역되기 때문에 혼란을 야기하기 쉽다. 앞으로 일본에서 이 용어를 사용할 때는 명확한 견해를 나타내야 할 것이다.

1977 AAP Glossary of Terms

- Gingival crevice: The relatively long (1.5~2.5mm) fissure between the marginal gingiva and the enamel. See also Gingival Sulcus.
- Gingival sulcus: The shallow furrow formed where the Gingival tip meets the tooth enamel.
- Crevice: A narrow opening due to a fissure or crack.
- C Gingival: The fissure (1.5 to 2.5mm) between the marginal Gingiva and the enamel (not same as the gingival sulcus).

1986 AAP Glossary of Terms

- Gingival crevice: A shallow fissure between the marginal gingiva and the enamel or cementum.
- It bounded by the the tooth surface on one side, the crevicular epithelium on the other, and the coronal end of the junctional epithelium at its most apical point. Aloso called gingival sulcus.

1992 AAP Glossary of Terms

- Gingival crevice (G Sulcus): The shallow fissure between the marginal gingiva and the enamel or cementum.

- 1977년의 정의에서는 gingival crevice는 변연치은과 법랑질 사이에 생기는 1.5~2.5mm 깊이의 홈이다. Gingival sulcus는 치은의 끝과 법랑질이 접촉하는 곳에 생기는 좁은 홈으로 정의되어 있다. 그리고 이 두 용어는 다르다고 주석되어 있다.
- 그러나 1986년 AAP 용어집에서는 1977년의 정의를 뒤집고 gingival crevice와 gingival sulcus를 동의어로 정의하고 있다(이는 현재의 일반적인 생각과 일치한다). 또한 1977년에는 변연치은과 '법랑질의 사이'의 홈이었는데 '상아질과의 사이'라는 정의가 추가되었다. 게다가 junctional epithelium의 접착 메커니즘에 대한 언급이 이뤄졌으며, 치은구는 상피성 부착부에 의해 구분된다고 하는 조직학적 견해로 정의되었다. 즉, 1977년 정의는 프로빙이라는 임상 조작에 의한 정의이고, 1986년 정의는 전자현미경에 의한 조직검사와 조직에 대한 프로브의 penetration(침입도)을 의식한 정의가 되어 Listgarten(1972), Schroeder(1972), Armitage(1977), Rovinson과 Vitek(1979), Ezis와 Burgett(1978) 등의 연구가 인정받는 초석이 되었다.
- 그 후 1992년에는 해설이 한층 더 단순화되어 변연치은과 법랑질 혹은 상아질과의 사이에 있는 좁은 홈이라고 정의되었다.
- 2001년 정의도 1992년과 마찬가지로 정의되어 있어 1992년 이후에 용어의 보편성이 확립되었다고 할 수 있다.

[참고]

2006 치주병용어집(일본치주병학회 편)

■ 치은구(gingival sulcus)

치아와 건강한 치은 사이에 존재하는 홈 모양의 V자형 함몰부로 치아의 주위를 감싸고 있는 얕은 홈. 치아의 맹출에 따라 법랑질의 발생에 관여하고 있던 퇴축법랑상피가 법랑질에서 부분적으로 박리되어 형성된다.

전치부에서 얕고 소구치, 대구치에서 깊다. 평균적 깊이는 1.8mm, 임상적으로 0.5~2.0mm이다.

- 일본의 경우 용어해설 자체는 거의 1992년 이후의 AAP의 생각과 비슷하지만, 표시하고 있는 수치는 AAP가 1977년에 제시한 임상적인 프로빙 값이다.
- 2006년의 일본치주병학회의 용어집에서 치은구의 정의로 평균 1.8mm, 임상적으로는 0.5~2.0mm라는 것을 채택하였다. 이것이 치은구에 대한 오해를 불러일으키는 원인이라 할 수 있다. 이러한 역사적 사실에 입각하여, 마진의 설정 위치가 명확히 논의되는 것이 오해를 푸는 열쇠가 될 것이다.

그림 7. 미국치주병학회의 정의와 일본치주병학회의 정의.

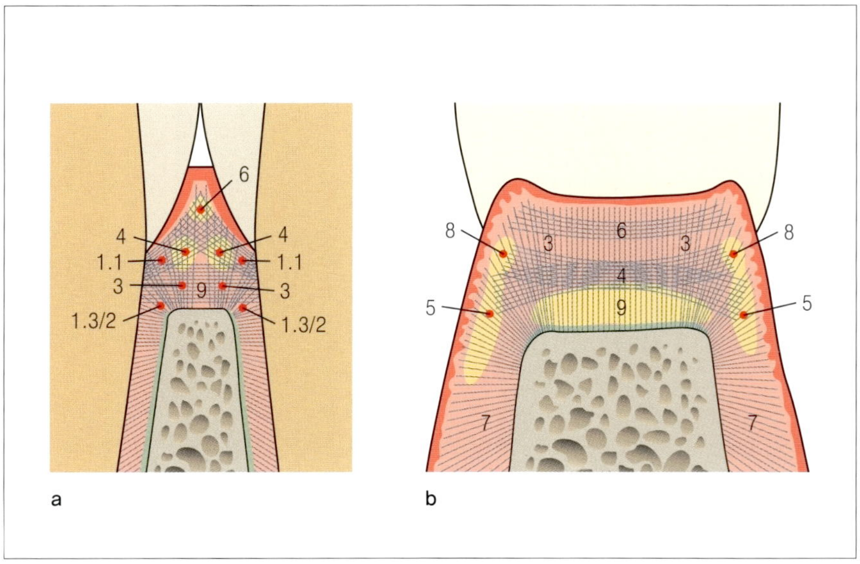

그림 8a, b. 근원심 방향 단면(a) 및 협설 방향 단면(b)의 치간치은조직 모식도(문헌 179에서 개정하여 인용). 1: 치아-치은섬유(1.1, 1.3). 2: 치아-골막섬유. 3: 치조-치은섬유. 4: 환상/반환상 섬유. 5: 치은횡단섬유, 치은간섬유. 6: 유두간섬유. 7: 골막-치은섬유. 8: 환상간섬유. 9: 치간수평섬유.

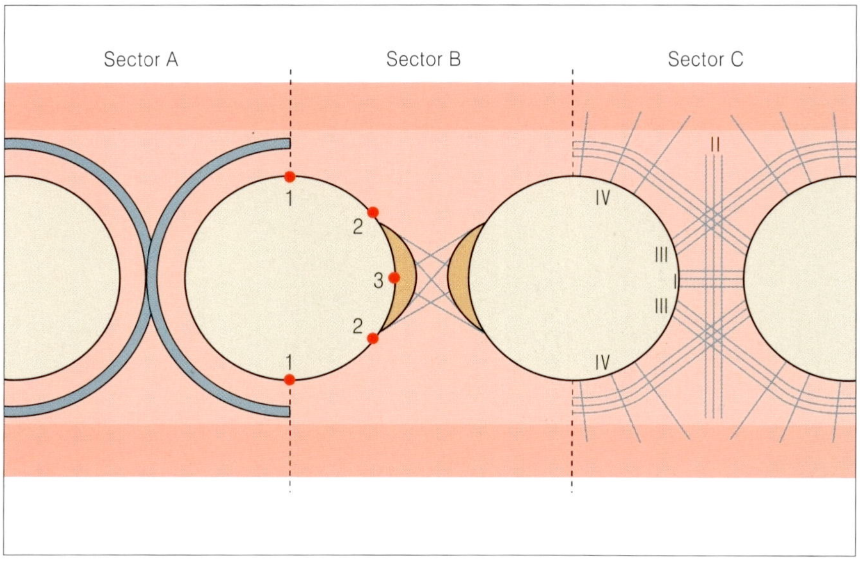

그림 9. 자연치 주위에는 많은 치주인대가 존재한다. 특히 인접면에 존재하는 인대는 치근 표면에서 파생하는 것이 많다(문헌 93에서 개정하여 인용).

3) 결합조직성 부착 (=치조상 섬유장치)[16,39,179]

상아질을 통해 변연치은 및 치아끼리 지탱하는 역할을 하는 섬유군이다. 발생학적으로는 상아질 내 섬유와 치조골 내 섬유가 서로 결합하여 치근막을 형성하는 데 반해, 상아질 내에서 파생된 '유리치은섬유'는 치조골과의 결합이 없기 때문에 치은고유층인 결합조직 내로 방사상으로 퍼져 있다. 따라서 지대치 형성에 의해 섬유의 기시부가 되는 상아질이 완전히 삭제되고, 그 후 마진이 설정됨에 따라 치은퇴축이 야기된다(증례 4~7). 따라서 의도적인 치관장 연장술 등을 제외하고 치은을 후퇴시키고 싶지 않은 경우는 이 부분을 조심스럽게 취급하여 상아질 및 치근막의 보존에 유의해야 한다(그림 8, 9).

① 치아-치은섬유

치근의 무세포성 외부성 섬유성 상아질 내에 삽입되어 있다. 3군의 경로가 있는데, 제1군은 치은염을 향해 치관 쪽으로 방사하고 일부는 접합상피하를 직접 통과하여 치은연의 치은구 및 치은상피의 유두체에서 끝난다. 제2군은 치아에 직각으로 치은을 가로질러서 치은상피의 유두체에서 끝난다. 제3군은 치근막섬유에 평행하게 주행한다.

표 1. 섬유의 임상적 분류

① 치열궁을 연결하는 섬유 치은횡단섬유, 치은간섬유, 치간수평섬유 ② 상아질에서 시작하는 섬유 치아–치은섬유, 치아–골막섬유, 환상/반환상 섬유, 치은횡단섬유, 치은간섬유, 치간수평섬유 ③ 치은고유층 내의 섬유 유두간섬유, 골막–치은섬유, 환상간섬유

② 치아–골막섬유

치간수평섬유와 같은 높이의 상아질에서 시작하여 순측, 구강측으로만 주행하며 치조돌기 골막에서 끝난다.

③ 치조–치은섬유

치조골정, 치간중격에서 치은고유층 내를 치관측 방향으로 방사한다.

④ 환상/반환상 섬유

치근 상아질 및 치조골정에서 개개의 치아를 둘러싼 후에 인접치의 환상섬유와 결합함과 동시에 치간부에서 치은간섬유와 교차한다. 반환상섬유는 치간의 상아질에서 변연치은을 가로질러 순측, 구강측의 근첨부를 통과하여 같은 치아 반대쪽 치간에서 멈추고 환상섬유와 같이 인접치와는 만나지 않는다.

⑤ 치은횡단섬유, 치은간섬유

치은횡단섬유, 치은간섬유는 환상/반환상 섬유를 보강하는 섬유이다. 개별 치아의 치간 상아질에서 시작하여 환상/반환상 섬유와 나란히 가면서 치열의 전장에 걸쳐 협측, 설측을 근원심 방향으로 신전하여 최후방 대구치 원심의 치은패드에서 합류한다.

⑥ 유두간섬유

치간–치은의 치관측 부분을 협설측 방향으로 주행하고, 협설측 치은유두를 연결하는 섬유군이다.

⑦ 골막–치은섬유

전정측 및 구강측에서 치조돌기의 골막에서 시작하여 치조골 정상과 겹치며 부착 치은 부분에 부채꼴로 퍼진다.

⑧ 환상간섬유

치관–치은에서 환상/반환상 섬유와 결합되어 있다. 치은간섬유라는 의견도 있다.

⑨ 치간수평섬유

인접면에서 환상/반환상 섬유보다 근첨 쪽에 있으며, 양 인접치 간의 상아질 내에 봉입되어 있다. 치간수평섬유는 치간인대라고도 불리며, 치열궁의 모든 인접 치아와 결합되어 있다.

섬유의 임상적 분류를 표 1에 나타낸다. 이상의 분류로 명확히 구분할 수 있는 것은 아니지만, 상아질 내에서 시작되는 섬유가 많다는 것을 알 수 있다(증례 8, 9).

증례 3: 지르코니아 포셀린 레이어링(PFZ)(3년 경과)

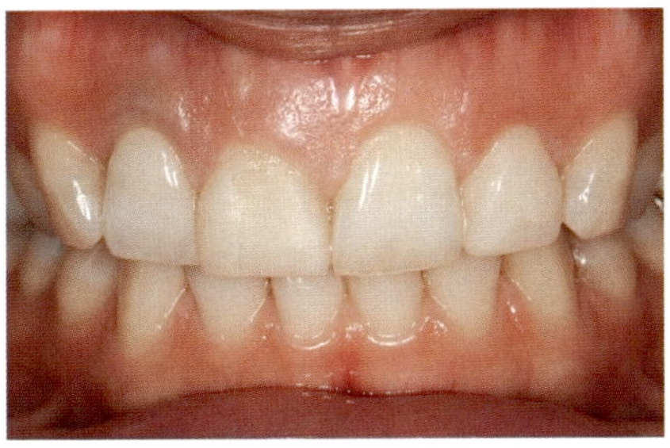

2-1a. #12에 메탈세라믹 크라운을 장착하고 나서 1년 후, 환자는 #11 및 #22의 치료를 희망하였다(2016년 6월 8일).

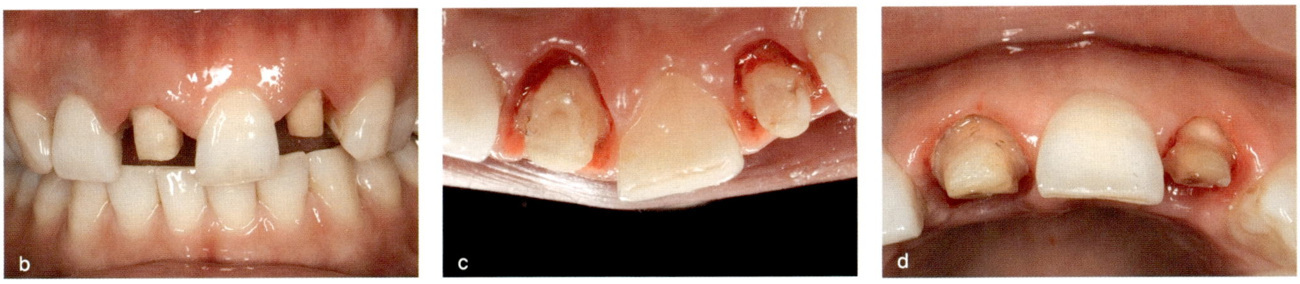

2-1b~d. 지대치 형성을 끝낸 상태. 특히 중절치는 자연치인 #11과 치경선을 맞추기 위해 치은연하 약 2mm에 마진을 설정하고 강한 contour로 좌·우 라인을 맞출 예정이었다. 문진 부족은 부정할 수 없지만 환자는 원래의 치경선이 마음에 들고 그렇게 희망하고 있었다는 것을 인상채득 후에 알았다. 치은연하의 내연상피에 접합상피 특유의 가는 혈관망을 관찰할 수 있어, 각화된 치은구와 명확하게 판별할 수 있다.

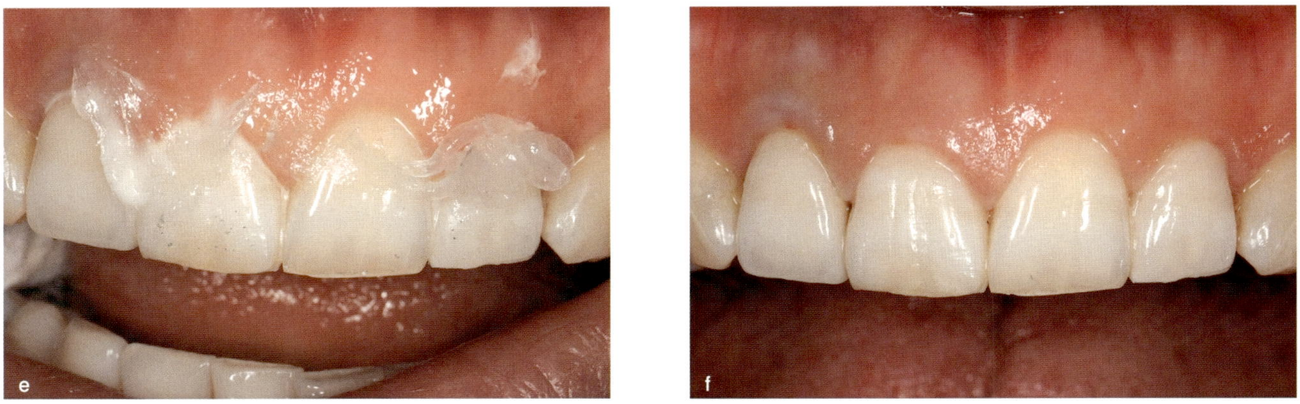

2-1e, f. 치과기공사에게는 인상채득 시의 치경선을 유지하는 형태로 contour를 결정하도록 지시하고 최종보철물을 장착하였다. e: 장착 시의 바셀린 방습 상태(2016년 6월 22일). f: 장착 후 1주(2016년 6월 29일).

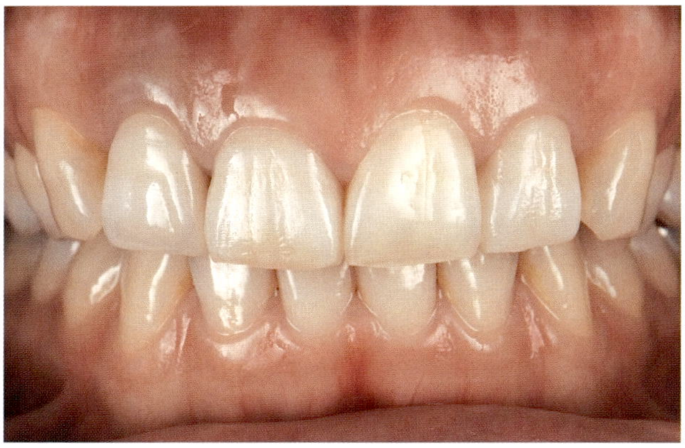

2-1g. 최종보철물 장착 후 약 3개월(2016년 9월 7일). 지르코니아는 생체친화성이 높다는 점에서 마진 collar부에 가능한 지르코니아 표면을 남김으로써 치은과의 친화성이 매우 좋아진다.

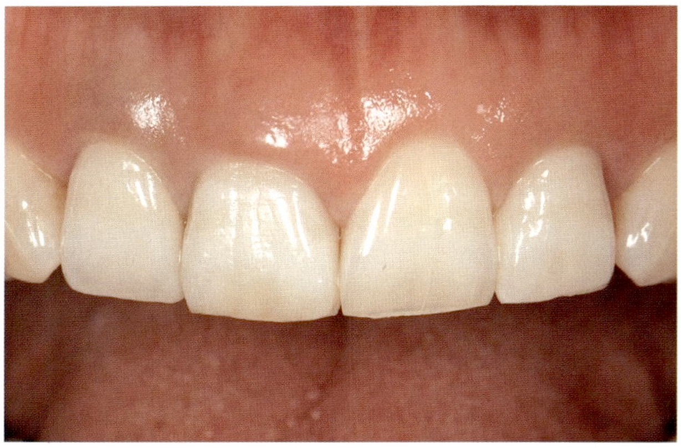

2-1h. 약 3년 후(2019년 9월 11일). 환자의 희망대로 중절치 치은의 비대칭성이 유지되고 있다. 물론 환자도 만족하고 있다.

증례 4: 치관장 연장술로 치근막을 제거하면 ①(19년 경과)

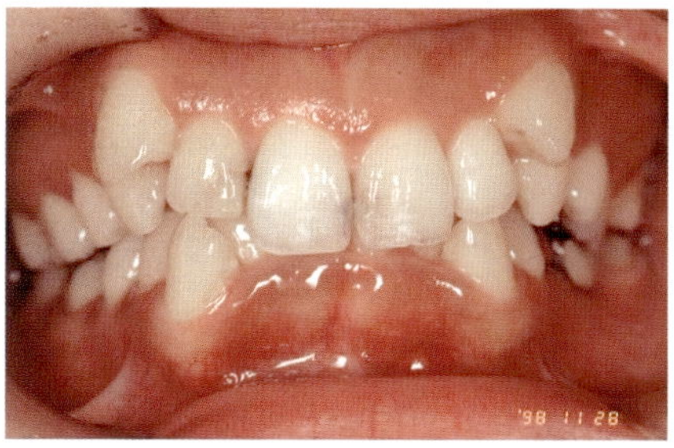

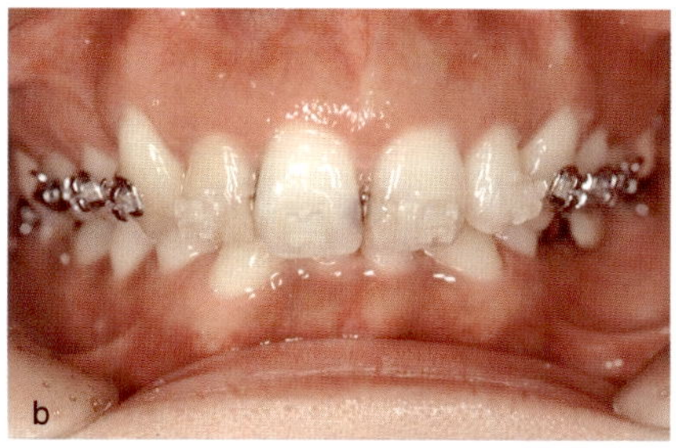

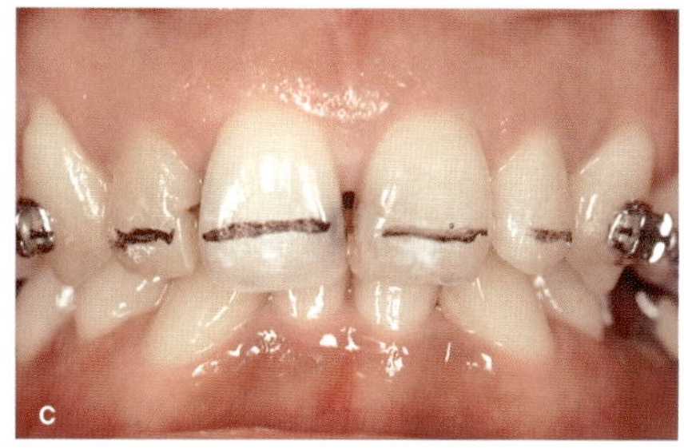

2-2a. 환자는 전치부의 심미장애로 내원하였다(1998년 11월 28일).

2-2b, c. 시간적 문제로 교정치료를 통해서는 개선할 수 없었지만, 과개교합에 대해서는 치관장 연장술로 대응하기로 하고 실활치였던 4전치에 표시를 하였다(1999년 7월 17일).

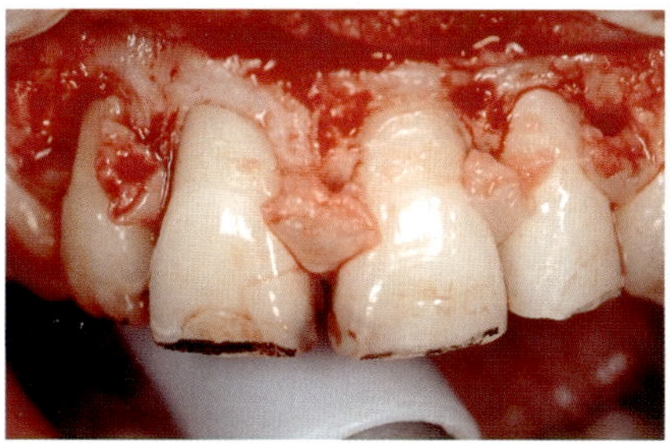

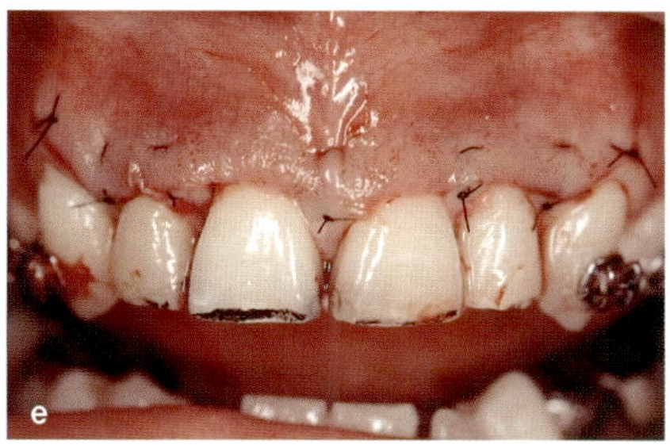

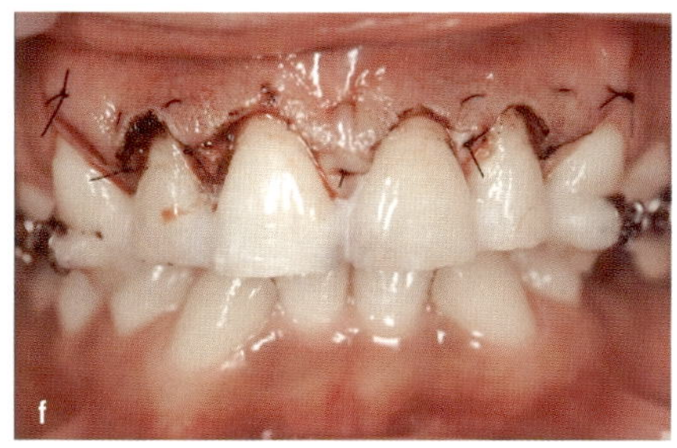

2-2d. 치간유두를 잘 보전[36,202]하면서 골삭제를 실시하고, 치근면은 철저하게 치근막을 제거하였다(1999년 7월 17일).

2-2e, f. 치은판을 봉합한 후 전기메스로 치은판에 scallop 형태를 부여하였다(1999년 7월 17일).

2-2g. 인상면이 명확한 것은 치은막 제거로 심부에 인상재가 들어가기 쉬워진 결과인데, 지금에 와서는 바람직한 결과라고 할 수는 없다(2000년 1월 25일).
2-2h. 상악 6전치에 최종보철물을 장착했는데 예정대로의 결과라고 생각되었다(2000년 3월 27일).

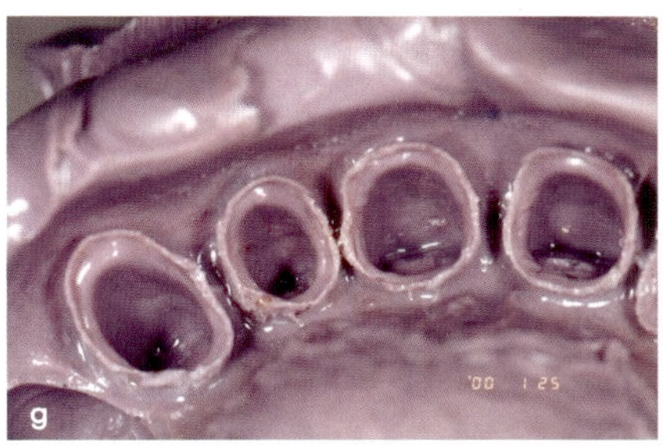

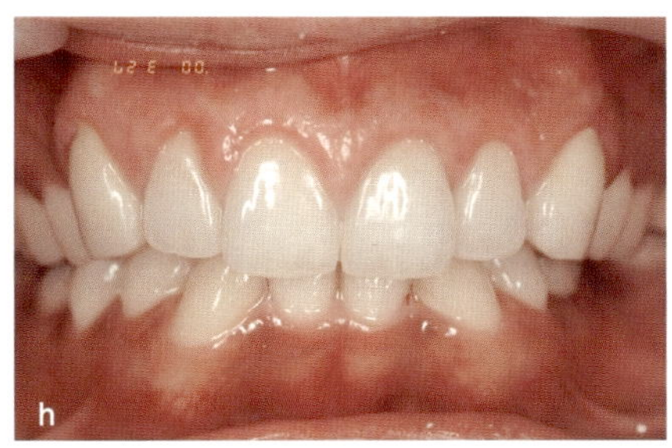

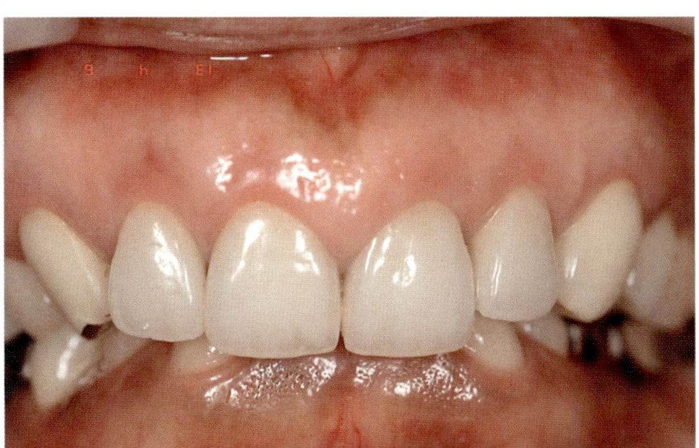

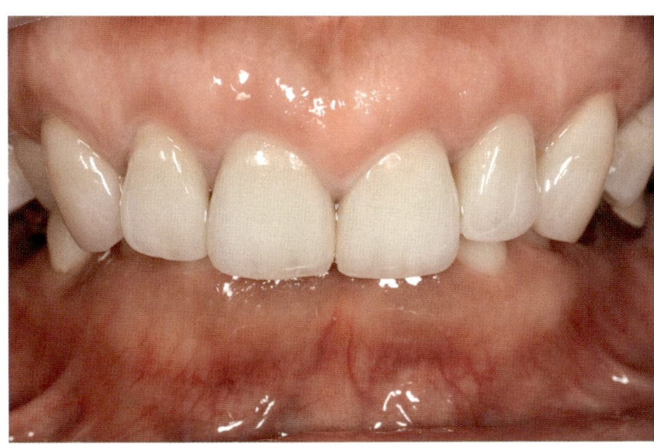

2-2i. 약 10년 후(2013년 4월 6일). 치근막을 제거한 변연치은은 강하게 재부착하지 않고 헤미데스모좀 주체의 접합상피(접합상피)이며, 더욱이 환자의 치은이 두껍다는 점에서 재부착이 없는 변연치은에는 치근활택술 부위에 호응하는 발적이 관찰된다. 또 문제가 되는 것은 목적했던 과개교합이 4전치를 연결하고 교합기상에서 anterior guidance를 부여했음에도 불구하고 완전히 회귀하고 있다는 점이다.

2-2j. 약 19년 후(2019년 4월 20일). 역시 치근활택술 부위에 호응하는 영역의 변연치은부에는 약간의 발적이 나타났으며, 과개교합도 거의 초진 시 상태가 되었다. 근육의 힘을 제어하기에 어려움을 느낀 증례이다.

증례 5: 치관장 연장술로 치근막을 제거하면 ②(10년 경과)

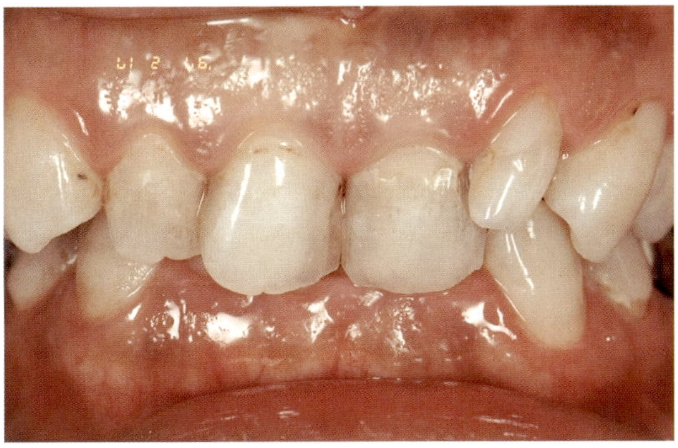

2-3a. 환자는 한꺼번에 TMD에 의한 관절통, 개구장애 및 심미장애를 겪고 있었다. 과개교합인 경우 절치로각을 완화시킴으로써 이러한 증상을 거의 없앨 수 있는데, 본 증례도 같은 결과였다. 환자는 TMD 치유 후에 심미 개선을 요청했다(1997년 2월 17일).

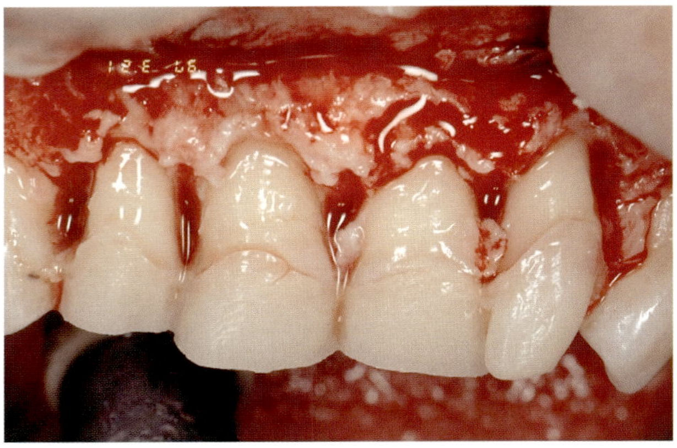

2-3b. 심미 개선 및 절치로각 개선을 위해 치관장 연장술을 시행하여 철저하게 치근막을 제거하였다(1997년 3월 21일).

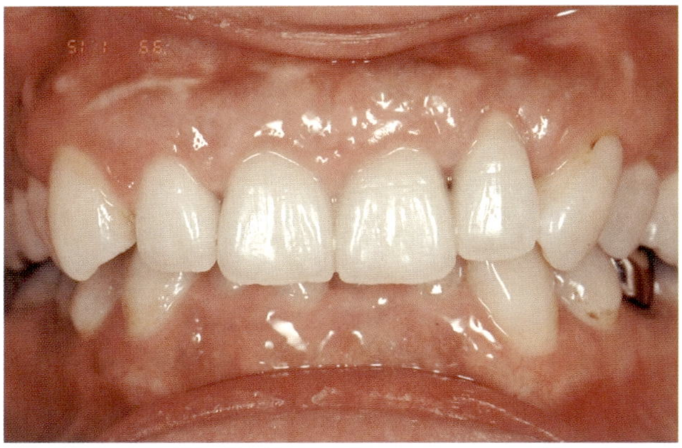

2-3c. 최종보철물 장착으로부터 약 2년 후의 술후 상태로, 대체로 양호하다(1995년 1월 15일).

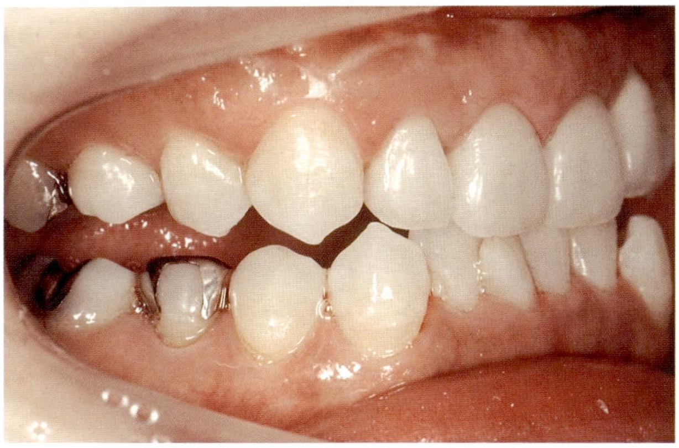

2-3d. 전방운동의 완화된 절치로각에 의한 구치부 이개. 이 구치부 이개가 급격한 절치로각으로 행해지면 턱관절에 부담을 주게 된다(1999년 4월 25일).

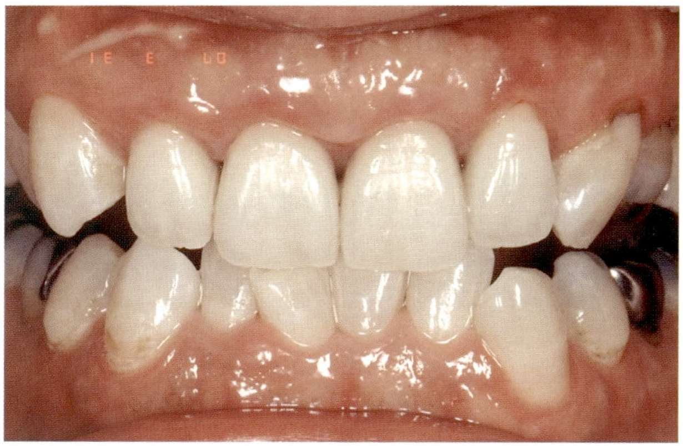

2-3e. 술후 약 10년 남짓 상태로 특히 정중의 치간유두가 감소하는 경향임을 알 수 있다(2007년 3월 31일).

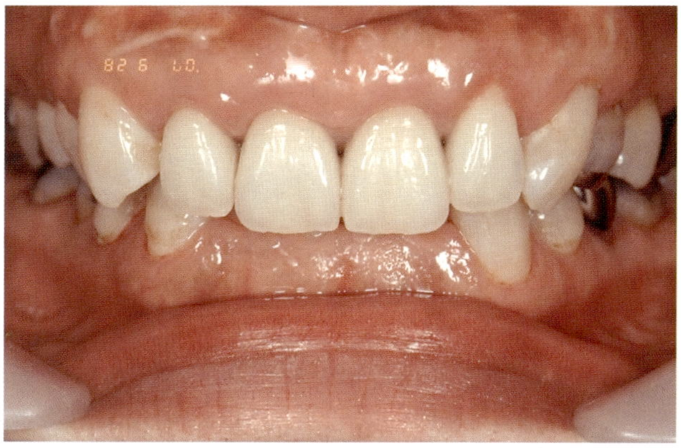

2-3f. 수술 후 10년(2007년 9월 28일). TMD의 문제는 전혀 없으나 치관장 연장술을 시행한 4전치의 치간유두에 퇴축 경향이 관찰되고, 정중의 치간유두는 이중치간유두, 이른바 double papilla의 양상을 보이고 있다. 이런 경향은 분명히 수술 시에 치근막을 제거한 데 따른 영향으로 치간수평섬유 등의 치조상 섬유 장치가 치근면에 재부착될 수 없다는 것에 기인하고 있다. 즉, 치관장 연장술에서 치근막 제거를 권장하는 과거의 수술방식은 유용한 기술이 아니라는 것이다.

증례 6: 치근활택술에 의한 치근막 제거(22년 경과)

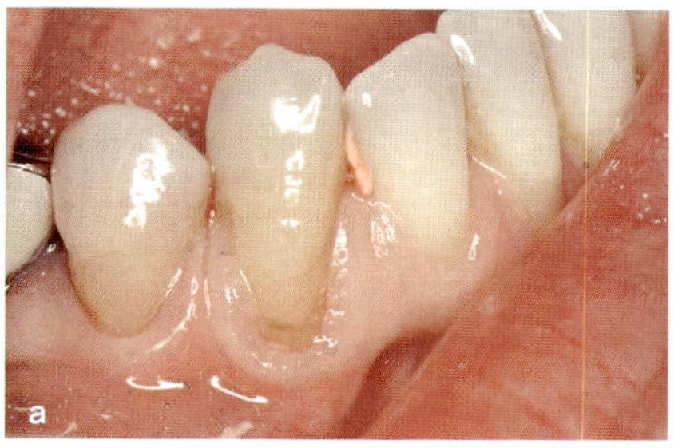
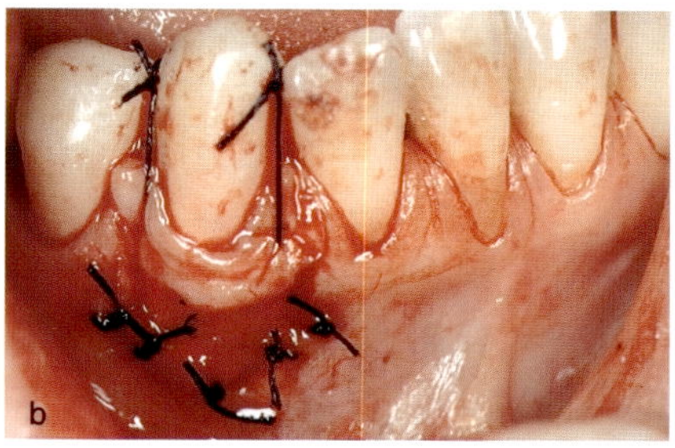
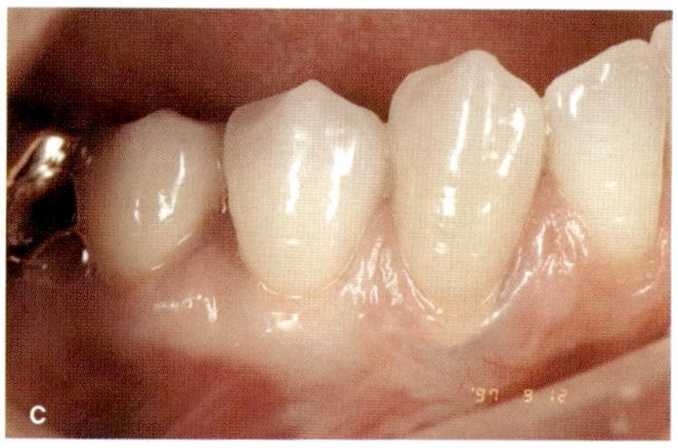
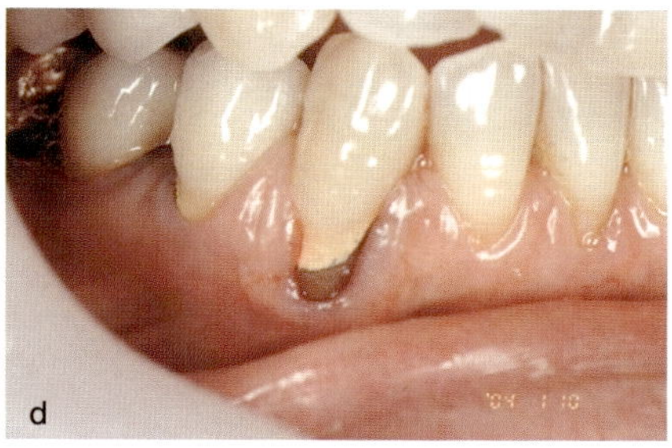

2-4a. #44, #43은 실활에 의한 변색으로 치관 수복이 예정되었다(1996년 12월 4일).
2-4b, c. Provisional restoration 장착 후 변연치은을 유경피판(pedicle flap)에서 치관측으로 이동하고 PFM을 장착하였다. 그러나 치은의 두께가 얇으며 마진부는 비쳐 보이는 상태였다. b: 1997년 1월 8일, c: 1997년 9월 12일.
2-4d. 약 7년 후. 하악은 부착치은 폭이 작아서[20] #44, #43 모두 치은퇴축이 일어났으며, 특히 #43에서는 완전히 마진이 노출되었다. 원인은 수술 시 치근활택술을 통한 치근막의 제거(=결합조직성 부착의 상실)였다(2004년 1월 10일).

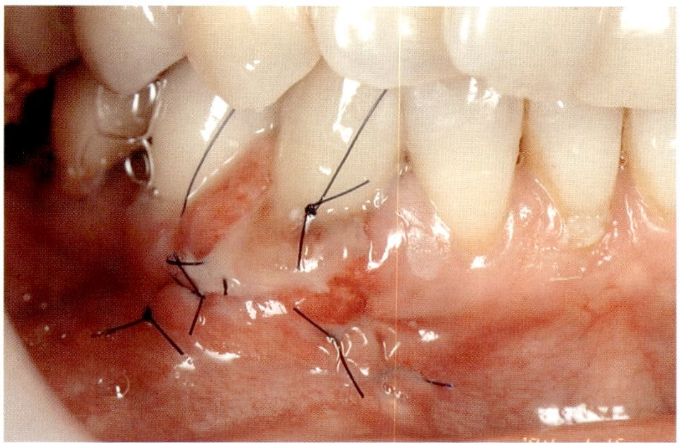

2-4e. 환자의 승낙을 얻어 다시 유경피판으로 치관측 이동을 시도하였는데, 충분한 골막 부분층판을 만들고 골이식을 통해 골의 두께도 확보하기로 하였다(2004년 1월 16일).

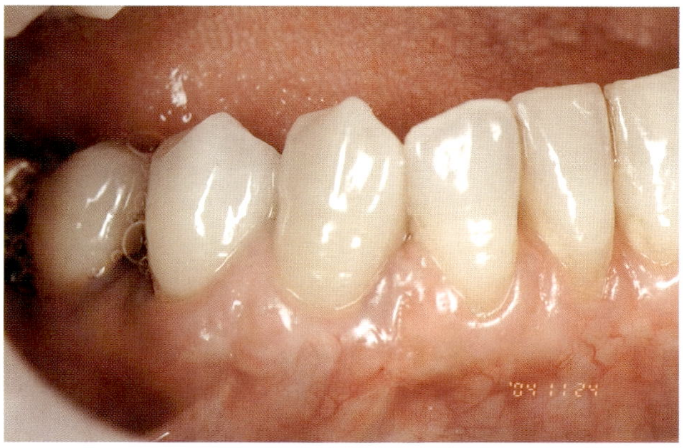

2-4f. 약 10개월 후(2004년 11월 24일). 치은의 두께도 확보되고, 심미적인 상태도 확보되었다. 교합의 문제도 무시할 수 없다[17].

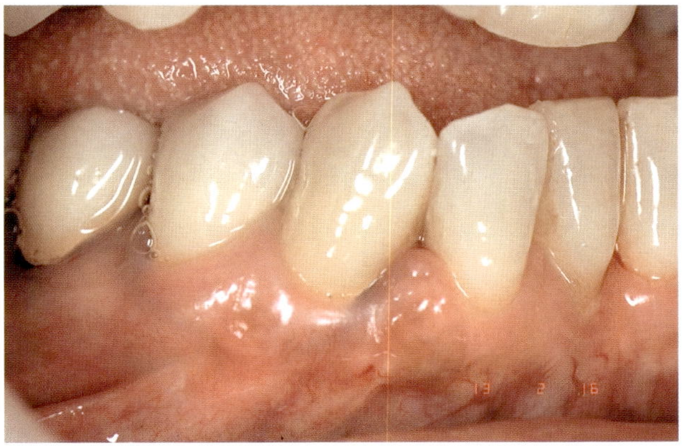

2-4g. 약 9년 후의 상태에서는 근심부의 마진 노출이 관찰되었으나 대체로 양호했다(2013년 2월 16일).

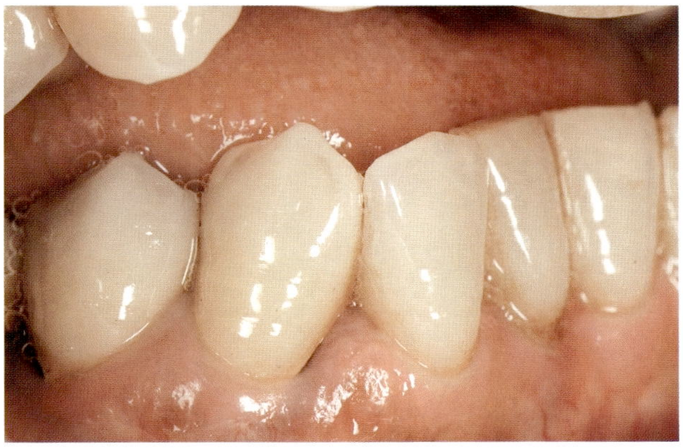

2-4h. 보철물을 장착하고 22년, 재수술로부터 15년(2019년 11월 5일). 변연치은퇴축도 경미하고 안정되었음을 알 수 있다. 그러나 협측 골높이를 올려 성공하였지만, 일단 치근막이 제거된 치근면에 새로운 결합조직성 부착이 확보되는 것은 아니다.

증례 7: 부적합 마진은 재치료를 방해한다(20년 경과)

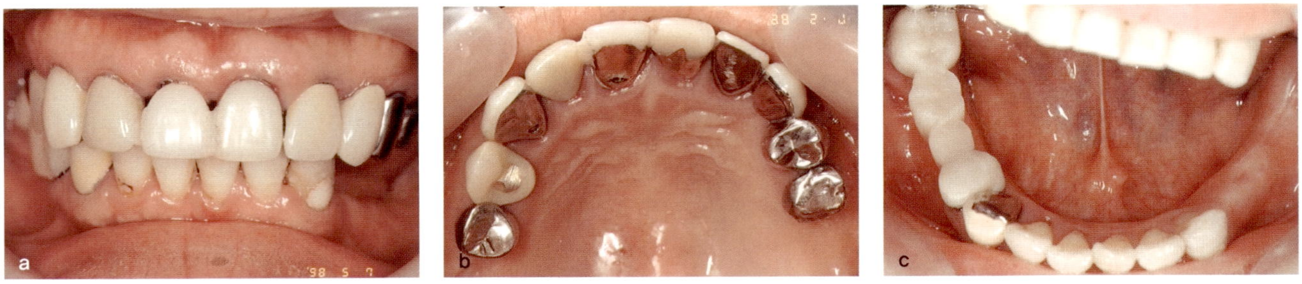

2-5a~c. 환자는 전악 보철치료를 위해 내원하였다. 모든 보철물이 마진 부적합으로 치은연하 우식의 온상이다. 마진이 부적합한 보철물을 장기간 장착하면 그다음 치료는 발치가 되어 버린다. 이는 보험치료에 만연하는 문제점이다. 치은연하 마진이 연하 충치를 만드는 것이 아니라, 연상의 부적합 마진이 연하 충치를 일으키는 것이다. 환자에게는 발치를 하지 않고 치료할 것을 약속하였다(1998년 5월 7일).

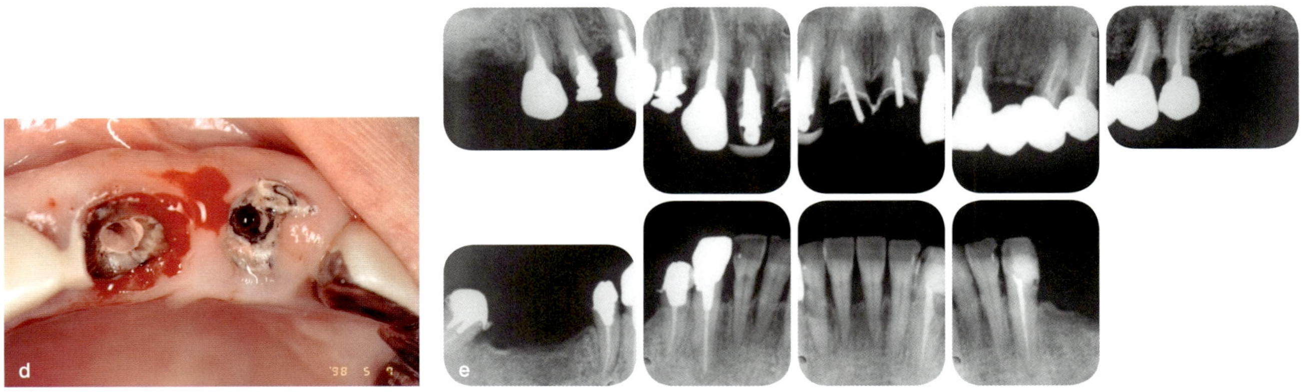

2-5d, e. 상악 중절치는 보철물을 제거하자 치은연하에 연화 상아질이 다량으로 존재하였다. 결과적으로 술자에게는 리스크가 있는 치료로, 마진과 골정이 가까워지기 때문에 2차적으로 치근막을 잃게 된다(1998년 5월 7일).

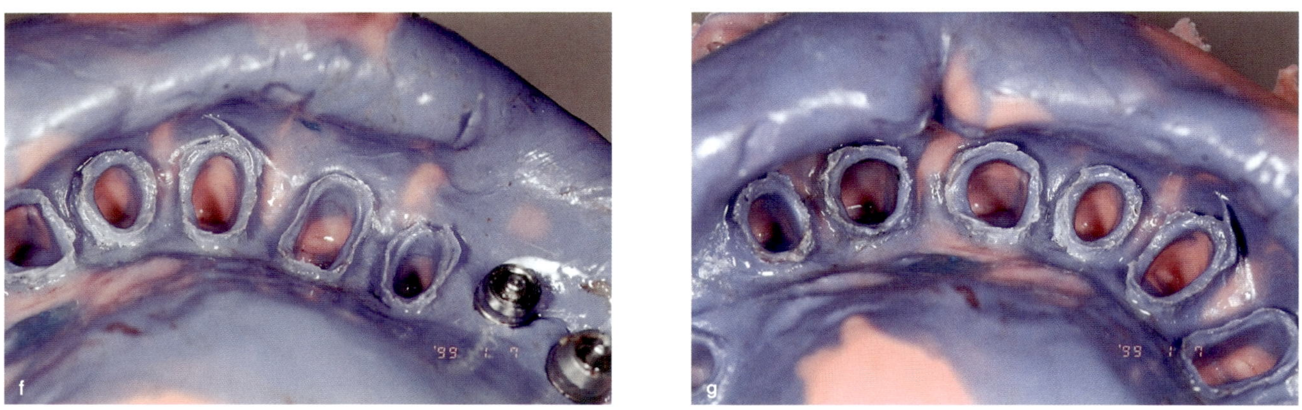

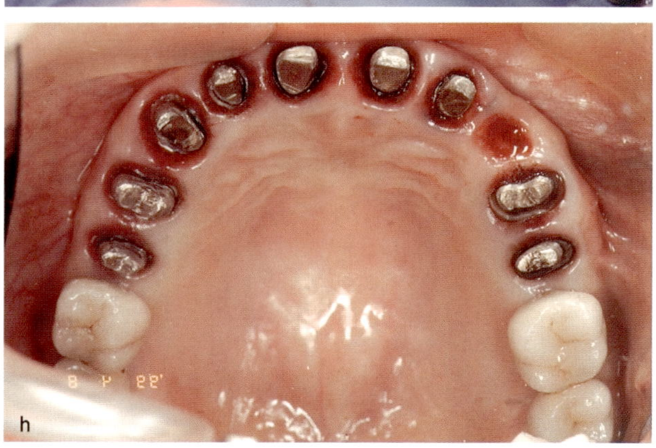

2-5f, g. 구치부는 임플란트를 응용하면서 인상채득을 하였다(1999년 1월 7일).

2-5h. 최종보철물 장착 시의 지대치 상태로, 연화 상아질 제거를 위해 어쩔 수 없이 치은연하가 되고 치근막 및 치조골은 마진 바로 근처에 있기 때문에 골흡수가 안정될 때까지는 염증도 쉽게 가라앉지 않는다(1999년 4월 8일).

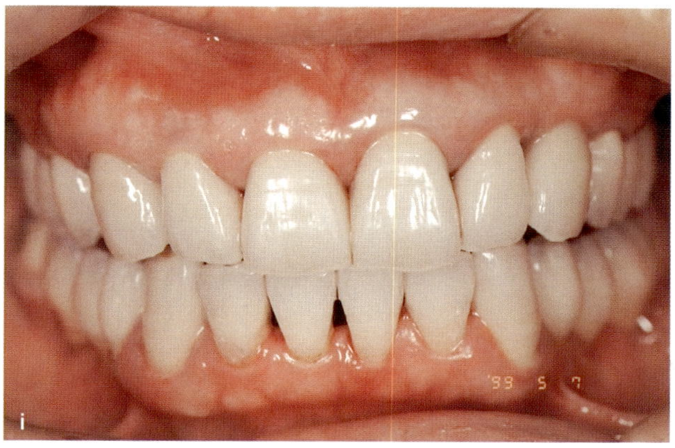

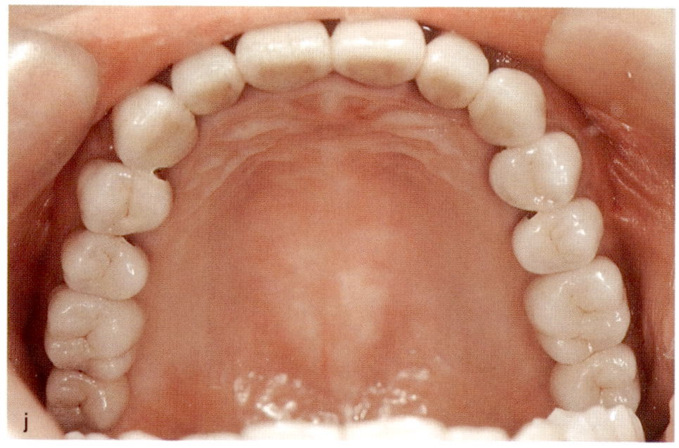

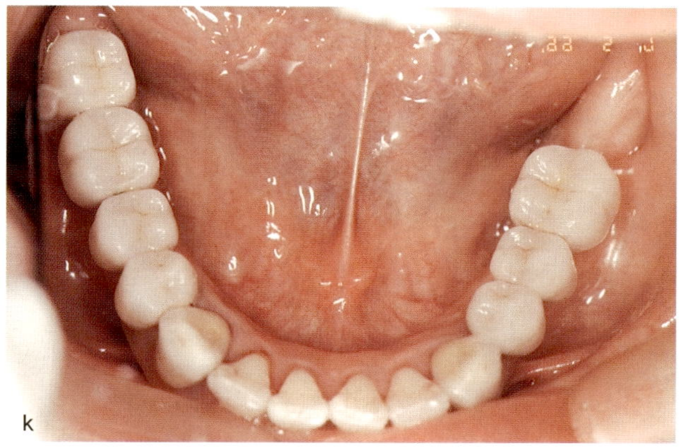

2-5i~k. 약 1개월 후(1999년 5월 7일).

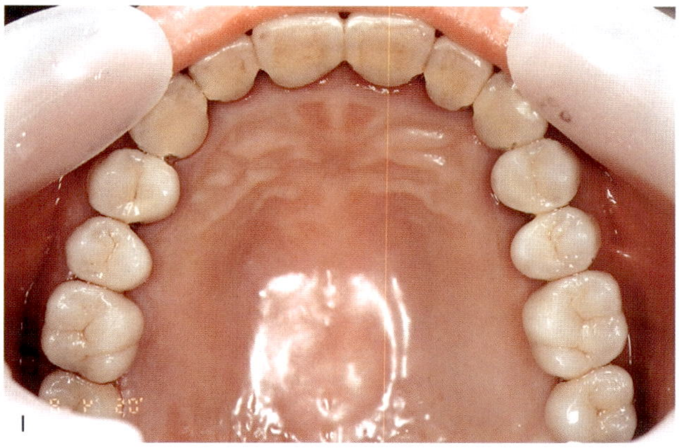

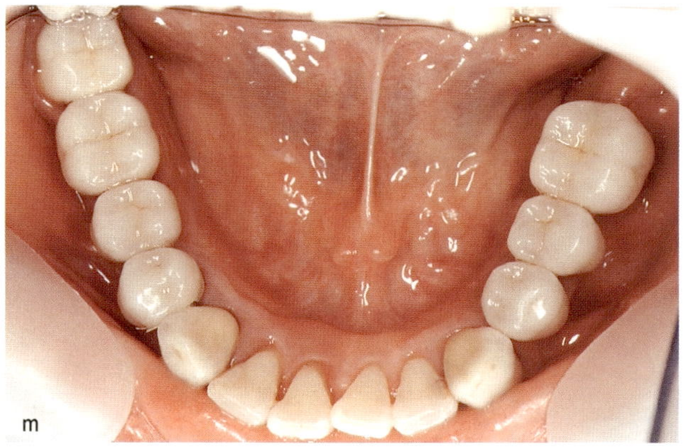

2-5l, m. 6년 후(2005년 4월 8일).

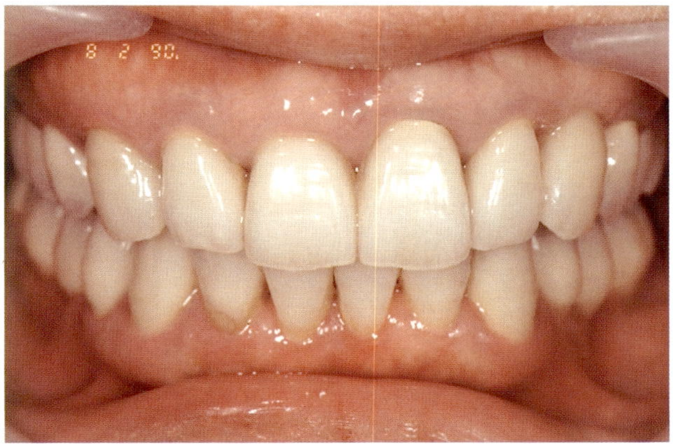

2-5n. 7년 후. 치은연하 충치가 깊었던 #21은 치은퇴축을 일으키고 있다. 불균일하게 치은연하에 퍼진 충치는 예후불량의 한 원인이지만, 치주외과적 처치를 하면 발치가 될 가능성도 있어 어쩔 수 없었다고 생각한다(2006년 2월 8일).

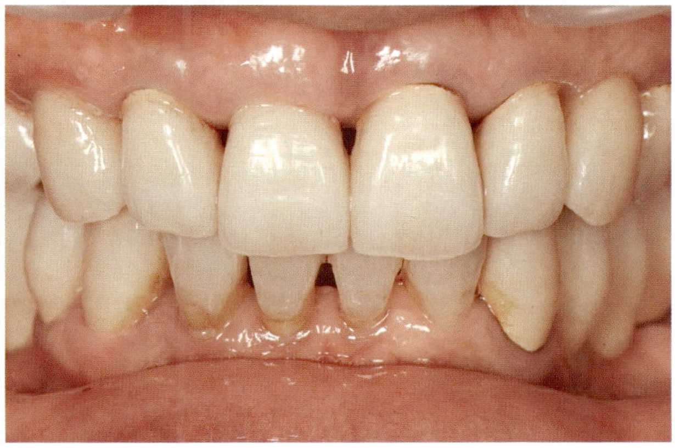

2-5o. 20년 후(2019년 11월 8일). 일부 치은퇴축이 관찰된다.

증례 8: 치근막을 제거하지 않은 치관장 연장술(10년 경과)

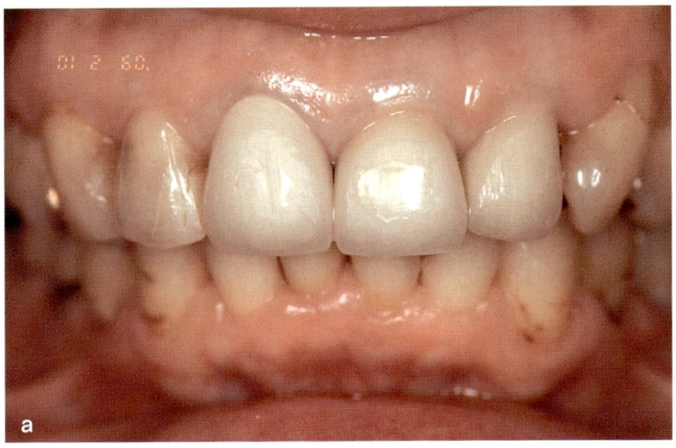

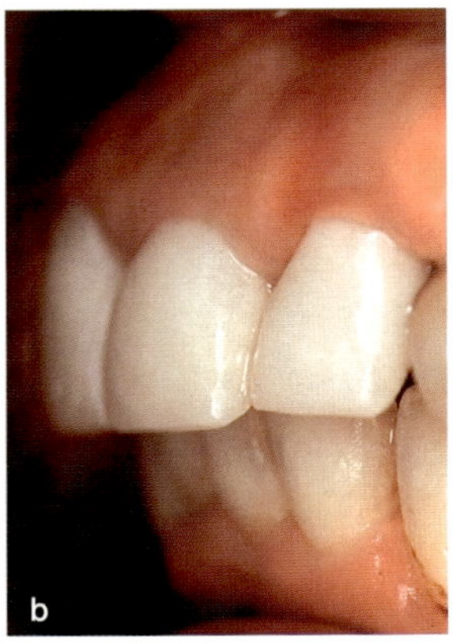

2–6a. 환자는 전치부의 심미성 개선을 요구하여 내원하였는데 특히 비순구 부근 측면의 돌출감 개선을 요구하였다(2009년 2월 10일).
2–6b. Angle Class II이지만, 교정치료가 아니라 외과적으로 치조골을 깎기로 계획하였다.

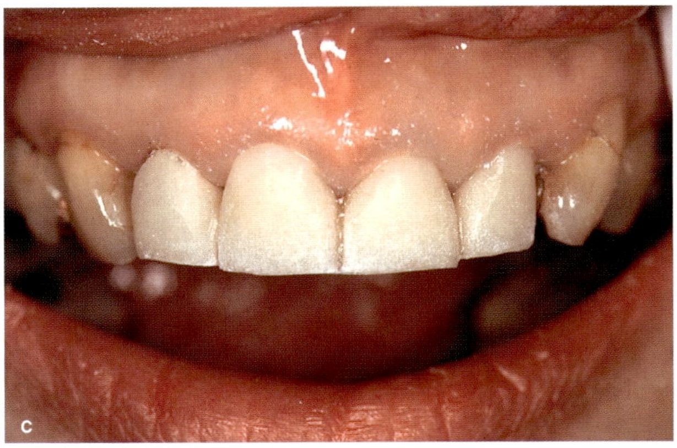

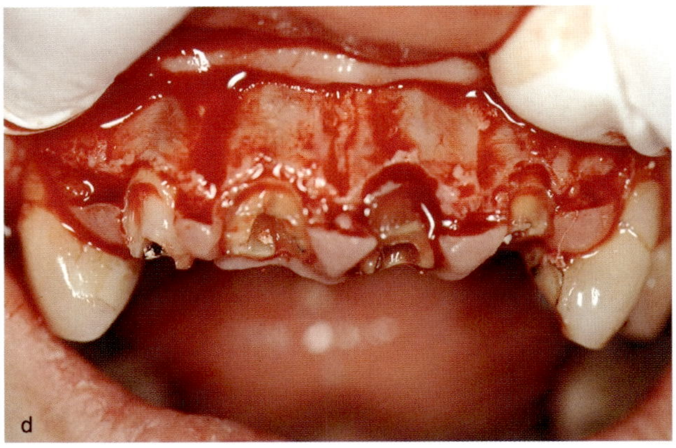

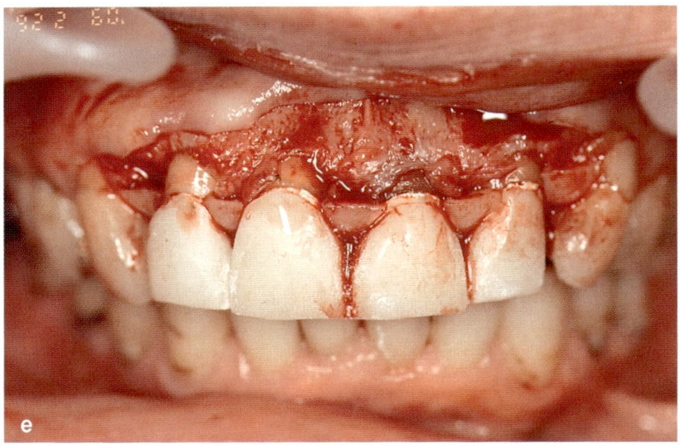

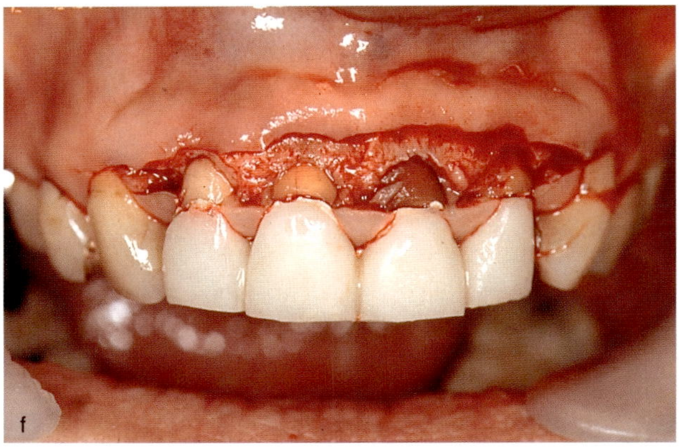

2–6c~f. 플랩을 전층판으로 열자 #11에 치근파절이 관찰되었지만 골흡수가 없어 보존할 방침으로 수술을 진행하였다. 순측의 뼈 두께를 약 1mm 삭제한 후 치은정연에 설정된 provisional restoration의 마진보다 균등하게 2mm 골정을 삭제하였는데, 이때 가능한 치근막을 남기도록 하였다. 이후 새로운 골정에서 마진을 1mm로 설정한다.

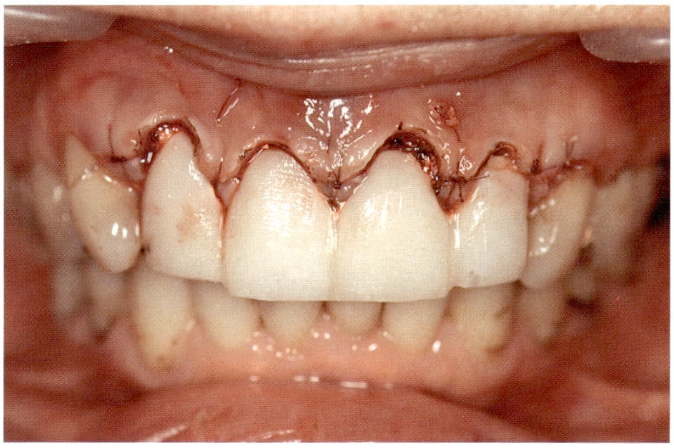

2–6g. 마진 형성 후 온전히 보존된 치간유두와 봉합하여, 골형상을 의식한 scalloped form대로 전기메스를 이용해 치은을 절제하였다(2009년 2월 26일).

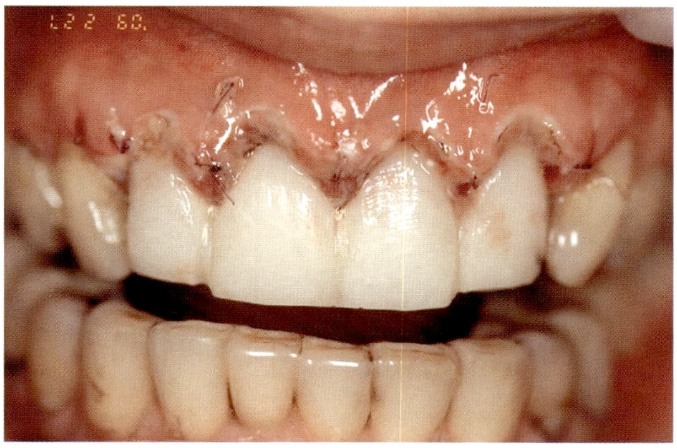

2-6h. 수술 다음 날. 2-6c와 비교하여 scalloped form이 강조된 치은 형태가 되어 있다는 것을 알 수 있다(2009년 2월 27일).

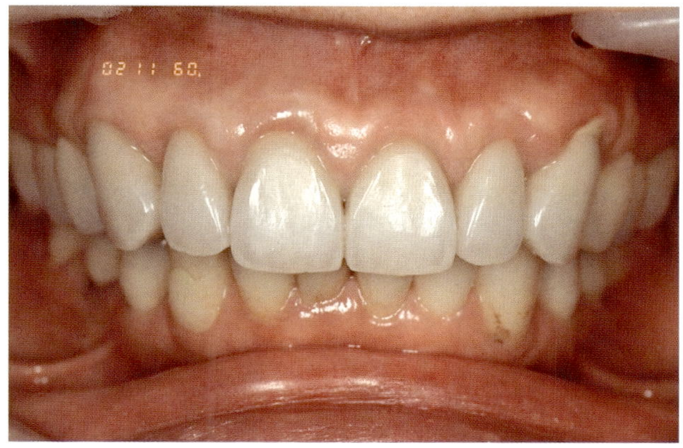

2-6i. 최종보철물 장착 약 3개월 후의 상태인데, 치간유두도 거의 안정되어 있다는 것을 알 수 있다(2009년 11월 20일).

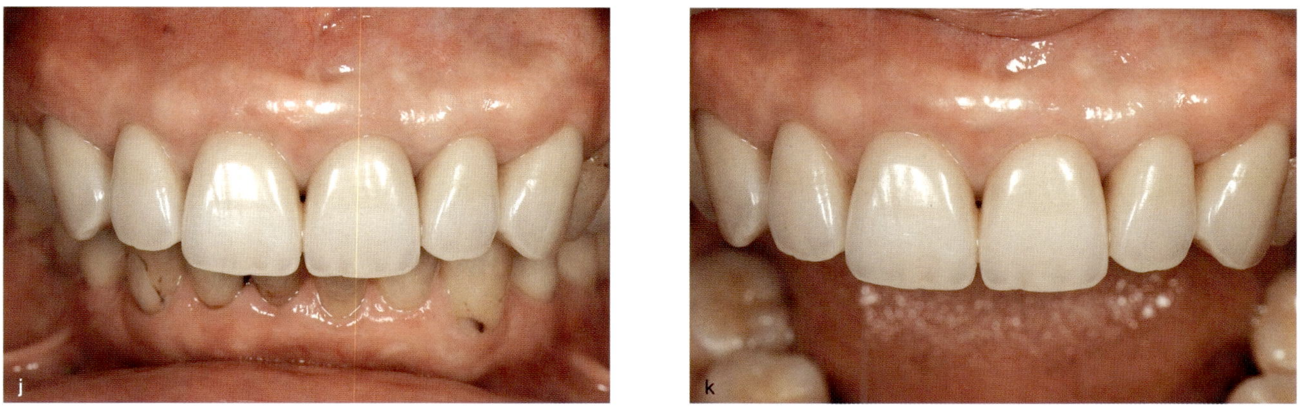

2-6j, k. 약 10년 경과(2019년 4월 22일). 치은과 보철물이 조화를 이루고 있다.

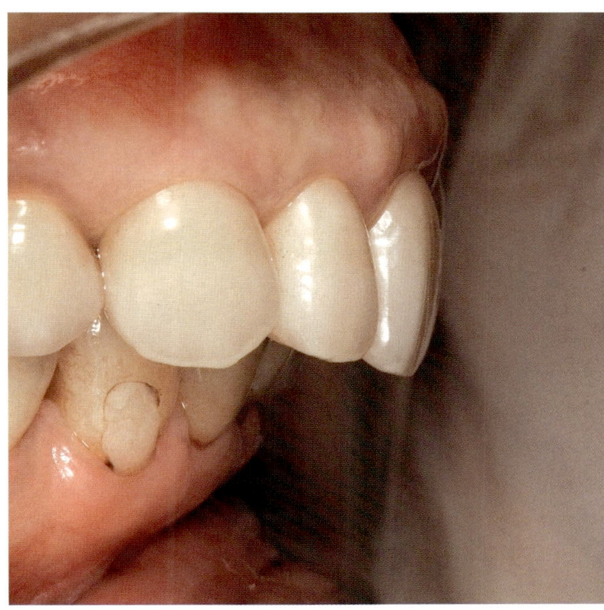

2-6l. 약 10년 후의 측방면 사진. 2-6b보다는 근첨부 부근의 뼈가 외과 처치에 의해 감소한 것을 것을 알 수 있다. 치관장 연장을 할 때 치근막을 제거하지 않아서 치은이 안정적으로 #11 치근파절선의 재감염까지 억제하고 있다(2019년 5월 20일).

증례 9: 유경피판에 의한 치관측 이동의 혈관망(19년 경과)

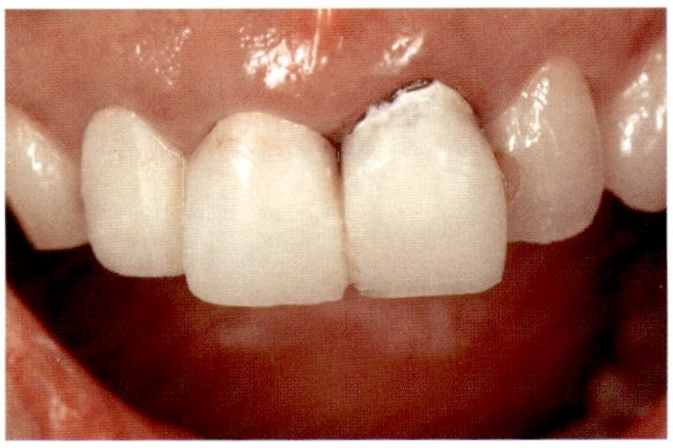

2-7a. 환자는 심미장애 때문에 재보철을 희망하여 내원하였다. 보철물 제거 후에 provisional restoration을 장착하였지만 좌·우의 비대칭은 신경쓰이는 부분이다(2000년 1월 6일).

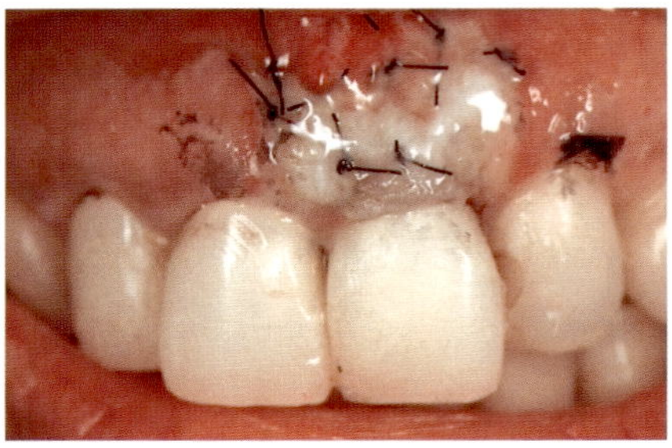

2-7b. 환자에게 치은의 치관측 이동을 설명하고 허락을 받아 근면처리 후[159,213], 유경피판으로 변연치은의 치관측 이동을 실행하였다. 치근막을 유지하려고 노력하였다(2000년 1월 11일).

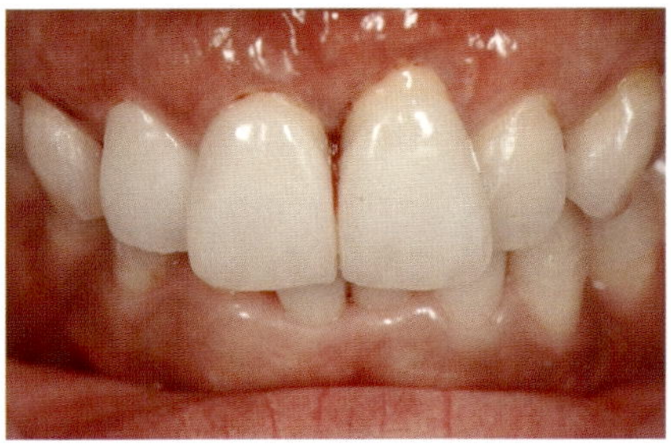

2-7c. 수술한 #21의 최종보철물 마진은 확실히 퇴축되었다. 하지만 치근막을 유지하고 전층판을 치관측으로 이동하였기 때문에 다시 크리핑 한다는 것도 미리 알고 있었다(2000년 3월 3일).

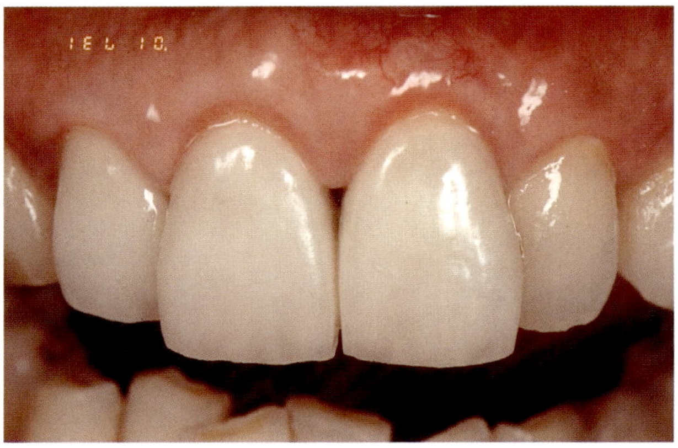

2-7d. 1년 6개월 후의 상태로 확실한 크리핑 어태치먼트(결합조직형 크리핑: Contents 3 참조)에 의한 근면피복이 관찰된다(2001년 7월 31일).

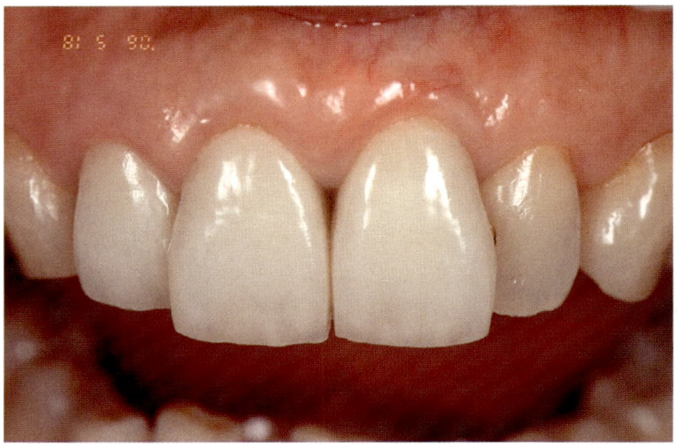

2-7e. 약 6년 후, 치은의 대칭성이 유지되고 있다(2006년 5월 18일).

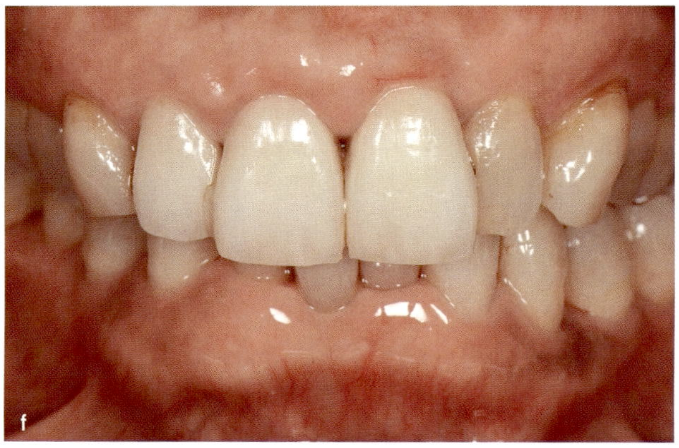

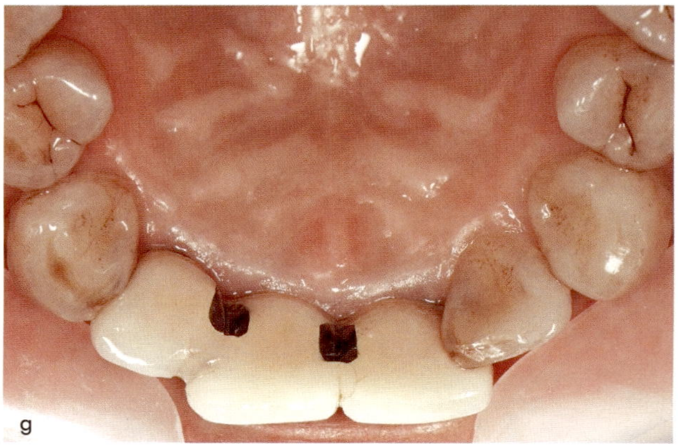

2-7f, g. 약 19년이 경과하여, 치관측 이동을 했던 치은에도 약간의 퇴축이 보이지만 자세히 관찰하면 수평 방향의 세동맥이 관찰되며, 치관측 이동에 의한 변연치은이 생착되어 있는 것이 확인된다(2019년 4월 9일).

03

Contents 3

지대치 주위조직의 생리와 임상적 유의점

머리말

접합상피*와 결합조직성 부착은 지대치 주위에서 생리적으로 커다란 역할을 담당한다. 전자는 주로 면역 예방적인 측면을 갖고, 후자는 치은 구조 유지를 위해 중요하다[168].

이제 각각의 특징과 유의점을 기술해 보려고 한다.

1. 접합상피의 생리적 의의

① 접합상피는 외배엽계 조직과 간엽계조직을 가르는 큰 역할을 하고 있다. 그리고 그것의 가장 큰 기능은 접합상피를 경유한 호중구의 유주로, 이 영역에 침입해 오는 세균과 싸우고 그것들을 치주조직에서 제거하는 것이다. 치은연하에는 건강한 상태에서도 많은 세균이 있음에도 불구하고 특히 변연치은이 염증을 일으키지 않는 것은 이 호중구가 세균에 대한 탐식을 반복하여 그 항상성을 지키고 있기 때문이다[55]. 그리고 호중구를 포함한 삼출액은 일반적으로 치은구 내 삼출액으로 알려져 있다. 또한 이 백혈구의 역할은 치은연하에 플라크 형성을 방지하는 것으로 치은연하에는 일정한 폭을 가진 플라크 프리존이 형성되는 것을 관찰하였다. 그러나 일단 염증이 생기면 상피하 치은혈관망이 파괴되어, 호중구를 주체로 하는 백혈구뿐만 아니라 적혈구가 누출됨으로써 변연치은에서 출혈이 일어나는 것을 보게 된다. Schroeder에 따르면 건강한 사람의 영구치열의 경우 전체 치아에서 1분에 약 30,000개의 호중구가 구강 내에 도달하는 것 같다[179]. 환산하면 치아 1개당 1분간 약 1,000개의 호중구가 삼출하는 셈이다(증례 10, 11, 그림 1).

② 호중구는 접합상피 내의 세포간극에 존재하지만 구강 내 세균의 생성물 등에 의해 유주량이 증가한다고 되어 있으므로, 세균의 증가에 비례해 유주량이 증가하는 방어기구를 담당하고 있는 셈이 된다.

③ 접합상피세포의 턴오버(재생)율은 매우 높은 것으로 알려져 있다[208]. 구강 내에 노출되어 있는 변연치은 등의 구강치은상피와 비교하여 접합상피 표면에는 50~100배의 턴오버가 이루어지고 있으며, 낙설률(단위표면적당 박탈세포수)이 비정상적으로 높은 것으로 알려져 있다. 따라서 낙설률이 매우 빨라 이것이 치은연하의 자정성에 기여하고 있다고 생각된다. 턴오버율을 날짜로 환산하면 영장류는 약 4.6~10.9일, 생쥐는 3~5일이다(그림 2).

④ 접합상피는 재부착하지 않는 특징이 있다. 재부착이란 벗겨진 세포가 다시 부착되는 것을 의미하지만 접합상피의 경우는 벗겨질 때 세포 내부가 손상을 입기 때문에, 정형적인 수복 메커니즘은 세포의 높은 턴오버율에 의해 촉진되는 접합상피의 재생에 의한 것이므로 신부착이라고 바꿔 말할 수 있다.

⑤ 접합상피는 치면에서 분리되어도 5~7일 이내에 신생(재생)된다. 우선은 최근첨측 부분의 기저세포가 증식하여 치관측으로 이동을 시작하고 파열상피의 세편이 서서히 이탈하여 신생 세포로 치환되어 간다.

⑥ 치은구액은 혈청 삼출액으로, 정상 치은에서는 생성되기 어려운 것으로 알려져 있다. 그러나 접합상피에서 유주하는 호중구를 주체로 하는 백혈구는 건강 상태에 상관없이 모두 유출되고 있다. 이 호중구는 생활력을 가지면서 탐식능력도 갖추고 있다는 점[13] 그리고 타액 백혈구는 대부분이 접합상피에서 유래된다는 점도 특징으로 들 수 있다.

⑦ 내측 기저판과 헤미데스모좀을 동반하는 접합상피는 법랑질, 상아질, 백악질 등에 형성될 뿐만 아니라 치석상에

* '긴 접합상피'의 논란에 대하여[185]: 긴 접합상피가 골재생을 가져오는지 아닌지에 대해 많은 논의가 있는데, 치주치료 후에 상아질과 치근막을 보존하면 골재생은 일어나지만 보존하지 않으면 골재생은 일어나지 않는다. 시술자에 의한 제거 유무가 상아질과 치근막을 어떻게 다루는지에 의존한다는 것을 논의의 시작으로 삼아야 한다.

접합상피의 턴오버

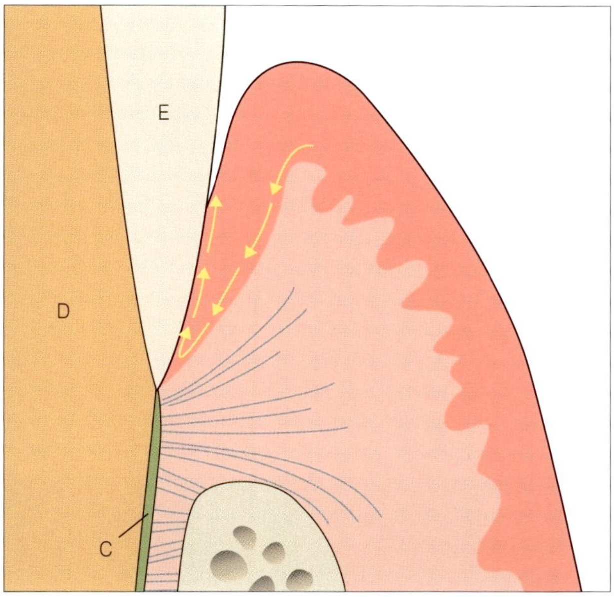

그림 2. 화살표로 나타낸 것 같이 접합상피는 구강상피로부터의 세포가 이동하여 이 세포 유주에 의해 항상 새로운 세포로 옮겨지고 있다. C: 백악질. D: 상아질. E: 법랑질(문헌 185에서 수정하여 인용).

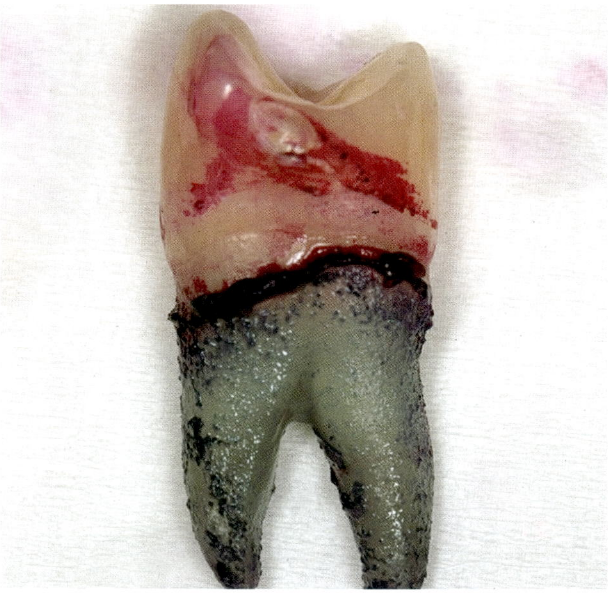

그림 3. 치관부를 염기성 푹신으로, 치근부를 메틸렌블루로 염색한 후 세정했다. 치관부의 염색되지 않은 부분은 접합상피와 접하고 있는 부위로 플라크가 없는 플라크 프리존으로 알려져 있다[170].

도 형성되는 것이 보고되고 있다[179].

⑧ 기저판에서 본 접합상피의 특이성: 접합상피에는 구강 치은상피의 상피능, 상피 돌기부터 연속하는 외측 기저판과 치면에 접하는 내측 기저판을 가진 특이성이 있다. 결합조직에 접하는 외측 기저판에서는 세포분열에 의해 딸세포(daughter cell)가 만들어지고 세포의 턴오버가 시작된다. 변연치은부의 치은고유층, 즉 결합조직 내로부터 자유면(외부)을 향해 딸세포는 분열하고 있다. 구강외상피의 자유면 방향에는 수십 층의 세포가 배열되어 있기 때문에 딸세포에 밀려난 낡은 기저세포는 케라티노사이트(Keratinocyte: 각질형성세포)로서 세포 안을 이동하여 약 한 달이 지나 최종적으로는 각화층에서 낙설한다. 반면 접합상피의 최근첨부에서 세포층은 고작 1~3층이기 때문에 세포분열한 딸세포가 내측 기저판을 통과하여 직접 치면과 접하는 영역에 도달하게 되고, 최종적으로 치은구 삼출액으로서 구강 안으로 방출된다. 딸세포와 함께 생활력을 가진 호중구의 치은구로의 방출은 치은구 삼출액이 DNA 판정의 자료가 될 수 있는 이유라고 생각된다.

⑨ 위의 특징에서 변연치은부의 구강 치은상피는 각화중층편평상피(keratinized stratified squamous epithelium)이고 접합상피는 비각화중층편평상피(non-keratinized stratified squamous epithelium)라는, 조직학적으로 특이한 상태라는 것을 알 수 있다.

앞 내용을 통해 치은구 삼출액에는 혈청 및 혈청단백질, 과립구(특히 호중구), 딸세포 및 중층세포 유래의 접합상피 세포의 낙설이 포함되어 있으며 이러한 물질의 방출이 치은구 내의 자정성을 보다 더 높이고 있다(그림 3).

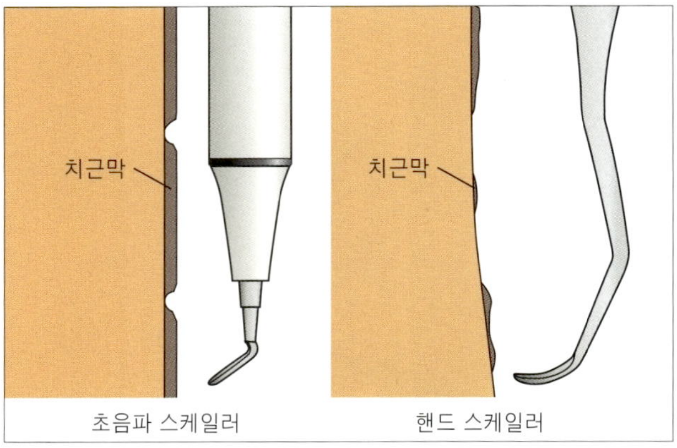

그림 4. Ishigami는 초음파 스케일러와 핸드 스케일러의 치근막 손상도 정도를 나타내었다(문헌 67에서 수정하여 인용).

2. 결합조직성 부착의 임상적 주의사항

전항에서 서술한 바와 같이 결합조직성 부착을 담당하는 많은 섬유는 치근막에 부착되어 치은의 구조를 유지하고 있다. 따라서 치근면에 손상을 주는 것은 보철 처치 후의 치은퇴축, 치간유두의 결핍 등을 야기하기 쉬워진다[103,137]. 따라서 임상적 주의점으로 다음과 같은 것을 들 수 있다(증례 12~16).

① 치은을 의도적으로 내리는 경우 이외에는 결합조직성 부착에는 마진을 설정하지 않는다.
② 치은압배로 박리하여도 신속하게 작업을 끝낸다.
③ 치은압배 시의 약제로 인한 영구적 손상을 피한다.
④ 인상채득 시의 약간의 박리는 재부착한다.
⑤ 과도한 치근활택술은 하지 않는다.

1) 결합조직성 부착을 의식한 스케일링, 치근활택술에 대해

심미 보철에서는 보철물 이상으로 치은의 존재가 중요하다. 즉, 치은퇴축, 블랙 트라이앵글이 보철 처치 후에 일어나지 않도록 처치해 두어야 한다. 그 주의점은 다음과 같다.

① 지대치 주위에 건강한 결합조직성 부착이 존재하는 것은 치은퇴축을 막는 데 중요하다. 그리고 결합조직성 부착은 치면의 상아질 위에 관입되어 있다. 즉, 지대치 주위에는 상아질이 존재해야 한다. 따라서 과도한 핸드 스케일러의 사용 등으로 치석을 제거하는 것은 치근막을 제거하게 될 수도 있으므로 사용 시 세심한 주의를 기울여야 한다.

② 반면 초음파 스케일러를 통한 치석 제거는 PiezoSurgery에서 볼 수 있듯이 단단한 것을 대상으로 제거해 나간다는 특징이 있으며, 단단한 치석은 제거할 수 있지만 부드러운 섬유군과 치근막은 남길 수 있다는 특징이 있어 권장된다(그림 4, 5).

어쨌든 치근막 제거는 2차적인 치은의 상실을 의미하므로[137], 임상적으로 의식하여 기구를 사용할 필요가 있다(증례 17~23)[80,141,145,165].

2) 2개의 크리핑 어태치먼트

치은퇴축에 대하여 치은이 원래의 형태로 복원되는 것을 나타내는 적절한 용어는 존재하지 않아, 치은 리바운드(rebound) 정도가 적절하겠지만 이것도 외래어이다. 치주처치 후에 일어나는 이른바 치은 리바운드를 크리핑 어태치먼트라고 하는 점에서[46,115], 본서에서는 '크리핑'[**]이라는 표현을 사용하고 있다. 필자는 치료 후에 일어나는 크리핑에는 다음 두 종류가 있다고 생각한다. 그러나 이것들은 조직의 재생을 의미하므로 나이, 흡연 등의 건강 상태에 좌우될 것이다[14].

① 접합상피형 크리핑(증례 24~26)

결합조직성 부착을 수반하지 않고 치은이 크리핑되는 것으로, 주로 치은연하에 설정된 마진의 under-contour나

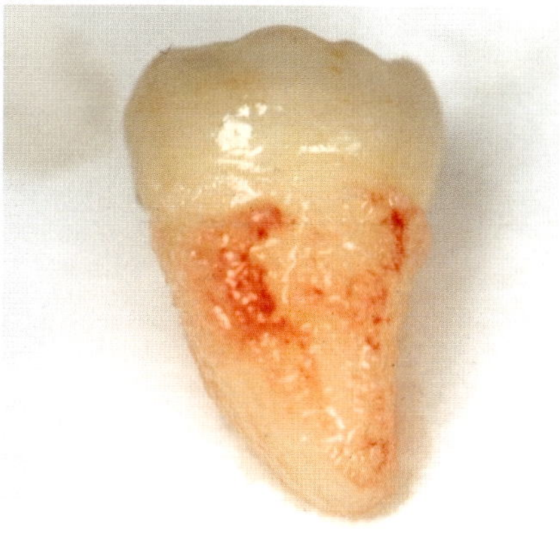

그림 5a. 발치한 제3대구치.

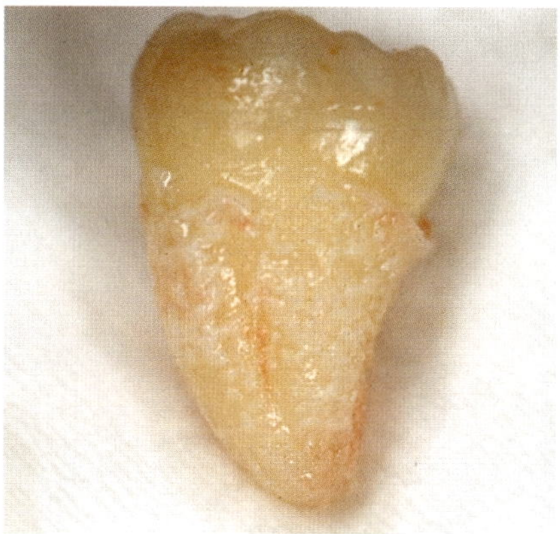

그림 5b. 초음파 스케일러로 상·하 10스트로크씩 근면위를 움직였다.

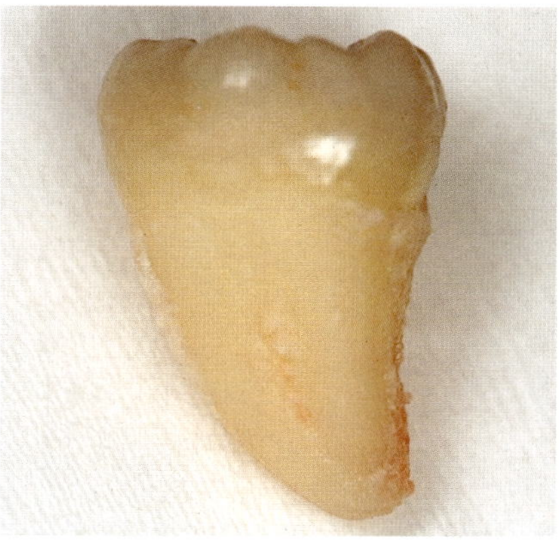

그림 5c. 핸드 스케일러로 상·하 10스트로크를 움직일 예정이었지만, 5스트로크만에 치근막이 없어졌다.

재료에 의존하여 일어나는 경우와 주로 칫솔질 압력을 약하게 함으로써 일어나는 현상이다. Vaceck 등은 필자와 마찬가지로 수복물에 많이 관찰되는 현상으로 보고하였다[216].

② 결합조직형 크리핑(증례 27~29)

치주외과 처치 후에 일어나는 이른바 크리핑 어태치먼트로, 일단 박리된 결합조직이 재부착을 수반함으로써 치은이 크리핑 하는 상태이다.

**크리핑(creeping): 기어다니는, 기어 올라가는 것을 의미한다. 파충류를 creeping things라고 하는 것은 흥미롭다.

증례 10: 접합상피 내 마진은 caries free(10년 경과)

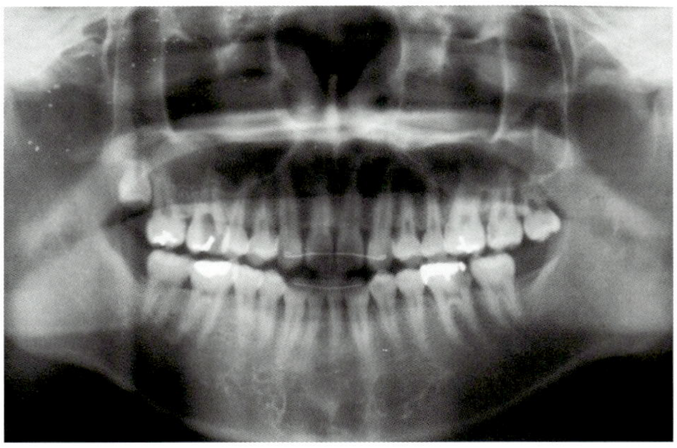

3-1a. 환자는 교정치료 후에 #36 및 #46의 치료로 내원하여 필자는 2004년에 메탈세라믹을 장착하였다. 그림은 초진 시의 파노라마 방사선사진(2003년 12월 8일).

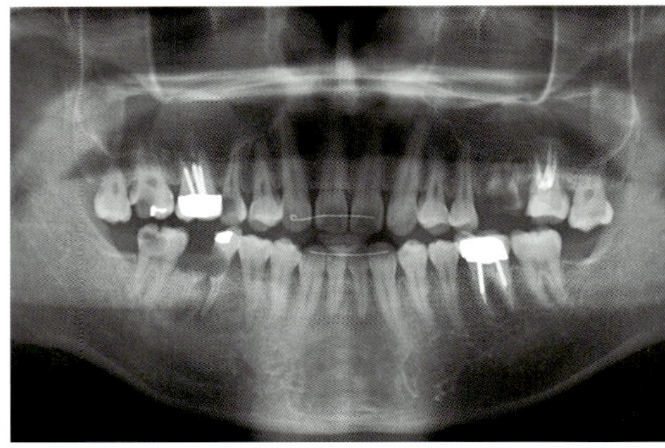

3-1b. 환자가 내원을 하지 않다가 10년 후에 내원했을 때의 파노라마 방사선사진. 충치가 많이 생긴 것을 알 수 있다(2014년 6월 7일).

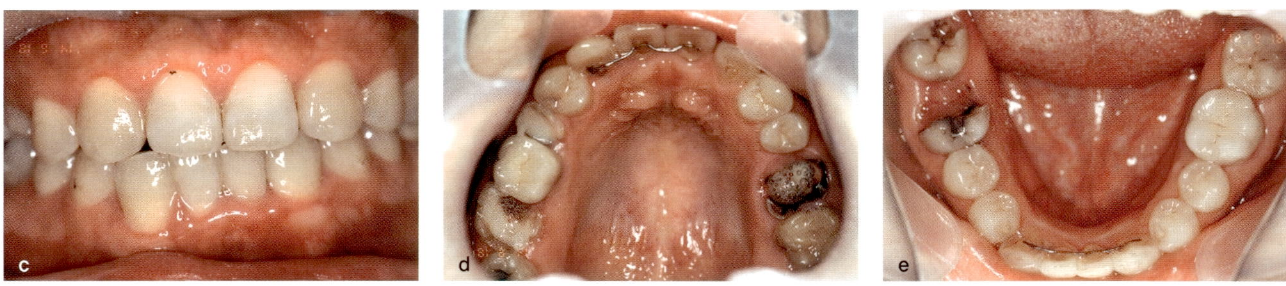

3-1c~e. 동시기의 전체상. 치질이 현저하게 붕괴되었다는 것을 알 수 있다(2014년 6월 18일).

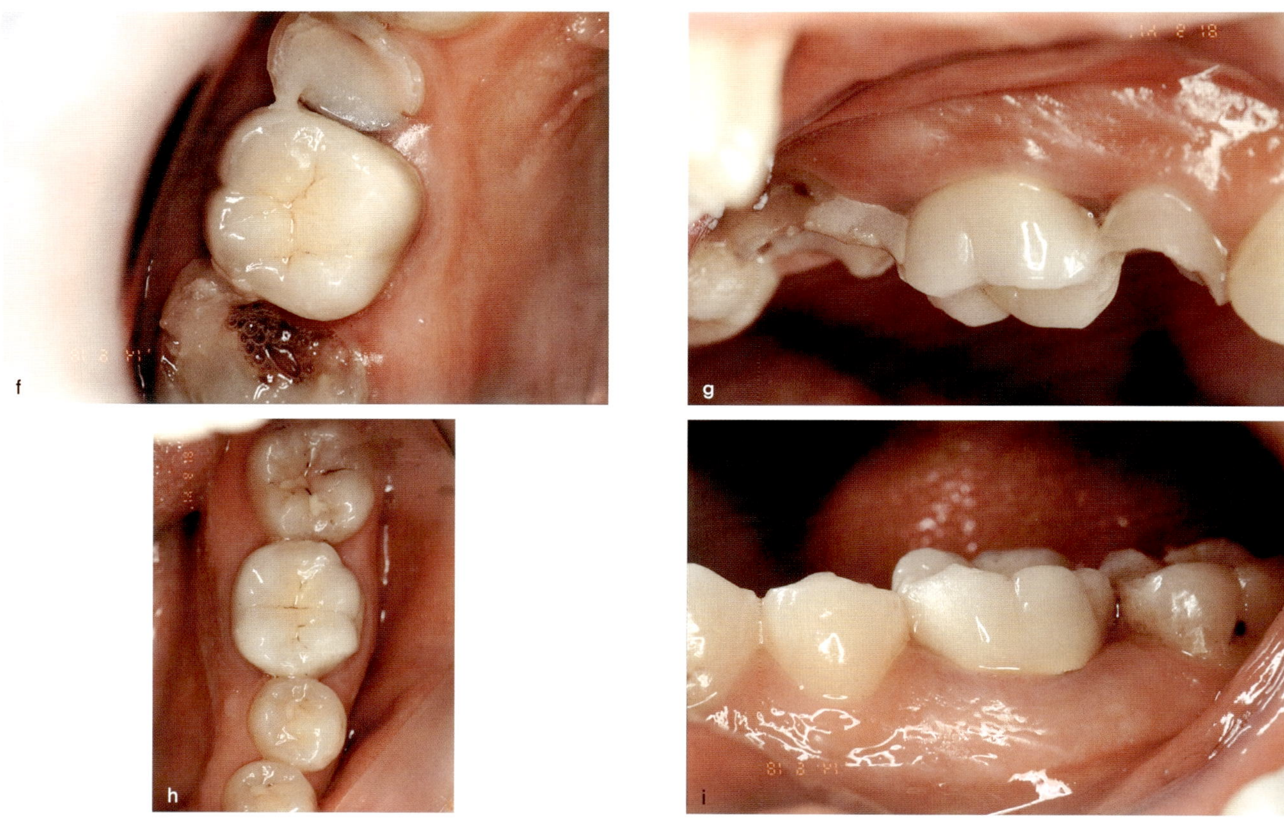

3-1f~i. 현저하게 붕괴된 구강 내에서 필자가 치은연하 접합상피 내에 마진을 설정한 #36 및 #46에는 붕괴가 관찰되지 않는다. 치은연하의 접합상피에서 방출된 백혈구에 의한 자정작용을 나타내는 임상 증례이다(2014년 6월 18일).

증례 11: 크리핑에는 발적을 동반하는 경우도 있으므로 관찰 필요(9년 경과)

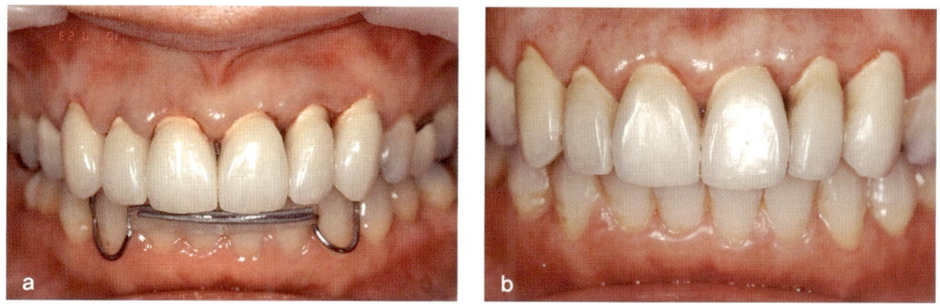

3-2a. 상악 6전치의 인상채득 후, 손상을 입어 치은퇴축이 일어나고 있다(2010년 7월 23일).
3-2b. 치은 회복을 위해 클로르헥시딘 0.06%를 사용하여 가벼운 힘으로 칫솔질을 하도록 하였다. 또한 형태 수정도 원하고 있어 마진부 이외의 형태를 관찰하였다(2010년 8월 20일).

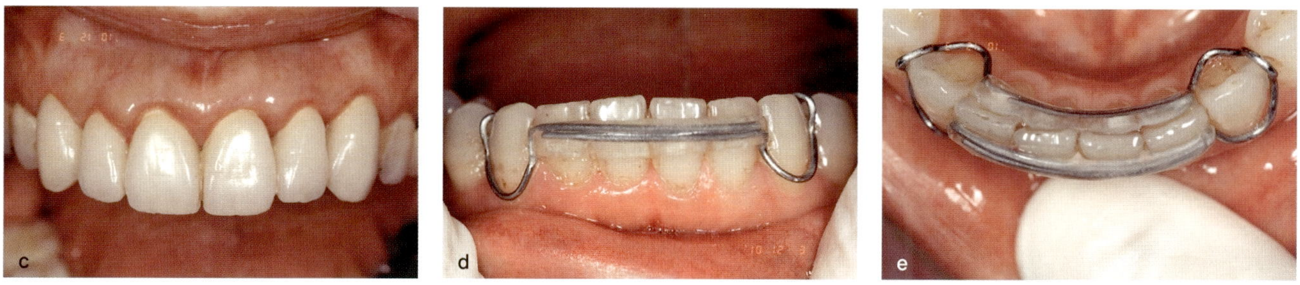

3-2c~e. 형태 수정 후에 합착을 시행하였다. 또한 하악 전치는 스프링 리테이너(그림 1)로 MTM을 실시하였기 때문에 계속해서 보정장치로 사용하고 있다. 치은은 크리핑과 함께 발적되었지만, 이 시점에서도 강하게 칫솔을 대지 않는 것이 중요하다(2010년 12월 3일).

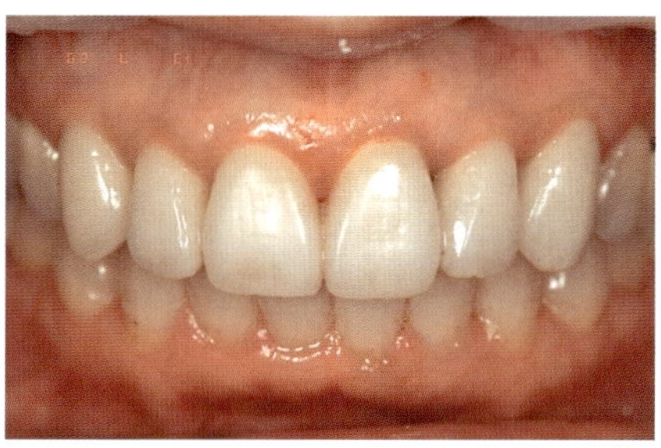

3-2f. 약 3년 후. 서서히 치은이 안정되어 가고 있다(2013년 7월 29일).

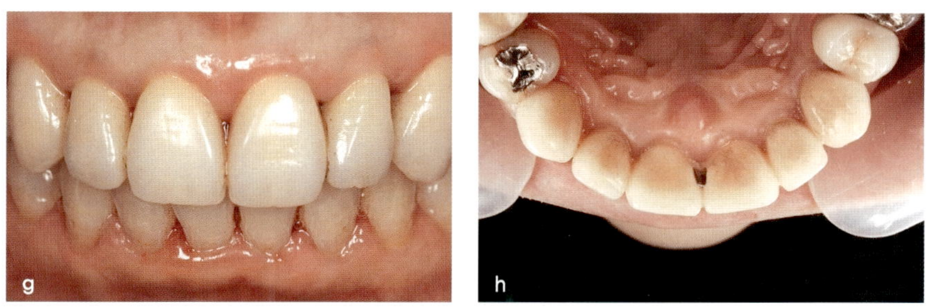

3-2g, h. 약 9년 후. 잇몸은 거의 안정되어 있고 치간유두도 재생되어 있으며, 하악 MTM을 시행하였기 때문에 상악 정중부만 연결하여 2차적으로 하악 전치의 회귀를 막고 있다(g: 2019년 11월 11일, h: 2017년 4월 21일).

그림 1a, b. 스프링 리테이너. 주로 보정 중이나 보정 후에 생기는 하악 전치부의 총생, 염전을 치료할 목적으로 사용되는 가철식 장치로 0.7mm의 와이어와 레진부로 구성되어 있다. Root proximity에 대한 배려도 잊어서는 안 된다[96].

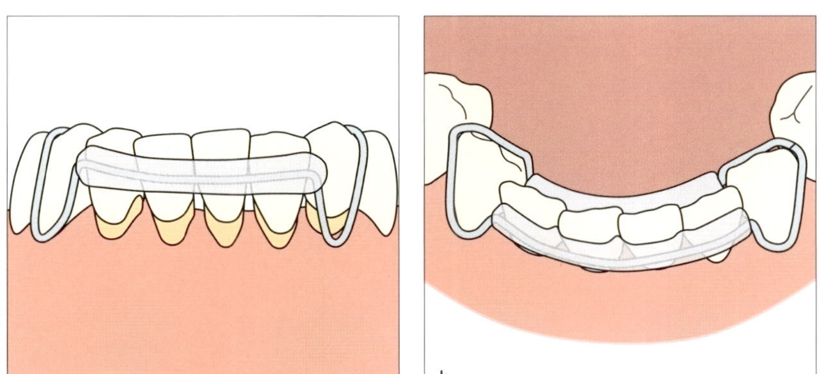

증례 12: 치간유두는 구개측부터 재생해 간다(4년 경과)

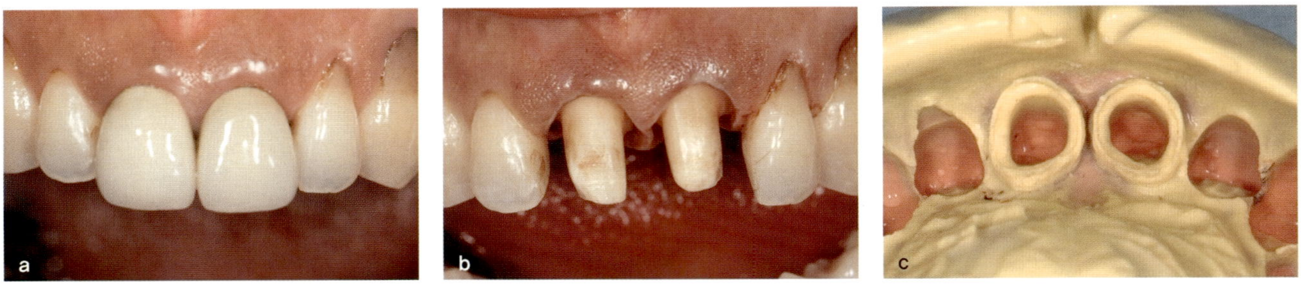

3-3a~c. 양 중절치의 보철을 다시 하고 싶어 내원한 환자. 생활치에서 지대치 형성을 실시, 인상채득을 하였다.

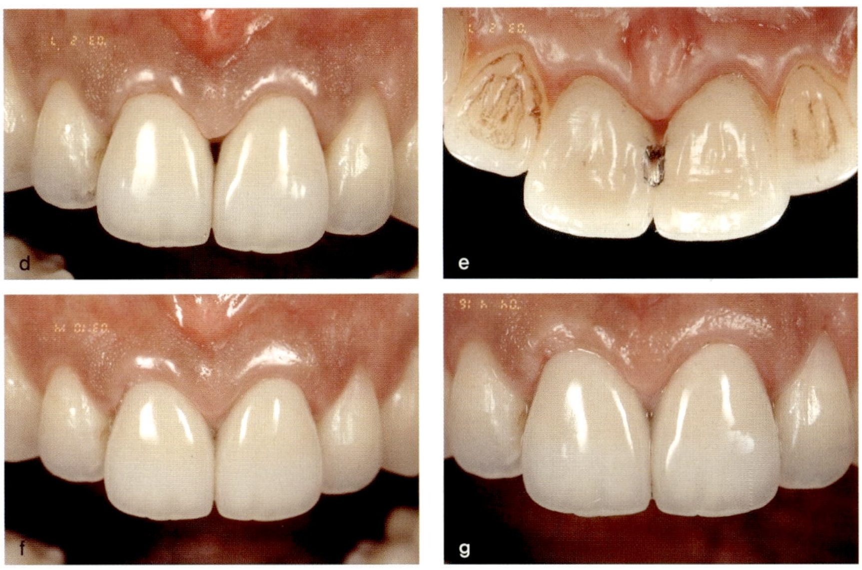

3-3d, e. 보철물을 장착하였지만 명확한 인상과 치은에 대한 손상이 반비례하므로 치간유두는 소실되었다(2003년 2월 7일).

3-3f. 약 8개월 후. 치간유두가 구개 방향에서 재생되고 있기 때문에 치간유두가 2중으로 된 것처럼 보인다. 구개측으로부터의 재생은 순측에 비해 구개 점막이 두껍다는 점에 기인한다(2003년 10월 14일).

3-3g. 약 1년 후. 2중 치간유두 상태는 소실되어 치간유두의 재생이 일어나고 있음을 알 수 있다. 치간유두의 재생에는 치간수평섬유가 크게 관여하고 있다[57](2004년 4월 16일).

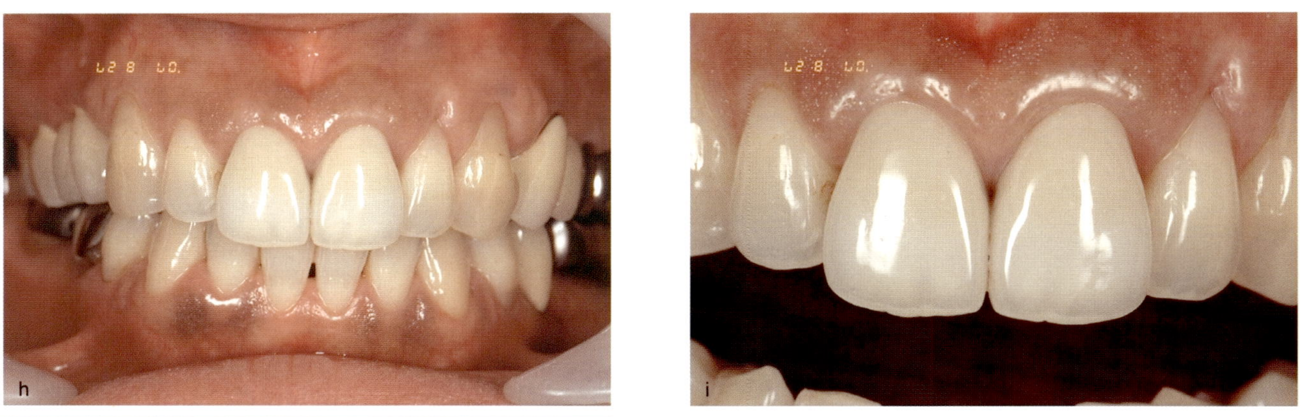

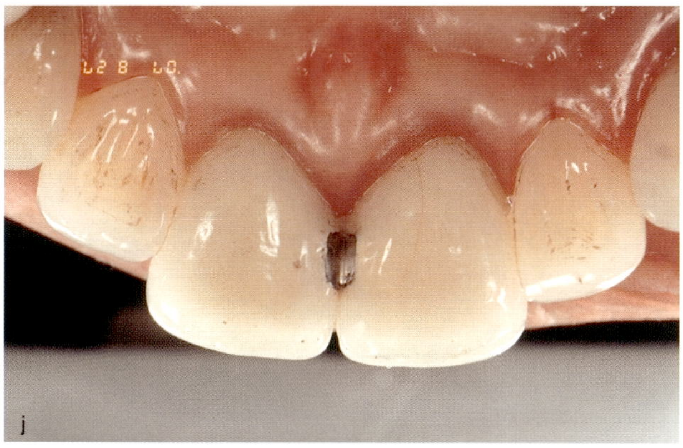

3-3h~j. 약 4년 6개월 후. 치간유두는 완전히 재생되었다. 구개 측면 사진을 보면 자연치에서도 여기저기 보이는 헤어라인 크랙은 절연에 가해지는 응력이 기저 결절부에 나타나는 것을 보여 주고 있다. 그 결과 박리가 일어나는 것을 그 박리체의 측방 형상으로 McLean은 'crescent fracture'라고 부른다[120](2007년 8월 27일).

증례 13: 왜 인상채득 시의 손상으로부터 치간유두의 재생은 빠른가(3년 경과)

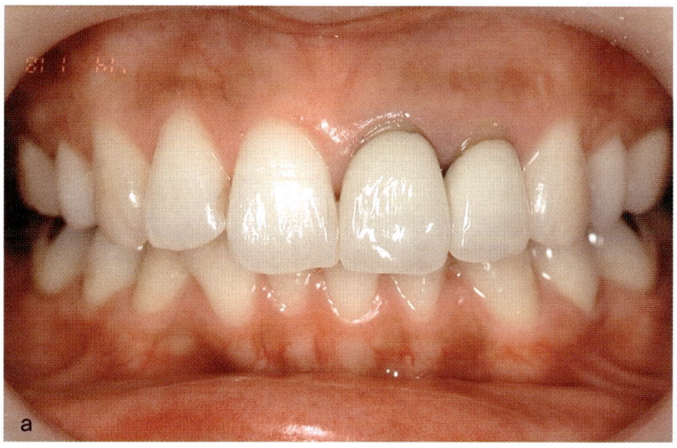
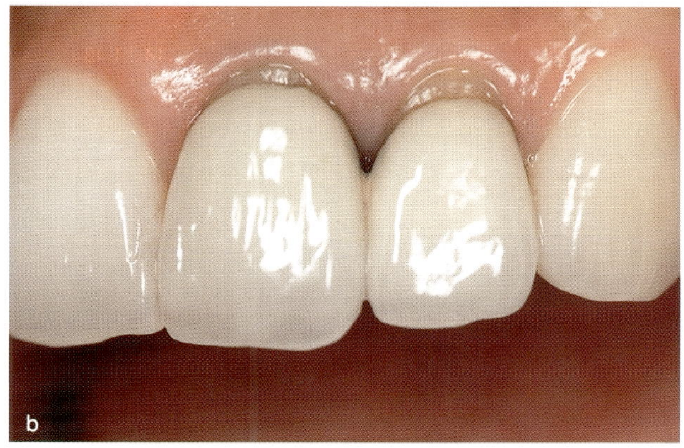

3-4a, b. 환자는 치은퇴축에 의한 black margin을 개선하고자 내원하였다(2014년 1월 18일).

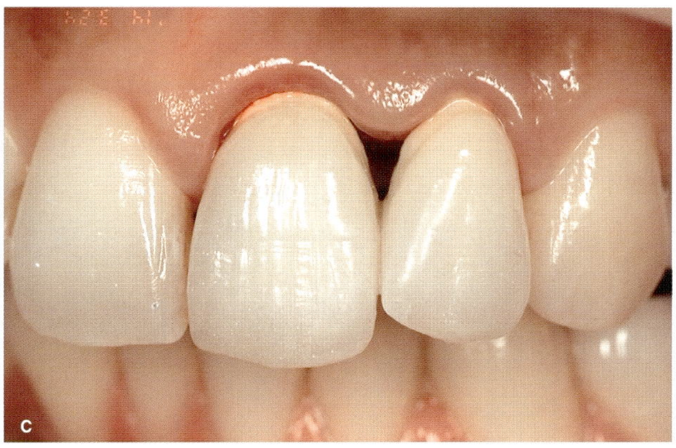
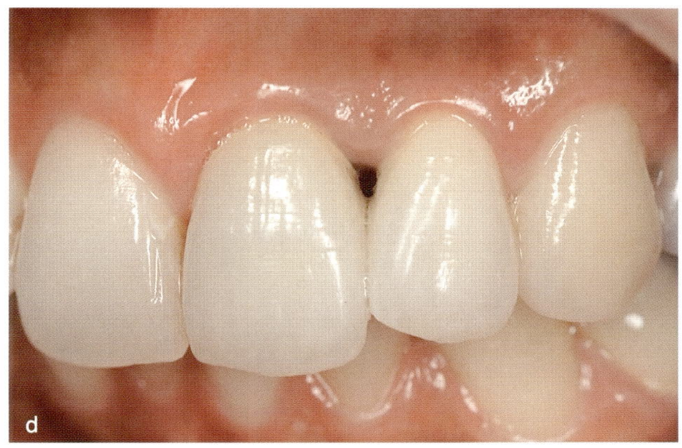
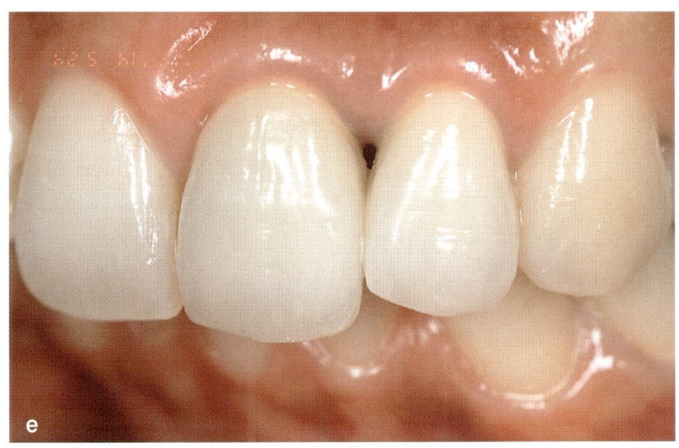

3-4c~e. 보철물 시적 시, 장착 1개월, 장착 2개월로 순식간에 치간유두가 재생되고 있는 모습을 볼 수 있다. 치간유두를 지지하는 치조상 섬유의 주된 섬유는 치간수평섬유이며, 그 치간수평섬유는 섬유군 중에서 가장 굵은 섬유라는 점이 치간유두 재생이 빠른 한 요인이라고 고찰할 수 있다(c: 2014년 3월 24일, d: 2014년 4월 19일, e: 2014년 5월 24일).

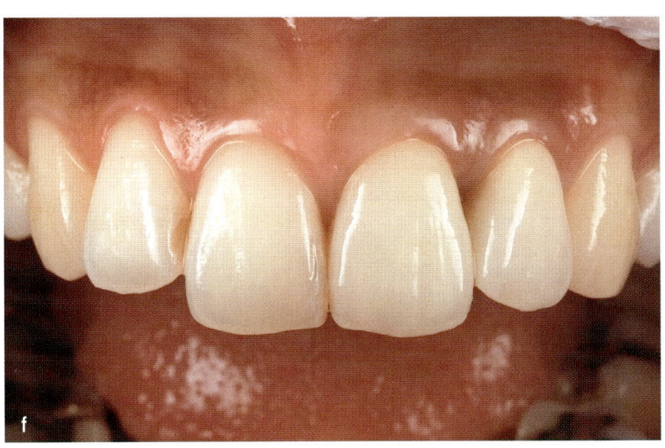
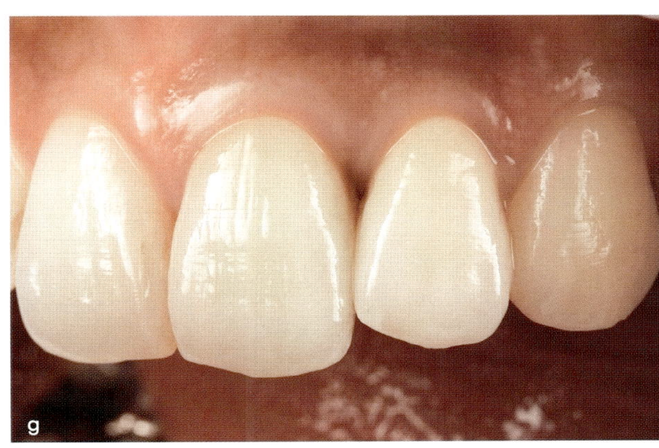

3-4f, g. 약 3년 후의 상태. 치간유두는 안정되어 있다(2017년 4월 1일).

증례 14: 결손인접면, 즉 치근 간 거리의 길이와 치은 회복과의 관계(12년 경과)

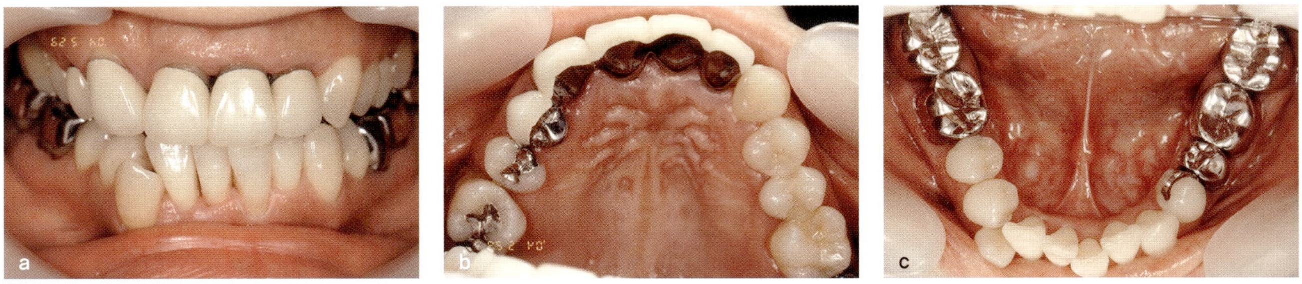

3-5a~c. 환자는 심미 개선을 원하여 내원하였다. 보철 전 처치로 전치부를 중심으로 MTM을 실시하였다. 특히 상악 전치부에서는 #12 상당부를 넓혀 ovate pontic이 들어갈 공간을 확보하였다(2014년 5월 29일).

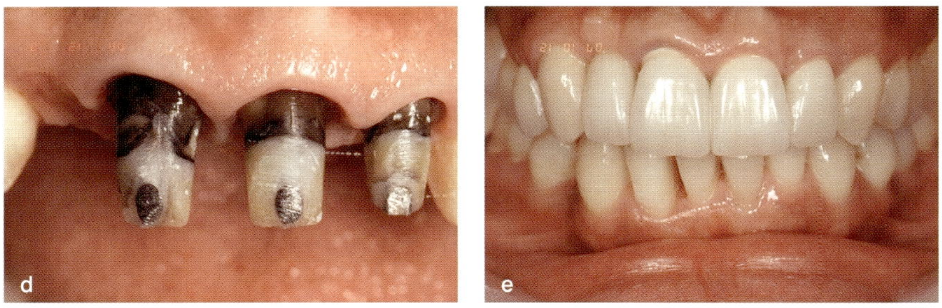

3-5d. MTM이 끝난 후, pontic space가 확보된 전치부(2006년 2월 2일).

3-5e. 최종보철물을 장착하였다(2007년 10월 12일).

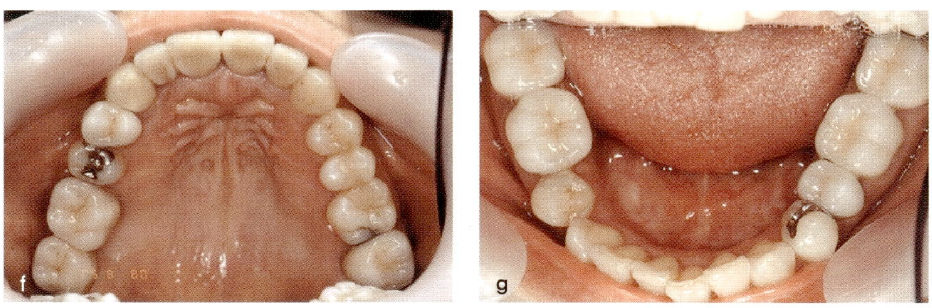

3-5f, g. 1년 경과 시의 교합면 사진(2008년 8월 27일).

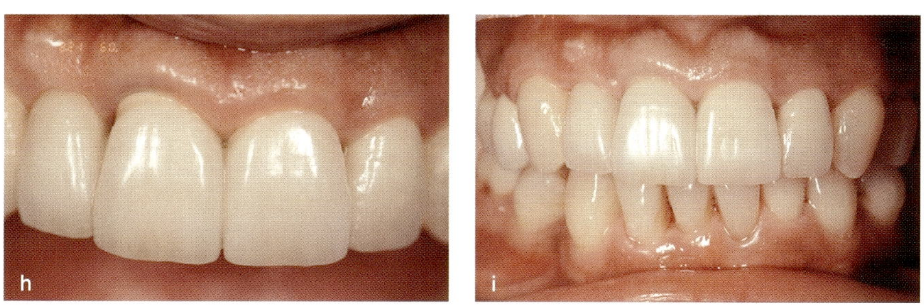

3-5h. 약 1년 후. #11의 원심치은이 pontic이 있는 결손측 방향으로 퇴축되어 있다는 것을 알 수 있다. Pontic 방향으로 치은퇴축이 관찰되는 하나의 원인은 치간수평섬유가 존재하기 어렵다는 데 있다(2009년 1월 28일).

3-5i. 약 4년 후. 퇴축 경향이 약간 남아 있다(2011년 4월 15일).

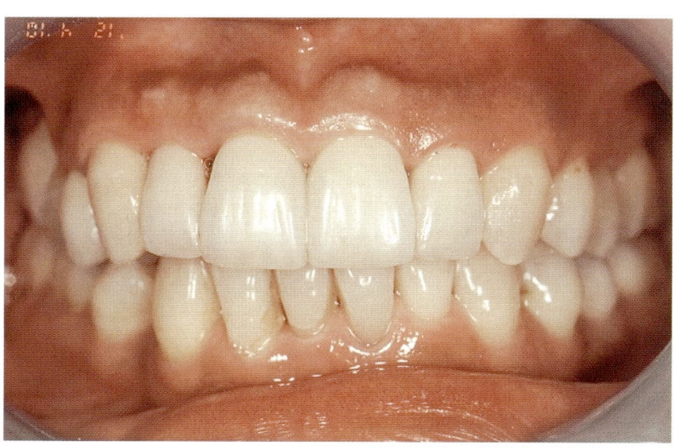

3-5j. 약 5년 후. 치은퇴축은 거의 회복되었다. 교정치료를 통해 pontic space를 확대한 것도 치은퇴축의 한 원인이라고는 생각되지만 결손부, 다시 말하면 치근 간 거리가 먼 경우에는 연조직 회복에 긴 기간이 필요할 수 있다(2012년 4월 10일).

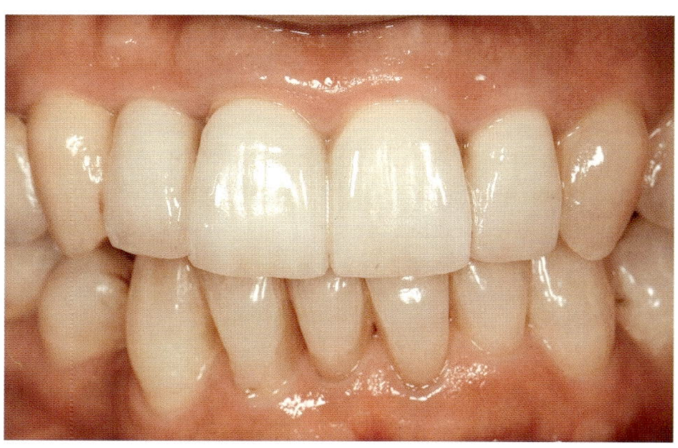

3-5k. 약 12년 경과. 치은은 안정되고 심미성도 확보되었다(2019년 9월 27일).

증례 15: 인접 치아의 설측 전이로 전이측의 치간수평섬유는 길게 신전되어 치은퇴축이 일어나기 쉬워진다 (3년 경과)

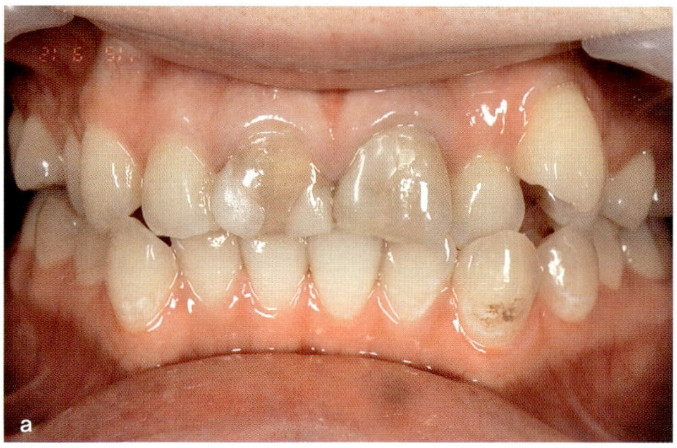

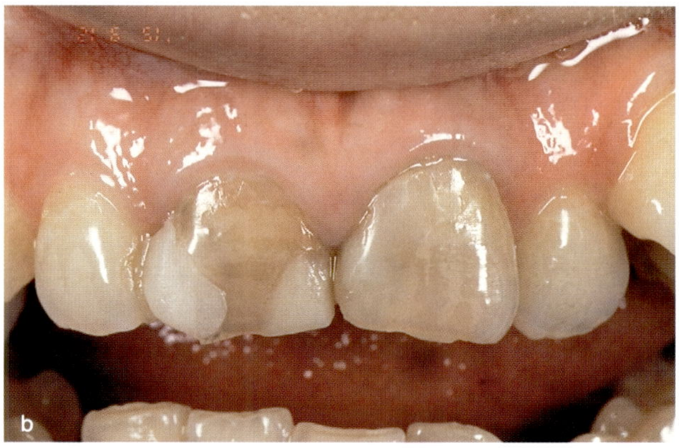

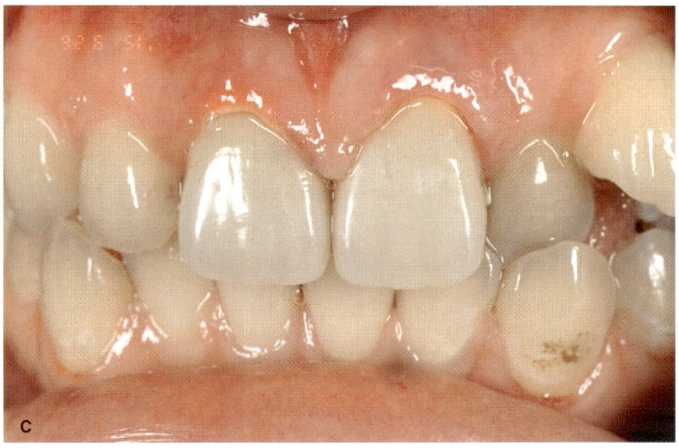

3-6a, b. 환자는 실활치 변색 치료를 위해 내원하였다. 절연이 약간 짧다(2015년 9월 12일).
3-6c. 보철물 장착 후 #21은 설측 전이의 #22 방향으로 변연치은이 견인되어 있다(2015년 9월 26일).

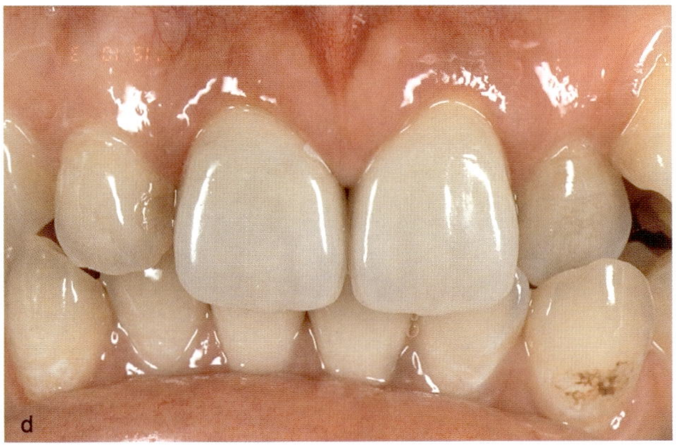

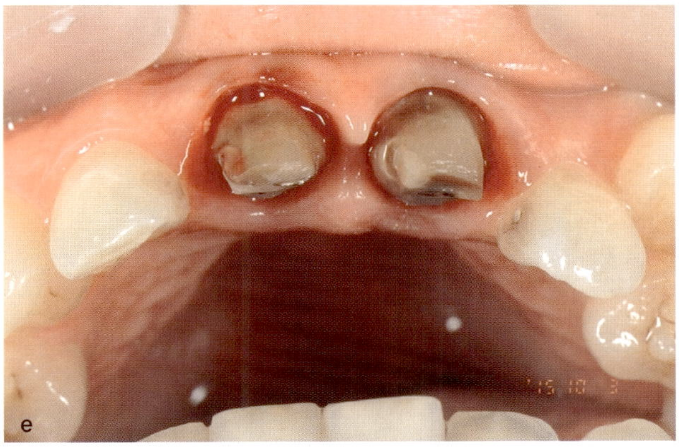

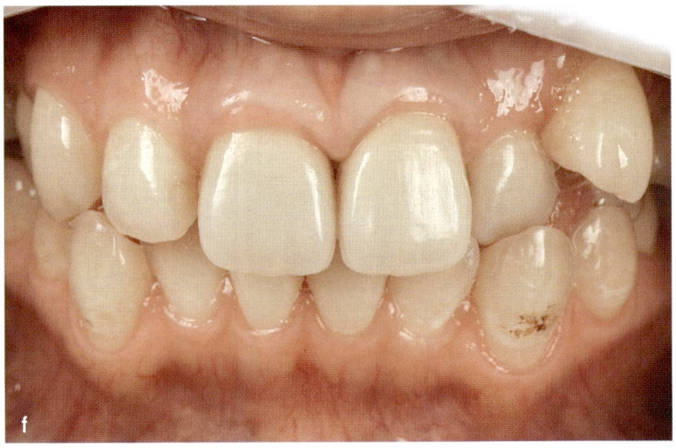

3-6d, e. 임시접착 1주일 후(3-6d). 보철물을 분리하면(3-6e) #11의 원심치은과 비교하여 #21의 원심치은이 얇은 것이 교합면 사진에서 관찰된다(2015년 10월 3일).
3-6f. 약 3년 후. 3-6c 및 3-6d와 같은 경향을 보이고 있으나, #11의 변연치은에 붉은빛을 띤 증식 경향이 관찰되고, 이 크리핑으로 인한 치은 두께의 증가가 좌·우 차이에 박차를 가하고 있는 것이 관찰된다. 또한 칫솔질을 할 때 #22에 인접하는 #21 원심은 치열의 연속성을 잃어서 칫솔모 끝부분이 더욱 닿기 쉬운 것도, 치은퇴축으로 비대칭성이 되는 요인이다(2018년 10월 13일).

증례 16: 인접 치아와의 불연속성은 치은퇴축을 만든다(12년 경과)

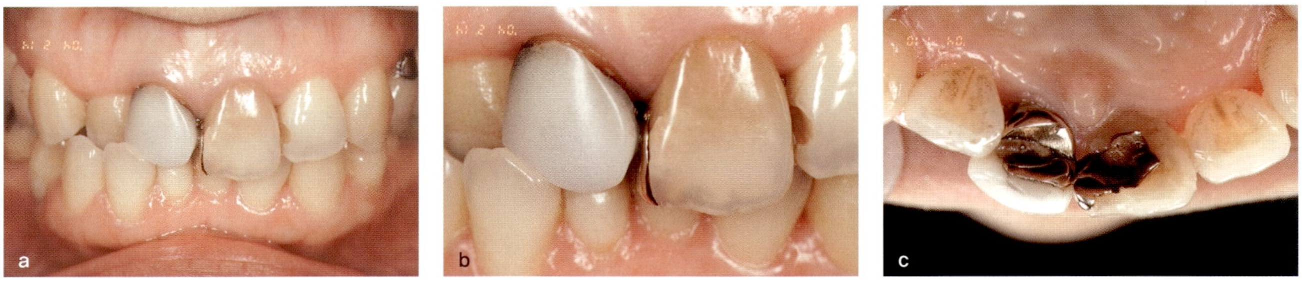

3-7a~c. 환자는 심미적 치료를 원하여 내원하였다(2004년 2월 14일).

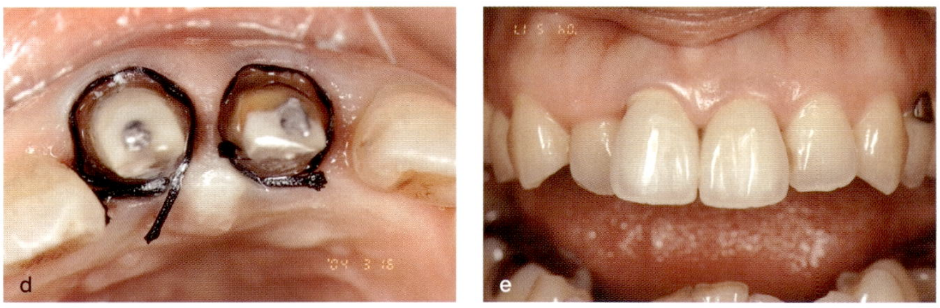

3-7d. 치은압배 후 인상채득하였다(2004년 3월 16일).
3-7e. 최종보철물 장착 직후. #11, #21에 같은 contour를 부여하여 보철물을 장착하고, #11의 원심치은에 퇴축이 관찰되나 수개월 후 치은의 높이가 비슷해진다는 것을 환자에게 설명하였다(2004년 5월 17일).

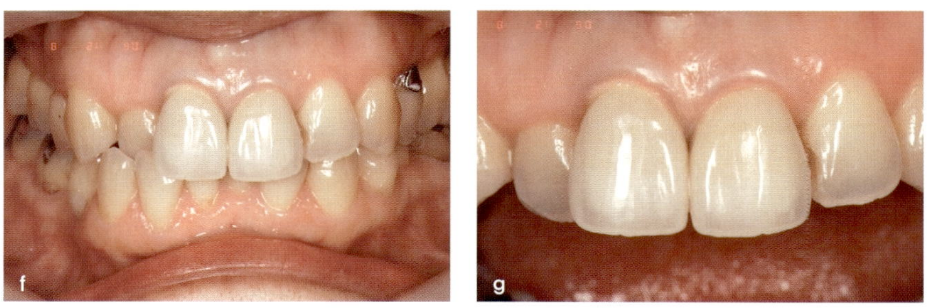

3-7f, g. 하지만 약 2년 후에도 #11 원심치은은 퇴축된 상태 그대로였다(2006년 12월 8일).

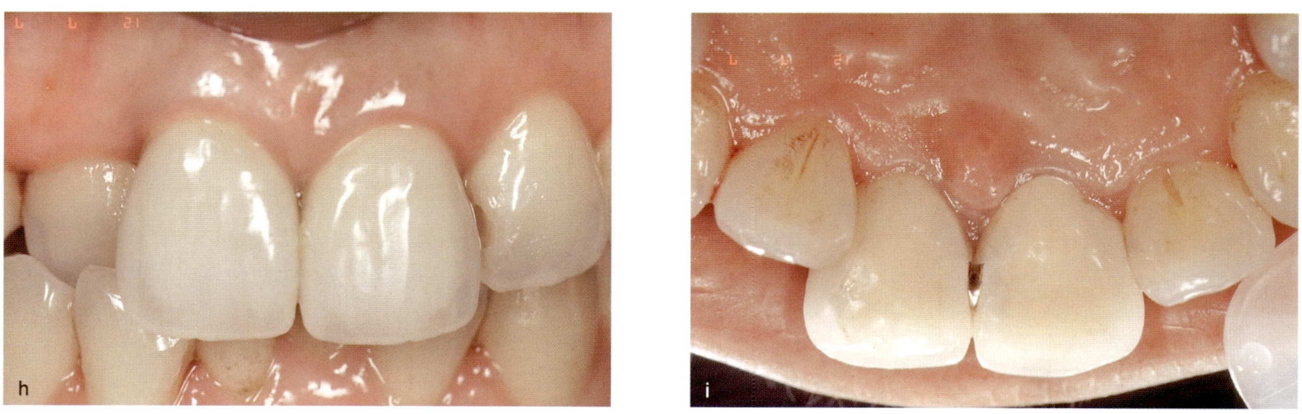

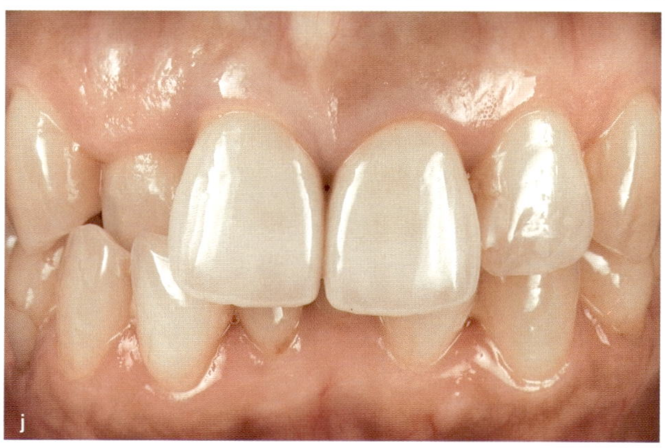

3-7h, i. 약 6년 후. 치은퇴축은 거의 개선되었지만 그 경향은 조금 남아 있다. 이 원인으로는 증례 15와 같이 인접 치아와 단차의 영향으로 원심 우각부에 칫솔이 닿기 쉽다는 점과 해부학적으로 치간수평섬유로 대표되는 인접 치아 사이를 종주하는 섬유군이 길게 늘어짐으로써 치은의 지지가 줄어들었기 때문이 아닐까 생각된다. 일반적으로 치근 간 거리의 증대화로 치간유두가 없어지고 치은이 평탄해지는 원리와 같다(2012년 7월 7일).
3-7j. 12년 후에도 같은 경향을 보이고 있어 치간수평섬유 등 섬유군의 영향이 강하다고 생각한다(2016년 11월 12일).

증례 17: 인상채득의 손상이 너무 큰 증례(9년 경과)

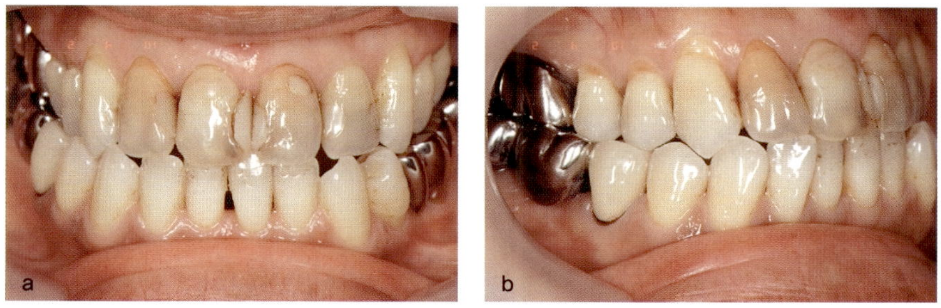

3-8a, b. 환자는 변색된 전치의 심미 개선을 원하였다(2010년 4월 2일).

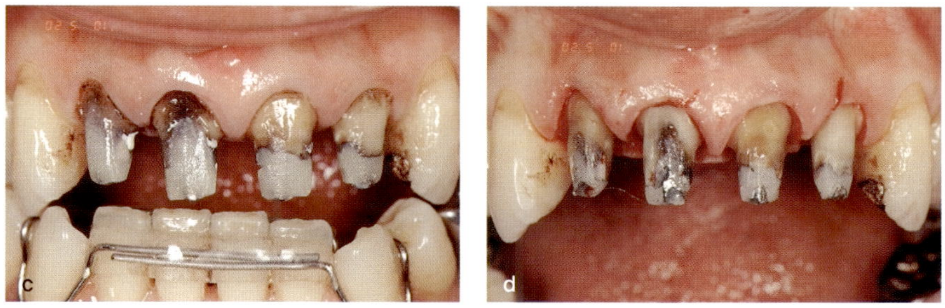

3-8c, d. 전치의 피개를 개선하기 위해 하악 전치의 총생을 스프링 리테이너로 MTM을 시행하여 정돈한 후에 지대치를 형성하였다(2010년 6월 6일).

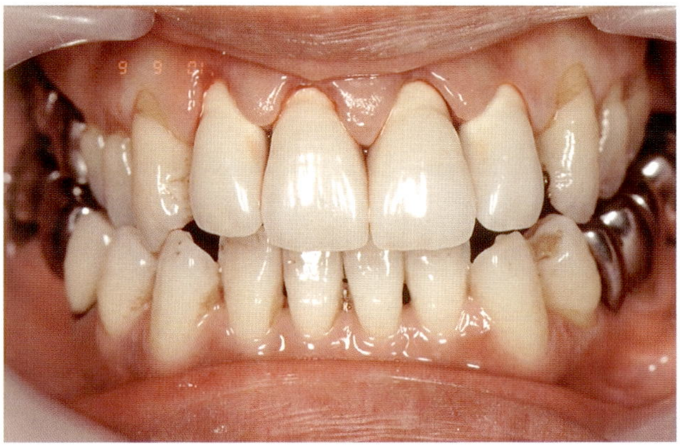

3-8e. 초음파 스케일러를 이용한 기계적 압배로 치근막과 결합조직성 부착부에 과도한 손상을 주어 최종보철물 장착 시에 현저한 치은퇴축이 있었다(2010년 6월 6일).

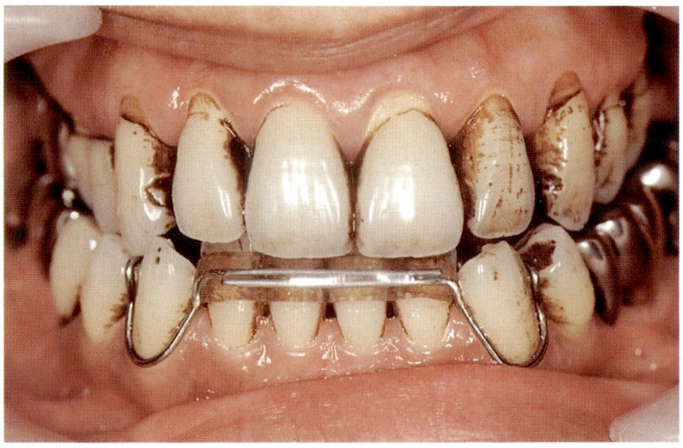

3-8f. 약 3개월간, 환자에게는 전치부의 칫솔질을 중지시키고 클로르헥시딘에 의한 가글을 지시했다(2010년 8월 22일).

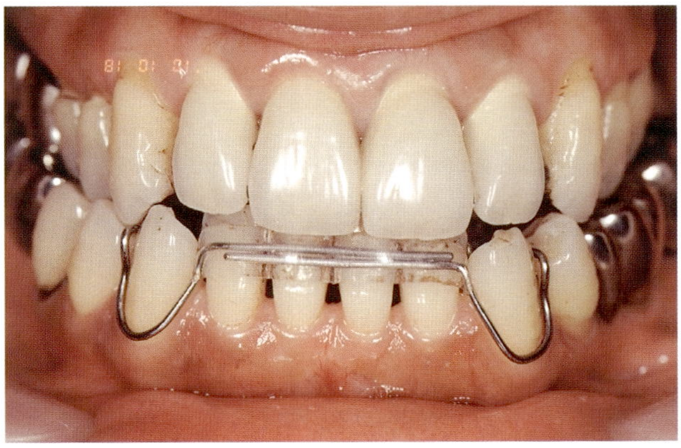

3-8g. 약 4개월 후, 서서히 치은이 돌아오고 있다는 것을 알 수 있다(2010년 10월 18일).

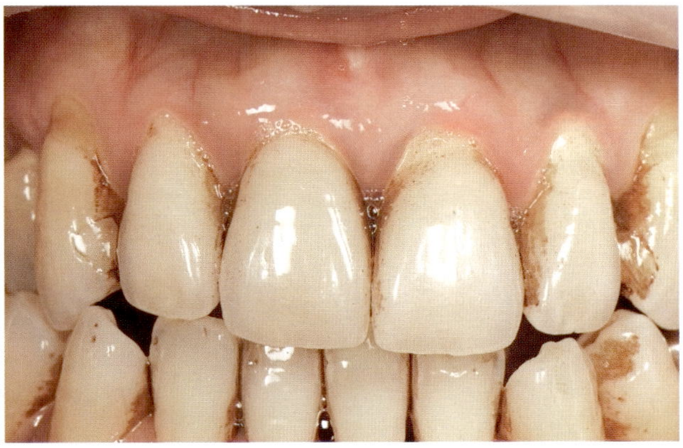

3-8h. 약 9년 후. 다시 칫솔질을 중지하였지만, 아직은 좌측 치은의 크리핑에 문제가 있다. 기계적 압배가 너무 강했기 때문이다(2019년 10월 11일).

증례 18: 치주병 환자에게 치근활택술을 실시한 예후는?(23년 경과)

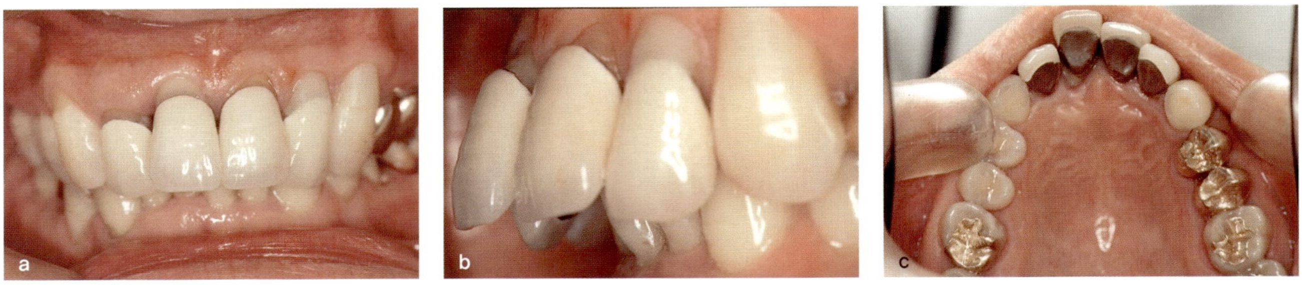

3-9a~c. 초진 시 환자는 전치부의 동요로 인한 통증 때문에 내원하였지만 하악 전치의 접촉에 의한 치주병의 악화가 명백한 원인이었다. 특히 현저한 치은퇴축이 있는 #11~#22의 동요도는 II~III도였다(1996년 1월 27일).

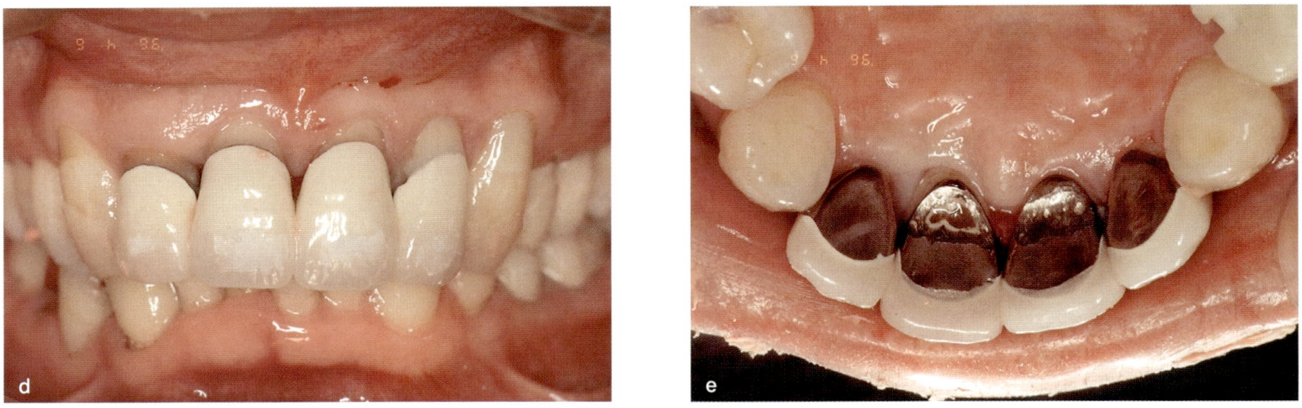

3-9d, e. 치주치료로서 #11~#22의 3전치에 철저한 치근활택술을 한 결과 동요도는 가라앉았다. 거기서 상악 4전치를 연결 고정함으로써 장기 보존이 가능하다는 것을 설명하고, 시술 전 교정을 병용하여 상악 전치 기저 결절부의 플랫폼에 하악 전치의 수직압이 가해지는 위치까지 치아를 이동시켰다. 사진은 기저 결절부에 조정된 플랫폼(ledge)을 보여 주고 있다(1996년 4월 6일).

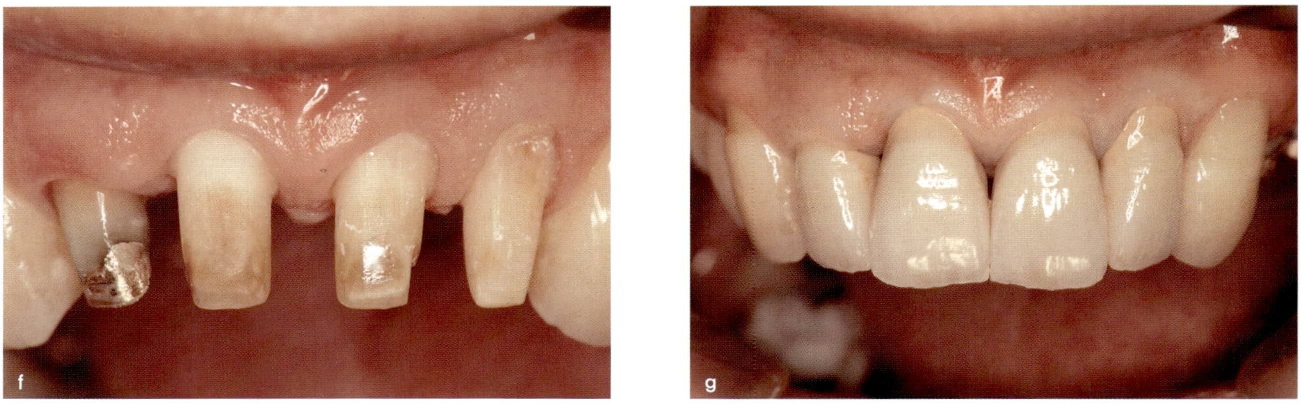

3-9f, g. 치은퇴축이 진행된 #11~#22는 생활치이므로 치수 보호를 감안하여 치은연하 형성량은 약 0.5mm로 줄이고, #22는 약 1mm 치은연하로 형성하였다. Less-contour로서 S shape profile을 부여함으로써 치은의 크리핑을 기대했다(1996년 7월 13일).

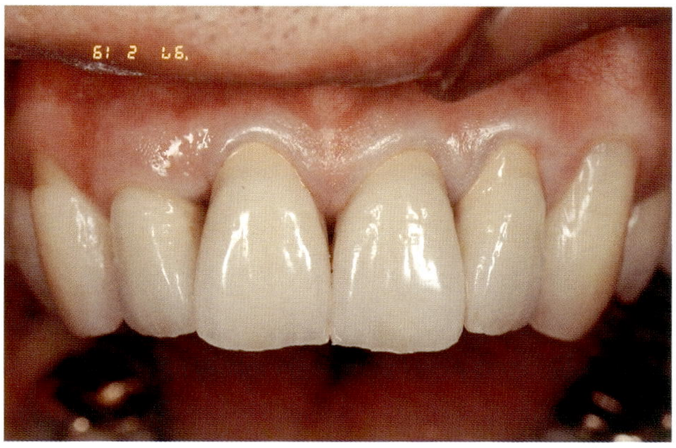

3–9h. 약 7개월 후. 치은의 크리핑은 거의 일어나지 않았다(1997년 2월 19일).

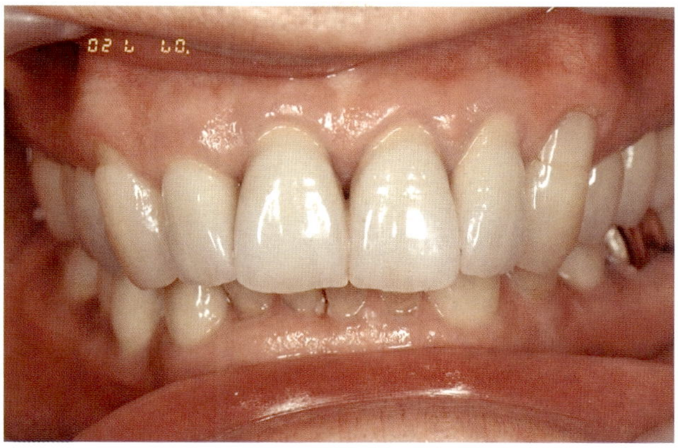

3–9i. 약 11년 후. 역시 크리핑은 일어나지 않았다(2007년 7월 26일).

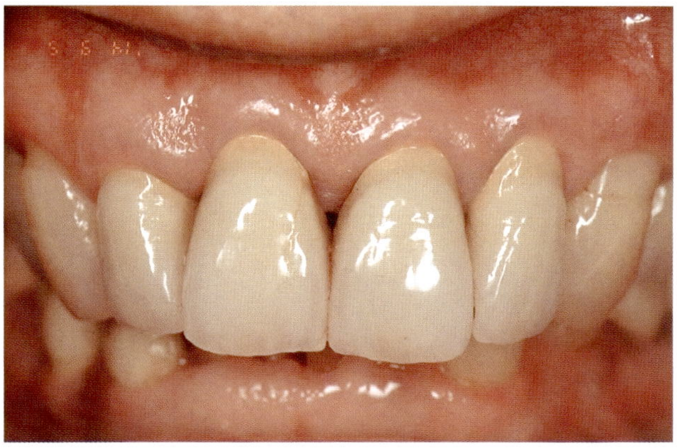

3–9j. 약 18년 후. 치은퇴축 경향이 관찰되었다(2014년 9월 5일).

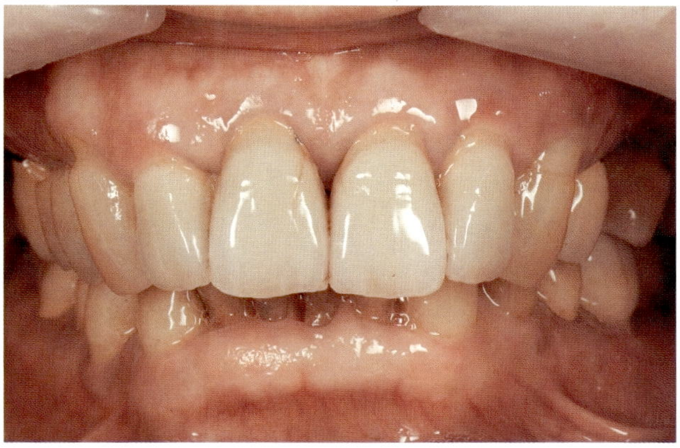

3–9k. 약 23년 후. 역시 크리핑은 일어나지 않았다. 철저한 치근활택술을 시행하면 치근막 및 상아질을 제거하게 되어, 치조상 섬유장치의 부착장소를 잃게 되고 만다. 크리핑이 일어나지 않은 이유를 이제야 이해할 수 있다. #11의 마진부로부터 마이크로크랙에 의한 가는 줄무늬가 자연치와 같으며, 3–9l~n에서도 골흡수와 상관있음을 알 수 있다. 치조골은 치근막세포로부터 분화한다. 따라서 제거해서는 안 된다(2019년 1월 28일).

3–9l~n. #11 주위의 골결손도 긴 접합상피에 의한 치유상이며 치근막, 상아질을 잃었기 때문에 골의 재생이 일어나지 않는 것도 이제는 이해할 수 있다(l: 1996년 1월 27일, m: 1998년 7월 14일, n: 2019년 4월 8일).

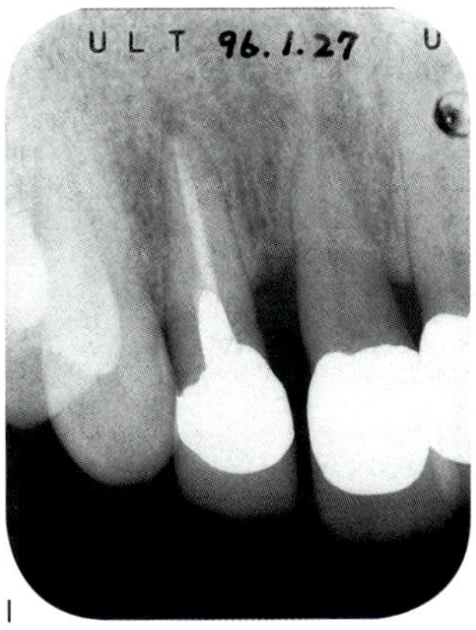

l

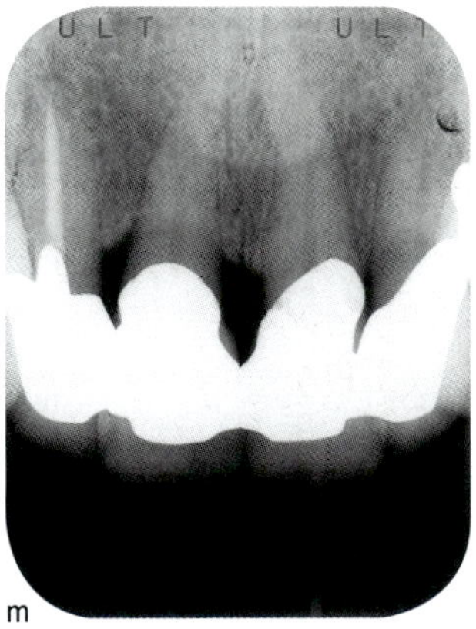

m

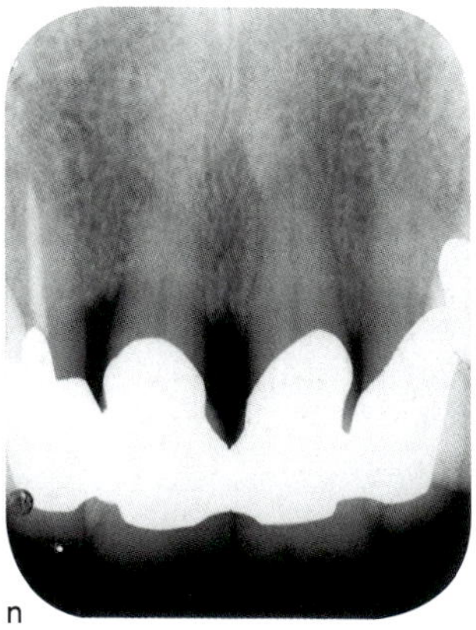

n

증례 19: 치주병 환자의 치은을 치관측으로 이동해 봤지만…(25년 경과)

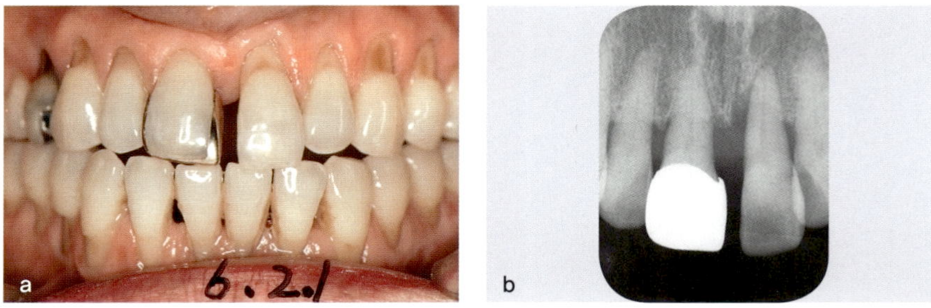

3-10a, b. 환자는 치주병을 앓고 있고 특히 #21은 동요도 Ⅲ도의 상태에서 내원하였다(1994년 2월 1일).

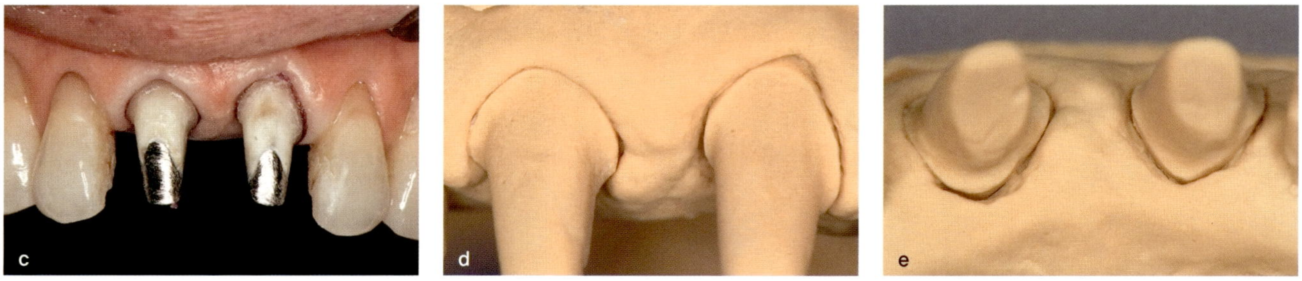

3-10c~e. 양 중절치를 연결하는 조건으로 #21을 남기기로 하였다. 물론 치근활택술을 실시하였다. 그 후 치은정연 마진에서 인상채득을 실시하여서 모형면이 선명하다(1994년 3월 9일).

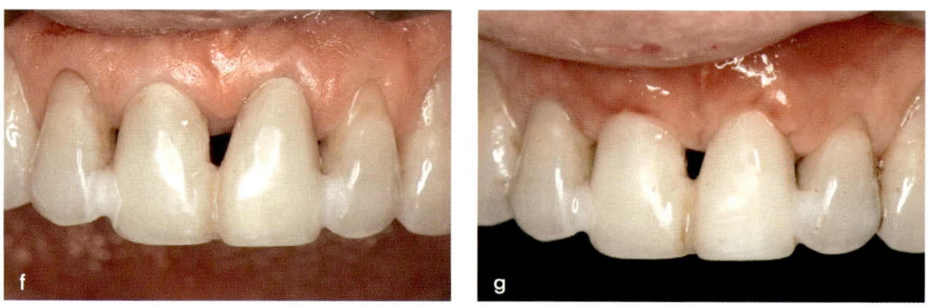

3-10f, g. 인상채득 후 심미성을 확보하기 위해 치은의 치관측 이동술을 실시하였다. 사진은 수술 전, 삭제 후이다(f: 1994년 3월 18일, g: 1994년 3월 24일).

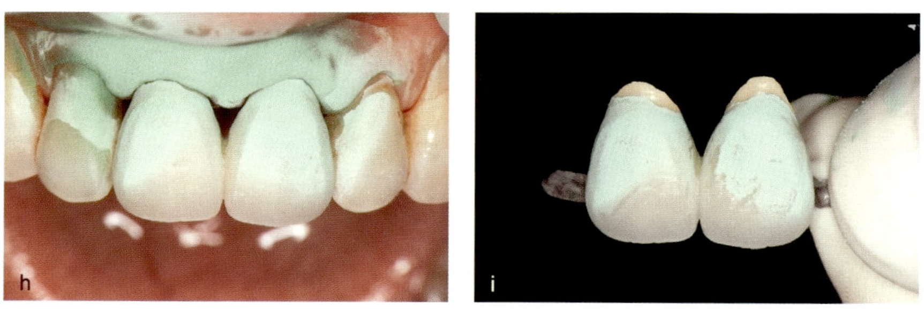

3-10h, i. 인상채득 후에 수술을 하여 최종보철물 장착 시의 마진은 치은연하가 되었다. 또한 동요도가 심해서 양 인접치에 레스트 같은 메탈을 설계하였고, 동요도가 감소하는 시점에 제거할 예정이다(1994년 4월 5일).

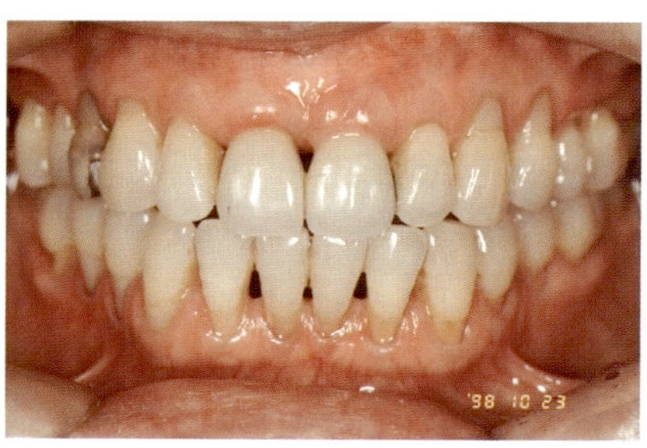

3-10j. 약 4년 반 후. 치은퇴축은 일어나지 않았지만 치간유두는 없다(1998년 10월 23일).

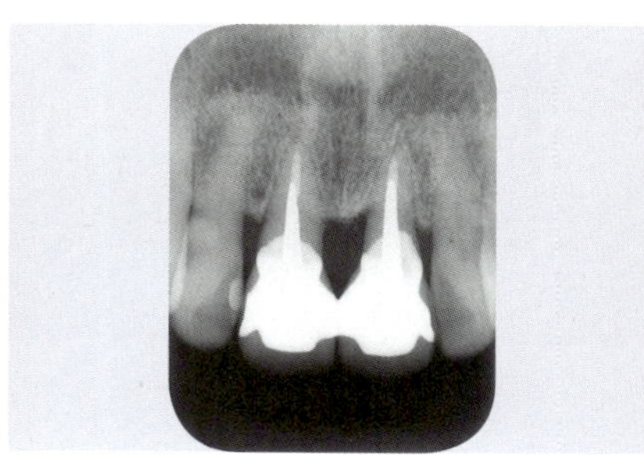

3-10k. 약 5년 후. 치조골의 회복이 관찰되고 동요도가 감소하여 클래스프 모양의 메탈은 제거하였다(1999년 4월 16일).

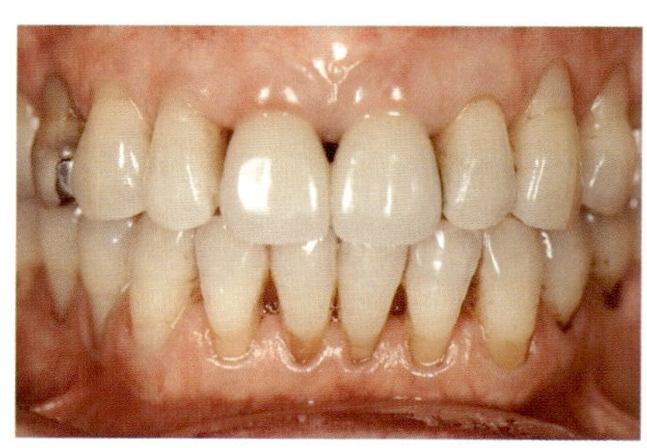

3-10l. 약 5년 반 후(1999년 12월 14일).

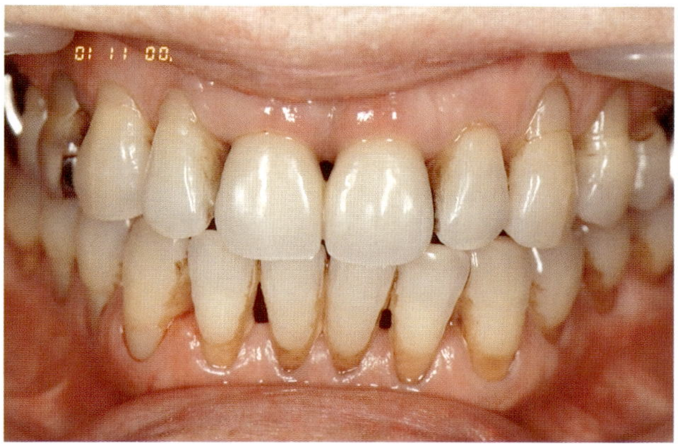

3-10m. 약 6년 반 후(2000년 11월 10일).

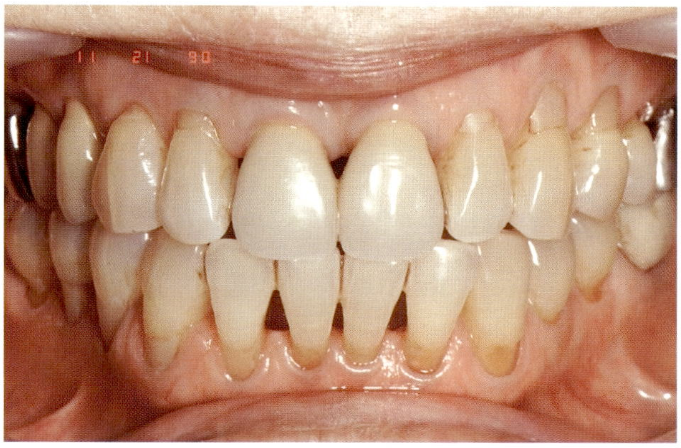

3-10n. 약 12년 반 후(2006년 12월 11일).

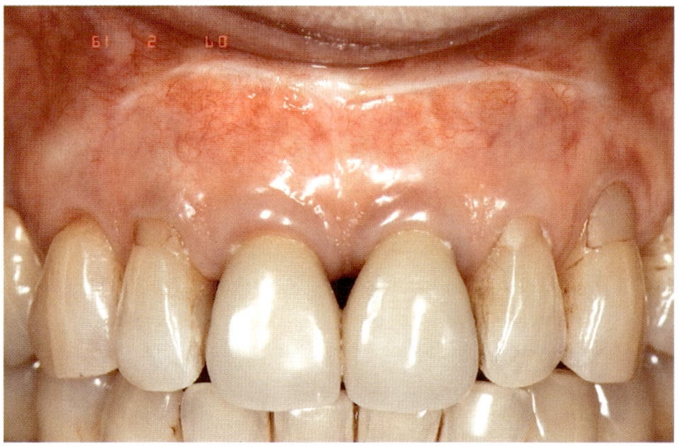

3-10o. 약 13년 후. 치관측 이동술을 할 때에 크게 플랩을 열어 전치부에 흉터가 남아 있다(2007년 2월 19일).

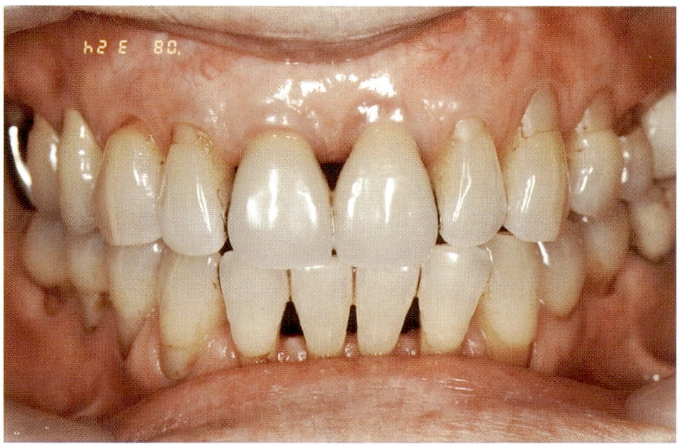

3-10p. 14년 후에는 치은퇴축이 일어났다. 수술할 당시 필자는 치주병을 고치기 위한 치근활택술이 효과적이라고 생각하여 과도하게 치근활택술을 하였다. 그때 치근막도 제거해 버려서 치조상 섬유장치가 재부착될 장소를 제공할 수 없었다. 그 결과 치간유두도 포함하여 치은의 안정성이 결여된 이른바 임플란트의 점막 관통부 상태였다(2008년 3월 24일).

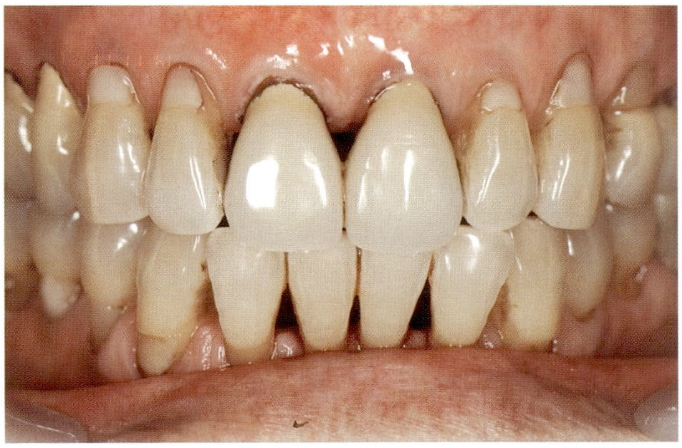

3-10q. 20년 반 경과. 환자의 칫솔질 압력도 강해져서 변연치은은 초진 때의 상태에 가까워졌다(2014년 11월 11일).

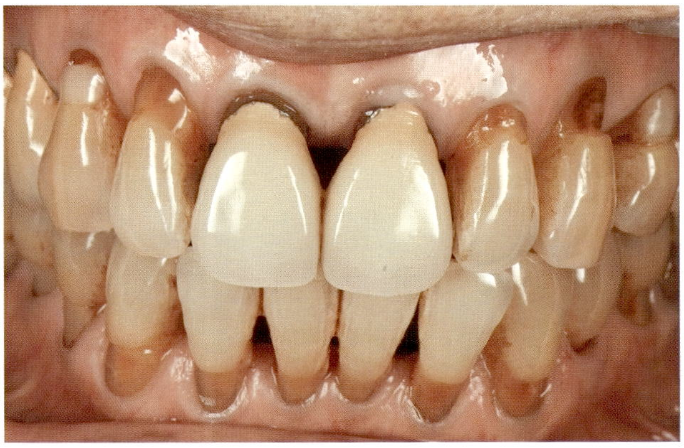

3-10r. 25년 후. 재지도로 환자가 다시 칫솔질 압력을 약화시켰지만 당연히 크리핑은 일어나지 않는다. 3-10a의 치주 치료 시점에 치석을 선택적으로 떼어 내는 부드러운 치근활택술을 했어야 했다. 그러나 당시에는 치석 아래에 괴사 상아질이 존재한다고 생각하여 철저한 이물질 제거가 필요해 보였다(2019년 2월 20일).

증례 20: 치은을 치료하기 위해 치근면을 너무 깨끗하게 하면…(18년 경과)

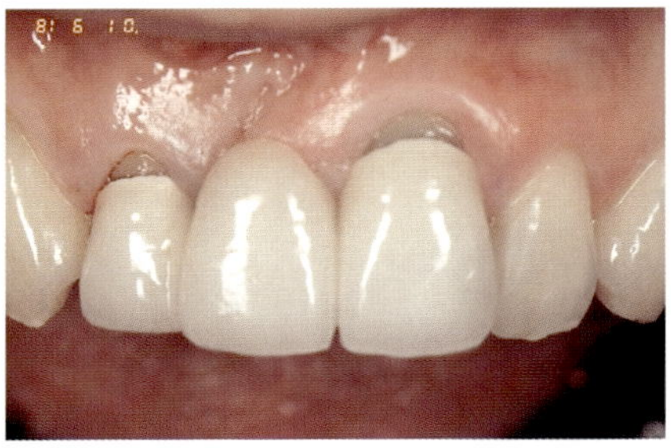

3-11a. 초진 시, 환자는 칫솔질 압력이 강하고 black margin이 관찰된다(2001년 9월 18일).

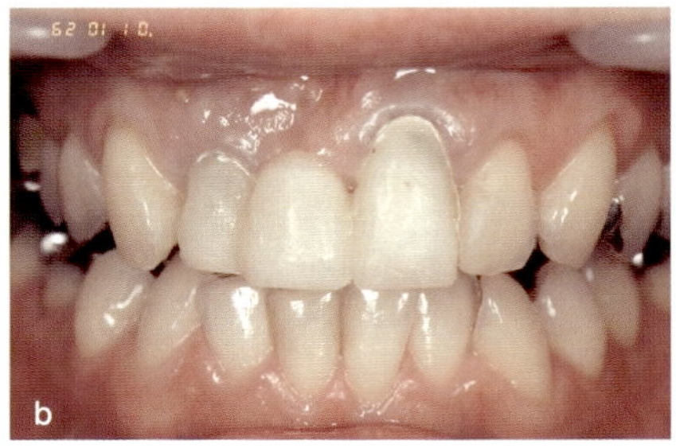

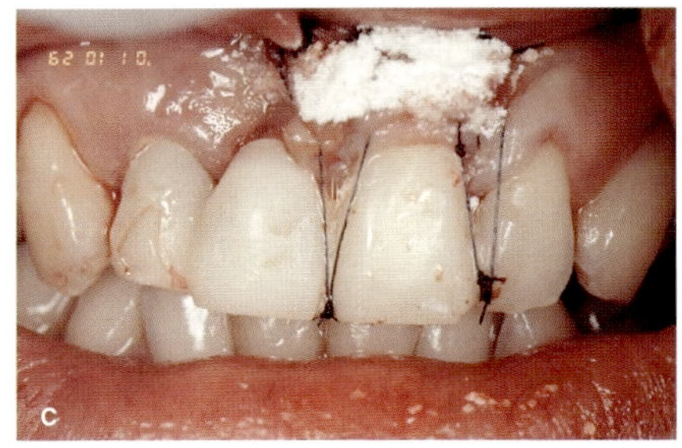

3-11b, c. #12은 치은연하 형성을 시행하였다. #21은 치은 높이에 맞춰 형성하고 그 후 근면피복을 실시하였다(2001년 10월 29일).

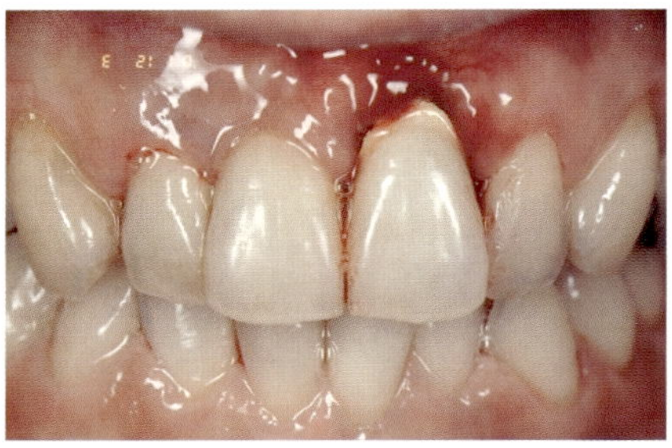

3-11d. 최종보철물 장착 시, 치은이 치유되지 않아서 칫솔질은 일체 중지시켰다(2001년 12월 3일).

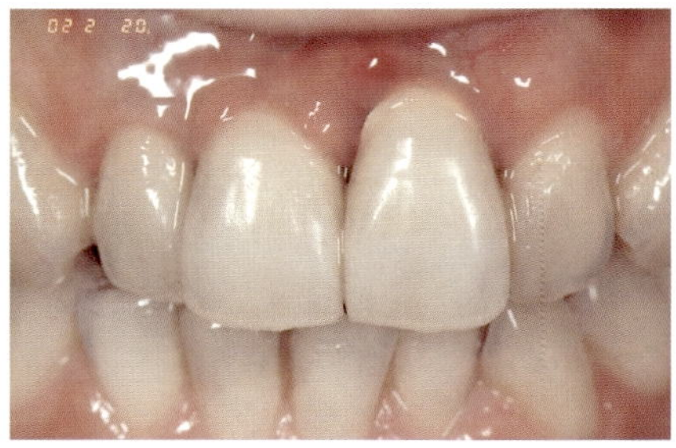

3-11e. 약 3개월 후, 치은이 서서히 크리핑되어 가고 있다(2002년 2월 20일).

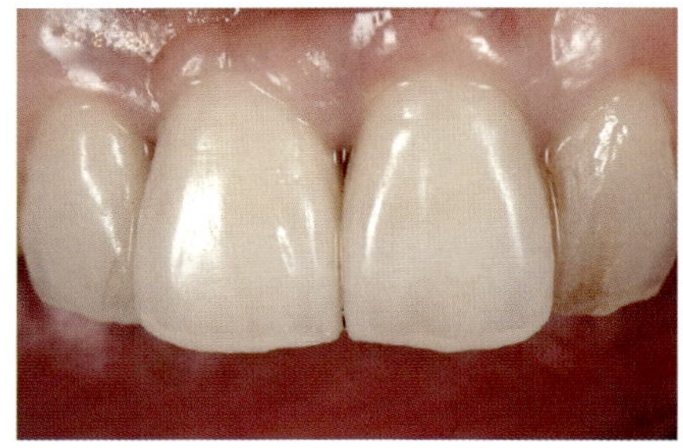

3-11f. 1년 이상 경과하여 치은이 안정되었지만 환자의 칫솔질 압력이 상당히 강하다(약 250g)(2003년 3월 15일).

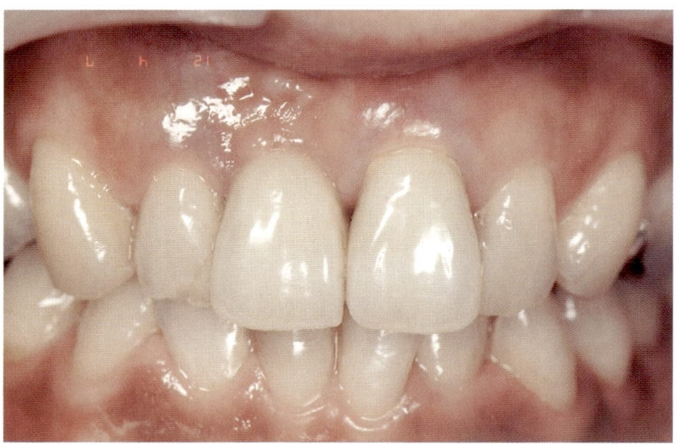

3-11g. 약 10년 후, 치은이 퇴축되고 있다(2012년 4월 7일).

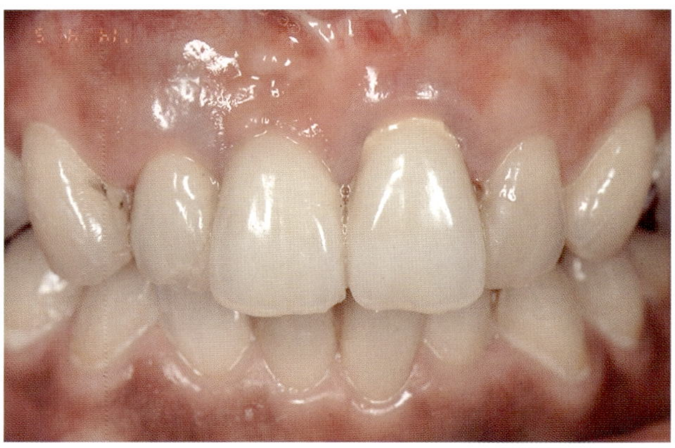

3-11h. 치은은 더 퇴축되고 있다(2014년 4월 5일).

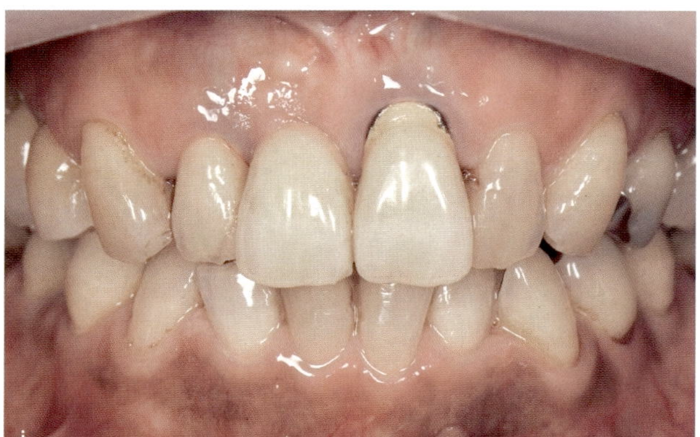

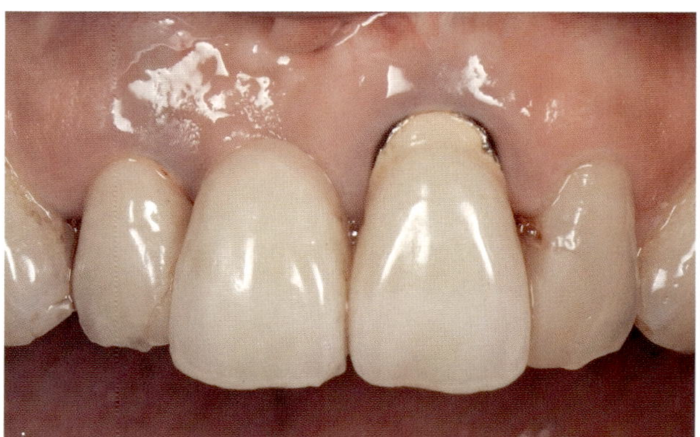

3-11i, j. 약 18년 후. 칫솔질 압력이 강한 것도 치은퇴축의 원인이지만, #11의 pontic부 및 치근활택술을 하지 않은 #12에 변화가 없다는 점을 감안하면 근면피복 시에 치근활택술을 너무 많이 해 버린 점이 치은퇴축에 박차를 가했다[137]고 생각된다(2019년 5월 25일).

증례 21: 유경피판 치관측 이동(20년 경과)

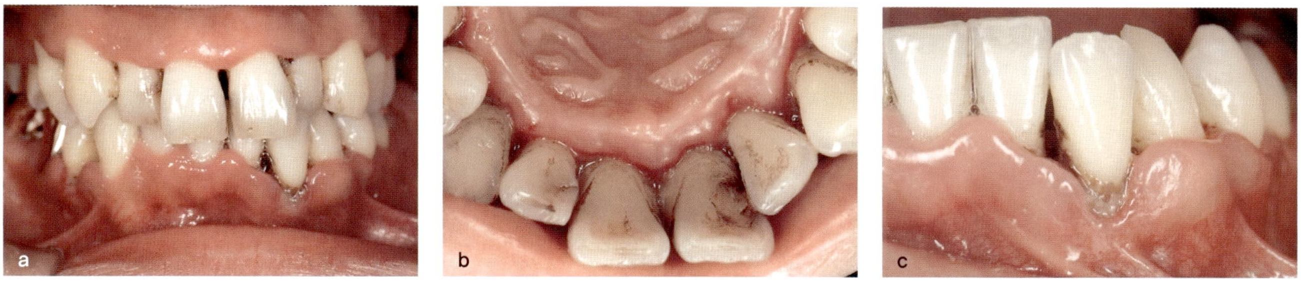

3-12a~c. 환자는 치과기공사로, #13~#23의 심미수복과 #32 발치에 의한 (#31), #32, (#33)의 브릿지를 원하여 내원하였다. 특히 #13~#23의 수복과 관련해서는 치간유두 재건을 희망했다. 치료계획으로 상악의 보철 처치는 치간유두 재건과 동시에 하기로 하고, 하악은 치주치료 후 #32을 보존하기로 하였다(1998년 9월 1일).

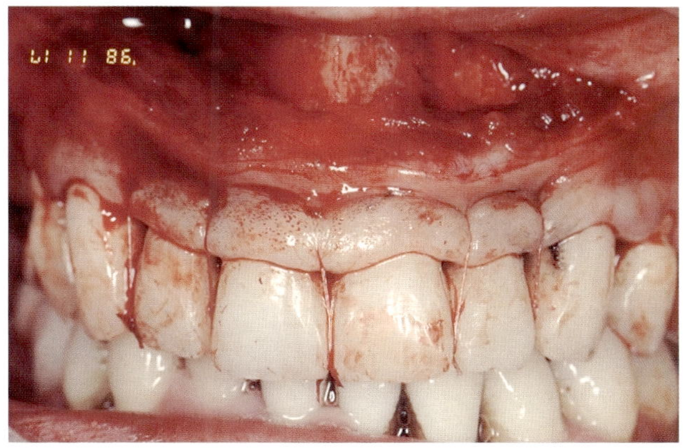

3-12d. 환자는 치간유두를 재건하고 싶어했기 때문에 상악 전치부에 유경 부분층판을 만들어 점막하에 골이식을 하고, 치은 두께 확보와 동시에 치은판의 치관측 이동을 시도하였다(1998년 11월 17일).

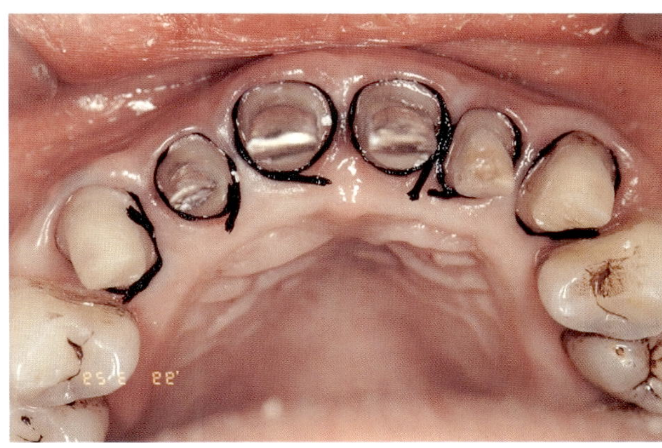

3-12e. 이식 수술 약 4개월 후에 치은압배를 실시하여 인상채득을 하였는데, 치관측 이동을 실시한 치은에는 압배 시의 손상을 최소로 할 필요가 있었다(1999년 3월 29일).

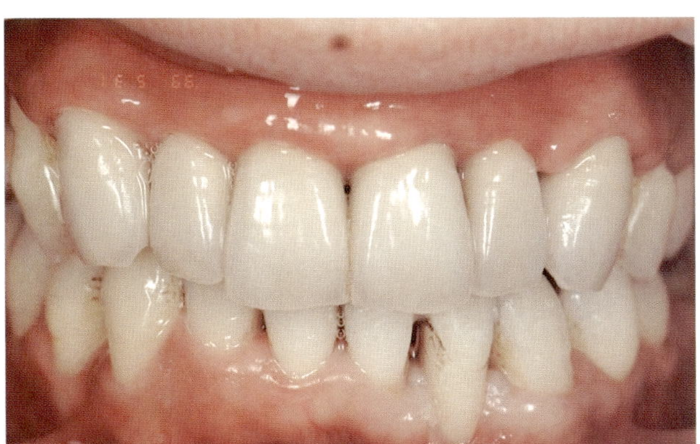

3-12f. 최종보철물을 가착하고 1개월 후. 치은의 상태는 회복되어 가고 있다(1999년 5월 31일).

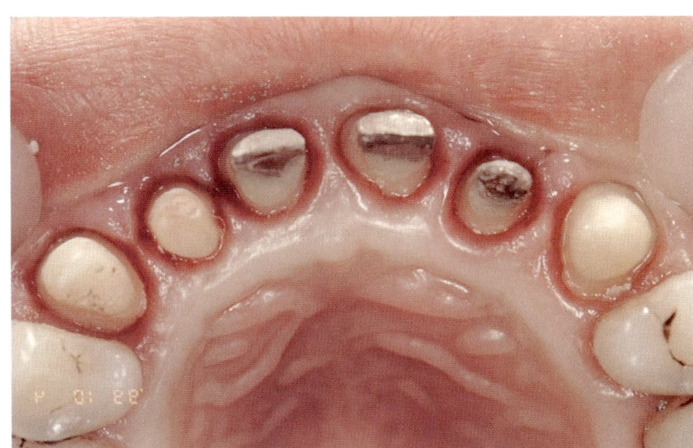

3-12g. 가착에서 최종 합착 단계에서의 치은 상태이다. 지대치 주위의 내연상피는 붉은빛을 띠고 있고 자연 출혈이 없는 상태의 정상적인 접합상피로 관찰된다(1999년 10월 4일).

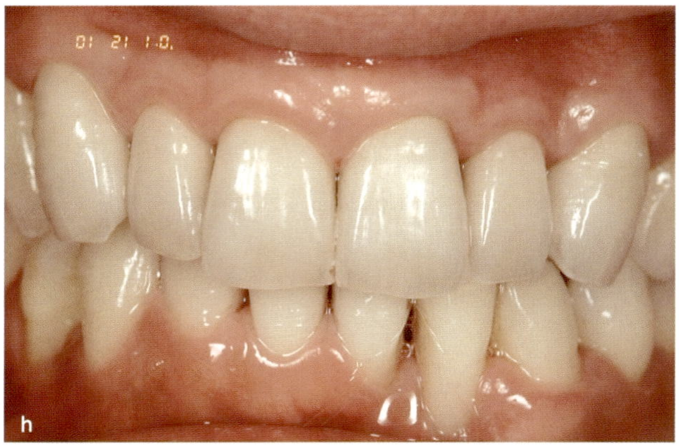

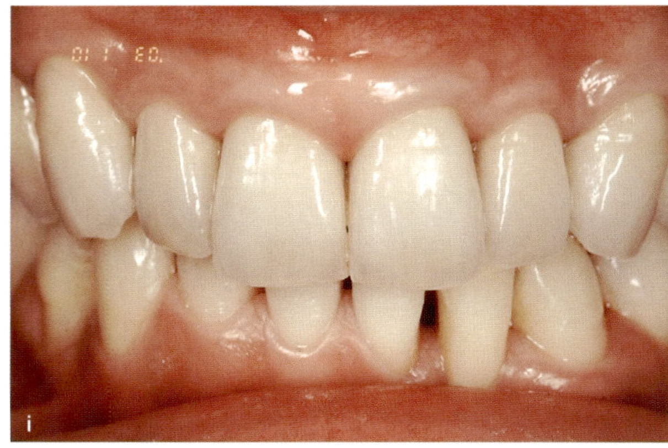

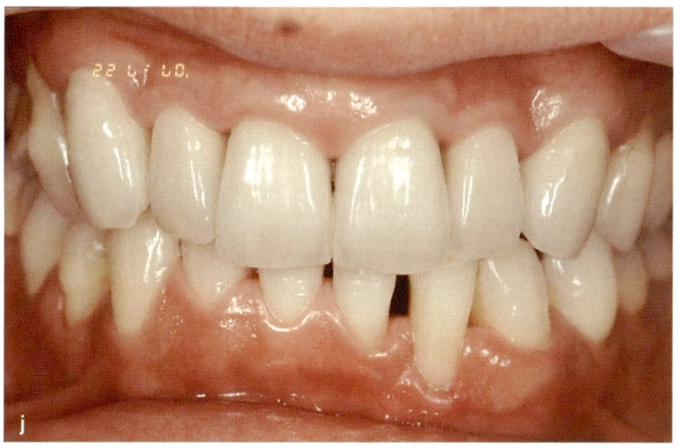

3-12h~j. 약 2년 반에서 8년 후. 치은의 상태는 양호하고 치간유두 재건도 성공적이다(h: 2001년 12월 10일, i: 2003년 1월 10일, j: 2007년 7월 22일).

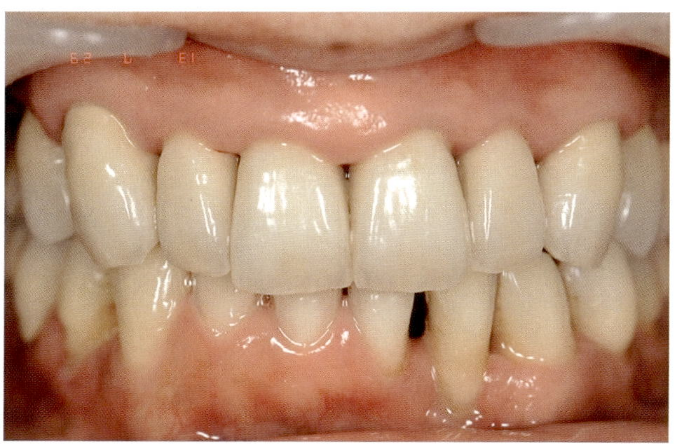

3-12k. 약 14년 후. 상악 전치부의 치은에는 약간의 치은퇴축이 관찰되고 동시에 약간의 치간유두 감소가 관찰되지만, 마진 노출은 관찰되지 않는다. 발치를 하지 않은 #22은 양호한 경과를 보이고 있다(2013년 7월 29일).

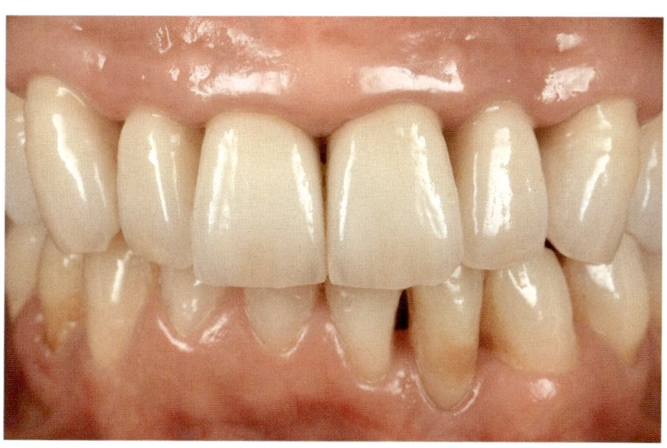

3-12l. 약 20년 후. 치은퇴축과 동시에 치간유두의 감소가 관찰되지만 마진의 노출은 없다. 치관측 이동 시 치근활택술을 한 것이 치은퇴축의 원인이다. #32은 철저히 치근활택술을 하고 치은은 크게 퇴축되었다(2018년 10월 22일).

증례 22: 치은의 크리핑이 지연되고 있는 환자(5년 경과)

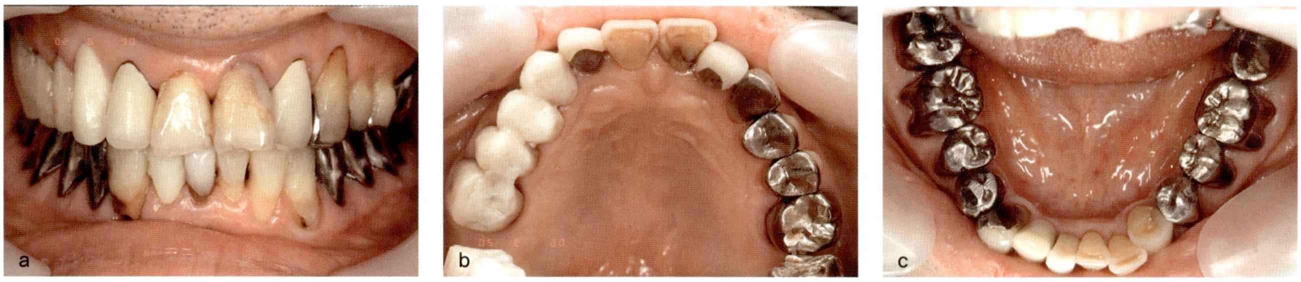

3-13a~c. 환자는 재치료 빈도가 높은 구강 내 개선을 위해 내원하였다. 거의 모든 치아가 수복 처치를 한 상태이다(2006년 9월 20일).

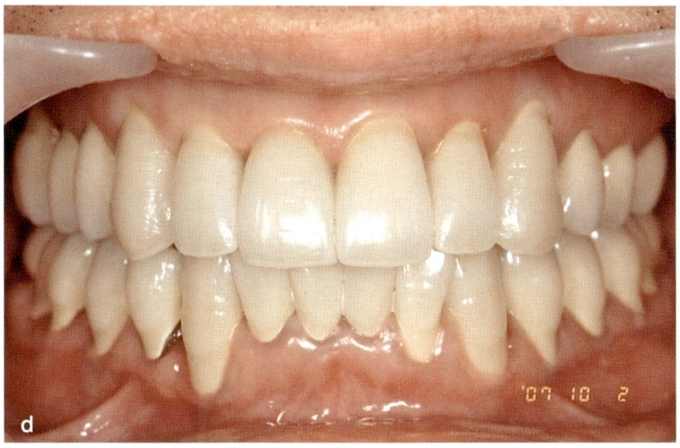

3-13d. 전악 치료가 끝난 상태. 인상채득의 영향도 있고, 치은이 생각한 것 같이 크리핑해 오지 않는다(2007년 10월 2일).
3-13e, f. 같은 시기의 교합면 사진(2007년 10월 23일).

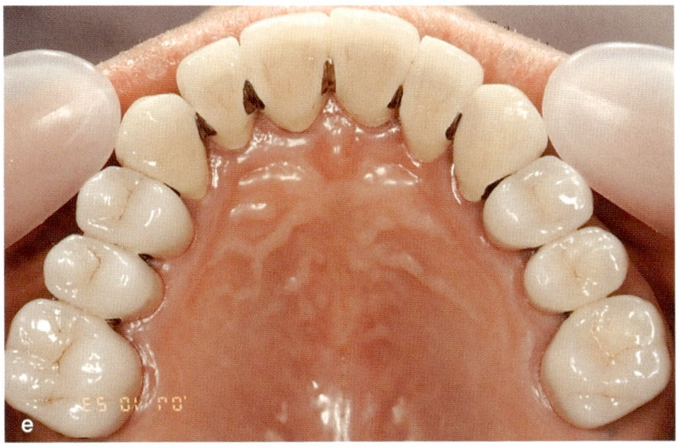

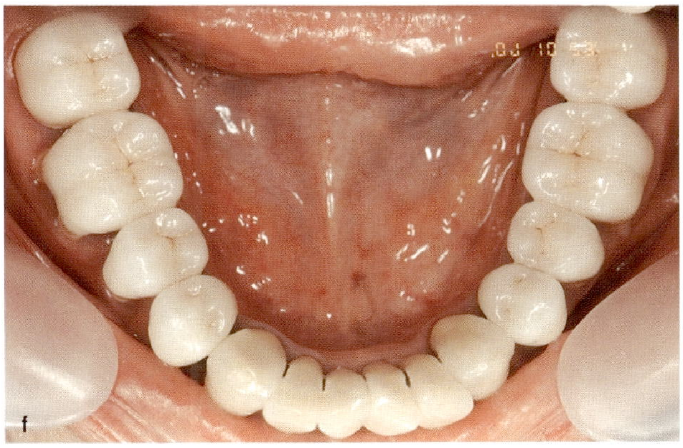

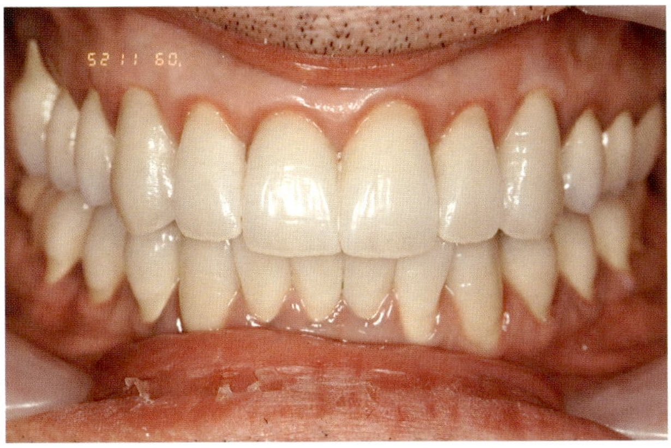

3-13g. 수술 후 약 2년. 변연치아의 발적이 관찰되지만 치은 크리핑도 관찰된다. 환자에게 매번 칫솔질할 때 힘을 빼도록 지도하기 때문에 이 반년 동안은 "손가락으로만 닦고 있었다."라고 한다. 발적의 이유를 알게 되었고 지도에 문제가 있었다고 반성했다(2009년 11월 25일).

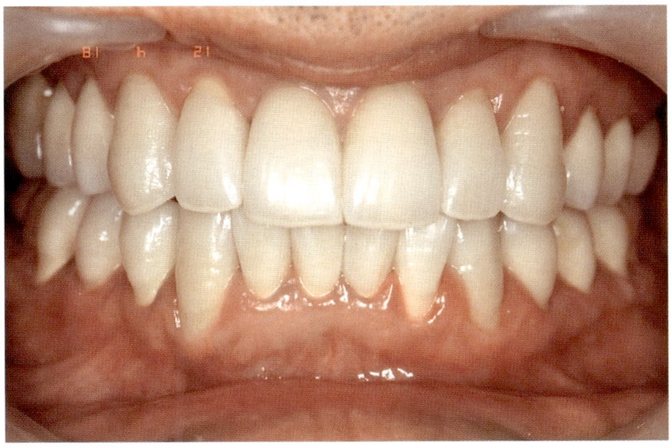

3-13h. 약 5년 후. 부드럽게 칫솔질할 수 있게 되었다. 치은 회복이 더딘 경우 이전 병원에서의 과도한 치근활택술이 원인인 경우가 있다. 사실은 알 수 없지만, 초진 시에 이미 전악 보철치료를 받은 환자는 주의가 요구된다(2012년 4월 18일).

증례 23: 여러 치과의원에 통원한 기록으로 미루어 볼 수 있는 치은퇴축(10년 경과)

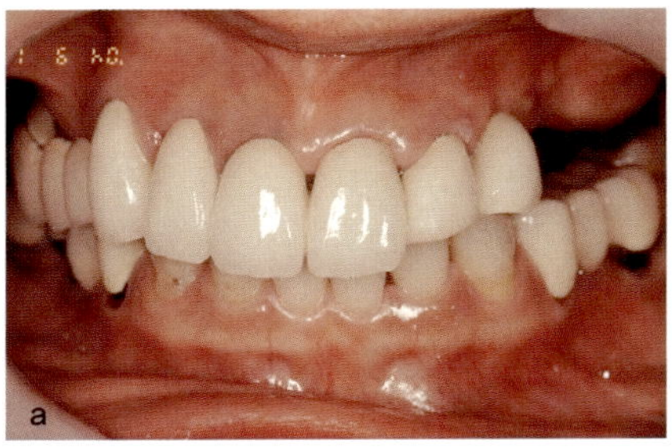
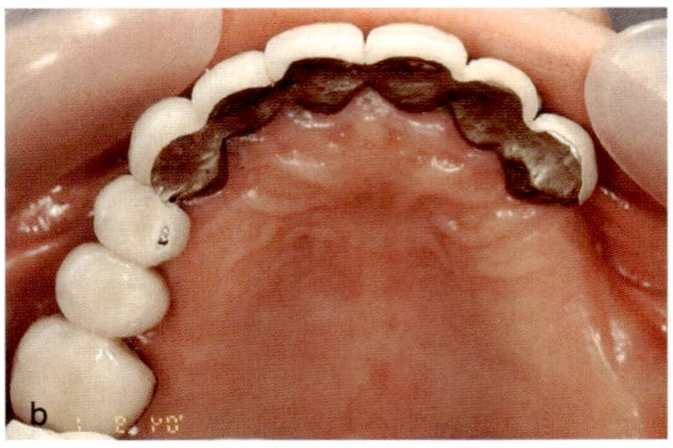
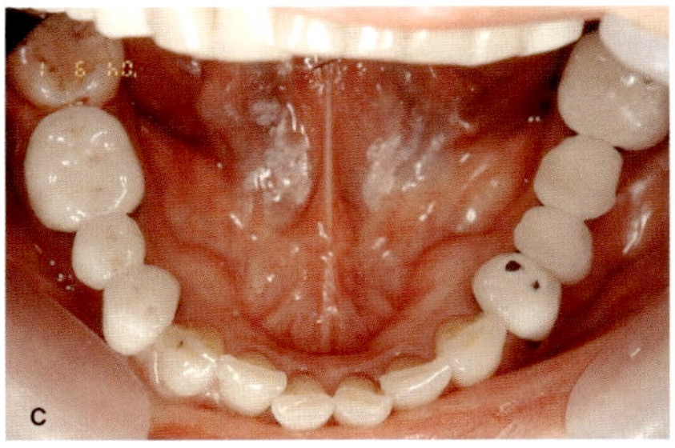

3-14a~c. 환자는 전악 치료를 여러 치과의원에서 받고 있었는데 납득이 가지 않는다고 본원에 내원. 하지만 이후 약 1년간 다른 치과에서 치료를 받았고, 다시 본원으로 돌아왔다(2004년 9월 1일).

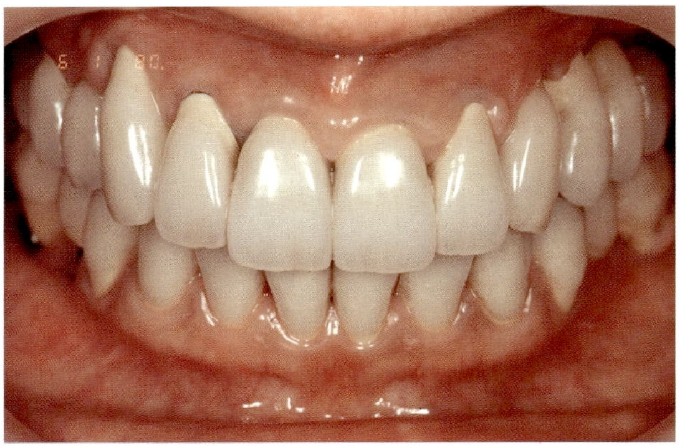

3-14d. 본원의 치료가 끝나고 약 1개월. 상악의 치은이 얇고 취약하다(2008년 1월 9일).

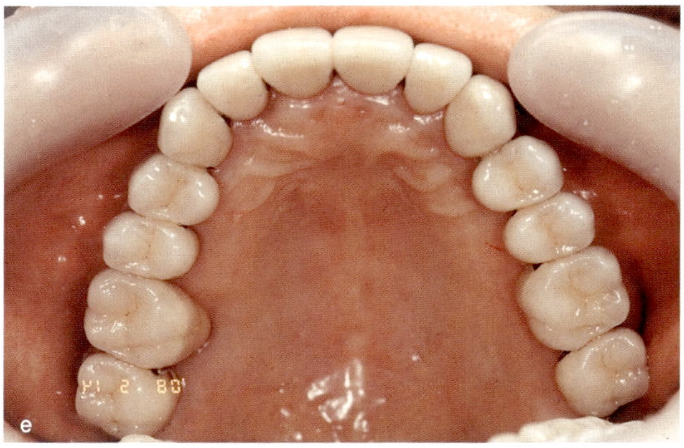
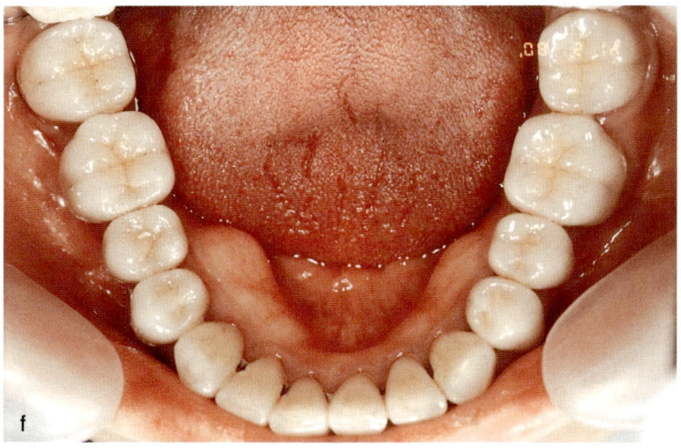

3-14e, f. 최종보철물을 장착하고 약 6개월 후의 교합면 사진(2008년 5월 14일).

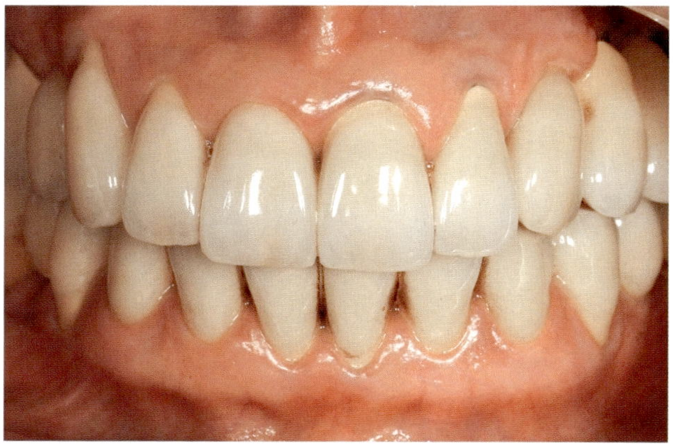

3-14g. 약 10년 후. S shape profile은 성공하지 않았다. 치료 중 치은 크리핑의 반응이 나빴다는 점에서 칫솔질 압력의 문제를 주시하고 있었지만, 많은 치과의원을 돌며 치석 제거를 계속한 결과로 치근막을 상실해 버린 것은 아닐까 추측하게 되었다. 그 후 환자도 몇 번이나 치석 제거를 해 왔다고 하였기에 틀림없을 것이다. 이전 병원에서 어느 정도 치주조직, 특히 치근막을 건드려 왔는지는 알 수 없다. 여러 치과의원에서 진료받은 환자의 치은에서 결합조직형 크리핑을 기대할 수 없다. 이러한 증례는 뭔가 근면 처리가 필요하다고 여겨진다[159,213](2019년 4월 3일).

증례 24: Contour에 대해(10년 경과)

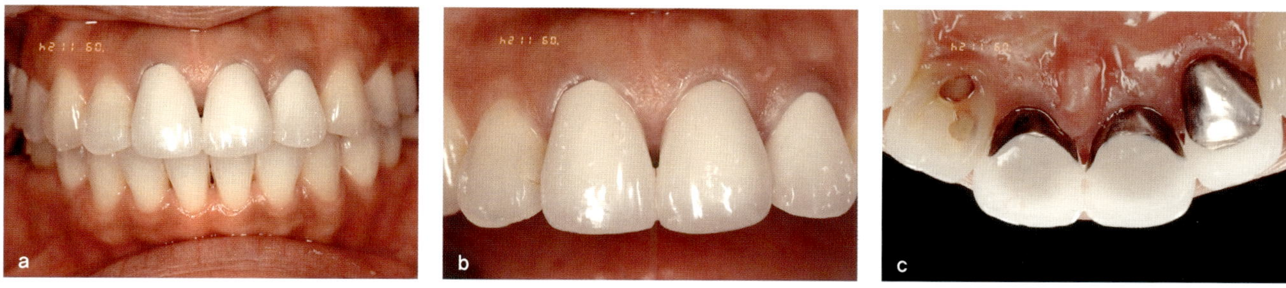

3-15a~c. 환자는 #11, #21, #22의 메탈세라믹의 심미장애 때문에 내원하였다. 환자는 '눈에 띄지 않는 치아'를 원했다.

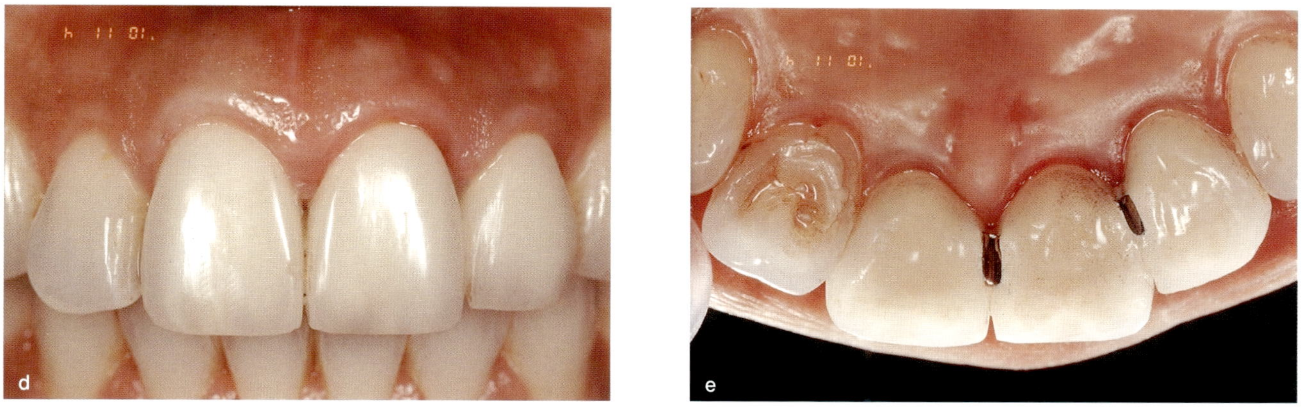

3-15d, e. 새로 제작한 메탈세라믹을 장착하고 약 6개월 후. 치과기공사는 메탈세라믹의 표면 성질을 플레인한 상태로 해서 빛의 반사를 억제해 주었다(2010년 11월 4일).

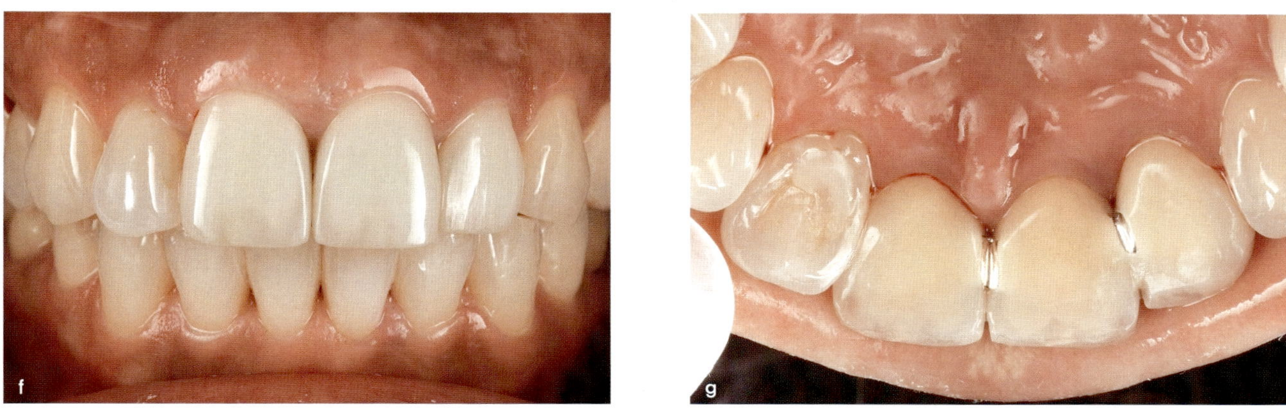

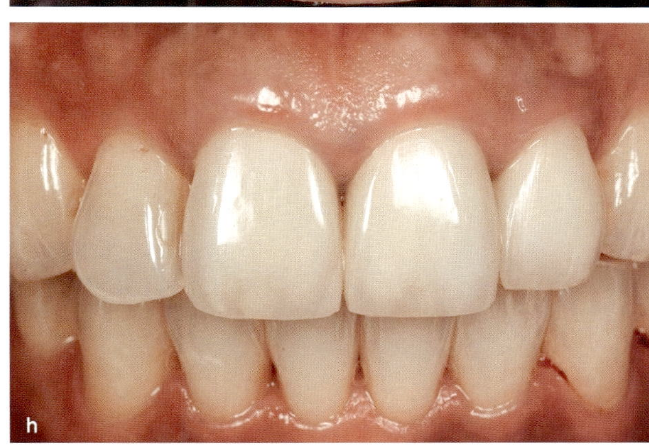

3-15f, g. 약 9년 후. 치경부도 그다지 강한 contour를 주지 않았기 때문에, 변연치은은 접합상피 증대에 따른 치관측으로의 접합상피형 크리핑 어태치먼트를 나타내고 있다(2018년 3월 16일).
3-15h. 약 10년 후의 상태(2019년 9월 13일).

증례 25: 포셀린 마진은 single crown에는 적합하지 않다(17년 경과)

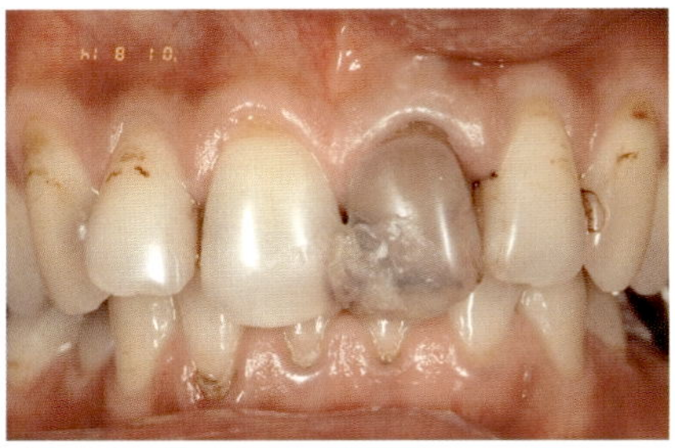

3-16a. 환자는 변색 치아의 치료를 원하여 내원하였다(2001년 8월 14일).

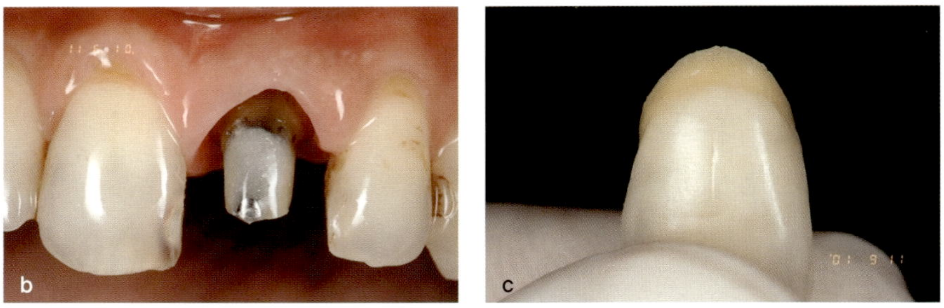

3-16b, c. 루트 효과(root effect)를 가진 포셀린 마진의 메탈세라믹이 장착되었다(2001년 9월 11일).

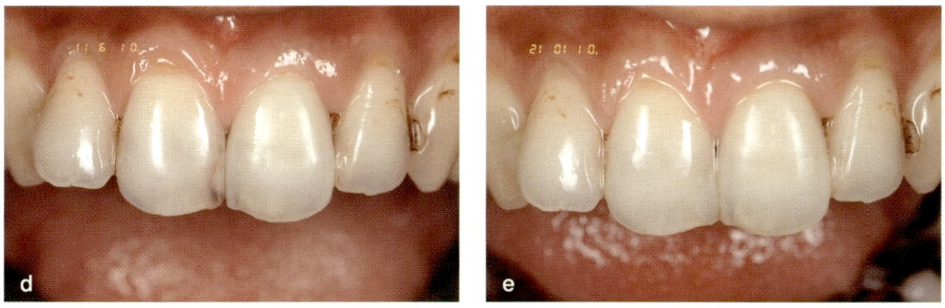

3-16d, e. 장착 시와 1개월 후. 인접 치아의 충전을 시행함으로써 심미성을 확보할 수 있었다(d: 2001년 9월 11일, e: 2001년 10월 12일).

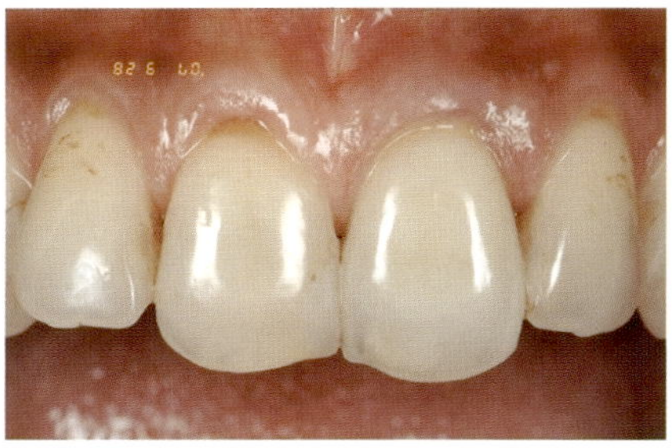

3-16f. 약 6년 후. #11의 치경부 우식은 신경쓰이지만 환자에게는 힘을 빼고 칫솔질을 하도록 전달하였다(2007년 9월 28일).

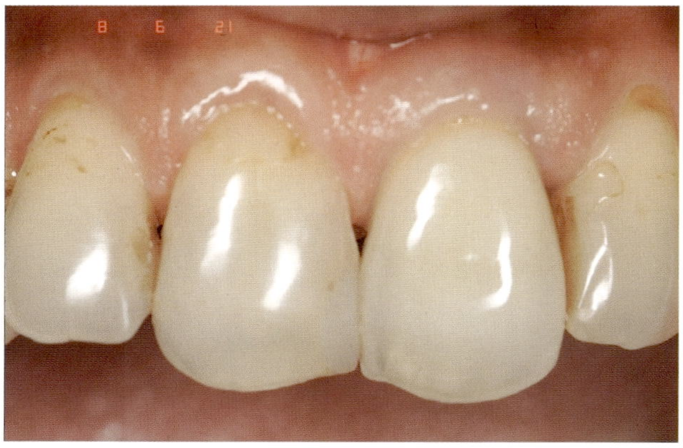

3-16g. 수술 후 11년. 환자는 5년마다 내원하였다. 필자가 신경쓰고 있던 #11의 치경부는 유감스럽게도 다른 의원에서 수복되어 있었다(2012년 9월 8일).

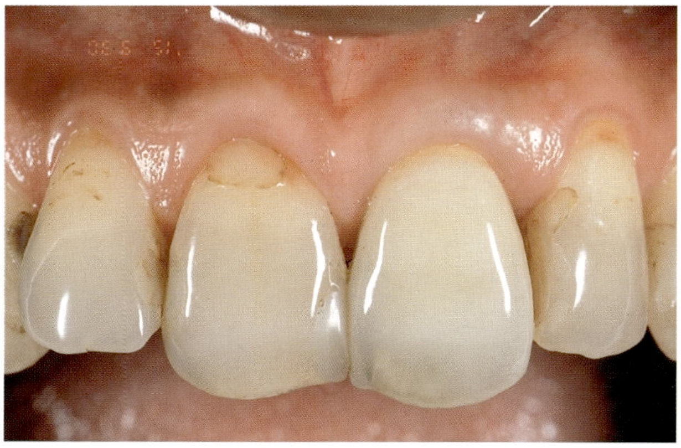

3-16h. 약 14년 후. #21의 메탈세라믹은 접합상피의 증대에 의해 크리핑(접합상피형 크리핑)이 보여 필자도 만족하였지만, #11의 치경부는 신경이 쓰인다(2015년 9월 30일).

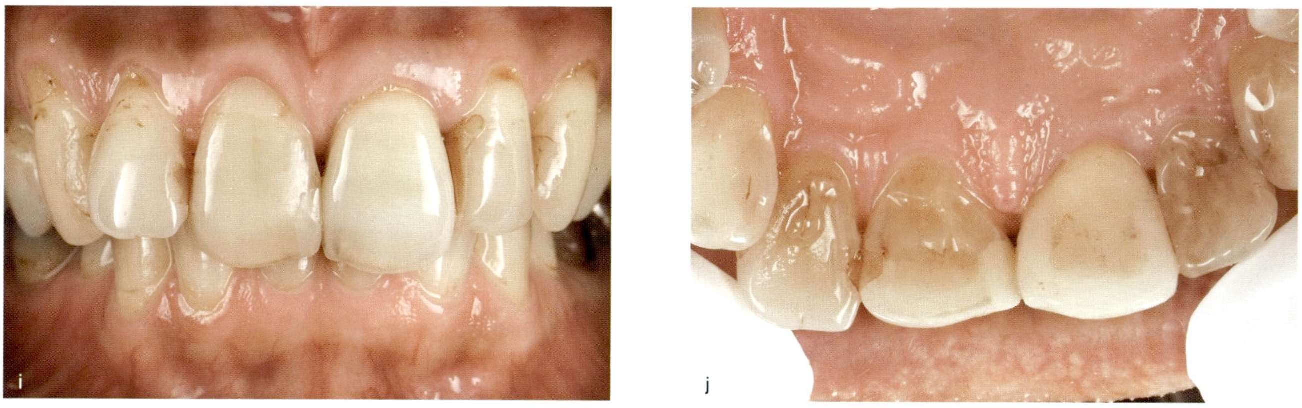

3-16i, j. 약 17년 후. PMTC를 실시하여 착색을 제거하였다. 적합성이 좋은 보철물은 전혀 문제가 없다(2018년 6월 9일).

증례 26: 치근에 변색이 있어도 측절치이기에 눈에 띄지 않는다(8년 경과)

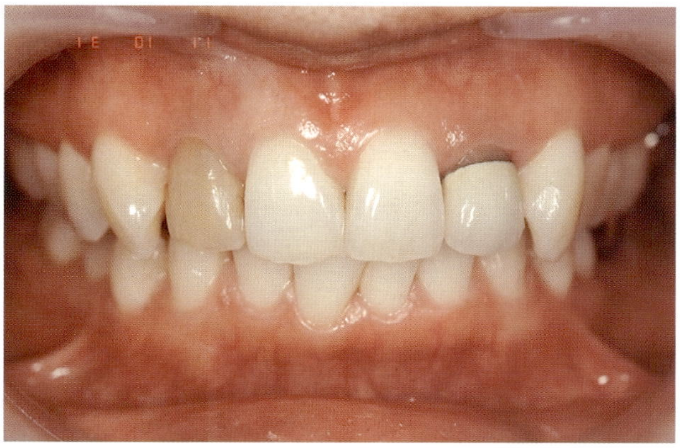

3-17a. 치근 변색을 동반한 실활 양측 절치의 치료를 원하던 환자이다(2011년 10월 31일).

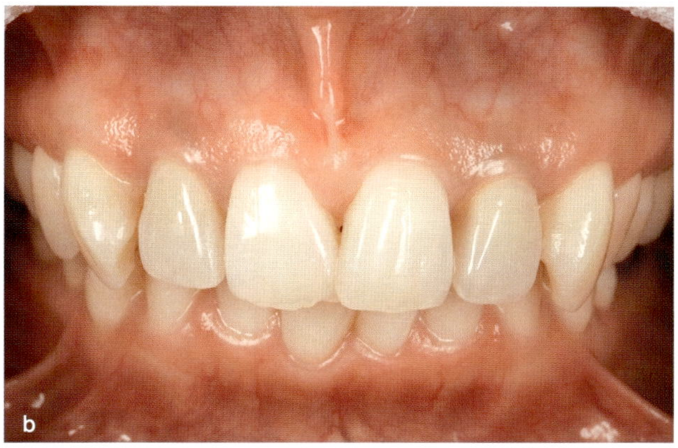

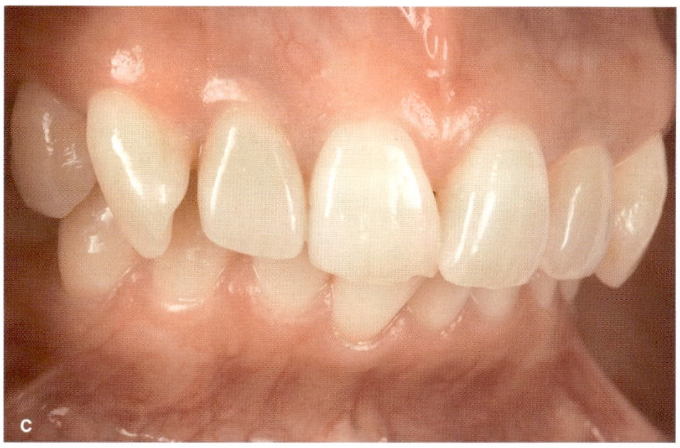

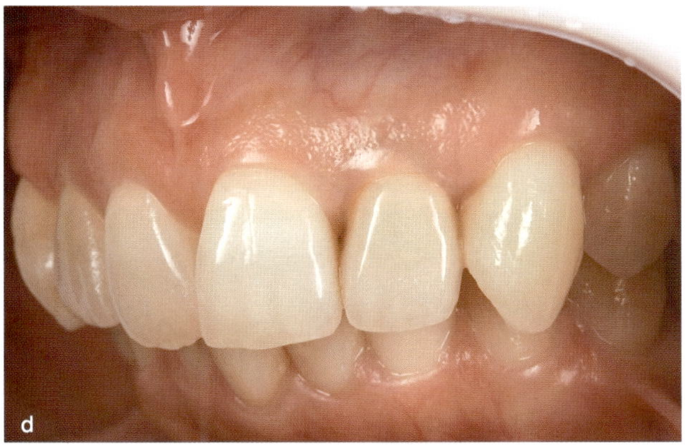

3-17b~d. 수술 후 5년. 초진 시보다 칫솔질 압력이 약해졌고 접합상피 내 마진에 S shape profile을 부여해서 2차적으로 변연치은의 두께가 늘어났으며 접합상피형 크리핑의 우산효과[109]에 의한 변색치근은 눈에 띄지 않는다(2016년 11월 11일).

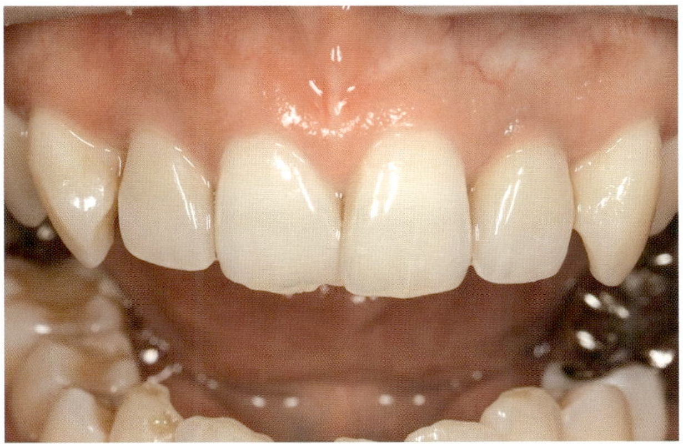

3-17e. 약 8년 후. 자연치와 조화를 이루고 있다. 보철치료한 치아들이 중절치를 사이에 두고 거리가 떨어져 있었다는 점도 치료상 유리했다는 것이 분명하다(2019년 5월 28일).

증례 27: 초음파 스케일러에 의한 debridement(15년 경과)

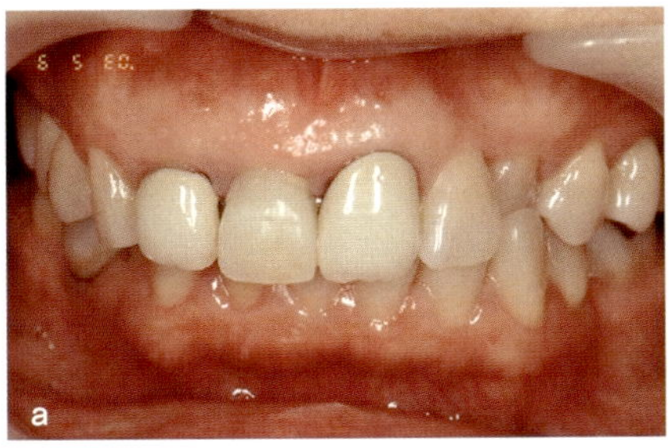

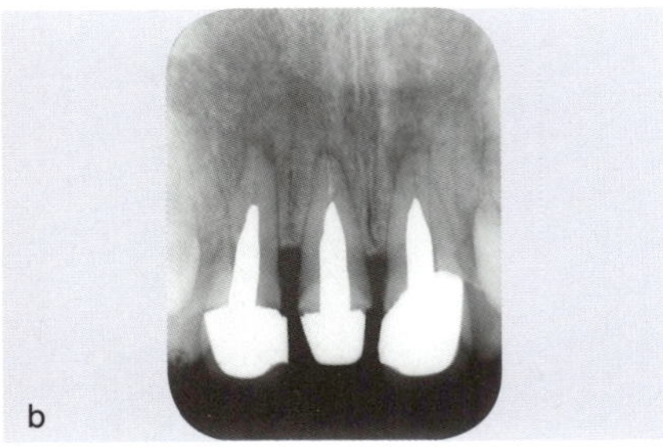

3-18a. 심미 개선을 위해 내원한 환자이다(2003년 5월 9일).
3-18b. 치과 방사선사진에서는 치주질환의 진행이 확인된다. 이러한 증례에 대해 성급하게 치근활택술을 하면 치은퇴축이 일어나므로 초음파 스케일러로 debridement를 해야 한다(2003년 5월 1일).

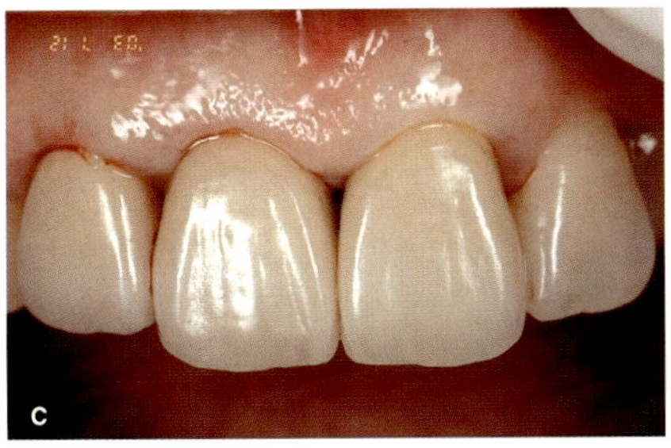

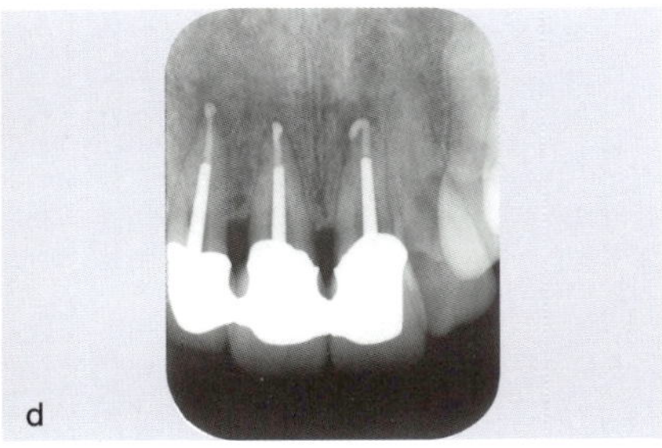

3-18c. 최종보철물을 장착하였다(2003년 7월 12일).
3-18d. 치료 후의 치과 방사선사진. 이런 긴 접합상피의 치유상에서는 약간의 골재생을 기대할 수 있다(2003년 10월 11일).

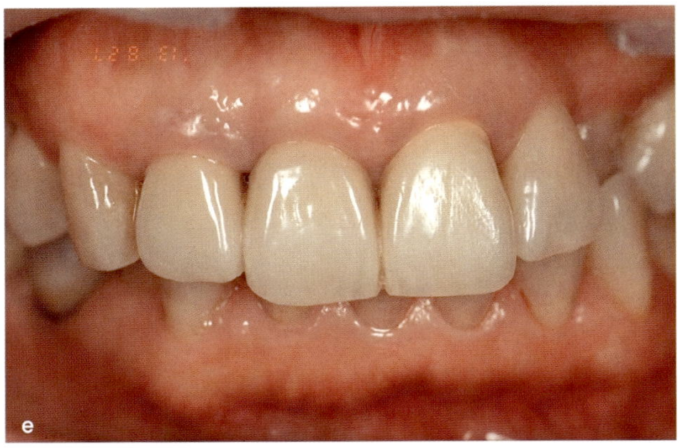

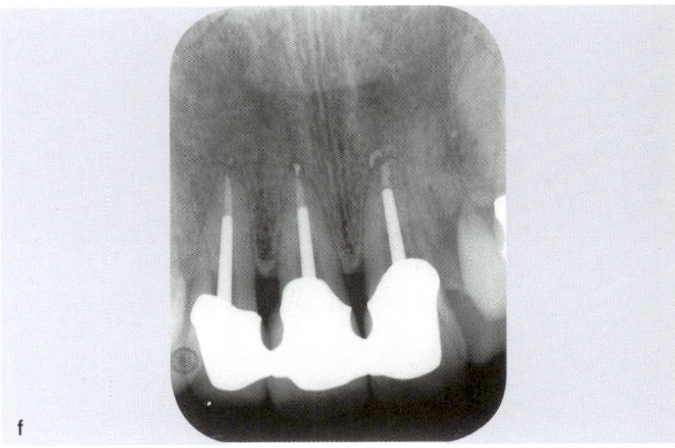

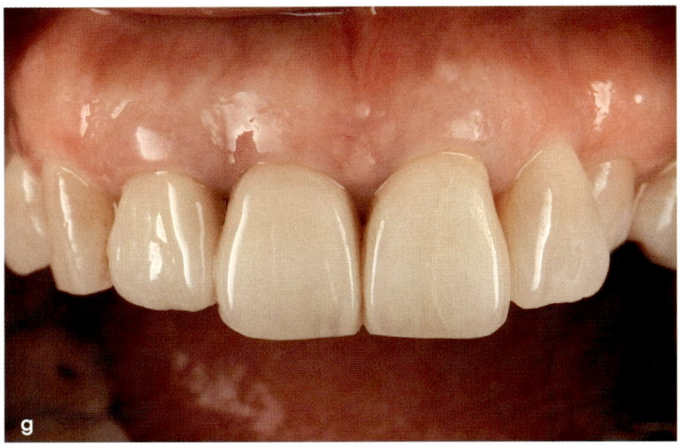

3-18e. 약 10년 후. 약간의 치은퇴축이 확인되지만 심미 개선은 달성되었다(2013년 8월 27일).
3-18f. 보철물을 장착하고 약 13년 후의 치과 방사선사진. 골정의 화골화가 명확하여 결합조직형 크리핑임을 알 수 있다(2016년 10월 14일).
3-18g. 약 15년 후. 치주조직은 안정되었으나 #21에 전측방 운동 유래의 크랙 라인이 확인된다. 단 메탈세라믹이므로 박리는 일어나지 않았다(2017년 12월 8일).

증례 28: Gummy smile을 치관장 연장술로 개선(11년 경과)

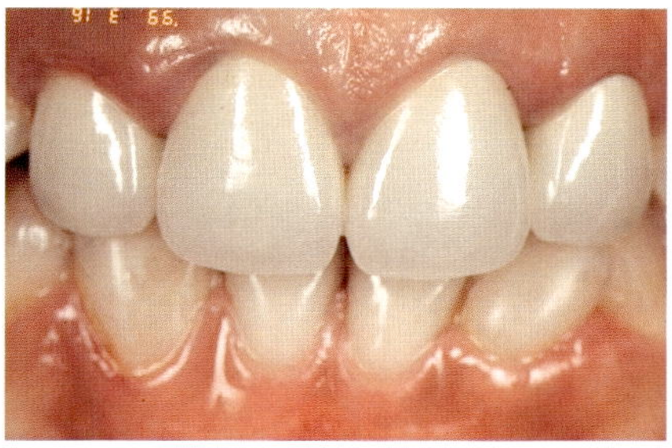

3–19a. 환자는 형태 불량의 보철물과 gummy smile의 개선을 원하였다(1999년 3월 16일).

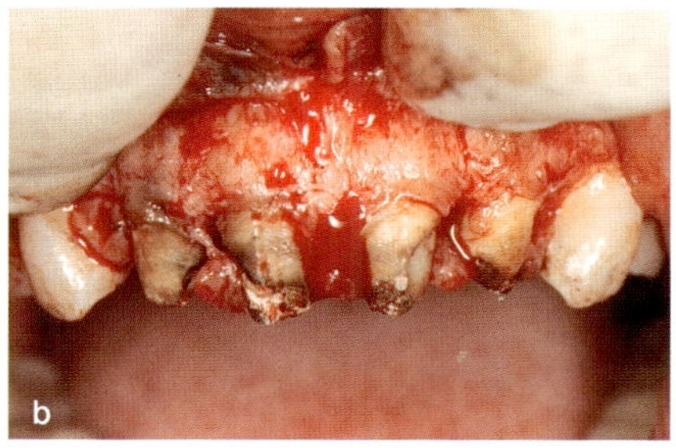

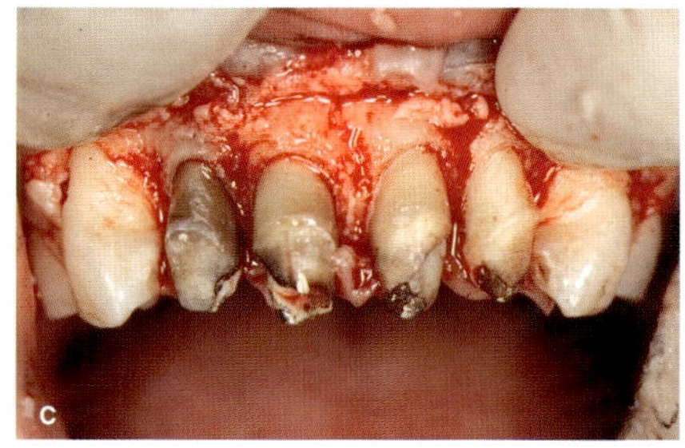

3–19b, c. Gummy smile 개선을 위해 약 5mm 순측면만 치관장 연장술을 실시하였다. 치근면을 매끄럽게 하지 않고 치근막을 남기도록 하였다(1999년 3월 29일).

3–19d. 마진을 골연에서 약 1mm의 위치로 설정하고 레진 축조, 지대치 형성을 실시하였다. 3–19b, c의 견치의 첨두(cusp tip) 위치에서 비교하면 마진 설정의 변화를 알 수 있다(1999년 4월 27일).

3–19e. 최종보철물을 가착하고 약 2주 후. 치은변연은 약간 발적하였으나 이는 치은의 재생을 보여 주는 것이다(1999년 8월 6일).

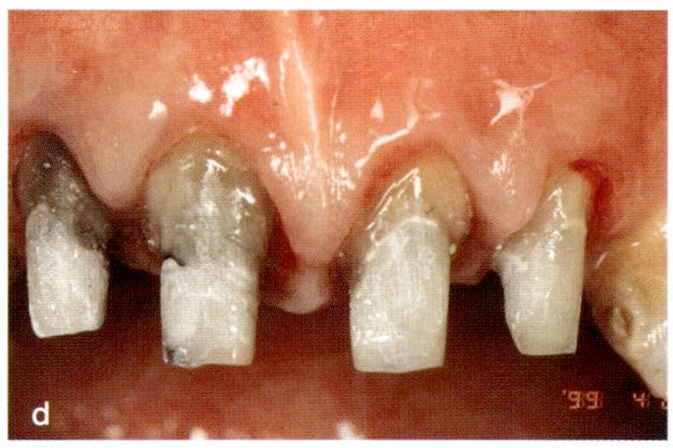

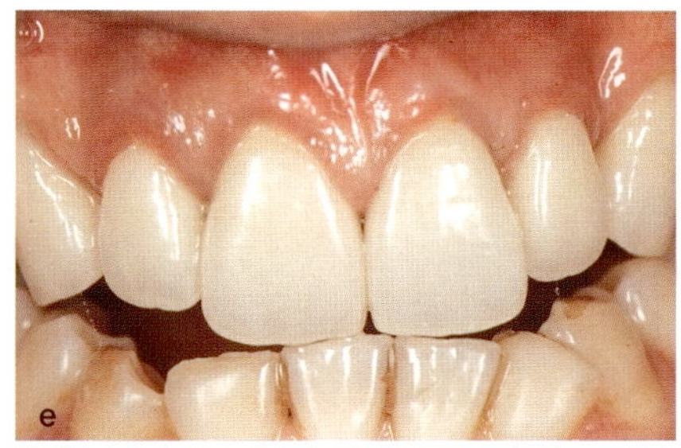

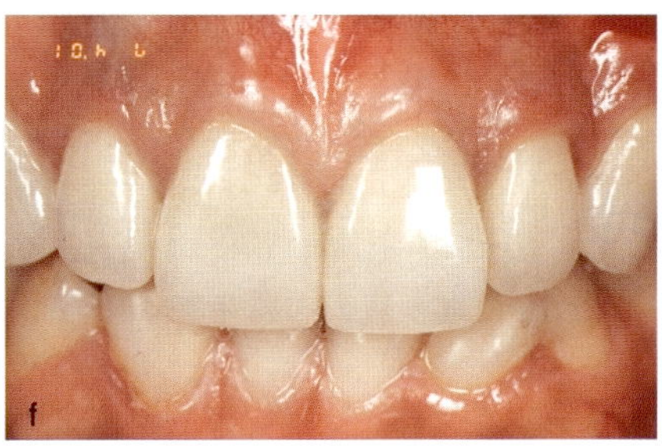

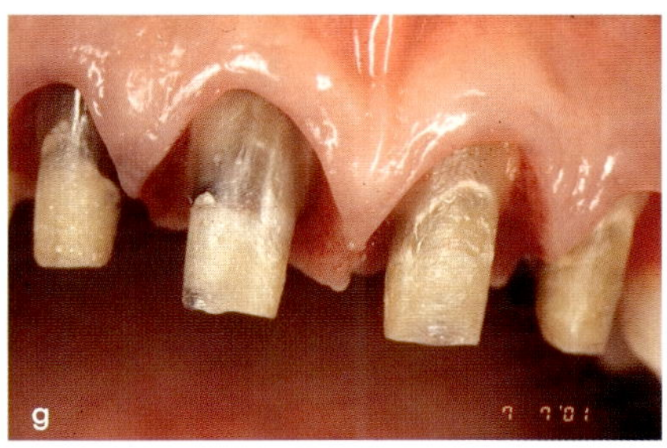

3–19f, g. 3–19e로부터 환자가 리콜에 응하지 않고 약 2년 만에 내원하였다. 3–19d의 상태와 마진의 위치는 변하지 않았으나 치은 재생의 결과 치은연하 마진이 되었다. 치근막을 남기고 결합조직성 부착부를 온존한 치관장 연장술이 성공하였다. 결합조직형 크리핑이다(2001년 7월 7일).

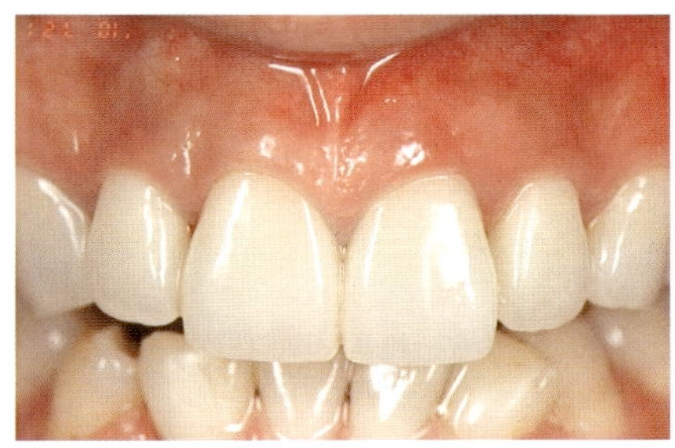

3–19h. 약 11년 후. 치은퇴축이 관찰되지 않는다(2010년 7월 21일).

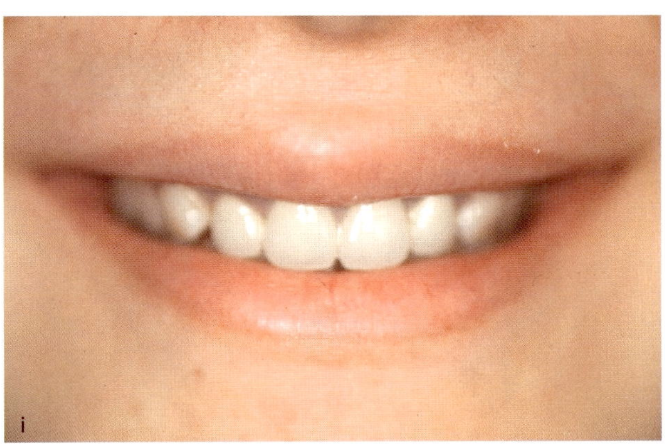

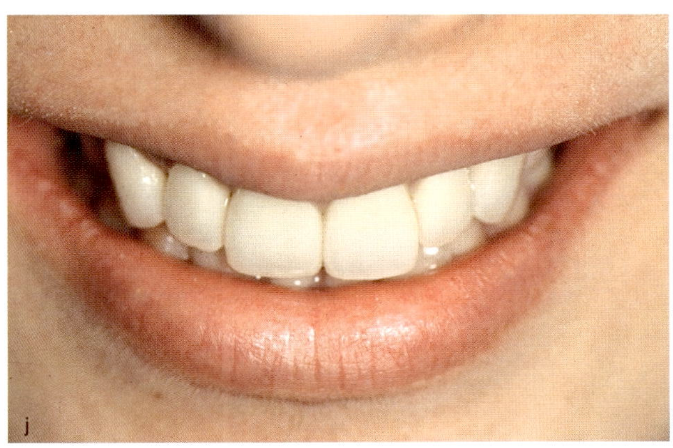

3–19i, j. 수술 전·후의 입술 상태이다. 수술 후에는 자연스러운 스마일 라인이 되었다(i: 1999년 3월 29일, j: 1999년 8월 27일).

증례 29: 치근막 온존을 위해 전기메스에 의한 치은 제거(13년 경과)

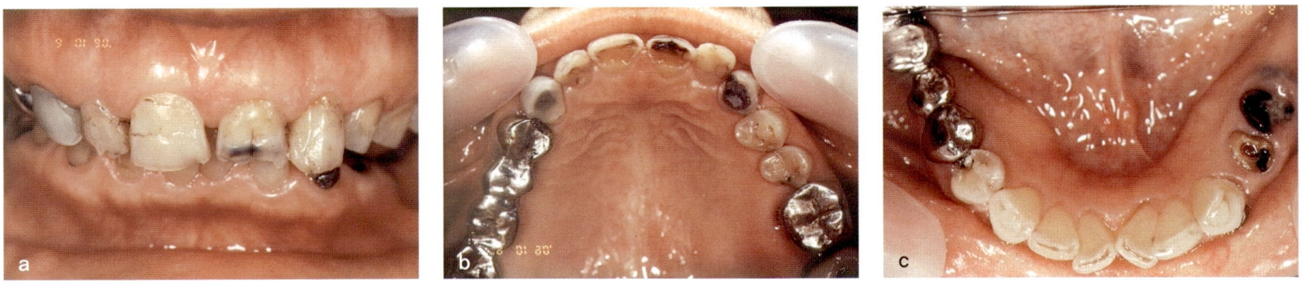

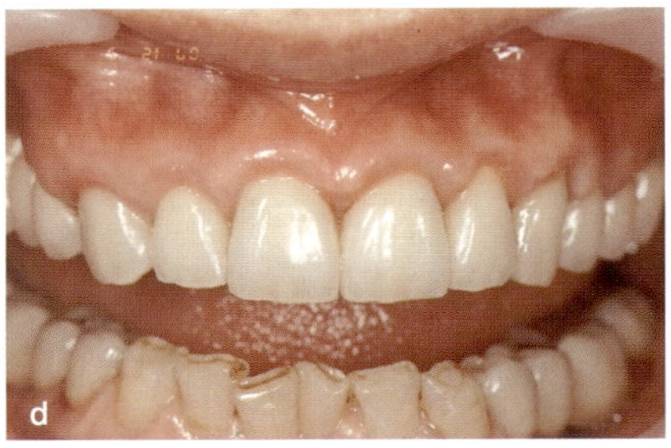

3-20a~c. 한동안 치과에 통원하지 않던 환자에게서 전악 치료 요청이 있었다(2006년 10월 6일).
3-20d. 인상채득 시에 전기메스로 치은의 높이를 가지런히 했으므로, 치은에 발적이 관찰되지만 최종보철물을 장착한 하악 전치부 외에 보철 처치를 하였다(2007년 12월 5일).

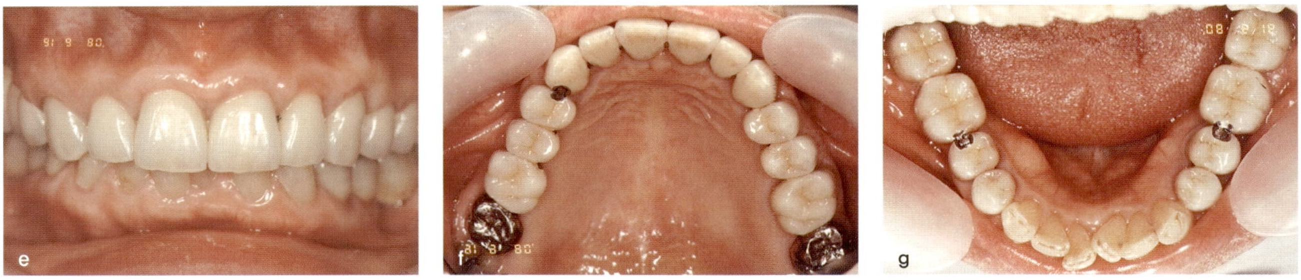

3-20e~g. 수술 후 약 7개월. 발적이 관찰되어도 치은은 두꺼워 안정감이 있다(2008년 6월 16일).

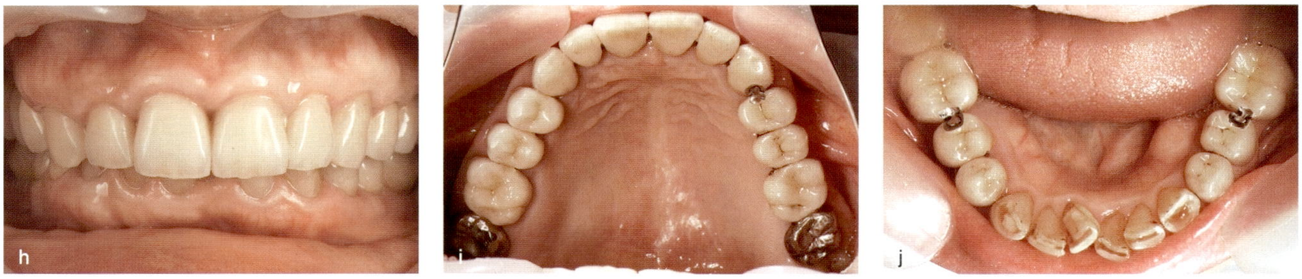

3-20h~j. 약 10년 후. 전치부 치은은 환상섬유의 영향으로 두께가 있고 안정되어 있다. 플랩을 열지 않고 치근막을 온존함으로써 2차적으로 결합조직성 부착을 획득하고 치료 후의 안정을 촉구했다고 생각된다(2018년 2월 20일).

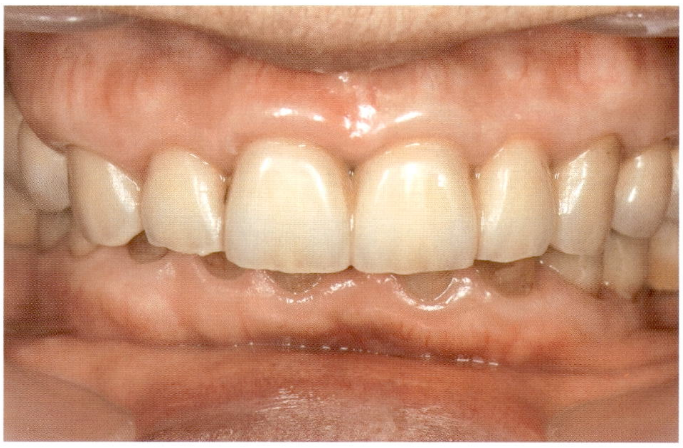

3-20k. 13년 후의 상태도 안정되어 있다(2019년 11월 12일).

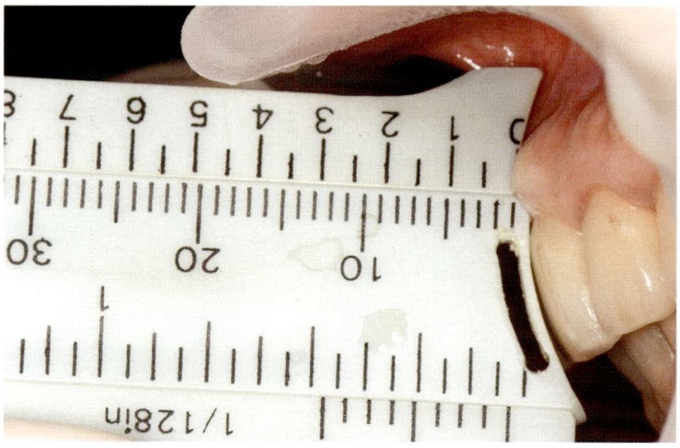

3-20l. 전치는 구개측으로 배열되어 있어서 Nameta circle로 보면 치은이 보철치료한 치아보다 더 나와 있는 것을 알 수 있다. 결합조직의 수평 방향 크리핑이라고도 할 수 있다(2019년 6월 28일).

04

Contents 4

마진의 설정 위치 결정과 접합상피 내 마진에 대해

머리말

필자는 치은연하에 finish line을 설정할 때 임상적으로 치은구와 접합상피는 구별하는 것이 중요하다고 생각한다. 이번 장에서는 finish line의 결정 방법과 필자가 권장하는 접합상피 내 마진에 대해 해설한다.

1. Finish line의 결정법

1) Gentle probing에 의한 방법

필자가 치은연하 마진 설정에 있어서 사람들이 가장 크게 오해하고 있다고 생각하는 것은 다음과 같다.

우선 치은연하의 조직적 구분은 말할 필요도 없이 치은구와 접합상피이다. 그러나 이 차이를 임상적으로 판별할 수 있는 치과의사는 매우 적다. 이것의 가장 큰 이유는 임상적으로 치은구를 계측하는 수단이 없기 때문이라고 단언할 수 있다. 일반적으로 건강한 치은에서 프로빙에 의해 치은구를 계측할 수 있다고 생각하는 경향이 있지만, 가령 gentle probing이라고 하는 25g의 힘으로 치은연하에 프로브를 삽입해도 실제로는 프로브 끝이 접합상피 내에 침입해 버린다는 것은 1970년 후반부터 1980년 전반에 걸쳐 많은 연구자에 의해 보고되어 왔다(그림 1, 2)[10,37,106,163].

건강한 치은의 프로빙 값이 Gargiulo 등[44]이 제시한 조직학적 치은구의 0.7mm 부근이 아니라, 임상에서는 2mm 전·후가 되는 것을 보아도 이것은 명백하다. 즉, 치은연하 마진의 설정 위치를 완전하게 치은구에 위치시키기 위해서는 조직학적으로 확인한 0.7mm 전·후 이내에 실제 수치의 계측을 통해서만 설정할 수 있다. 반면 실제 gentle probing에 의한 프로브의 삽입이 접합상피까지 도달하고 있는 것을 논거로 프로빙 값 그대로 마진을 설정해 버리면, 치은연하 2mm 전·후의 깊은 마진이 되어 버려서 형성 후의 치은압배 및 인상채득 조작이 복잡해지는 것을 피할 수 없게 된다.

위의 내용을 통해, 25g 전·후의 gentle probing이라고 불리는 프로브 계측에서는 치은구와 접합상피를 구별하는 것이 불가능하다는 것을 이해해 주었으면 한다.

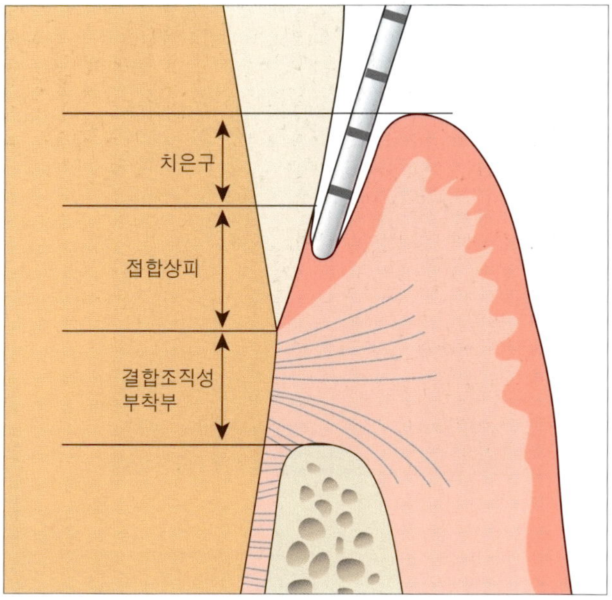

그림 1. 일반적으로 건강한 치은에서 프로빙을 한 경우 치은구저에서 프로브가 멈추는 것으로 이해되어 왔지만, 25g의 gentle probing force에서는 프로브의 끝이 분명히 치은구저를 관통하여 접합상피의 중앙부에까지 도달한다는 것이 판명되었다. 임상에서는 이 상태에서도 출혈이 없다는 점을 건강한 치은으로 판정하는 하나의 지표로 삼아 왔다.

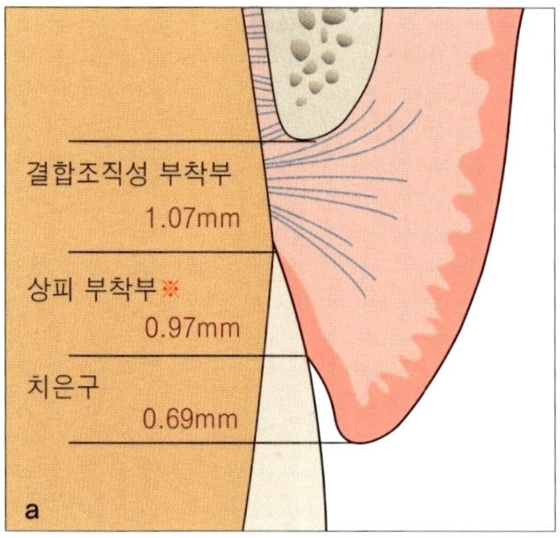

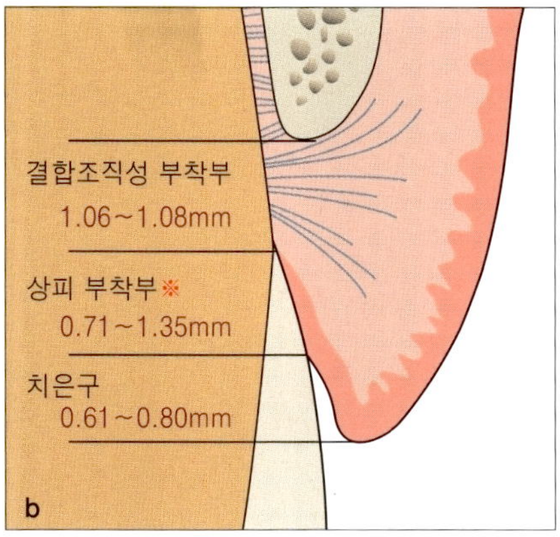

그림 2a. Gargiulo의 연구 결과를 통해 Cohen[29]이 biologic width(생물학적 폭경)이라고 한 각 조직의 값을 나타낸다(※: 현재의 접합상피부).
그림 2b. Gargiulo 등은 치아의 맹출 상태에 따라 치은구, 상피 부착부, 결합조직성 부착부의 계측을 실시했는데 그림에 나타난 바와 같은 변동이 있어, 필자는 이것을 평균치만으로 논하기에는 문제가 있다고 생각한다. 특히 생물학적 폭경에 포함되는 상피 부착부는 0.71~1.35mm로 가장 큰 변동을 보이고 있으므로 변하지 않는 일정한 수치라고 할 수 없을 것이다(※: 현재의 접합상피부).

Dimensions and Relations of the Dentogingival Junction in Humans

by ANTHONY W. GARGIULO, D.D.S.,M.S.,FRANK M.WENTS.D.D.S.,PH.D.,
AND BALINT ORBAN, M.D.,D.D.S.

IN 1921, Gottlied's discovery of epithelial attachment of the gingiva opened new horizons which served as the basis for a better understanding of the biology ·················

≪SUMMARY≫

The prevailing conceps of the dentogingival junction are reviewed to re–emphasize the importance of this functional unit with its two component parts, 1) The connective tissue fibrous attachment and, 2) the epithelial attachment.

The dimensions of the dentogingival junction in four phases of passive eruption were ascertained from earlier studies of Orban and from thirty additional human jaws. A total of six different measurements were made on all types and surfaces of teeth. Upon comparison of all measurements we can observe that the previous four phases of eruption can be categorized in two divisions.

Of the measurements made, the distance from the base of the epithelial attachment to the crest of the alveolar bone (connective tissure attachment), is the most constant. It had a mean average length in all phases of 1.07mm. The most variable part of the dentogingival junction was the length of the epithelial attachment.

This study will permit a better understanding of the alterations which occur at the dentogingival junction following osseous surgery, and surgical exposure of the dentogingival junction.

이 논문은 1961년에 Gargiulo 등이 발표한 현대의 생물학적 폭경 개념의 근간을 이루는 논문이다. 그러나 이 논문의 summary(결론)에 상피성 부착부는 가장 많은 변화를 나타내는 조직이라고 기재되어 있다(빨간색 부분). 그렇다면 현대의 생물학적 폭경에서 결합조직성 부착부와 상피성 부착부를 일정불변하다고 생각하는 논거가 될 수 없음이 명백하다. 그럼에도 불구하고 생물학적 폭경을 해설하는 문헌은 이 Gargiulo의 논문을 참고문헌으로 하고 있다. 물론 결합조직성 부착부가 일정하다는 것은 본론에서 시사되고 있다.

〈필자의 견해〉 지금까지도 발표해 왔지만, 접합상피부가 유기질이 적은 법랑질에 접하는 경우나 보철물에 접하는 경우에는 부착부가 길어지는 경향을 보이고, 유기질이 풍부한 상아질에 접하는 경우는 짧아지는 경향을 보인다. 즉, 유기적인 부착을 바랄 수 없을 정도로 방어한다는 점에서도 헤미데스모좀이라는 결합 간 거리가 길게 필요하기 때문이며, 실제로는 Gargiulo 등의 논문 또는 Vacek 등(1995)[216]의 논문도 이러한 경향을 나타내고 있다.

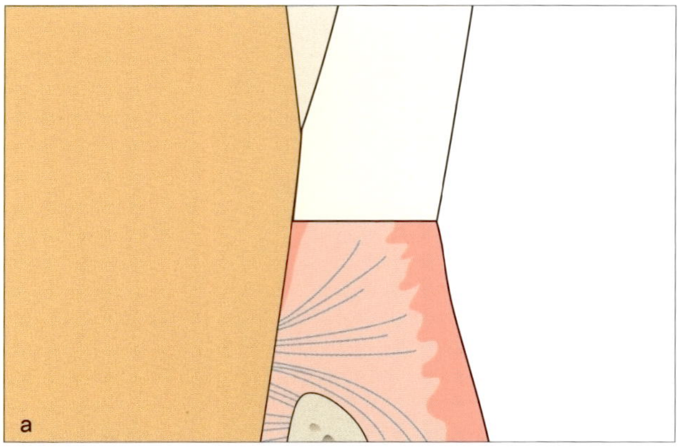

그림 3a. BTA 테크닉에서 보철물의 마진은 치면에서 거의 직각으로 세워져 변연치은과 butt joint를 형성한다.
그림 3b. BTA 기술을 응용한 #23의 원심부 라미네이트 비니어가 박리되어, 박리부의 변연치은부가 각화치은이 되었다.
그림 3c. 잔존 라미네이트 비니어를 제거하면 보철물의 마진과 접하고 있던 변연치은의 대부분이 접합상피를 형성하고 있고, 아주 적은 폭의 각화된 치은구상피 상당부가 관찰된다.

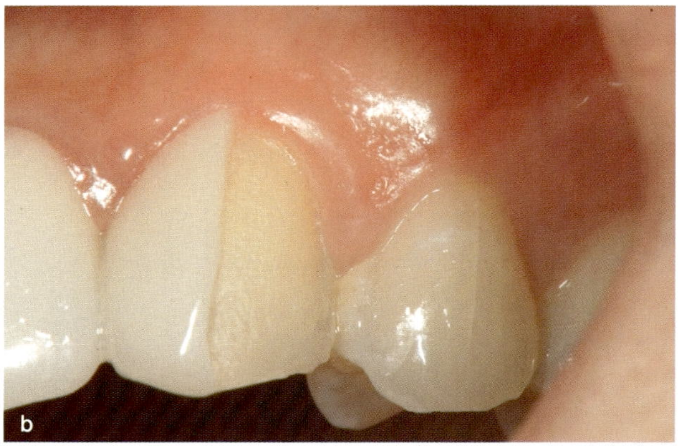

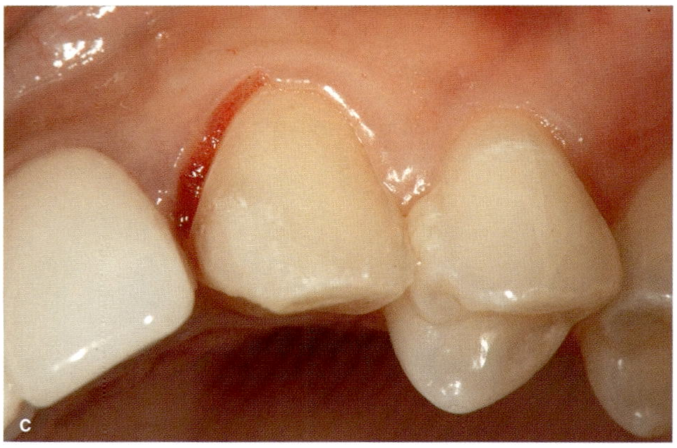

이러한 임상과 조직학과의 차이를 Schroeder는 저서의 용어해설에서 "치은구: 임상적인 프로빙으로는 그 존재와 깊이를 정확하게 평가할 수는 없지만 조직학적으로는 평가된다."라고 기술하고 있는 것은 조직학자의 관점에서 본 올바른 해설이라고 생각된다.

2) 눈으로 확인하는 방법

Schroeder의 견해로부터 치은구의 깊이를 프로빙으로는 정확하게 평가할 수 없다는 점을 알 수 있었지만, 필자는 눈으로 보아 어느 정도 정확하게 평가할 수 있다고 생각한다. 문헌적으로 치은구는 비각화와 치은구의 상피성 이장, 구조적으로는 중층 각화성의 구강 치은상피와 상당히 유사하다는 기록이 발견된다. 또한 건강한 상태 혹은 무균상태에서는 존재를 부정하는 기록도 많이 확인된다(Schroeder는 사람이나 다른 포유류가 완전히 건강한 상태에서는, 이 홈은 존재하지 않는 경우가 많다고 하였다). 이들 기술을 종합적으로 판단한 필자의 견해로는 임상적으로 치은구는 각화되어 있다고 판단된다. 그 이유는 임상에서의 다음과 같은 조건 때문이다.

① 무균상태는 있을 수 없다는 점
② 이른바 세균감염인 치주병은 상피의 down growth로 시작되며, 치주포켓 상피는 상피화와 궤양을 확인할 것(상피화란 각화를 의미)

또한 상피돌기(상피각, retepegs, epithelial rete)를 치은구 내에서 확인하는 조직절편도 많은 문헌에서 확인된다는 점도 흥미롭다. 게다가 각화에 관여하는 케라토하이알린 과립이 치은구에서 관찰되는 것도 그 증거라고 할 수 있다. 즉, 필자의 견해는 '인간에게 무균상태는 없다는 점에서 초기 치주포켓과 유사한 상태가 치은구이며, 치은구 자체는 임상적으로 각화되어 있다.'라는 것이다.

BTA 테크닉을 권장하는 Tsubota의 보고[214]는 흥미롭다. BTA 테크닉은 변연치은을 전기메스로 제거한 후에 치면에 거의 직각으로 보철물의 마진을 시작하고 치경선을 가지런히 하여 심미성을 확보하는 기술이다(그림 3a). 직각으로 만들어진 보철물의 마진과 변연치은 사이에는 어느 정도의 압력이 가해짐으로써 세균의 침입을 최대한 억제할 수 있다는 장점이 있다고 여겨지며, 마진은 접합상피와 밀접하게 접해져 있다. 이 증례는 BTA 테크닉에 의해 장착된 라미네이트

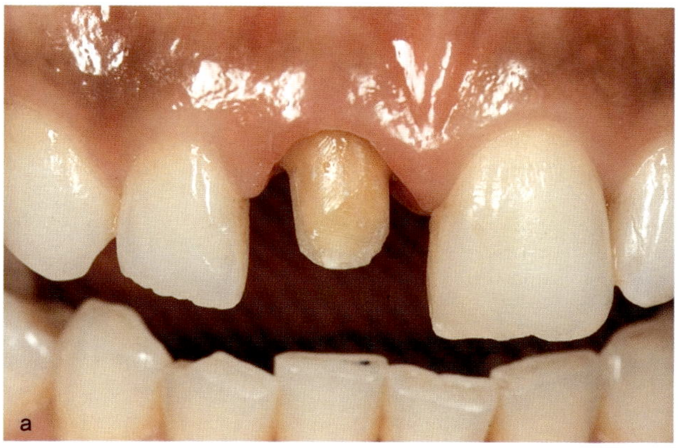

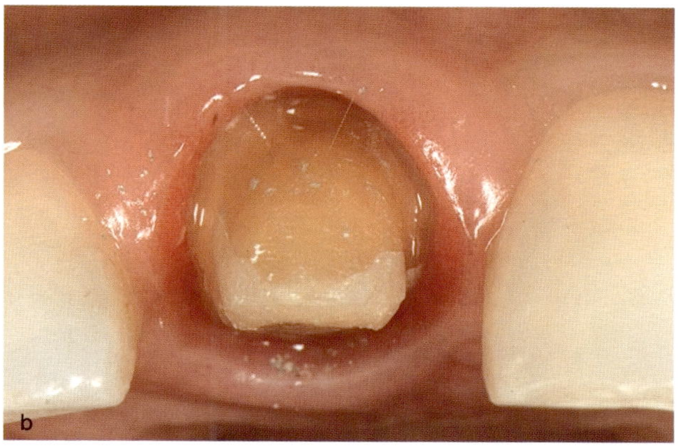

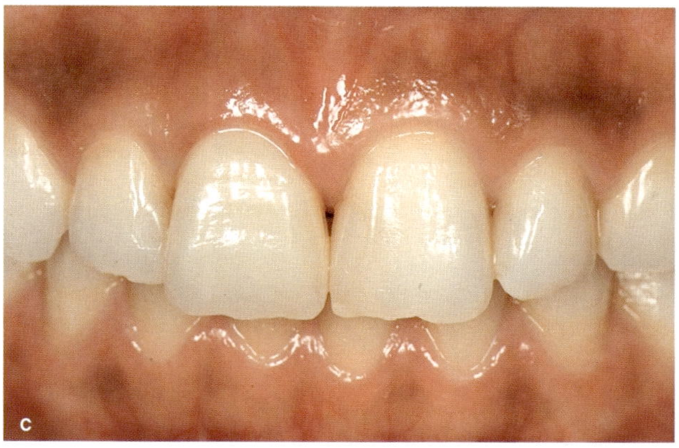

그림 4a. #11의 지대치를 형성하였다.
그림 4b. 지르코니아 크라운 장착 직전의 치은 내연과 치은정 부근이 각화한 치은구이다. 마진 부근에 불그스름하게 보이는 것이 접합상피이다.
그림 4c. 지르코니아 크라운을 시적한 상태이다.

비니어의 절반이 파절에 의해 박리된 것이다. 그림 3b에서는 지금까지 마진에 접하고 있던 박리 부분이 구강 내로 노출되어 각화상피로 관찰되지만, 잔존 라미네이트 비니어를 제거한 그림 3c에서는 보철물 마진과의 계면이 접합상피로 되어 있음이 확인된다. 이 증례에서 구강 내에 노출되어 세균에 노출된 부분은 각화 경향을 보이고, 구강 내로부터의 세균감염을 방어하고 있는 접합상피는 각화되지 않았음을 알 수 있다(사진 제공: Tsubota Kenji 선생).

그럼 임상적으로 치은구와 접합상피는 어떻게 관찰되는지를 보면 다음과 같다(그림 4).

① 치은구는 구강 치은상피와 유사하며 치은구 안으로 들어가는 연분홍색 부분

② 접합상피는 그 근첨 방향에서 관찰되는 미세순환계의 혈관으로서 붉게 관찰되는 부분

치은연하 형성을 한 경우나 발치 시의 치은 내연부의 관찰을 통해 그 차이를 명확하게 볼 수 있다. Provisional restoration을 떼어 냈을 때에도 각화부, 즉 치은구와 접합상피의 차이를 명백히 확인할 수 있다. 부착치은과 치조점막의 차이는 호요오드성인지 아닌지이고, 요오드팅크로 비각화의 치조점막은 짙게 염색되지만, 비각화의 접합상피에서는 호중구, 딸세포, 혈청이 단시간에 유출되므로 농염되는 일은 없다(증례 30).

3) 평균치에 의한 방법

앞의 2항을 참고하여 필자의 생각을 정리하자면, 임상에서는 치은변연으로부터 1~1.5mm의 범위에서 치은연하를 프로브로 계측하면서 접합상피 내에 마진의 위치를 결정하는 것이 현실적이라는 것이다[4,65,66,74,114,117,148,231]. 물론 접합상피 내에 마진을 설정하는 것은 그 자정성에 맡기자는 생각이다. 그리고 필자는 이것을 '접합상피 내 마진'이라고 이름 붙였다(그림 5)[필12].

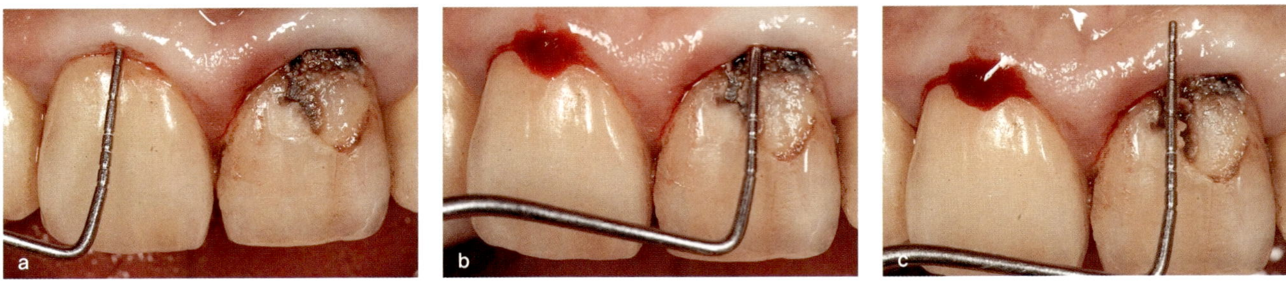

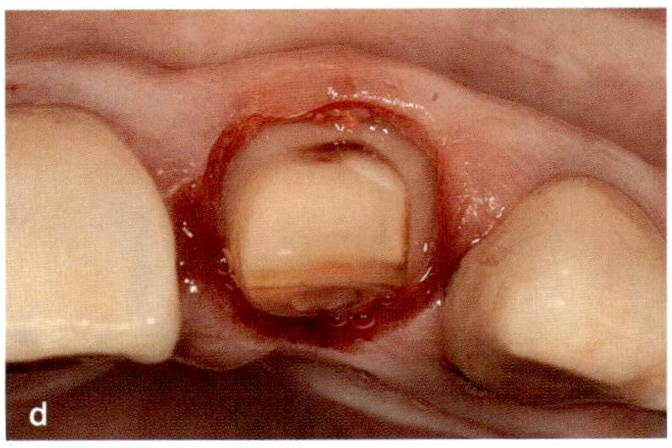

그림 5a. 약 10년 전에 장착한 #11 메탈세라믹을 bone sounding 하였고 약 3mm였다.
그림 5b, c. 환자는 새로 #21의 치료를 원했기 때문에 시술 전에 bone sounding을 실시했는데, 마찬가지로 약 3mm였다.
그림 5d. 접합상피 내에 지대치를 형성한 직후 치은에 손상이 있는 것을 알 수 있다.

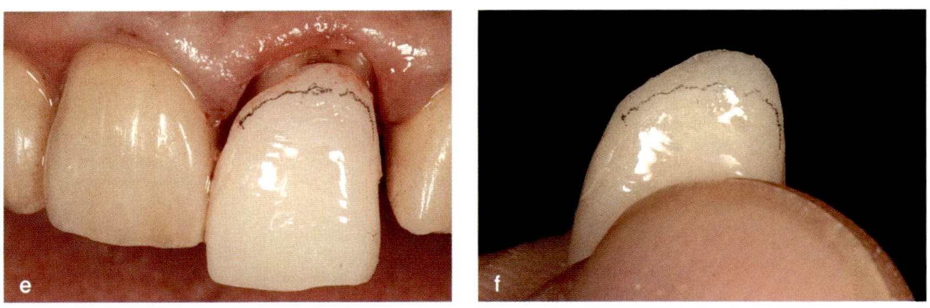

그림 5e, f. Provisional restoration을 제작하고 약 1mm 연하에 접합상피 내 마진이 설정되었다.

2. 접합상피 내 마진에 대해

1) 접합상피 내 마진의 문제점

접합상피 내에 마진을 설정한 경우 다음 문제점을 고려해야 한다.

① 형성 시에 출혈을 일으키기 쉽다.

② 인상채득이 곤란하다[107,108].

③ 지대 축조를 할 경우에 축조 재료가 부착되기 쉽다(특히 금속 축조에서는 조직 간 틈에 재료가 잘못 끼어서, 최종 보철물 장착 후에 이른바 metal tattoo 발적을 변연치은에 일으킨다)[69,153,233].

접합상피 내 마진의 경우 앞과 같은 테크닉적 문제점은 있지만, 예를 들어 임플란트 치료를 실시한 경우에 2 piece 임플란트의 치은연하 마진 대부분이 접합상피 내 마진이다.

이와 같이 임상적으로 널리 받아들여지고 있는 것을 고려하면, 일률적으로 접합상피 내 마진을 부정할 이유는 없다고 생각한다[31,88,95,111,161,196,217](증례 31, 32).

2) 치은구 내 마진과 접합상피 내 마진의 비교와 검증

각각의 특징을 들면 다음과 같다.

① 치은구 내 마진의 장·단점

약 0.2~0.7mm의 치은연하를 치은구 내 마진으로 한다면 기술적으로는 지대치 형성과 인상채득은 쉽다는 장점이 있다. 반면 치은구라는 각화된 치면, 보철물에 부착되지 않은 부위에 마진을 설정하기 때문에 수술 후에 마진의 노출이 일어나기 쉽다. 또한 emergence profile에 이르는 거리가 짧기 때문에 보철물 형태 부여에 대한 자유도가 적어 심미성 획득이 곤란하다.

② 접합상피 내 마진의 장·단점

치은연하 약 1.0~1.5mm를 접합상피 내 마진으로 한다면 기술적으로 지대치 형성과 인상채득이 곤란하다. 그러나 치면과 보철물에 내측 기저판이 헤미데스모좀을 수반하여 부착되기 때문에 수술 후 안정을 얻을 수 있는 동시에 치은퇴축은 야기되기 어렵다. Emergence profile에 이르는 거리가 충분하기 때문에 보철물 형태 부여에 자유도가 있고 심미성의 획득에도 유리하며 치은의 두께를 확보할 수 있다(Contents 8 참조). 또한 가장 큰 장점으로 세포간극에서 유주하는 호중구, 딸세포에 의해 자정성이 높아 마진부의 청소가 불필요하다(증례 33).

③ 생물학적 폭경으로부터의 검증

• 검증 1: 생물학적 폭경은 일정불변하고 마진을 설정해서는 안 된다

"치주병학용어집"(제2판)에서 발췌하면 '생물학적 폭경: 양호한 치주조직의 확립 및 유지에 필요한 치은구저부터 치조골정부까지의 치은의 부착 폭. 상피성 부착(약 0.97mm)과 결합조직성 부착(약 1.07mm)의 폭으로 이루어져 있다. 이 생물학적 폭경은 치주포켓이 깊어지거나 치은퇴축이 생겨도 크게 변하지 않는 것으로 알려져 있다. 보철물의 마진은 이 영역에 설정해서는 안 된다.'라고 되어 있다. 생물학적 폭경이라고 하면, 우선 제1차 세계대전 후에 악골을 수집하여 치주조직의 해부학적 계측을 실시한 Gargiulo를 떠올리게 된다. 이 용어집에서 나타난 상피성 부착(현재의 접합상피), 결합조직성 부착의 수치는 Gargiulo의 계측 결과에서 유래한 것을 알 수 있다. 그러나 Gargiulo의 논문에 '생물학적 폭경'이라고 하는 단어는 발견되지 않을 뿐만 아니라, 상피성 부착 및 결합조직성 부착이 변화하지 않는다고 하는 기재도 없다. Gargiulo 논문의 결론에 기재되어 있는 것은 '결합조직성 부착은 어떤 계측에서도 가장 안정적이며 평균은 1.07mm였다. 또한 가장 불안정한 결과를 나타내고 있는 것은 상피성 부착이었다.'이다. 즉, 상피성 부착은 변화되지 않는다고 하는 논거는 존재하지 않는 것이다. 아직도 생물학적 폭경을 일정하고 변하지 않는다고 논하는 것은 과학적이라고는 말할 수 없다. 오히려 환경에 따라 변화하는 것이 상피성 부착(현재는 접합상피)이라고 파악하는 것이 자연과학적이라고 할 수 있다[30].

• 검증 2: 최근의 생물학적 폭경에 관한 논조

Schmidt 등[176]은 생물학적 폭경에 관한 과거 논문 검색의 systematic review를 실시하여, biologic width라는 마법의 수치는 불변의 수치가 아니라고 조롱하고 있다. 또한 Tsuji에 의한 보고[215]에서 미국치주병학회와 유럽치주병학회의 2017년 워크숍에서 'biologic width'는 'supracrestal tissue attachment'로 변경되었다고 하였다. 필자도 이 워크숍의 보고서로부터 '생물학적 폭경을 치주조직에 영향을 미치는 인자로 결론지을 수 없다[35].'라는 견해를 덧붙이고 싶다.

• 검증 3: 치은구야말로 마진을 설정해야 할 곳

치은구야말로 마진을 설정해야 할 곳이라고 생각하여 'intracrevicular restorative margins(치은구 내 마진이라고번역되어왔음)'라는용어가1979년에Maynard와Wilson에 의해 제창되었다[117]. 제창 이유로서 subgingival margins(치은연하 마진)의 경우 접합상피 또는 결합조직성 부착 부위까지도 마진이 닿는다고 생각할 수 있으므로, 치은구에 한정한 마진을 설정해야 한다는 생각에 따른 것이다. 논문에서는 프로브를 사용해 치은구를 계측하는 것의 정확성을 강조하며 치은구 내 마진은 치은변연에서 1.5~2mm까지 치아를 깎아야 한다고 기술하고 있다. 필자가 이 장의 처음에 '1) Gentle probing에 의한 방법'에서 말한 바와 같이 프로브 끝은 접합상피까지 도달한다는 것과 1.5~2mm는 치은구 기저부를 넘어선 값이라는 것으로 보았을 때, 그들의 제안은 실제로는 접합상피 내에 마진을 설정한 것이라고 생각한다. 게다가 그들은 임상적으로 좋은 결과를 보이고 있어, 필자와 동일하게 접합상피 내 마진이 좋은 결과를 낳는다는 것을 보여 주고 있는 것이다.

정리하면 역사적으로는 접합상피 내에 마진을 설정했음에도 불구하고 조직학과 임상의 괴리에서 접합상피 내 마진이 치은구 내 마진으로 오해받아 왔다는 사실이 있다는 것을 재고해야 할 것이다.

증례 30: 경질레진 크라운을 메탈세라믹으로 바꾼 뒤 치은의 두께(2년 경과)

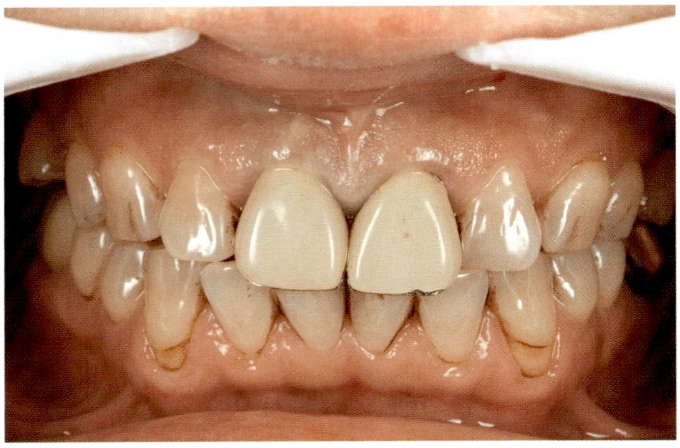

4-1a. 환자는 보험치료로 경질레진 크라운을 양 중절치에 장착하였지만 심미적으로 불만이었다(2018년 1월 13일).

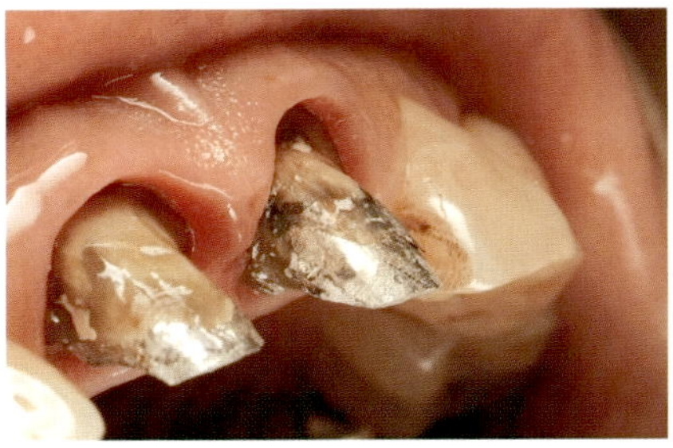

4-1b. 지대치 형성 후의 치은연하 상태이다. 마진 부근의 붉은색이 강한 접합상피부와 붉은색이 약한 치은변연부의 치은구와의 경계가 명료하다(2018년 2월 13일).

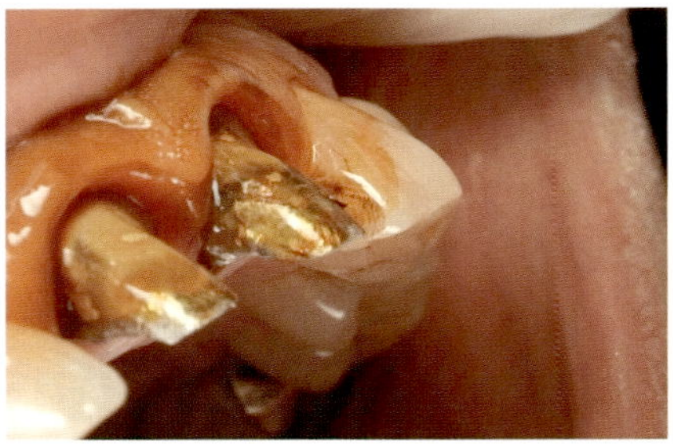

4-1c. 요오드팅크로 지대치 주위를 염색하였다(2018년 2월 13일).

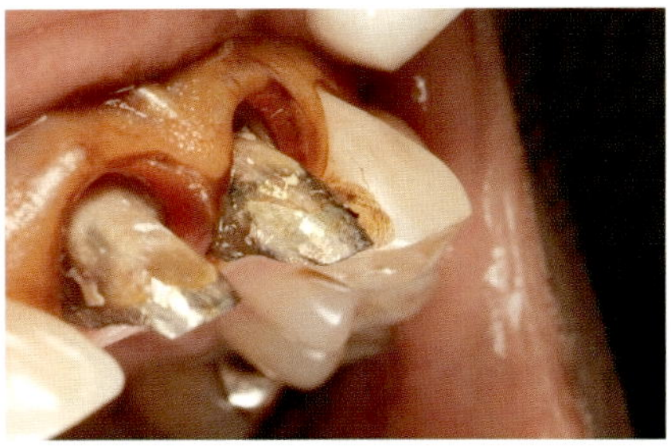

4-1d. 각화한 치은구와 비교하여도 접합상피부는 호염성을 보이지 않는다는 것을 알 수 있다(2018년 2월 13일).

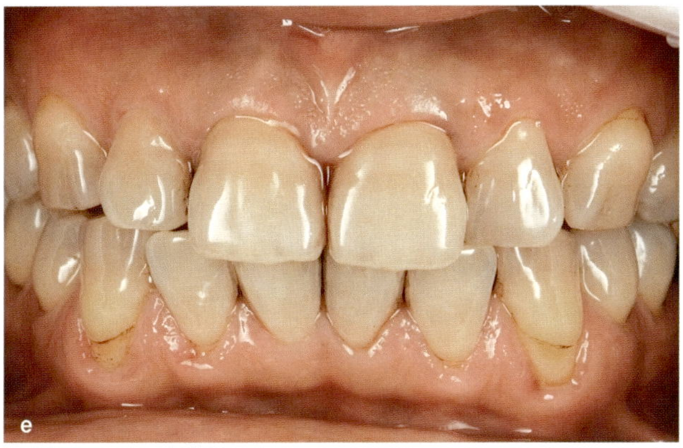

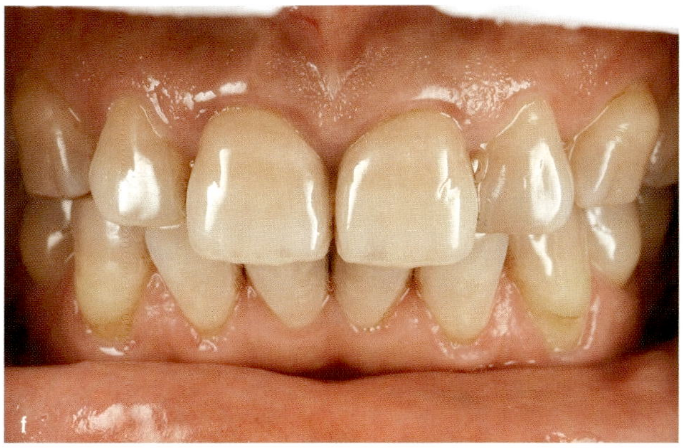

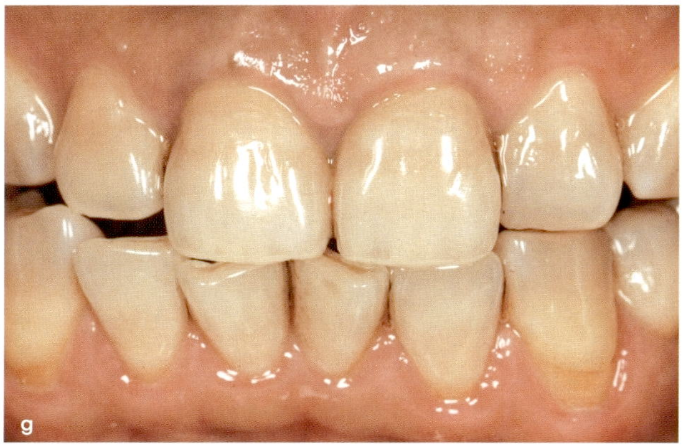

4-1e. 장착 1주 후(2018년 2월 21일).
4-1f. 약 7개월 후. 수술 전과 비교하여 치은의 두께가 늘어나고 견고한 느낌이 난다(2018년 9월 28일).
4-1g. 약 2년 경과. 4-1a와 비교하면 치은 두께의 증가는 재료(메탈세라믹)의 생체친화성과 S shape profile에 의존하고 있다는 것을 알 수 있다(2019년 11월 11일).

증례 31: 시기를 달리한 치은연하 마진의 메탈세라믹(5년 경과)

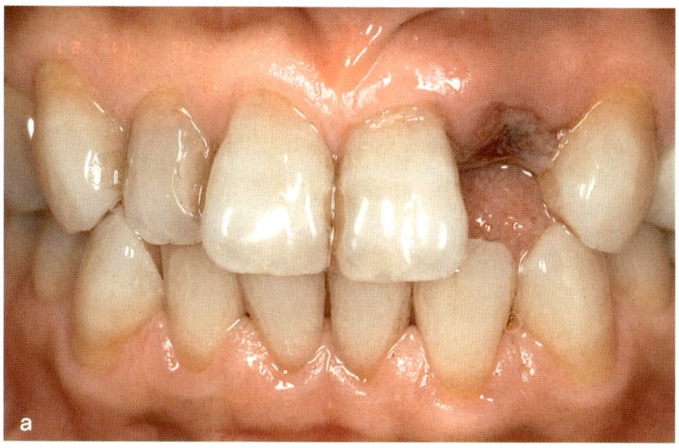

4-2a. #22의 임플란트 치료를 원하여 내원하였다(2006년 11월 21일).
4-2b, c. 임플란트 상부 구조를 장착하고 약 4년 후의 상태인데 문제는 없다. 이후 환자는 치아가 누렇게 된 것에 신경이 쓰여 미백을 하였다(2011년 2월 20일).

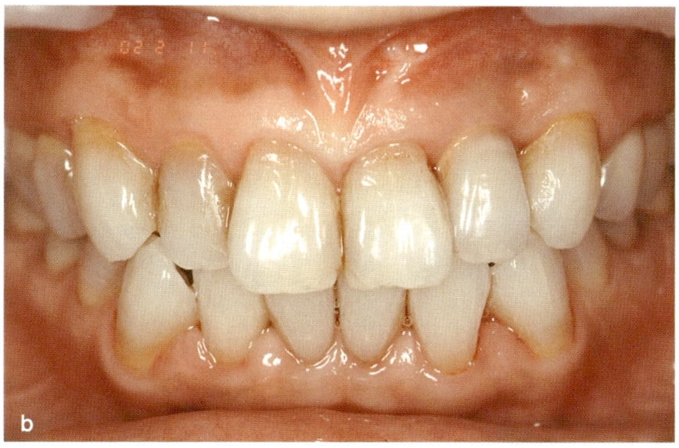

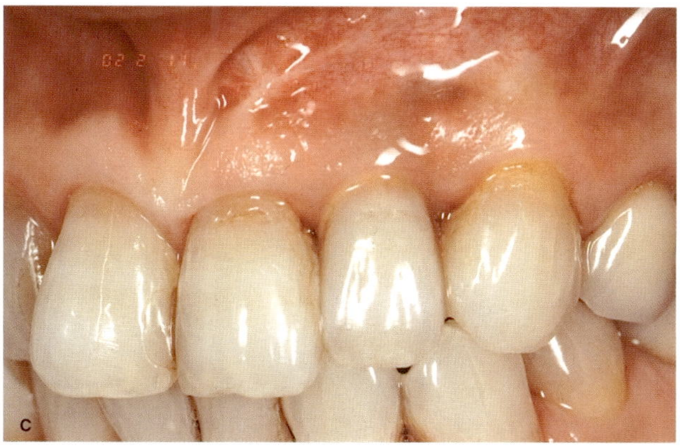

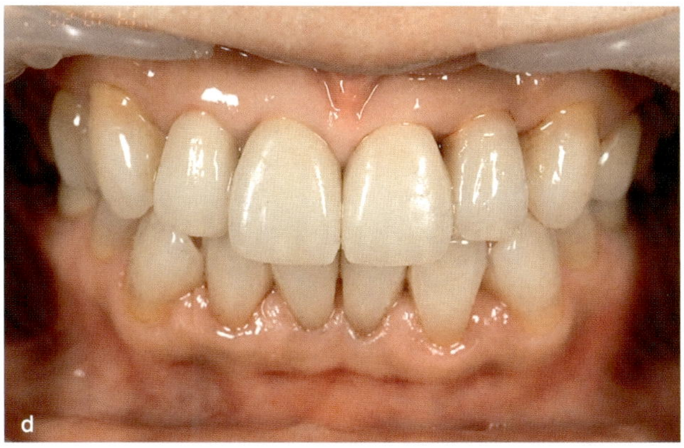

4-2d. 미백 후, 결국 환자는 상악 전치부도 심미적으로 치료하고 싶다고 하여 메탈세라믹에 의해 수복하게 되어, 상악 4전치는 모두 메탈세라믹이 되었다. 메탈세라믹 장착 후 약 3개월 후의 상태이다(2014년 10월 20일).
4-2e, f. 메탈세라믹을 장착한 지 5년. #22 임플란트 상부 구조를 장착하고 12년이 지났지만, 양호한 경과를 보이고 있다. 임플란트의 치은연하 마진을 용인하고, 자연치의 치은연하 마진을 용인하지 않는 것은 자연과학의 견지에서 모순된다(2019년 6월 4일).

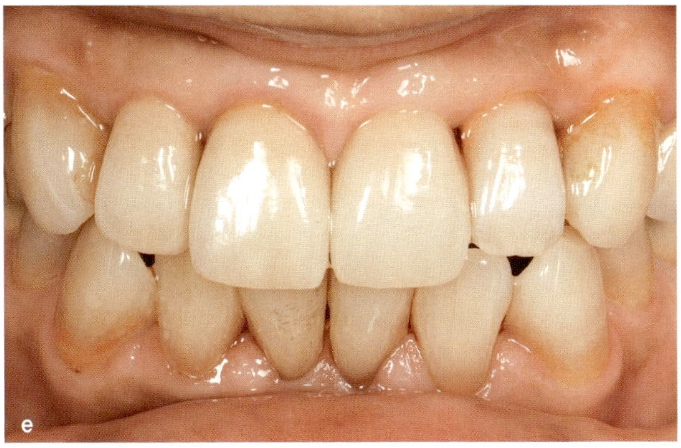

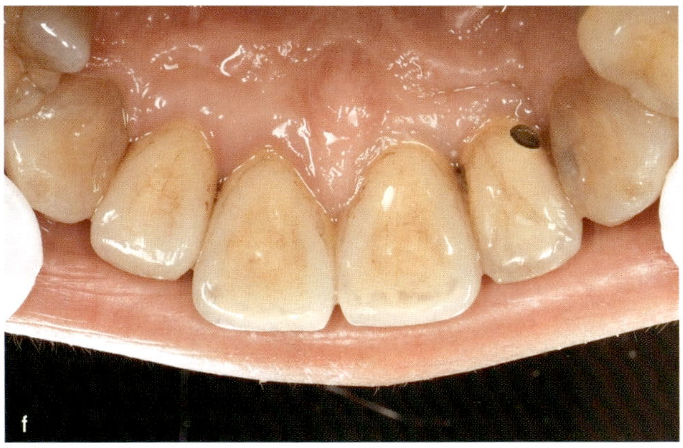

증례 32: 전치부 싱글 임플란트는 압하한다(4년 경과)

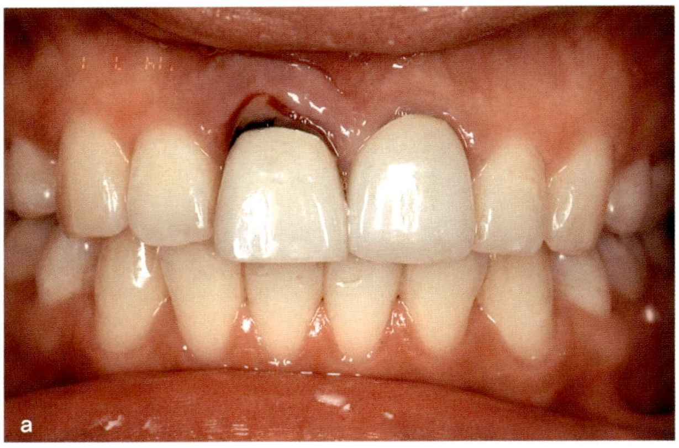
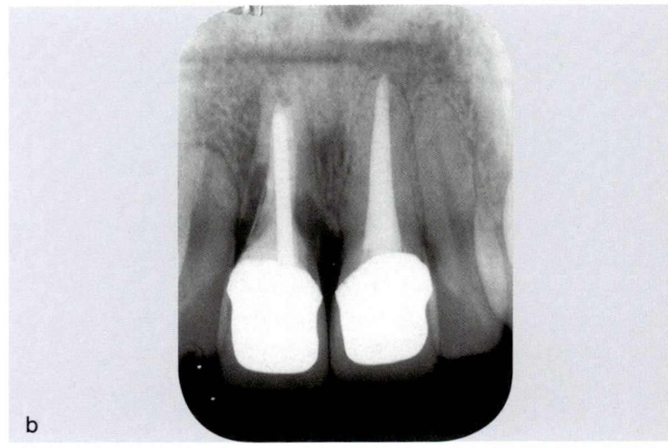
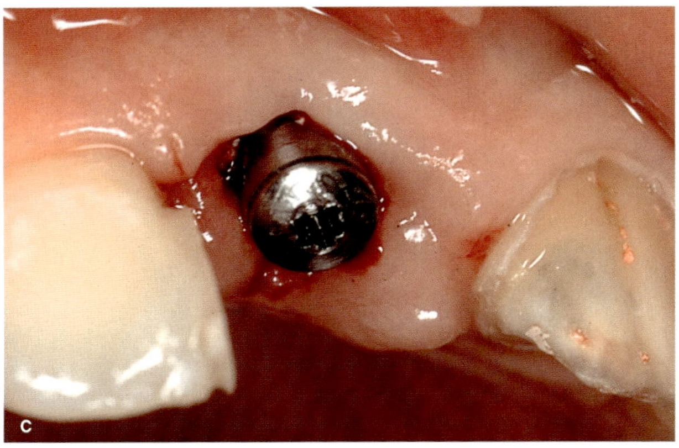

4-3a, b. #11, #21의 치료를 원하였다. #11의 치근흡수가 현저하다(2014년 7월 1일).
4-3c. #11은 조건에 문제가 없어 발치 후 즉시 식립하였다(2014년 7월 16일).

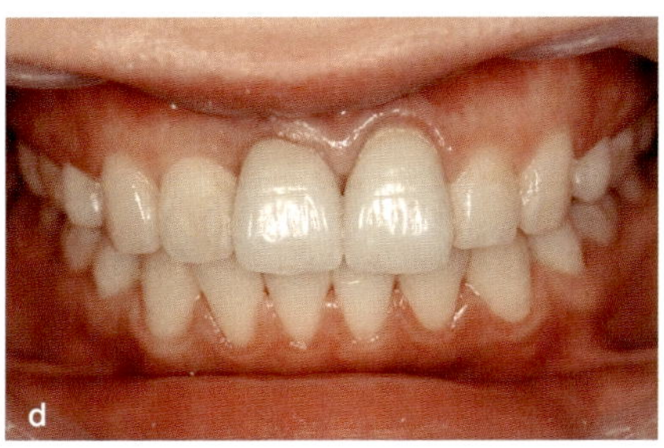
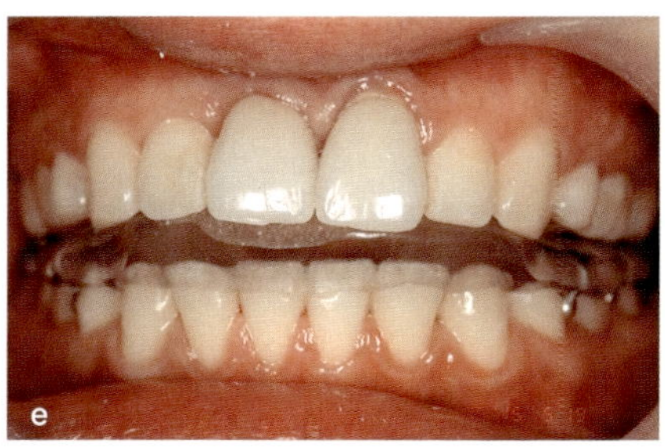
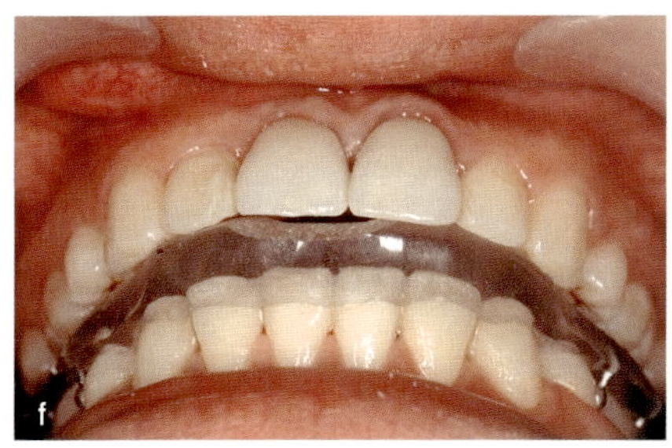

4-3d~f. 전치부 임플란트에 부하가 걸리면 압하하기 때문에 약 1년간 #11에 접촉이 없는 stabilization type의 night guard를 장착하였다(2015년 5월 19일).

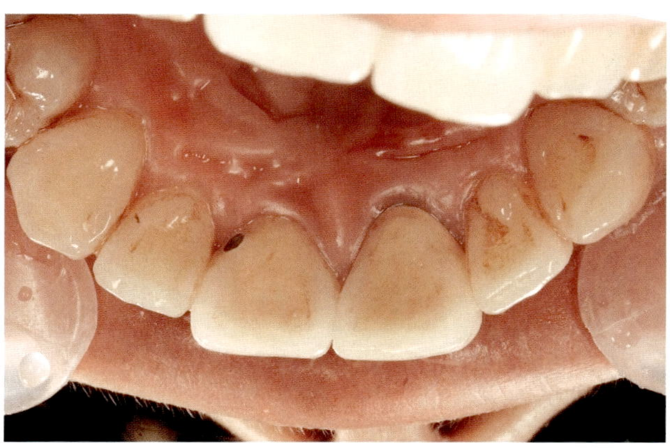

4-3g. 수술 후 약 3년 후의 구개 측면 사진(2018년 9월 7일).

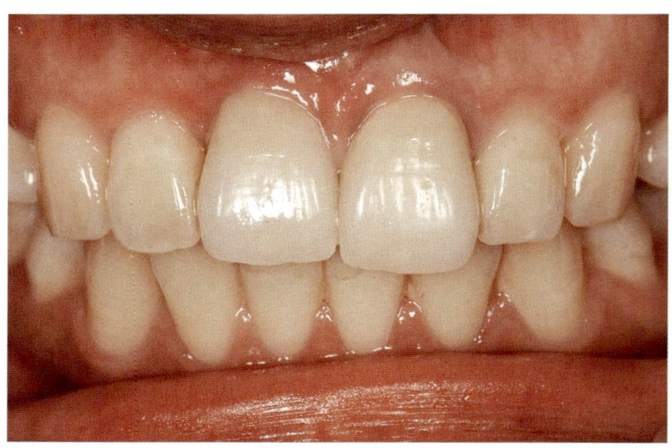

4-3h. 수술 약 4년 후의 순측면 사진. 약간의 압하가 확인된다. 임플란트 보철도 자연치 보철도 접합상피에 마진을 설정하였다(2019년 10월 15일).

증례 33: 치은 reflection과 silver diamine fluoride(SDF)(12년 경과)

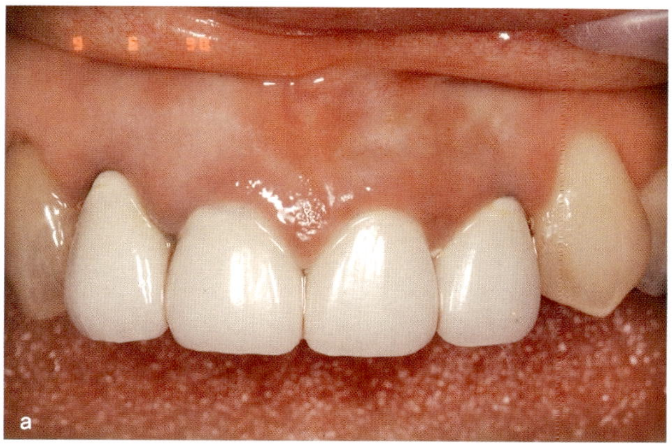

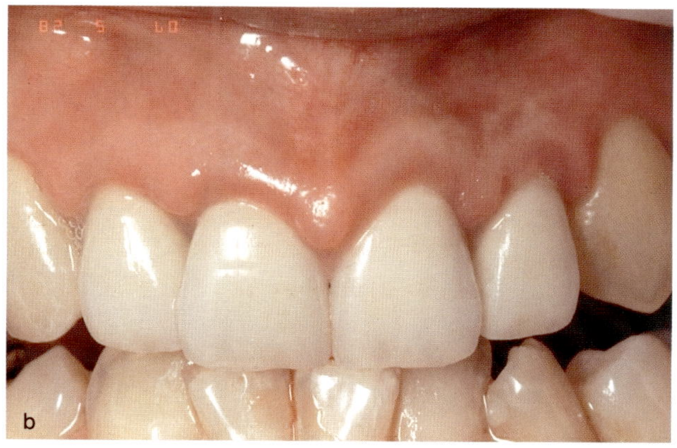

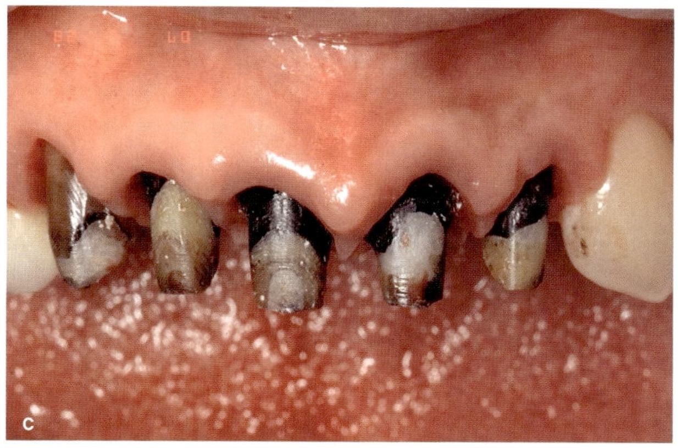

4-4a. 환자는 상악 전치부 심미 개선을 위해 내원하였다(2006년 9월 6일).
4-4b. 4-4a의 상태에서 3개월 만에 치료를 마치고 환자에게 '임시접착이므로 계속 내원해 주세요.'라고 설명했지만, 환자는 임시접착 약 반년 후 '치료한 곳이 느슨해졌다.'라며 내원하였다(2007년 5월 28일).
4-4c. 느슨해진 임시접착 보철물을 빼자 지대치 표면에 감염이 확인되었기 때문에 모든 지대치에 silver diamine fluoride를 도포하였다. silver diamine fluoride의 흑변은 감염과 비례하므로 치질의 흑변이 가장 적은 #13의 임시부착이 탈락 직전이었음을 알 수 있다. 그러나 치질은 현저한 흑변을 보인다(2007년 5월 28일).

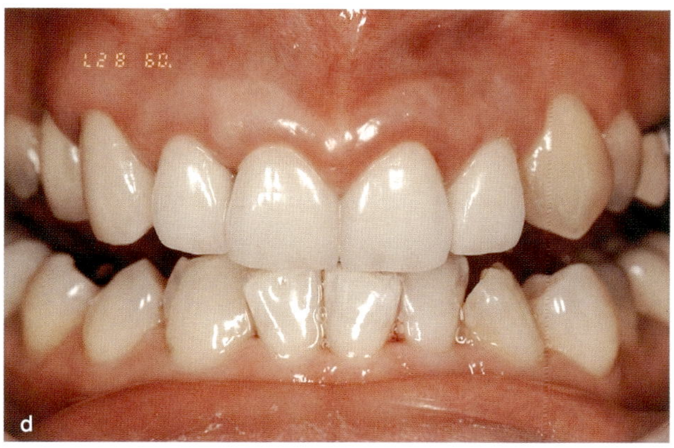

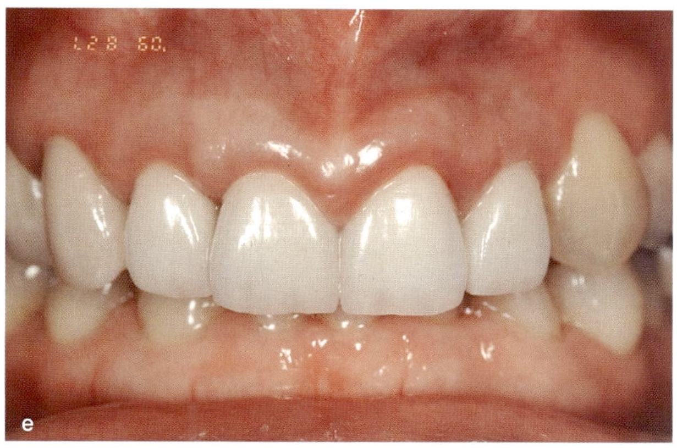

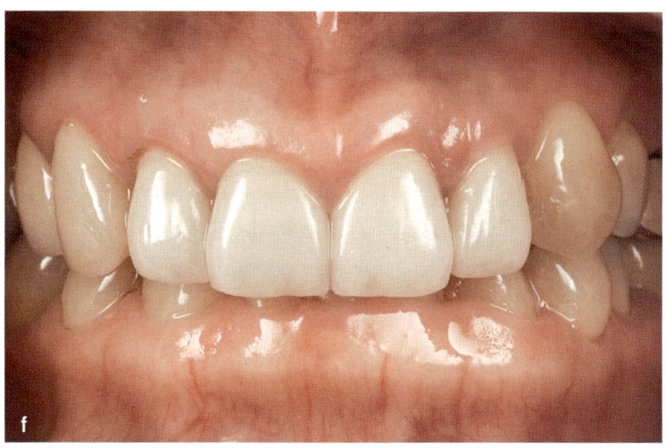

4-4d, e. 임시접착 제거 후 최종 합착부터 약 2년 후. 변연치은에 약간의 발적이 관찰되었지만 변연치은에 치질 흑변의 반사는 일어나지 않았다. 접합상피 내에 마진을 설정함으로써 2차적으로 치은의 두께를 확보할 수 있다(2009년 8월 27일).
4-4f. 치료 종료 후 약 12년 반. 환자는 여전히 정기검진에 응하지 않지만, 흑변된 치질이 치은으로 반사(umbrella effect)를 일으키지 않은 것은 치은이 두껍고 마진이 깊기 때문이다(2019년 1월 19일).

05

Contents 5

접합상피 내 마진의 지대치 형성

머리말

접합상피 내 마진 형성 시에 중요한 것은 다음 세 가지이다.

① 변연치은(치은구 및 접합상피)을 손상시키지 않는다.
② 변연치은을 따라 균일하게 치은연하로 형성한다.
③ 형성이 끝난 후에 접합상피 내에 절삭편이 남아 있지 않게 한다.

이 관점에서 finish line 형태는 rounded shoulder를 적용하고 있다(그림 1). 이제 접합상피 내 마진 형성 시의 주의점에 대해 설명하겠다.

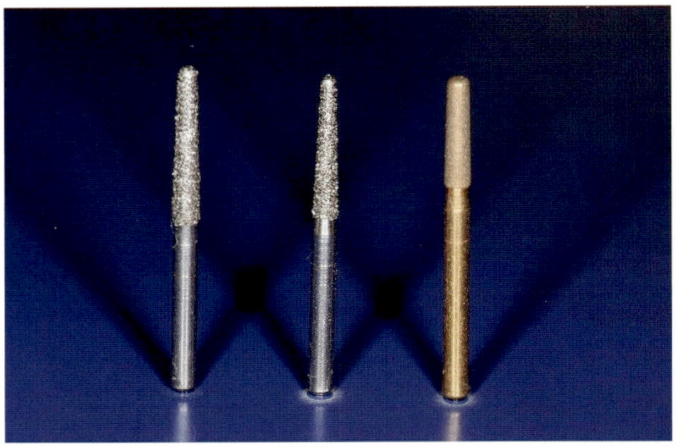

그림 1. 필자가 고안하여 사용하고 있는 버(bur). 왼쪽부터 AR-3, BR-4, BO 1-ff. AR-3, BR-4의 round end를 사용하여 치은연하를 형성하고 그 후에 J마진을 BO 1-ff로 제거한다(모두 GC사 제조).

1. 치은연하(접합상피 내 마진) 형성 시의 주의점

1) 연상과 연하의 step을 명확히 한다 (증례 34)

치은연하 형성을 확실히 하는 것은 쉽지 않다. 그래서 필자는 연하 형성을 시작하는 명확한 라인이 중요하며 그 요점이 되는 라인은 치은정연 라인이라고 생각한다. 칫솔질 지도, 스케일링 등을 끝내고 건강한 상태가 된 치은 라인은 한동안은 변하지 않는 기준이 될 수 있다. 치은연하를 당일 또는 다음에 삭제할 지에 관계없이 일단 치은정연에서 지대치 형성을 중단하는 것은 그 후에 계속될 치은연하 삭제량을 안정시키는 데 중요한 테크닉이 된다. 이는 인간에게 있어서 기준점부터 작업을 한다는 가장 근원적인 요소가 될 수 있다(그림 2~4).

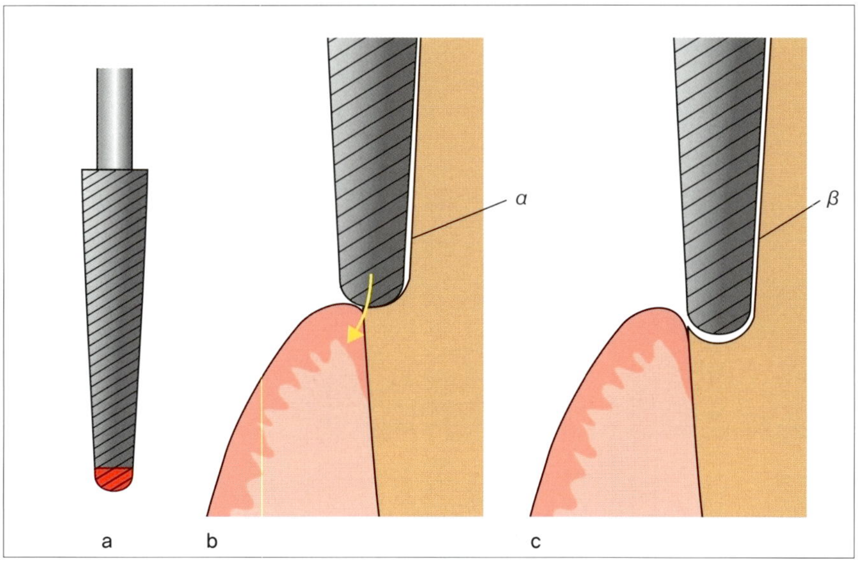

그림 2a~c. a: 특히 round end bur 끝의 절삭 효율이 요구된다. 다시 말하면, 버 끝의 관통성이 중요하다. b: 축면의 삭제가 불충분한 경우. c: 축면의 삭제가 충분한 경우. β 부분과 같이 버와 치질 사이에 공간이 존재함으로써 치은연하로 버를 움직일 때 축면과의 사이에 여분의 마찰이 발생하지 않는다. b에서는 α 부분에서 마찰이 생기기 때문에 터빈 바는 치은을 손상시키면서 화살표 방향으로 나아가기 쉽다.

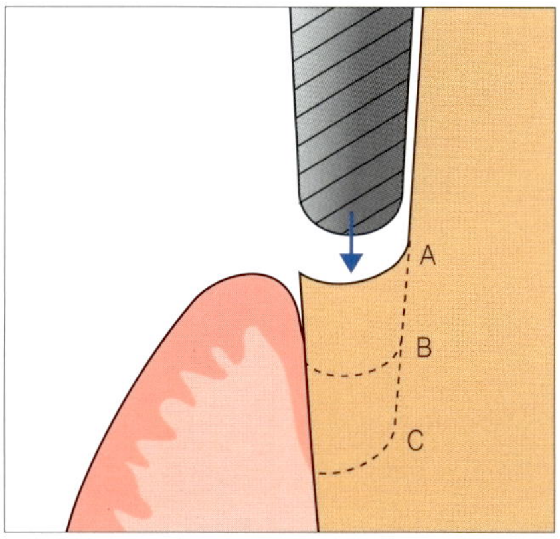

그림 3. 치근에 테이퍼가 있어서, 같은 치은연상의 축면 삭제량의 경우는 형성용 버가 연하로 이동함에 따라 마진의 폭은 A부터 C로 감소해 간다.

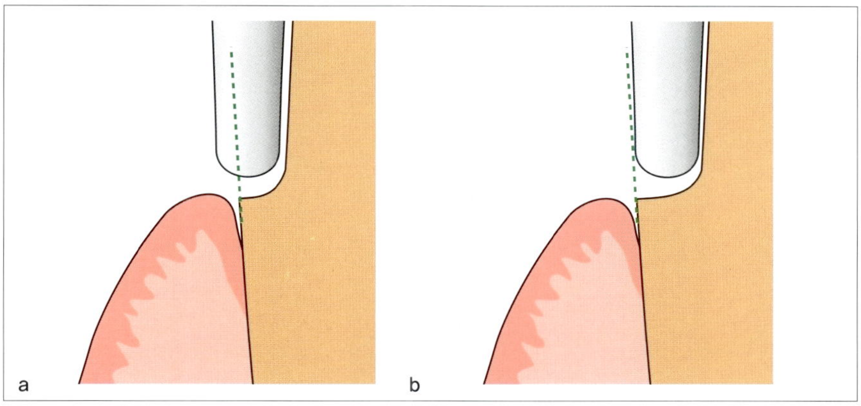

그림 4a, b. a: 연상에서 축면 삭제가 적은 경우. b: 연상에서의 축면 삭제가 많은 경우. 치은연상 형성에서 축면 삭제량을 충분히 확보하는 것이 다음의 치은연하 형성 단계에서 치은 손상의 감소로 이어진다. 또한 치근은 테이퍼 형태로 근첨을 향해 가늘어지므로 축면을 따라 치은연하의 형성을 실시하면 마진의 폭은 서서히 감소한다. b와 같이 충분히 축면을 삭제한다. 이 단계에서 치수 노출이 일어나지 않으면 다음의 연하 형성 단계에서는 축면을 건드리는 일이 적으므로, 치수 노출의 유무를 빠른 단계에서 확인할 수 있다.

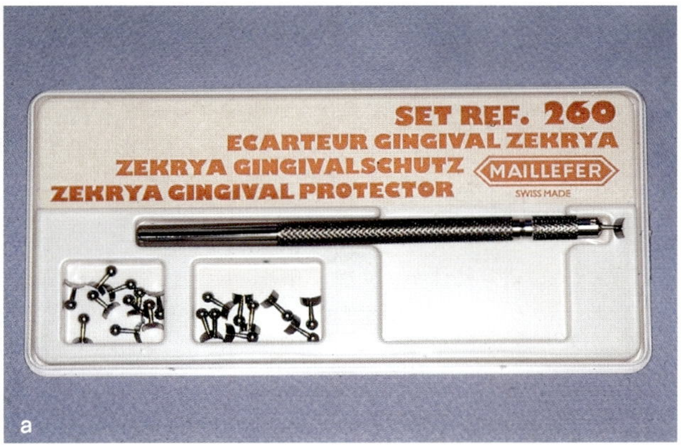

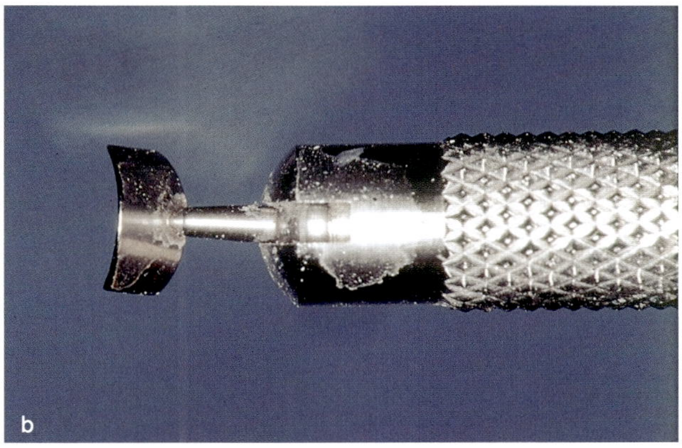

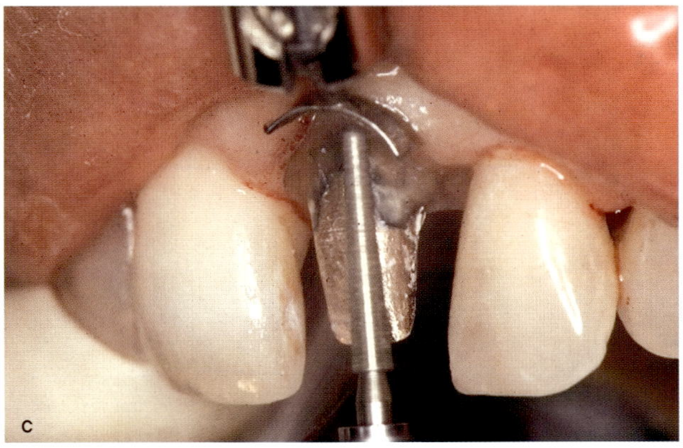

그림 5a~c. 치은을 배제하는 프로텍터(MAILLEFER사의 Gingival Protector 등)를 이용하여 치은연하를 형성하는 것이 효과적이다[93, 필12].

2) 치은을 손상시키지 않는다

형성 전에 압배사를 삽입하여 치은연하를 형성하거나 치은을 배제하는 프로텍터(MAILLEFER사의 진지발 프로텍터 등)를 이용한 치은연하 형성(그림 5)은 효과적이지만, 필자는 round end bur(AR-3, BR-4)로 의도적으로 J마진을 형성함으로써 변연치은이 쓰러지는 것을 방지하는 것이 간편하고 임상적으로 효과적이라고 생각한다. 첫 단계로는 round end bur 끝부분의 관통성을 의식하면서 버를 가능한 한 치축 방향으로 진행하여 의도적으로 J마진이 되도록

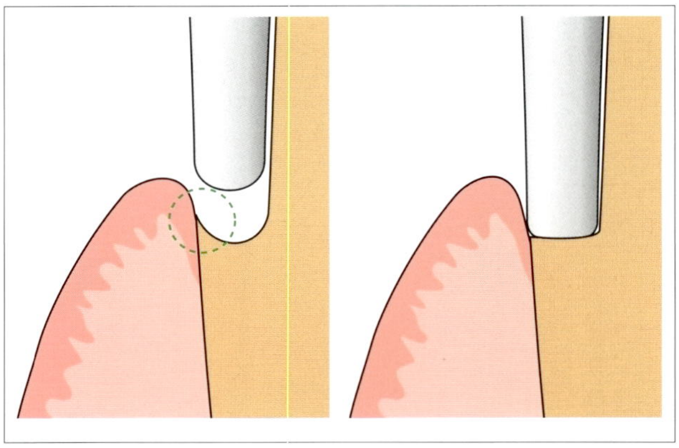

그림 6. 유리법랑질은 약간 두꺼운 직경의 화이트포인트(BO 1-ff 대용)의 각진 끝부분을 삭제하여 수정한 것을 사용하면 제거가 용이하다.

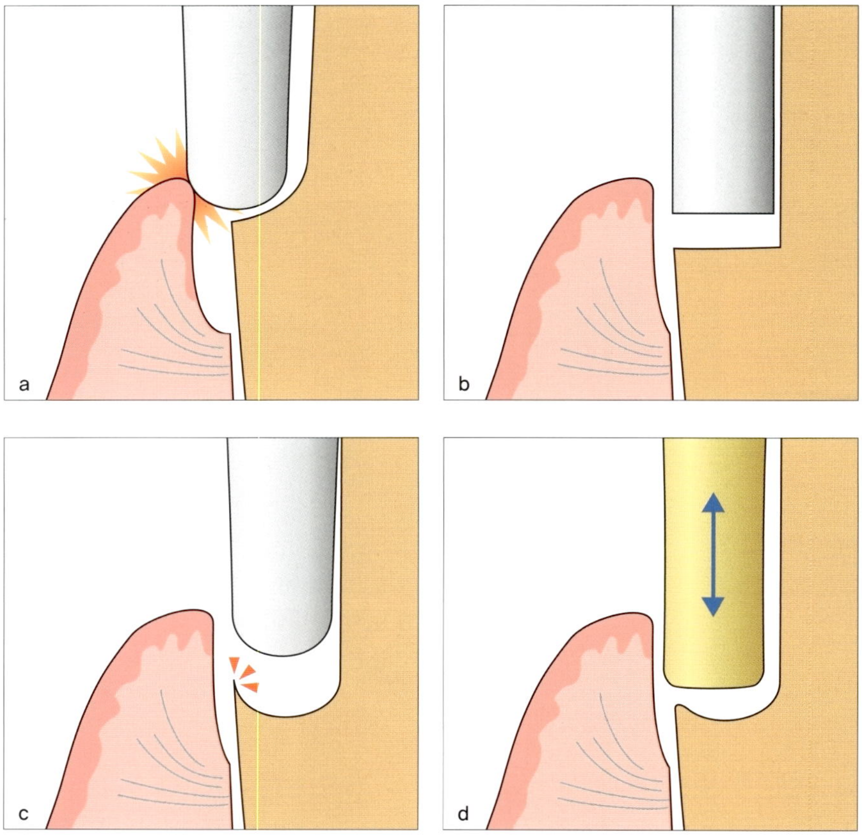

그림 7a. Chamfer 형성용 버를 절반 정도 축면에 닿게 치은연하 형성을 하면 치은에 손상을 입히기 쉽다. 형성량은 shoulder 버의 절반밖에 되지 않는다.
그림 7b. 통상적으로 shoulder 형성용 버는 축면에 전부 들어가기 때문에 이론적으로는 치은을 손상시키지 않는다. 하지만 각을 가지는 버로 곡선형의 변연치은을 따르듯이 움직이는 것은 매우 어렵다.

그림 7c. Shoulder type의 버의 방법으로 round end bur 1개분만큼 축면 안으로 넣으면 치은은 손상되지 않고 변연치은의 커브에 따라 형성하기도 쉽다. 단 유리법랑질과 비슷한 상아질이 남게 된다.
그림 7d. 그래서 shoulder bur와 비슷한 형태의 마무리용 bur의 끝부분으로 유리 부분(lip)을 위·아래로 움직이면 내연상피에 부착된 절삭편과 lip 모두 효율적으로 제거할 수 있다. 끝부분에만 다이아몬드가 있는 것은 bur의 축면부에 내연상피에 열상을 일으킬 가능성이 있으므로 필자는 화이트포인트 #44과 BO 1-ff(GC사)를 이용하고 있다.

연하 형성을 진행해 간다. 그리고 다음 단계에서는 두꺼운 flat end bur(BO 1-ff)로 J 부분을 평탄하게 해 간다. 이때 접합상피에 버가 닿기 때문에 조직에 손상이 일어나지만, 반대로 이 조작을 통해 새로운 조직의 신선면이 노출됨으로써 수복물에 대한 재부착이 일어나기 쉬워지고 지대치 형성 시에 미입한 축조체의 절삭편도 제거할 수 있다. 1) 및 2)의 단계를 통해 변연치은 내연은 거의 손상되지 않고 치은연하 형성이 끝난다(그림 6, 7).

직경 1mm의 round bur로 치은연하를 절삭하는 것도 하나의 방법이다. 그 힌트는 증례 35에서 보여 주겠다.

3) 치은연하의 깊이 삭제량을 균일하게 한다

전항 1)에서 기술한 바와 같이 치은정연에 기준을 두는 것은 치은연하 형성에 중요하지만 작업 중, 즉 형성 중에 더욱 명확한 계측을 하는 것도 중요하다. 그래서 치은연하에 전술한 round bur로 기준점, 즉 guide groove를 미리 형성해 두는 것도 효과적인 수단이 된다. 더욱 중요한 것은 이 시점에서 프로브를 이용해 확인하는 것이다. 치은연하 형성 중에 프로브로 절삭량을 자주 확인하는 것은 형성의 정밀도를 높여 가는 데에는 유용하다. 따라서 연하 형성 중에 프로브로 계측하는 습관은 반드시 신경써 주기 바란다.

정확하게 치은연하 형성이 되어 있었는지는 장기 예후에서 생리적으로 치은퇴축이 생겼을 때 알 수 있는 경우도 많다(증례 36~38).

4) '되도록' 결합조직성 부착은 손상시키지 않는다

치은연하 마진의 설정에서 생물학적 폭경, 즉 접합상피와 결합조직성 부착을 침습해서는 안 된다는 생각이 있지만[49,64,130,183], 필자는 이 개념에 반박하고자 한다. 역사적으로 볼 때 치은구 내 마진으로 여겨졌던 것이 프로브의 끝 도달 위치 연구에서, 사실은 접합상피 내에 마진을 설정했다는 것으로 판명되었다(Contents 2). 또한 마찬가지로 건강한 치은의 프로브 도달 위치 연구에서, 비록 gentle probing을 했다 하더라도 모든 치과의사가 접합상피 내에 프로브를 침입시키고 있다는 것이 증명되었다. 조직적 관점에서는 접합상피 내에 마진을 설정하는 것은 문제가 없고(Contents 1 참조), 오히려 임상과 조직학이 괴리되어 있었다고 결론지을 수 있다.

필자는 앞서 기술한 바와 같이 가급적 접합상피 내에 마진을 설정하는데, 골이 건강한 상태라면 결합조직 내에 마진을 설정하는 경우도 있다[166]. 이는 전치부보다 오히려 치관장이 짧은 대구치부(특히 제2대구치 원심부: 전술)에서 이루어지는 경우가 많다. 대구치부의 지대치 형성으로 유지력을 얻을 수 없는 경우에 통상적으로 치관장 연장술을 시행하는 경우가 많지만, 필자는 유지력을 얻기 위해 형성 시에 골연 또는 골까지 삭제함으로써 간편화를 도모하고 있다. 그러나 이 상태에서는 인상채득이 불가능하기 때문에 PiezoSurgery로 치은연하 골삭제를 하여 마진을 나타내도록 하고 있다. 이 방법을 사용한다 해도 통상적인 플랩을 여는 치관장 연장술보다 조직에 대한 손상이 적고 환자에 대한 외과적 침습도 확실히 줄며 창상치유도 조기에 마무리된다. 통상적인 접합상피 내 마진과 비교한다면 약간 임상 조작이 복잡해지므로, '되도록' 결합조직 부착은 손상시키지 않는 편이 좋다(Contents 2 및 7 참조).

5) 균일한 마진 폭을 확보한다

마진 폭을 일정하게 하는 것은 보철 재료 강도의 과잉 보상이라는 점에서도 중요해, 충분히 폭을 확보하는 것은 대단히 중요하다. 반면 절삭 과다는 치아가 본래 갖고 있는 저항 형태를 감소시키므로 교합, 잔존치질, 근관치료 유무 등을 종합적으로 판단하여 결정해야 한다. 또한 형태(configuration)에 관해서는 rounded shoulder=deep chamfer(면 절삭)가 지대치 형성의 간편성, 적합 및 응력 면에서 효과적이다.

6) 주의! 변연치은의 최하점

치은연하에 깊이 마진을 설정함에 따라 치관축 방향에 대한 마진 라인의 높낮이 차이는 서서히 줄어드는 경향이 있다. 즉, 전치부 보철에서 순측 변연치은 최하점의 삭제량이 적고 인접면부는 삭제량이 많아, 심미적이지 않은 순측 마진의 노출이 술후 조기에 일어나는 것이다. 이 경향에 관해서는 인간공학적 관점에서 이미 보고되고 있으며, 이전부터 구전되어 온 유전적으로 순측치은이 퇴축한다는 것은 아니라고 알고 있다. Wheeler의 해부학[11]에 나타나 있는 바와 같이 자연치의 상아-법랑경계(CEJ)의 고저차의 변화는 전치에서 대구치로 갈수록 줄어들고, 이것은 필자의 연구에서도 알 수 있다. 즉, 중절치가 가장 고저차가 있어 지대치 형성에서는 CEJ의 고저차를 지켜서 마무리해야 할 것이다. 그럼에도 불구하고—대표적으로 중절치의 지대치 형성에서 볼 수 있는 것처럼—이때 마진 라인의 고저차가 없어지는 이유는 '정확하게 작업하기 위해 일정 장소에 finger rest를 두기 때문'이다. 일정한 부위에 finger rest를 두는 것은 우리 치과의사에게 중요하다. 하지만 버의 왕복운동이 긴 거리로 이뤄짐에 따라 마진 라인이 높은 부분이 버 끝에 닿을 기회가 많아지므로, 결과적으로 마진 라인이 평탄해지는 것이다. 임상 지견을 통해 이 경향은 전치부의 마진 노출이 변연치은의 최하점(zenith라고도 함)에서 빈발하는 것으로 보아도 명백하다. 그러나 zenith의 삭제량이 적어지는 경향은 트레이닝에 의해 개선될 수 있다는 것도 필자들의 일련의 연구에서 인간공학적으로 증명되었다(그림 8).

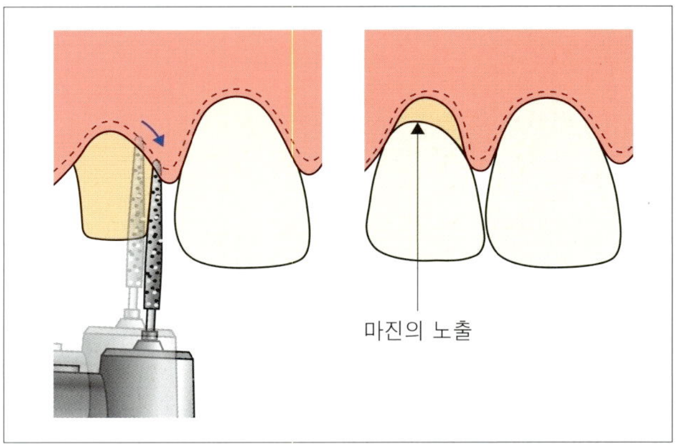

그림 8. 인접면을 깊이 삭제하면 해부학적으로 CEJ에 상처를 입혀서 순측의 치은이 내려가고 마진의 노출이 일어난다고 알려져 있지만, 그렇지 않고 레스트를 확실히 둔 상태에서 진중하게 버로 좌우 왕복운동을 함으로써, zenith(최하점)의 삭제 부족이 일어나는 인간공학적인 문제가 있다.

7) 형성용 버에 요구되는 조건, 관통성, 접합상피에 대한 접근 가능성

필자의 연구에서는 round end와 flat end의 다이아몬드 버를 이용하여 연구 목적을 밝히지 않고 임상경험 5년에서 10년의 임상의에게 치은연하 지대치 형성을 하도록 하였다. 그 결과 round end bur를 사용한 경우에 치은연하 형성이 정확하게 이뤄진다는 것이 판명되었다[필12]. 따라서 치은연하 형성에는 끝이 완전한 구 형태의 버를 이용하는 것이 중요하다. 또한 치은연하 형성 시에 의식할 것은 버의 좌·우 왕복 운동보다 버 끝부분의 관통성을 의식하는 것이 보다 중요하며, 이 점에서도 관통성이 우수한 round end bur(AR-3, BR-4)가 유용하다고 할 수 있다(그림 9, 10).

8) 지대치 형성의 (치축) 방향

지대치 형성의 방향은 매우 중요하다. 보철물에 의해 치관 방향을 변경해야 하는 증례를 제외하고 기본적으로 지대치 형성은 해부학적인 방향을 중시하여 해당 치아가 가진 치축 방향으로 형성되어야 한다. 그 이유는 수복 재료의 두께를 균일하게 할 수 있는 얇은 마진인상(Contents 7: 증례 52)에서도 치과기공사가 수복물의 배열 방향을 예상하기 쉽고 (후술) 유수치에서는 무증상 치수 노출을 피하기 쉽다는 등의 이점이 있기 때문이다.

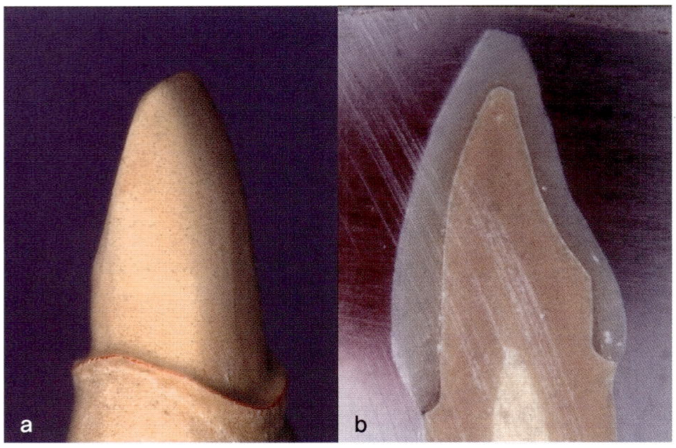

그림 9a, b. 실제로 임상에서 사용한 provisional restoration을 세로로 절단한 상태. 명확한 135° 둥근 마진(rounded margin)인 것을 알 수 있다.

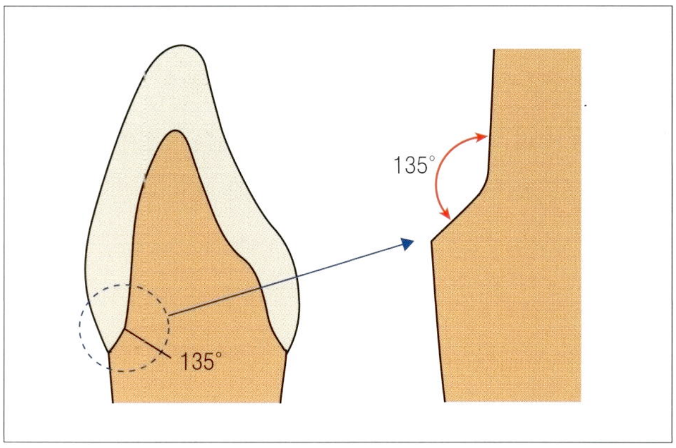

그림 10. McLean이 권장하는 135° 마진에 둥근 형태를 부여한 단면은 형성의 간편함, 치질측의 저항성이라는 면에서 유리하다[120].

9) 생물학적 마진 라인

마진 라인은 변연치은의 고저차에 가능한 한 비슷하게 형성되어야 한다. '6) 주의! 변연치은의 최하점'에서 CEJ와 마진 라인과의 관계를 기술한 바와 같이 중요한 항목이고, 형성라인은 CEJ 라인도 중요하지만, 임상에서는 변연치은의 라인을 기준으로 하는 것이 더 중요하다. 변연치은의 라인은 CEJ 라인과 매우 큰 상관관계를 가지고 있긴 하지만 인접면에서는 치간수평섬유가 발달하여 치은이 두꺼우므로, 양 라인은 평행하게 주행하지 않는 것이다. 또한 특별히 유지력이 요구되는 부분을 깊숙이 삭제하는 것은 임상에서는 자주 있는 일이다. 그러나 (치과기공소를 돌며 개별적으로 의사소통한 결과) 많은 임상 결과를 보면 대부분 고저차가 없는 평탄한 마진 라인을 관찰하게 된다. 그래서 필자는 고저차가 재현된 마진 라인을 '생물학적 마진 라인'이라고 부르고 싶다. 치축에 대한 변연치은의 고저차가 큰 전치부에서는 '8) 지대치 형성의 (치축) 방향'에서 기술한 치축의 방향과 이 생물학적 마진 라인을 실천함으로써 과도한 외과적 침습을 피할 뿐만 아니라 기공 조작 시의 이상적인 형태를 요구하기 쉬워진다고 생각한다. 반면 필자는 변연치은의 고저차가 적은 구치부 보철에서는 이 생물학적 마진 라인에 대한 의식이 낮다.

2. 치아의 힘에 대한 저항 형태에 대한 배려

하악 전치부의 지대치 형성은 가늘어지기 쉬워 치아의 저항 형태를 고려하면 매우 불리하다. 반면 하악 전치부는 연상치석의 침착량에서도 알 수 있듯이 타액의 환류도 많고 충치 활성도가 낮기 때문에 치은연하 약 0.3~0.5mm 정도의 마진 설정으로 용인될 것이라 생각한다. 또한 근관치료를 시행한 치아는 저항 형태를 잃기 쉬우므로 포스트 길이, 재질을 고려해야 하며 근관치료에서 극단적인 근관확대는 피해야 한다. 이와 함께 페룰(Ferrule)효과도 중요한데 접합상피 내 마진에서는 연하 형성량이 많기 때문에 이 페룰효과를 얻기 쉬운 장점이 있지만(증례 39~41), 가능한 한 생활치에서의 치료가 안전하다.

특히 상악 전치부, 소구치, 하악 제1대구치 근심치근은 치근파절에 주의해야 한다.

증례 34: 형성 단계(10년 경과)

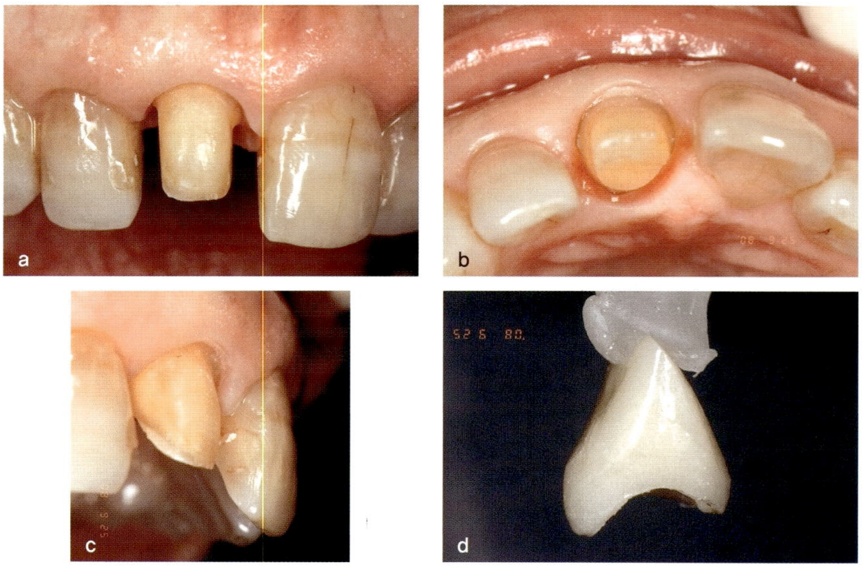

5-1a~d. 생활치 #11의 보철 처치는 우선 치은정연까지의 지대치 형성을 한다. 같은 날에 인상채득까지 작업을 하여도 삭제량 확인을 위해 일단 provisional restoration을 제작한다(치은연상의 단계).

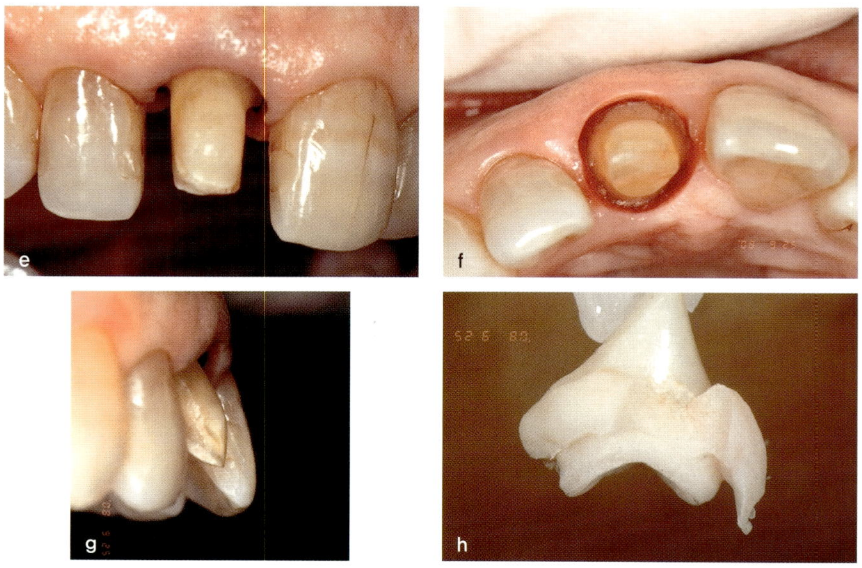

5-1e~h. 같은 날에 계속해서 치은연하 형성(치은연하의 step)을 실시하고 인상채득 전에 provisional restoration의 relining을 끝내 둔다.

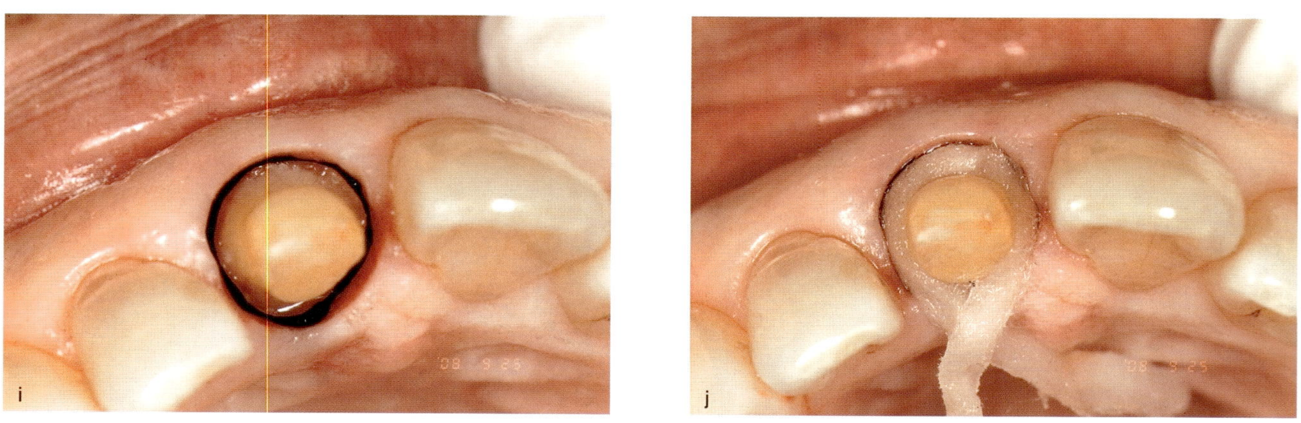

5-1i, j. Silk로 치은압배 후에 다시 보스민 면사를 지대치에 감고, 5-1h의 provisional restoration을 지대치로 되돌려 변연치은에 약 5분간 압력을 가한다.

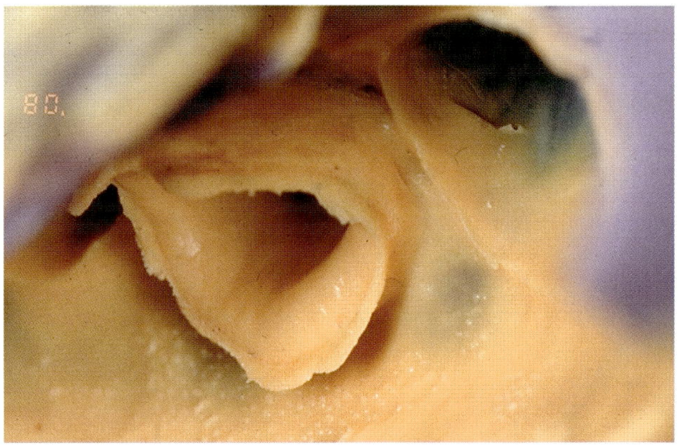

5-1k. 개인 트레이로 인상채득한다.

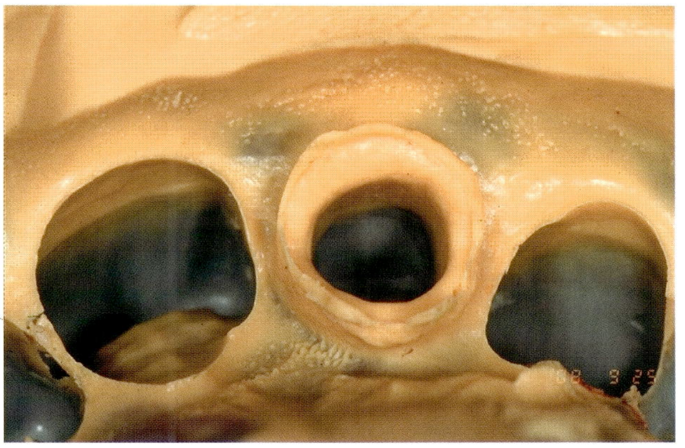

5-1l. 본 증례에서는 예비인상으로서 putty 1회법으로 추가로 인상채득을 하였다.

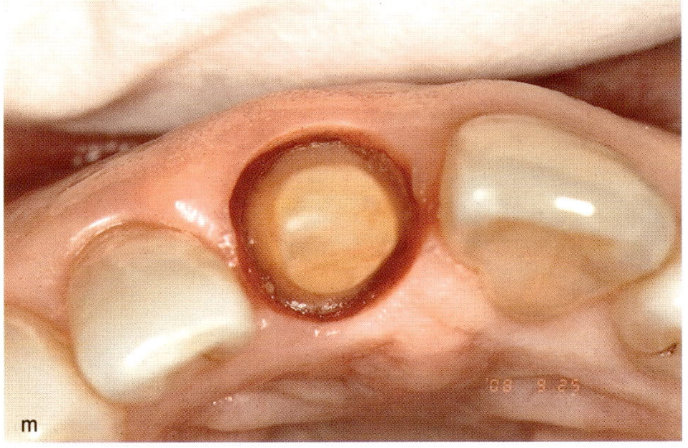

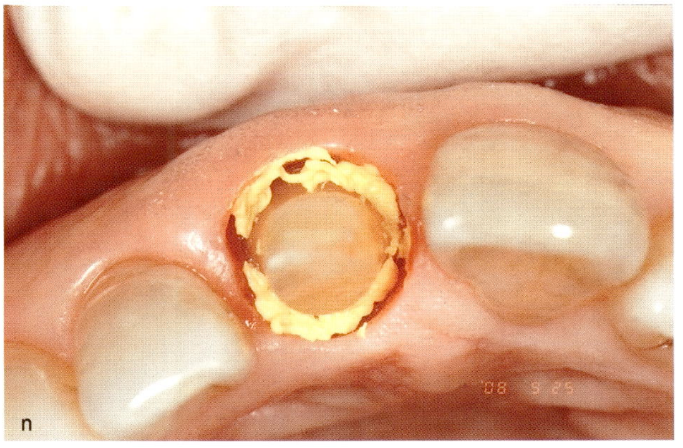

5-1m, n. 인상채득 후, 요오드제제(비타펙스)를 이용하여 인상 후의 손상을 소염시킨다(Kanda Masami 선생으로부터 배움).

5-1o. 보철물을 장착하고 약 1주 후의 상태. 변연치은에 눈에 띄는 발적은 관찰되지 않는다(2008년 10월 17일).
5-1p, q. 10년 후. 순측, 구개측 모두 염증은 관찰되지 않는다(2018년 12월 21일).

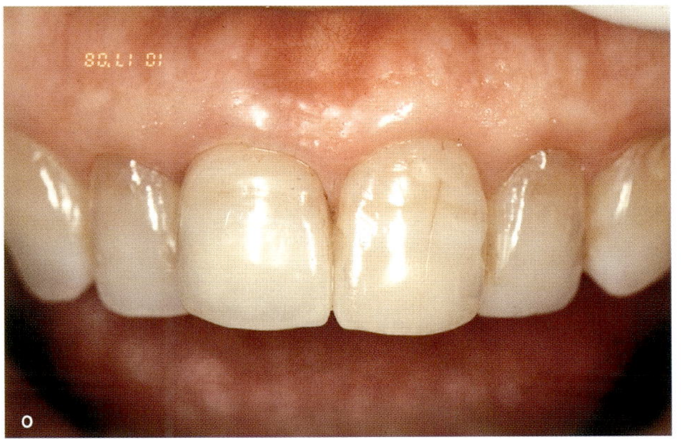

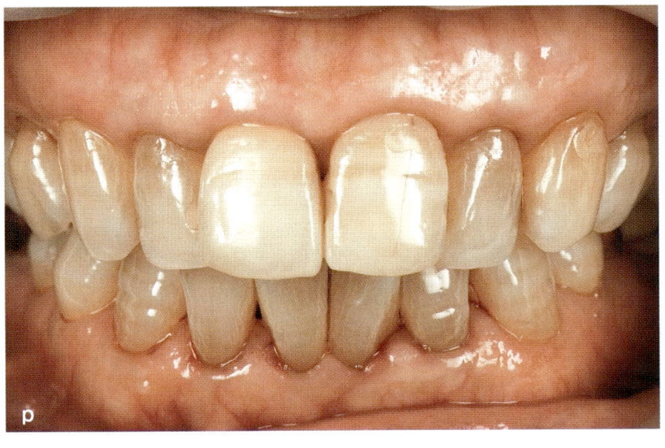

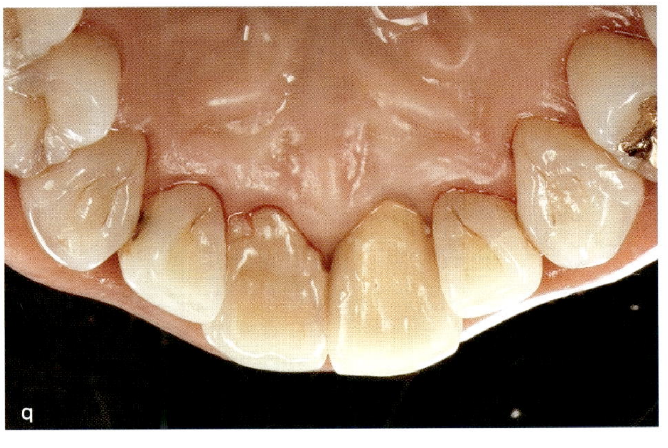

증례 35: 직경 1mm의 round bur로 치은연하 1mm에 마진 설정(9년 경과)

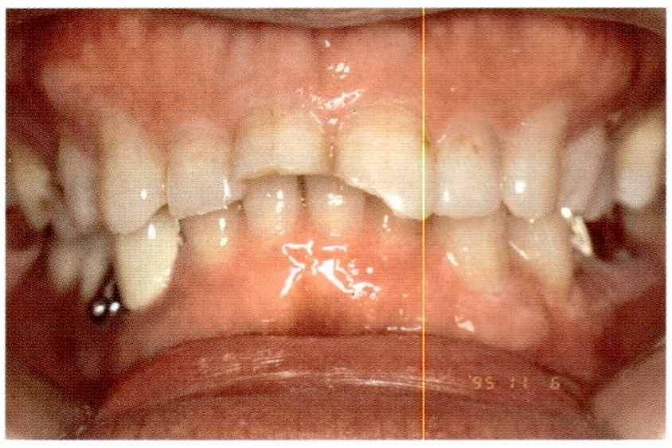

5-2a. 환자는 넘어져 앞니를 바닥에 부딪혀 양 중절치가 깨지고 말았다. 치수에 손상을 입었기 때문에 근관치료를 실시했다(1995년 11월 6일).

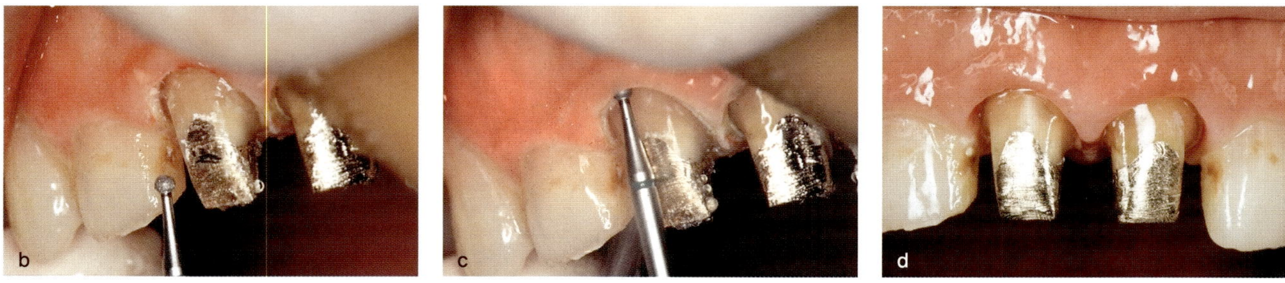

5-2b~d. 1mm 직경의 round bur를 사용하여(Tabata Yoshio 선생 제공), 버가 완전히 보이지 않도록 치은연하에 마진을 형성하고, 그 후 #44 화이트 포인트 버로 수정하였다. 5-2d는 형성 약 1주 후의 모습이다. 주의점으로 round bur로 언더컷을 만들지 않도록 하는 것을 들 수 있다.

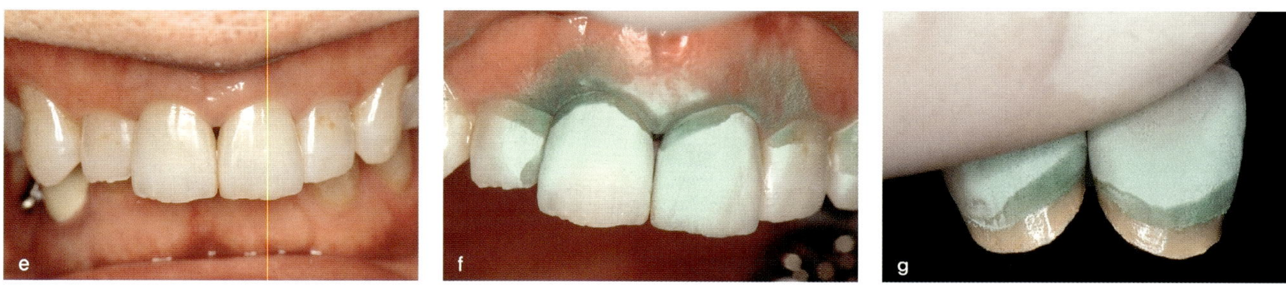

5-2e~g. 치은연하 형성량의 정확성을 확인하기 위해 시적 시에 교합 조정용 스프레이를 시적 상태에서 분사하고, 크라운을 분리하여 치은연하의 삭제량을 확인하였다. 검사 결과 마진이 치은연하에 균일하게 형성되어 있다는 것을 알 수 있었다(1996년 1월 17일).

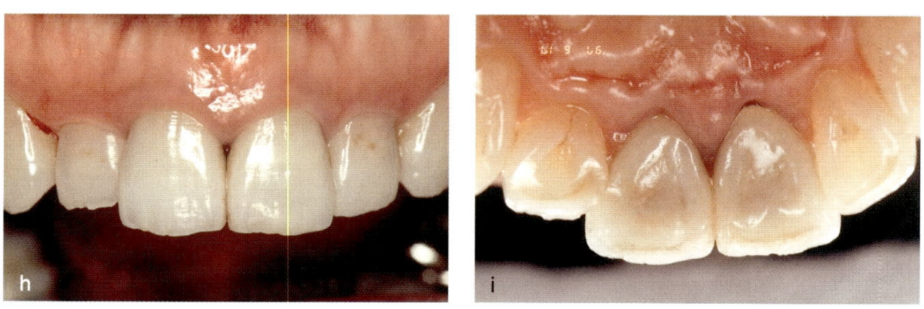

5-2h. 3개월 후(1996년 4월 12일).
5-2i. 구개 측면 사진(1996년 6월 17일).

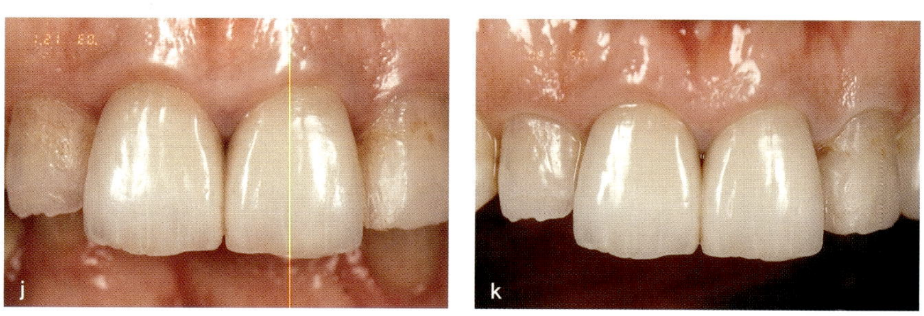

5-2j. 7년 후(2003년 1월 21일).
5-2k. 9년 후. 심미적으로도 양호한 메탈세라믹이다(2005년 1월 30일).

증례 36: 균일한 치은연하 형성은 시간 경과에 따라 증명된다(23년 경과)

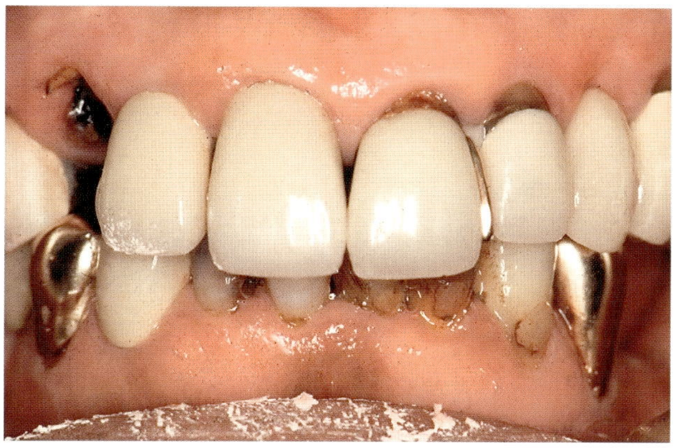

5-3a. 초진 때의 상태. #13이 잔존치근 상태이므로 임플란트를 식립하고, #12~#22은 메탈세라믹 크라운을 장착하기로 계획하였다.

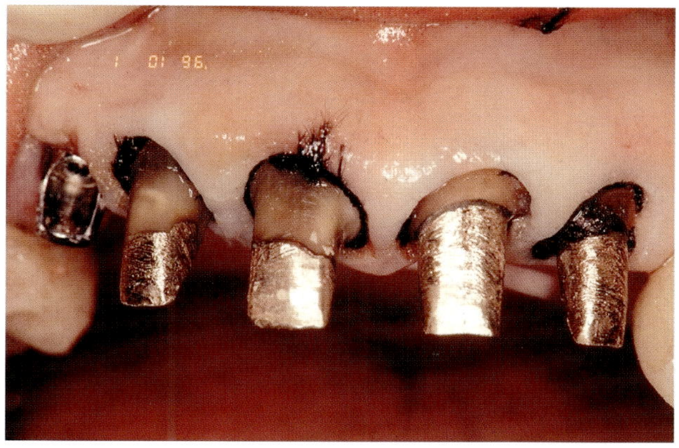

5-3b. 인상채득 시의 치은압배 상태. #13은 provisional restoration 용의 abutment이다.

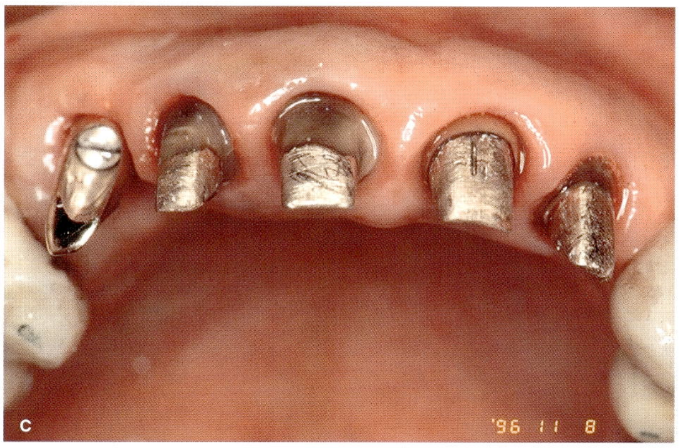

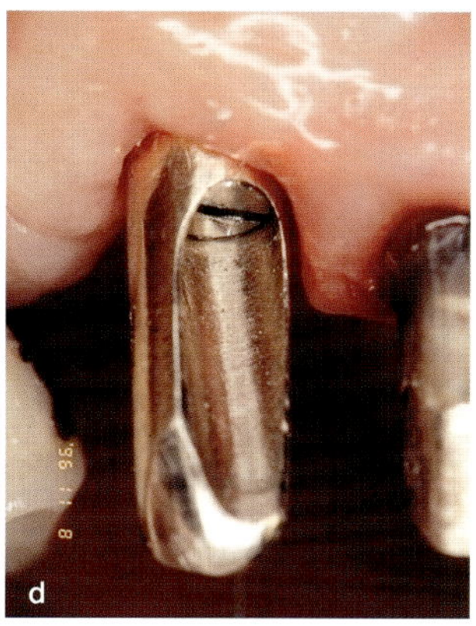

5-3c, d. 최종보철물 장착 시의 지대치 상태. #13도 최종 abutment로 변경되었다(1996년 11월 8일).

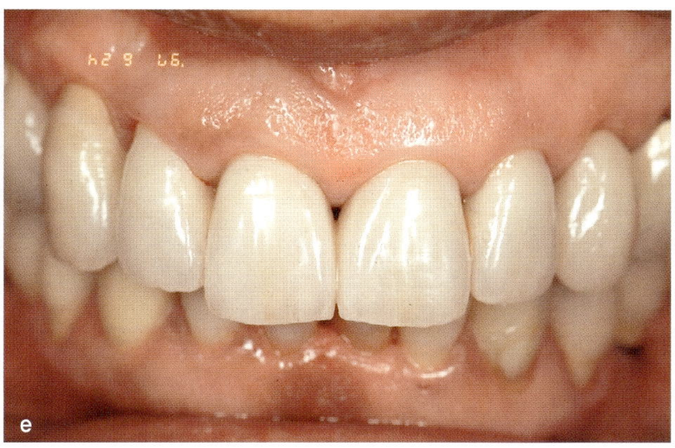

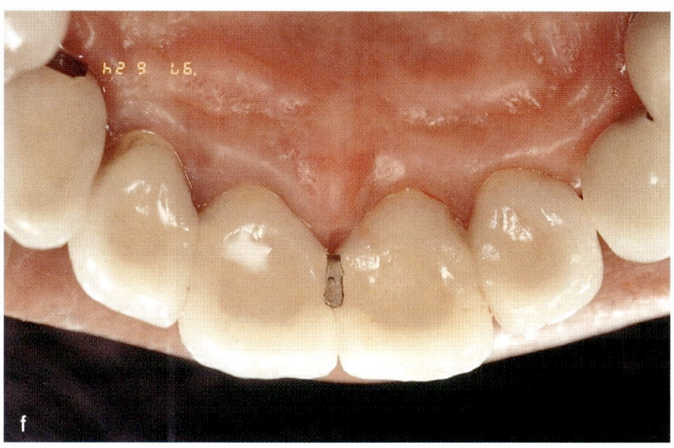

5-3e, f. 최종보철물을 장착하고 약 6개월 후의 상태. 구개 측면 사진은 #12~#22의 연결을 보여 준다.

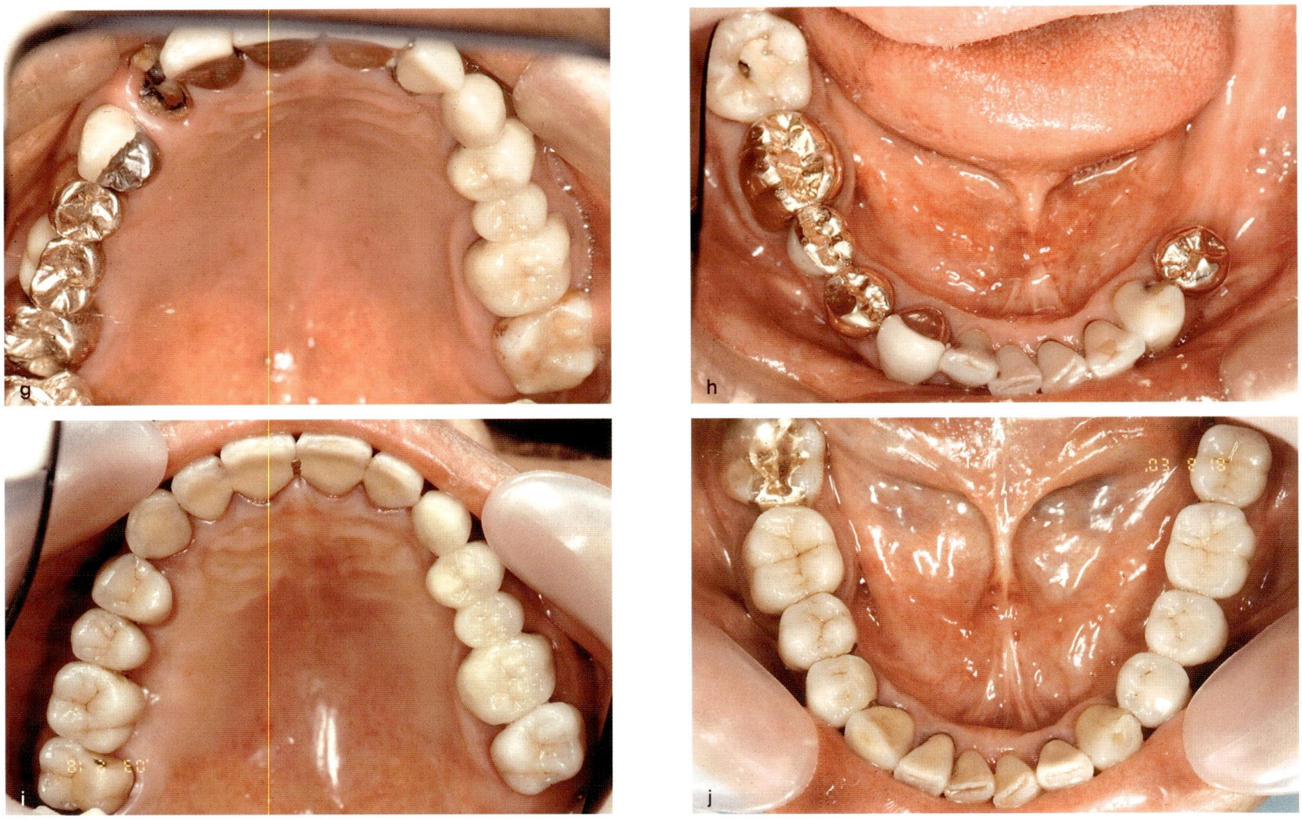

5-3g~j. 구치부도 단계적으로 치료를 하였다. g, h: 1996년의 상태. i, j: 2003년의 상태.

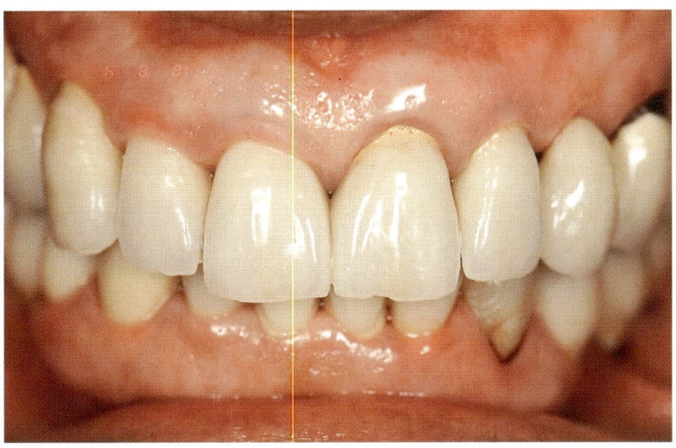

5-3k. 약 14년 후. #21의 마진이 퇴축을 일으키고 있지만 원인은 알 수 없다.

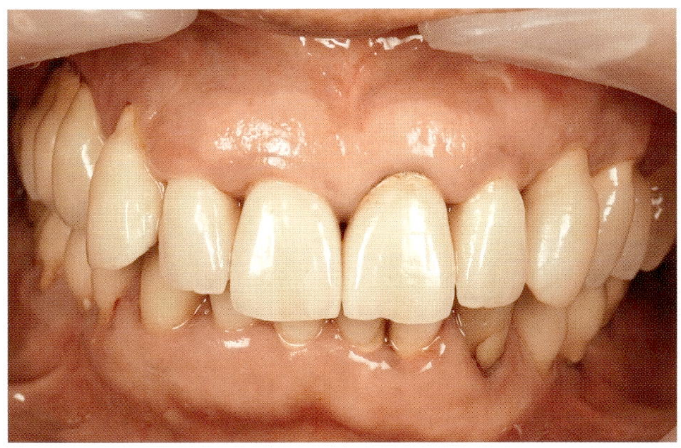

5-3l. 약 23년 후. 역시 #21의 치은퇴축이 신경쓰이지만, 마진의 노출이 균일하다는 점으로 인해 균일한 치은연하가 형성되어 있음을 알 수 있다. #13은 파손 때문에 수술 후 20년 후에 다시 제작하였다(2019년 2월 4일).

증례 37: 치근활택술 후에 치은연하 약 1mm로 마진을 설정(29년 경과)

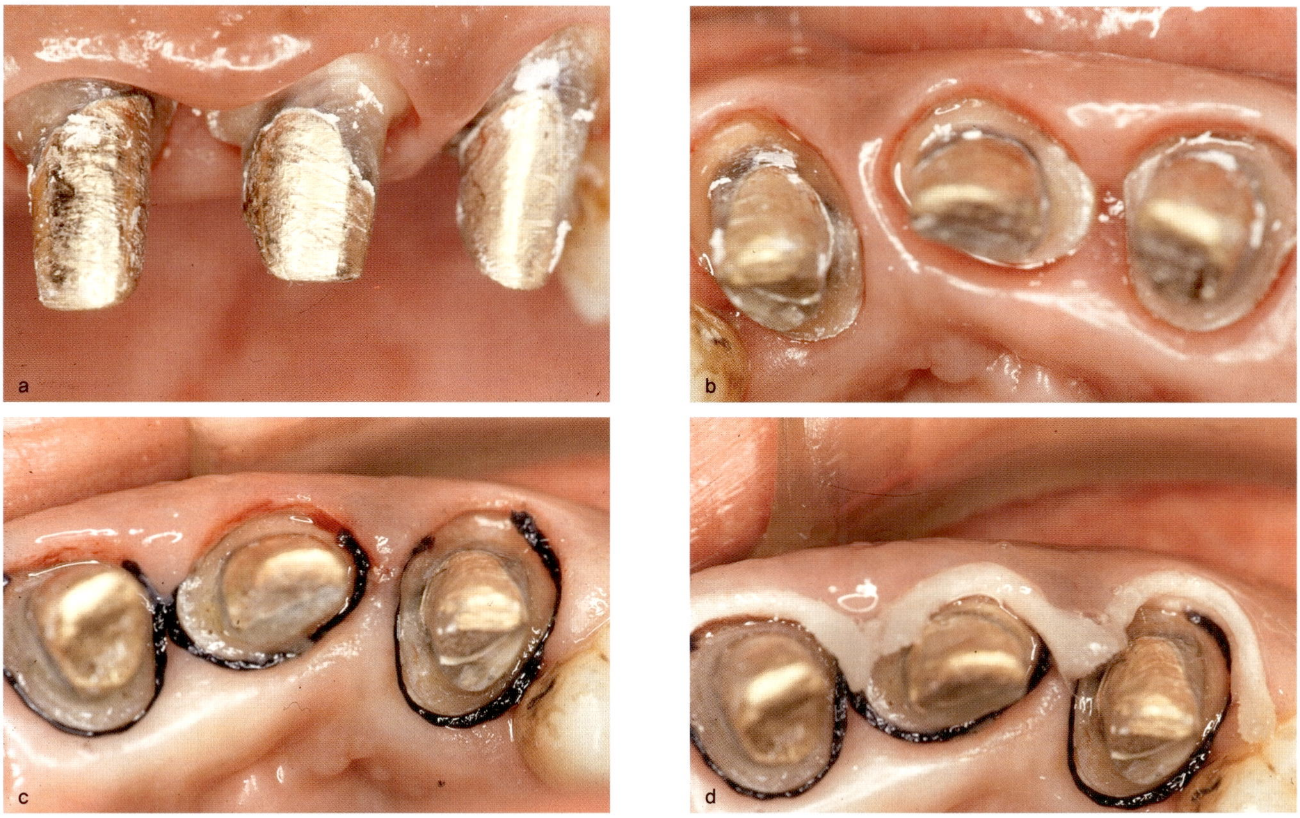

5-4a~d. #21에 동요도 II도의 치주병 환자에게 치근활택술 후에 연결 고정을 위한 보철을 실시하였다. 순측은 치은연하 1mm로 마진을 설정하고 구개측은 약 0.5mm 연하 마진으로 했기 때문에 구개측에는 면사로 치은압배, 순측은 새끼줄 모양의 솜으로 치은압배를 하여 지나치게 치주조직에 손상을 주지 않도록 인상채득하였다(1989년 9월).

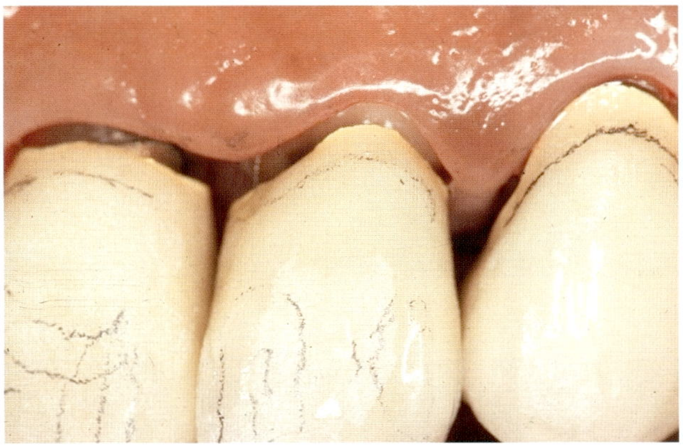

5-4e. 초벌구이(비스킷 베이크)를 시적하여 색조, 적합성을 확인함과 동시에 보철물을 시적한 상태에서 변연치은 라인을 보철물 상에 연필로 표시한 후 들어올려 치은연하 삭제량을 확인한다. 본 증례에서는 #23 중앙부가 약간 깊게 형성되었으나, 다른 부위는 정확히 1mm 연하에 지대치가 형성되어 있었다(1989년 9월).

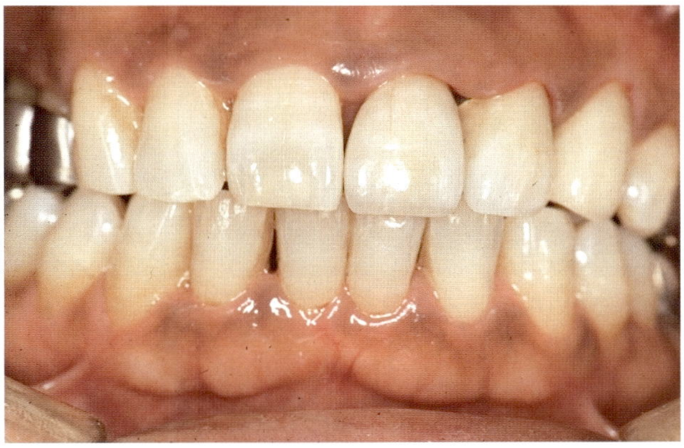

5-4f. #21, #22, #23에 연결관이 장착된 상태. 심미적 문제로서 치간유두가 상실되었다. 치주치료를 한 후에 치은연하 마진을 설정하는 것은 용인되지 않았지만 필자는 시행하고 있었다(1989년 10월).

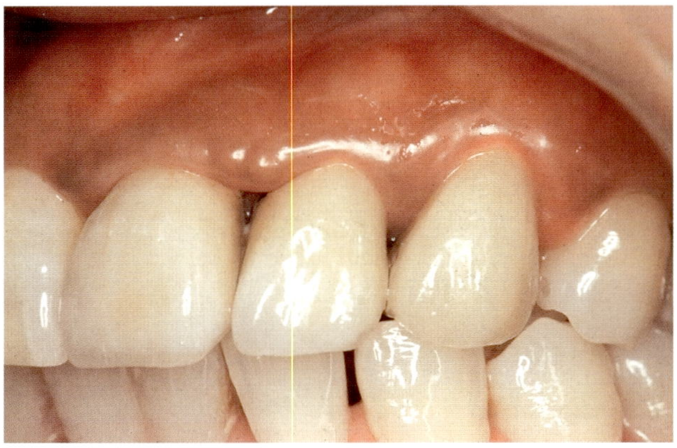

5-4g. 약 10개월 후. 치주조직의 회복이 보인다(1990년 7월 10일).

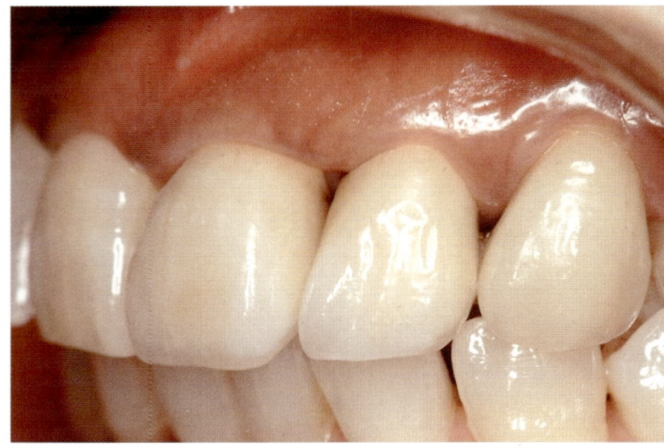

5-4h. 약 2년 후. 약간의 크리핑이 관찰된다(1991년 7월).

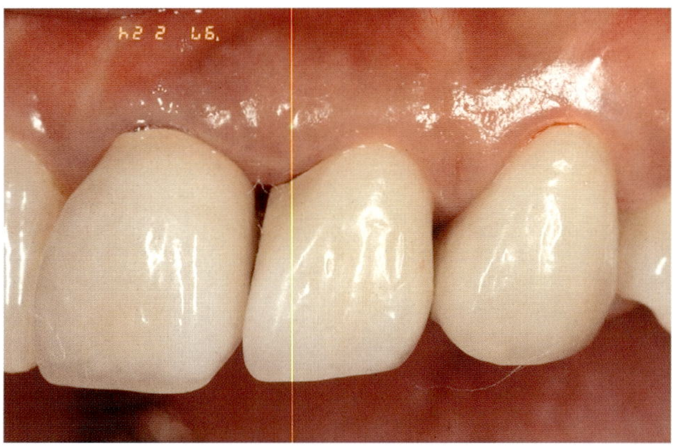

5-4i. 약 7년 반 후. 치주병이 가장 심했고, 치근활택술을 가장 많이 실시한 #21은 마진 라인이 보이기 시작한다(1997년 2월 24일).

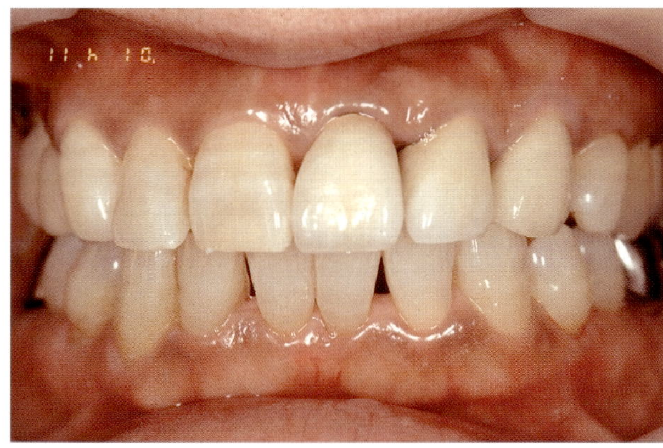

5-4j. 약 12년 반 후. 5-4i와 거의 같은 상태이다(2001년 4월 10일).

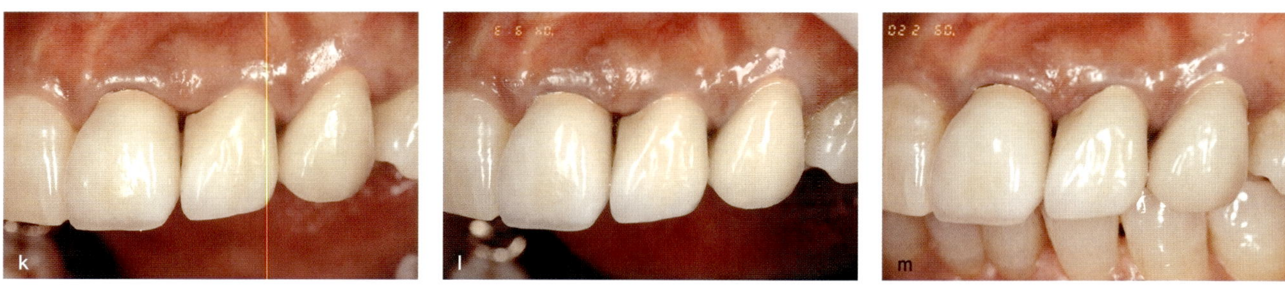

5-4k~m. 약 13년 후부터 20년 후. 그다지 변화는 없다(k: 2002년 1월 28일, l: 2004년 9월 3일, m: 2009년 2월 20일).

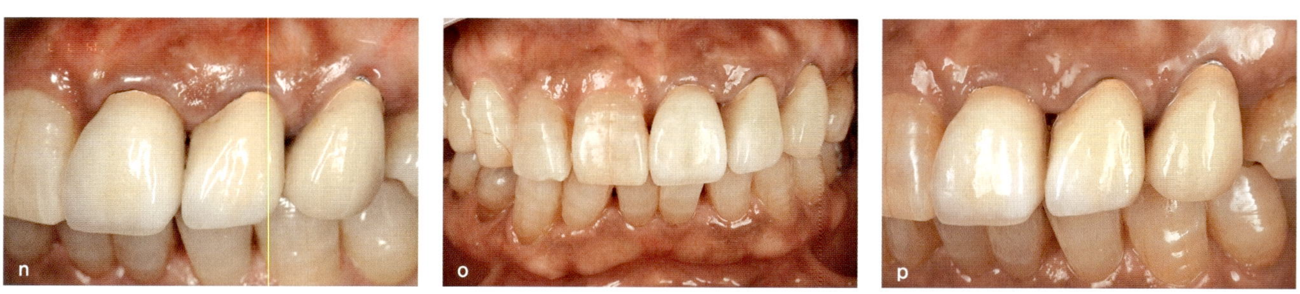

5-4n~p. 약 25년에서 29년 경과. #23의 마진이 보인다. 5-4e에서 균일하게 치은연하 1mm로 설정되었던 마진은 약 30년간 균일하게 치은퇴축이 이루어졌다. 환자도 "그렇게 흔들흔들하던 이를 아직도 갖고 있게 해 주셔서 감사합니다."라고 말해 주어서 필자는 치료가 성공했다고 생각한다. 하지만 치근활택술을 좀더 부드럽게 했다면 치료뿐 아니라 심미적으로도 성공했다고 말할 수 있을 것이다(n: 2014년 7월 7일, o, p: 2018년 4월 23일).

증례 38: 치은연하 형성량의 확인—치아염전(30년 경과)

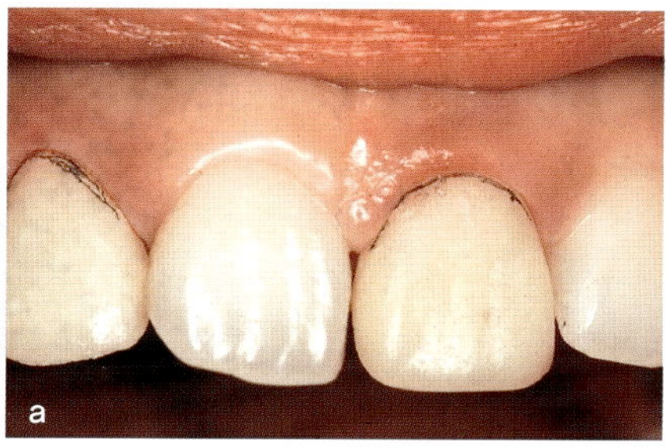

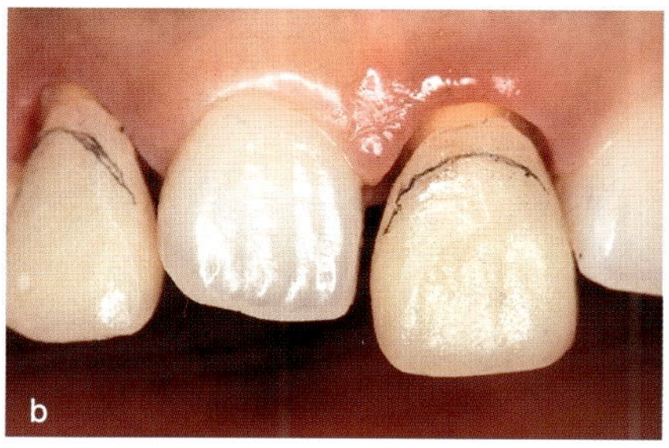

5-5a, b. #12 및 #21의 치은연하 형성이 종료된 시점에 provisional restoration에 호응하는 변연치은부에 가는 연필로 선을 긋고 그것을 다시 들어올려 치은연하 삭제량이 균일한지 확인할 수 있다(1989년 12월 5일).

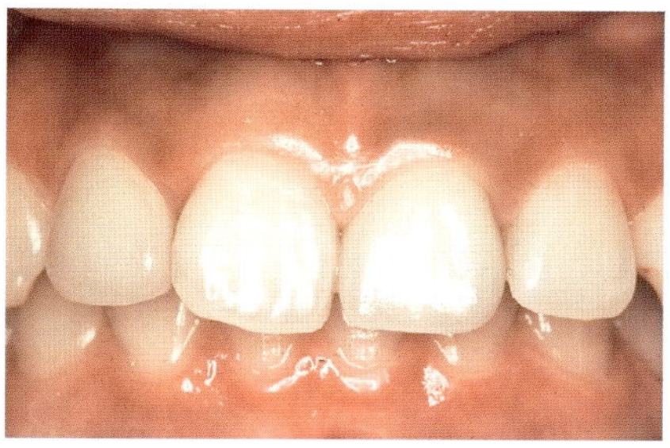

5-5c. 최종보철물 장착 시(1989년 12월 20일).

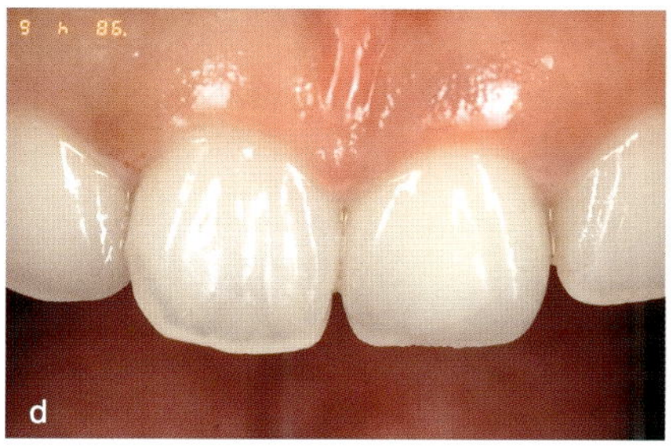

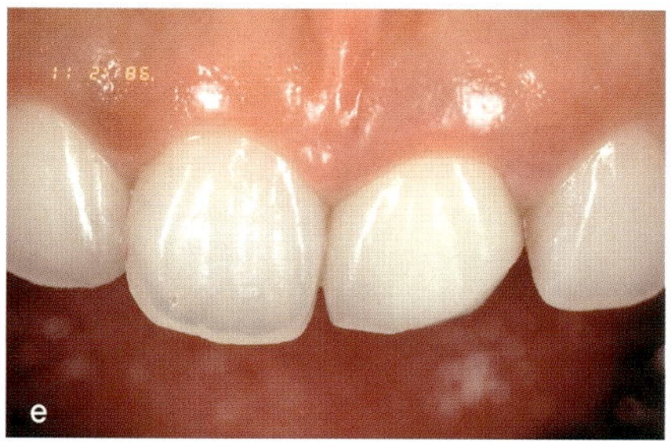

5-5d, e. 약 9년 후의 1998년 당시. #21 절치 모서리의 마이크로크랙으로부터 파절이 발생하였다(d: 1998년 4월 6일, e: 1998년 12월 11일).

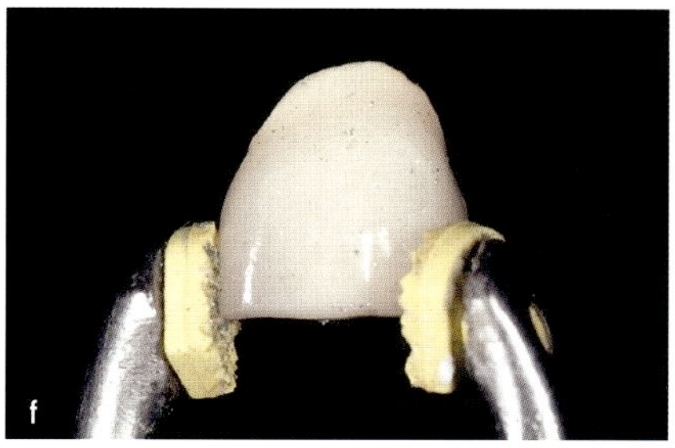

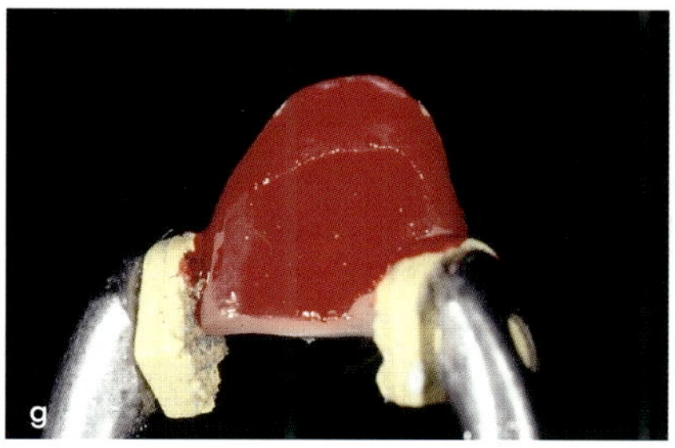

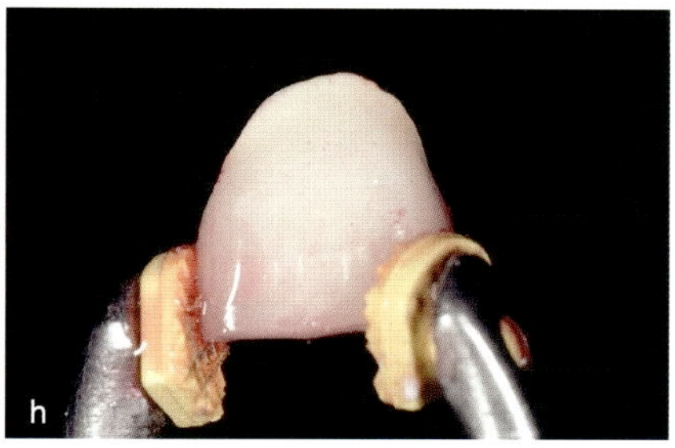

5-5f~h. 메탈 프레임의 재이용을 고려하여 침윤마취 상태에서 KY 플라이어로 힘을 가하자 운 좋게 메탈세라믹을 제거할 수 있었다. 이때 약 9년간 기능한 메탈세라믹의 치은연하에서의 플라크 침입을 관찰하기 위해, 제거된 크라운(f)을 염기성 푹신(fuchsin 염료)으로 염색하여(g) 물로 세척하니(h) 마진부에 플라크의 침착이 없는 것으로 판명되었다. 즉, 장기관찰을 통한 치은연하 마진의 세균감염은 부정된 셈이다(1998년 12월 28일).

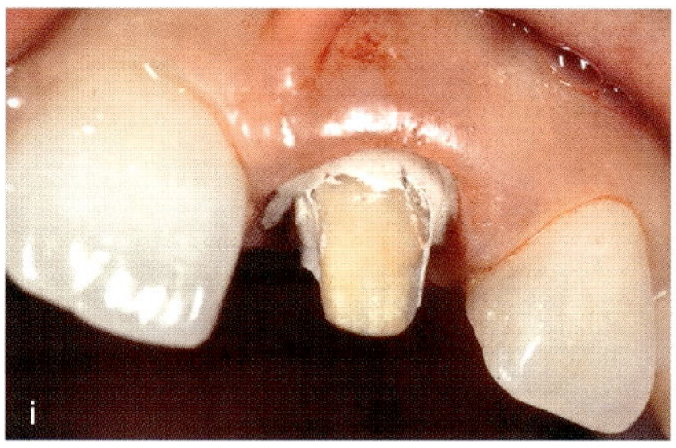

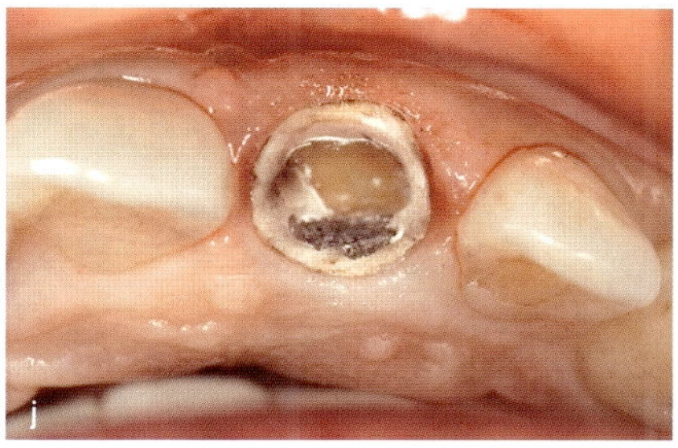

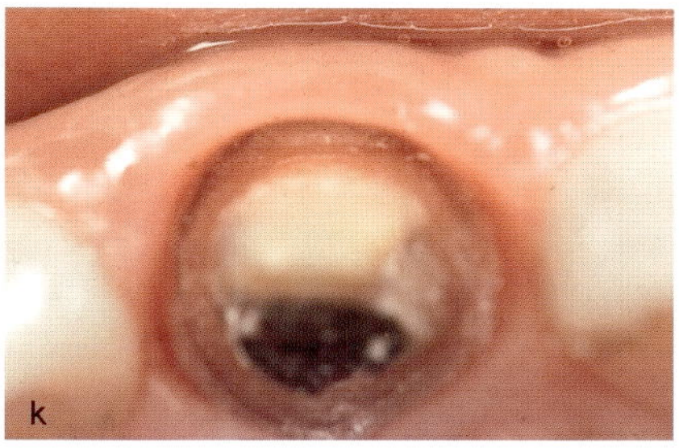

5-5i~k. 제거 직후의 지대치 주변 관찰(i, j)로 치은연하의 인산아연시멘트는 장기적으로 붕괴되지 않고, 변연치은 내면에도 염증 징후는 없어 9년 전의 상태(k)와 거의 바뀌지 않았다(i, j: 1998년 12월 28일, k: 1989년 12월 16일).

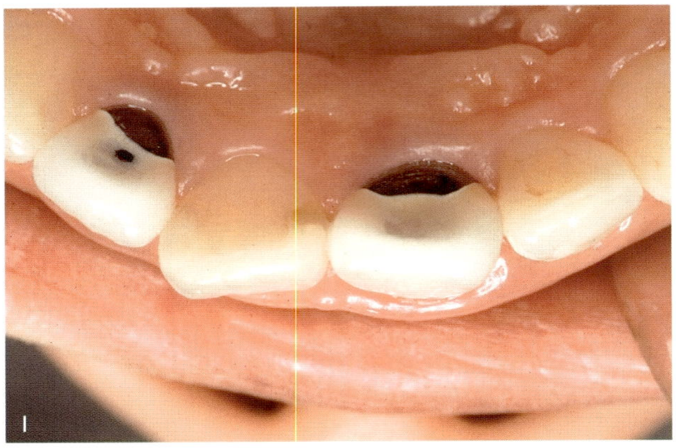

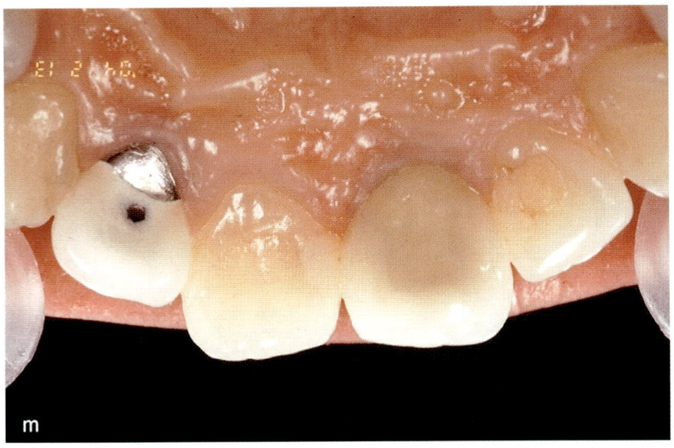

5-5l, m. 5-5e의 파절 원인을 검증하면 염전된 치아의 원심부를 구개측으로 인셋(안쪽으로 넣는 것)함으로써 측방운동 시에 간섭을 일으켜 파절이 발생한 것으로 이해할 수 있었다. 다시 제작할 때 염전의 부여로 간섭을 피할 수 있었다(l: 1995년 3월 15일, m: 2004년 2월 13일).

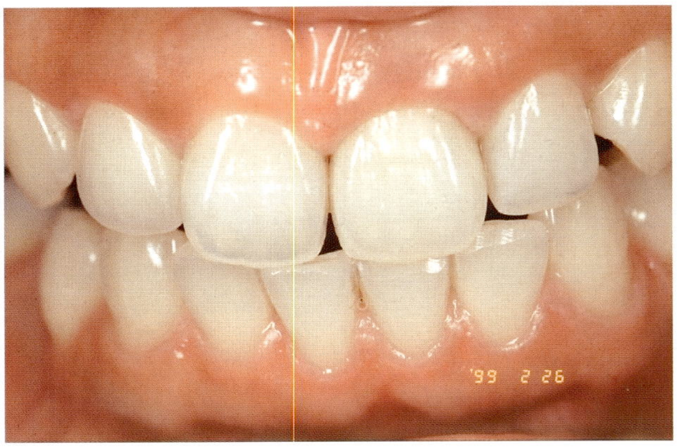

5-5n. 재제작한 후(1999년 2월 26일).

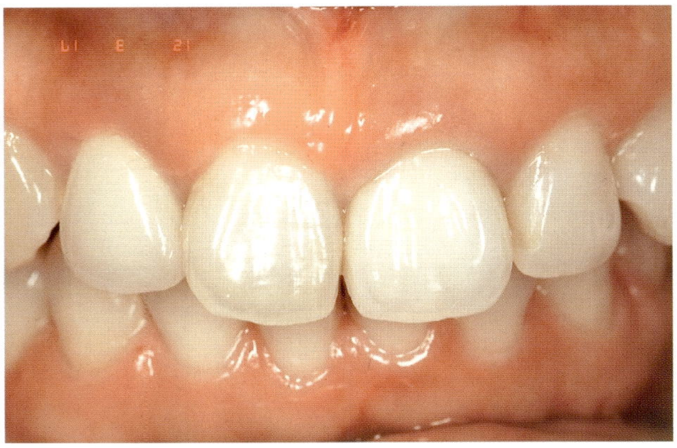

5-5o. 재제작하고 약 13년. 문제는 없다(2012년 3월 17일).

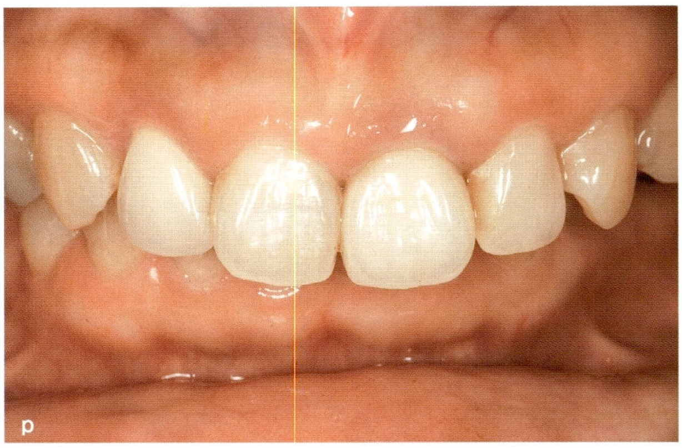

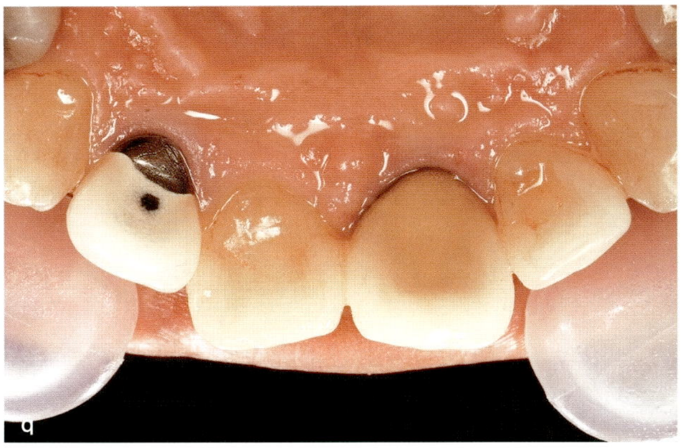

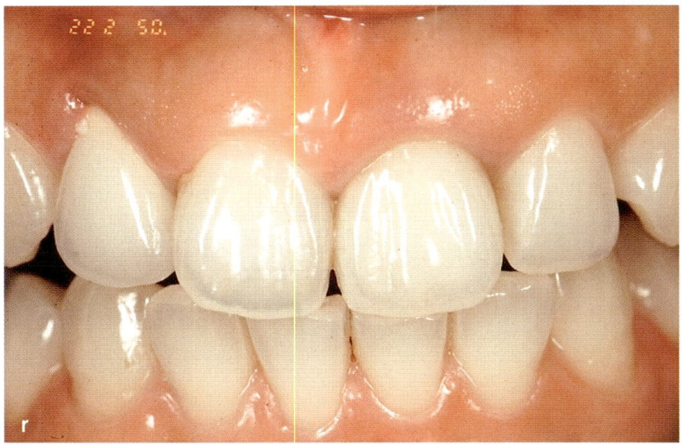

5-5p, q. 재제작하고 20년이 지나도 문제는 없다. 또한 재제작 시 지대치 형성을 수정하지 않아서 #12, #21의 치은 상태는 수술 후 30년 경과한 셈이 되지만 염증 징후는 없다(2019년 3월 23일).

5-5r. #12의 변연치은에 강한 칫솔질 압력을 주어 치은퇴축이 관찰된 시기가 있었지만, 그것도 칫솔질 재지도를 통해 개선되었다(2005년 2월 22일).

증례 39: 실활치에서도 적극적으로 치질을 남긴다(2년 경과)

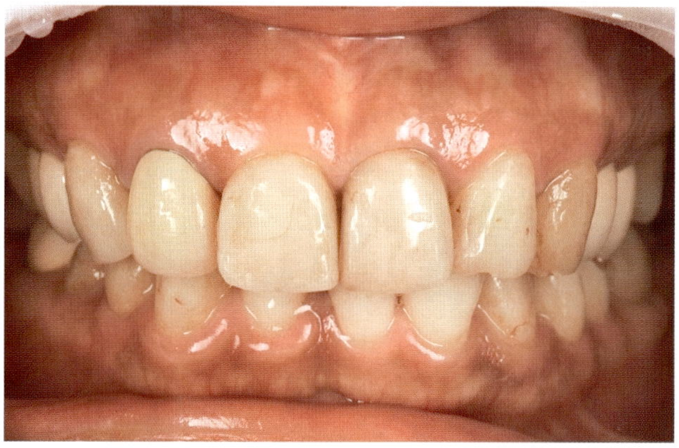

5-6a. 환자는 상악 4전치의 변색에 의한 심미 개선을 요청하였는데, 실활치인 #12, #21의 치근 반사에서 유래하는 어두운 부분도 신경쓰고 있었다(2017년 1월 24일).

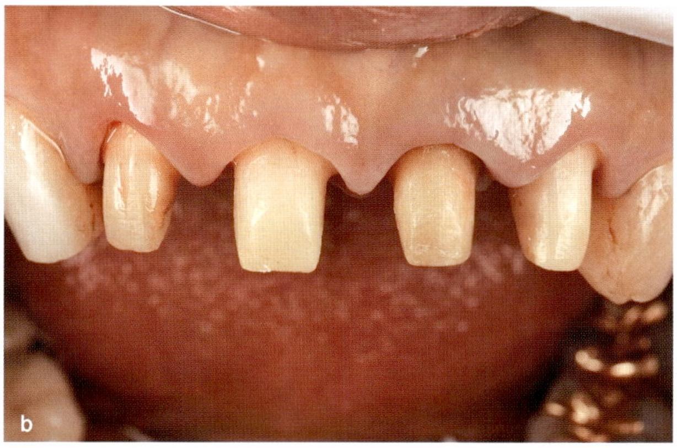

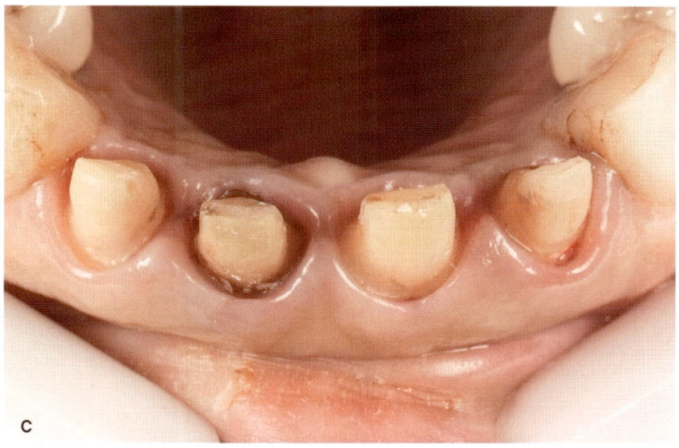

5-6b, c. 변색치의 표백에 의한 치아의 구조 저하는 피하고 싶어서 근관치료하고, 지대 축조 후에는 가능한 한 치질을 남기도록 지대치 형성을 시행하고 있다. 즉, 치근 변색에 대한 대응은 치은연하 형성만으로 대응하는 것이 단순하고 효과적이라고 생각한다. 잔존치질을 우선하여 지대치 형성을 마쳤다(2017년 3월 17일).

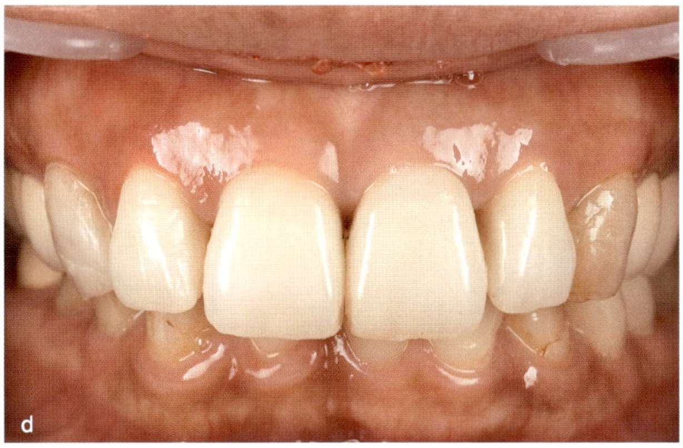

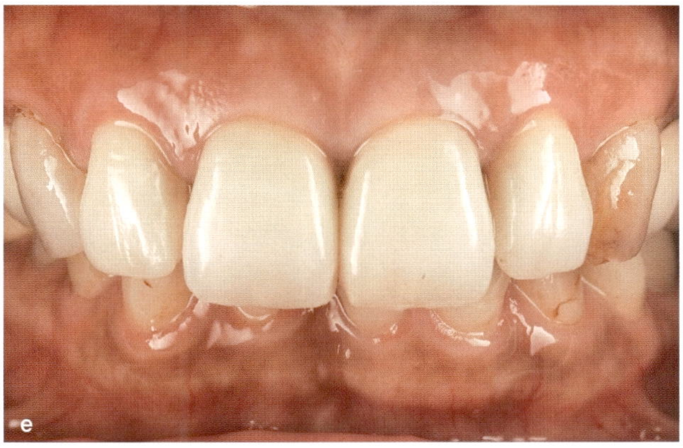

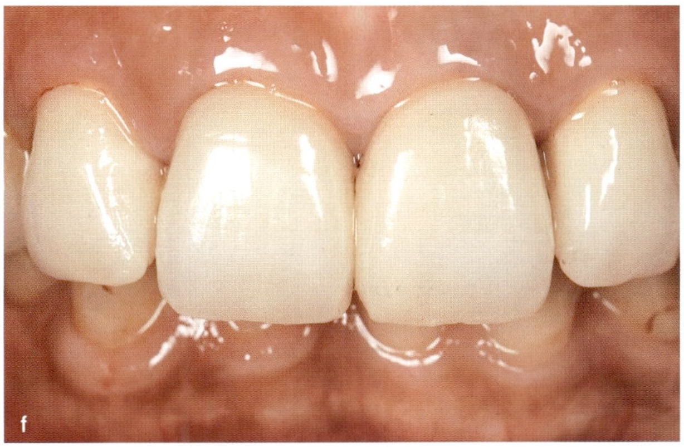

5-6d. 최종보철물을 장착하였다(2017년 3월 24일).
5-6e. 1년 이상 경과. 최종보철물 장착 직후보다 변연치은의 두께가 늘어나고, 치근 변색으로부터의 반사가 없다는 것을 알 수 있다(2018년 5월 8일).
5-6f. 2년 후에도 안정되어 있다(2019년 10월 16일).

증례 40: 스프링 리테이너(6년 경과)

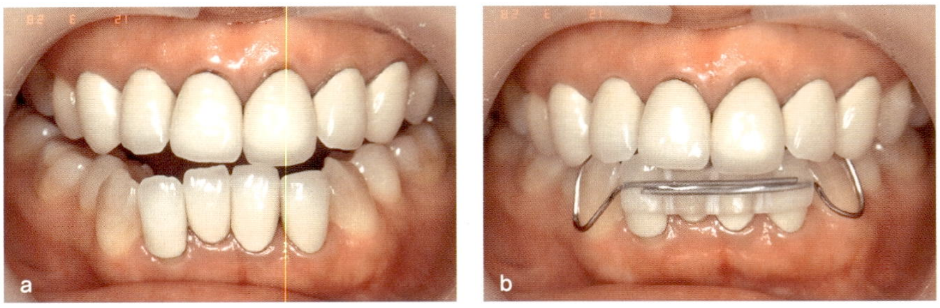

5-7a, b. 환자는 기존 메탈세라믹 색조에 불만을 가지고 내원하였다. 재치료가 결정된 후, 보철치료에 앞서 하악의 고르지 못한 치열을 수정하기 위해 스프링 리테이너로 MTM을 시행하기로 하였다(2012년 3월 28일).

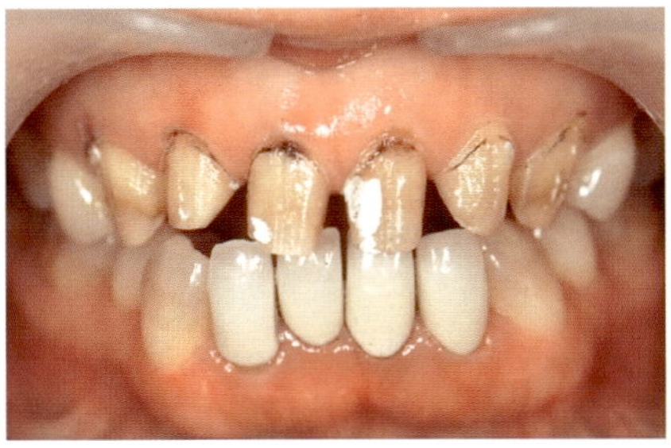

5-7c. 하악 전치부의 MTM이 끝나고 상악 보철물을 제거하였다(2012년 4월 16일).

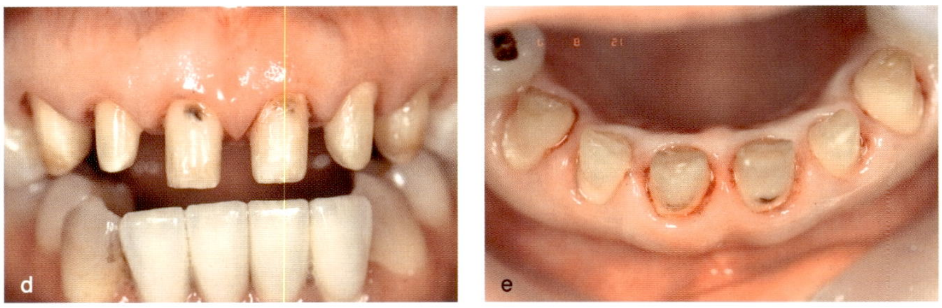

5-7d, e. 하악 전치 보철물 시적을 마친 상악 전치부의 지대치 상황. 생활치 상태에서의 치료를 우선시했기 때문에 치질 삭제량이 적어, 치과기공사에게는 어려운 작업이 되어 버렸다. 소량의 축면 절삭에서 접합상피로의 치은연하 1mm 마진은 정밀도가 중요하다. 지대치 형성량을 늘리는 것은 치과기공사와 치과의사의 작업에는 더 유리하지만, 치아의 저항 형태가 감소하므로 피해야 하는 측면도 있다(2012년 8월 7일).

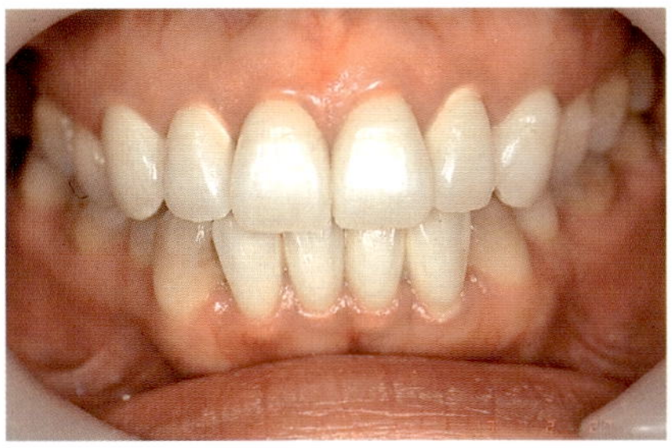

5-7f. 약 반년 후의 상황. 서서히 치은은 안정되고 있다. 또한 치열의 안정을 고려하여 보철물은 모두 연결하고 있다(2013년 2월 27일).

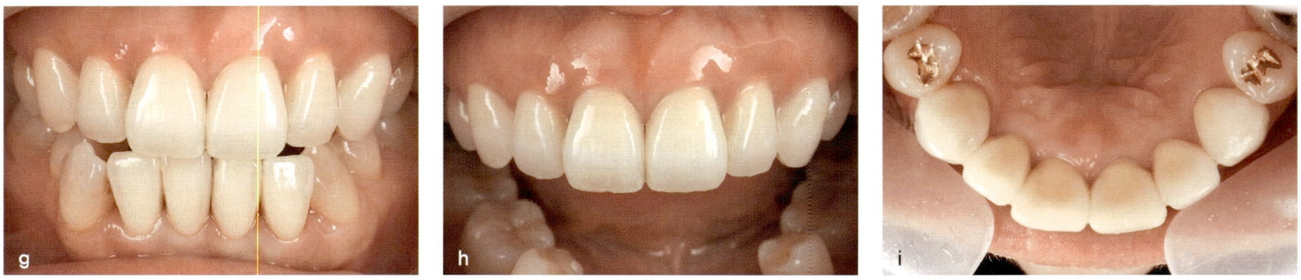

5-7g~i. 환자는 정기검진에 응하지 않고 5년 만에 내원하였는데, 특별한 문제는 없었다. 수술 후 약 6년, 모든 보철물은 연결되어 있다(2018년 2월 13일).

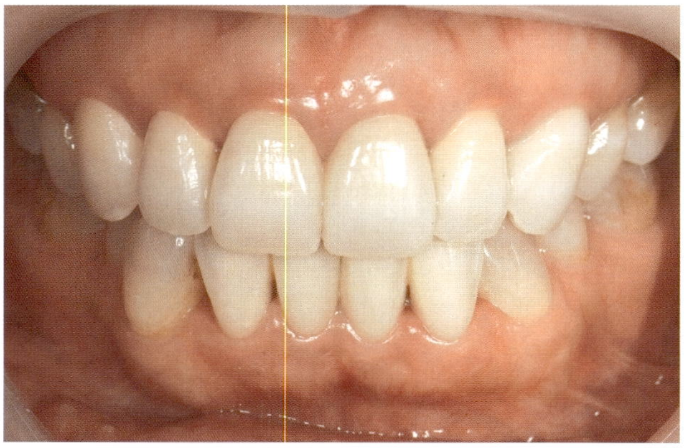

5-7j. 그 후는 리콜에 응하고 있다(2019년 4월 5일).

증례 41: 치질의 저항 형태를 향상시킨다(11년 경과)

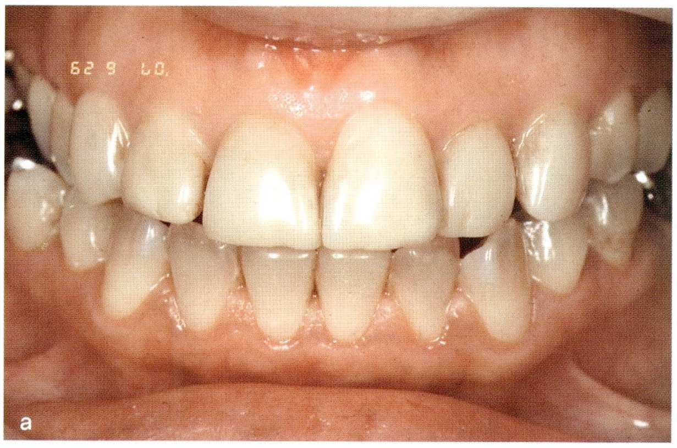

5-8a. 초진 시. 레진 라미네이트 비니어의 변색에 대한 재치료를 원하여 내원하였다(2007년 6월 29일).
5-8b, c. 인상면과 provisional restoration의 상태이다.

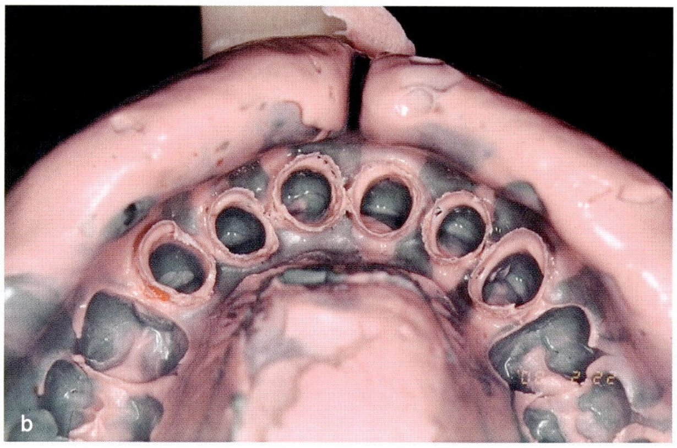

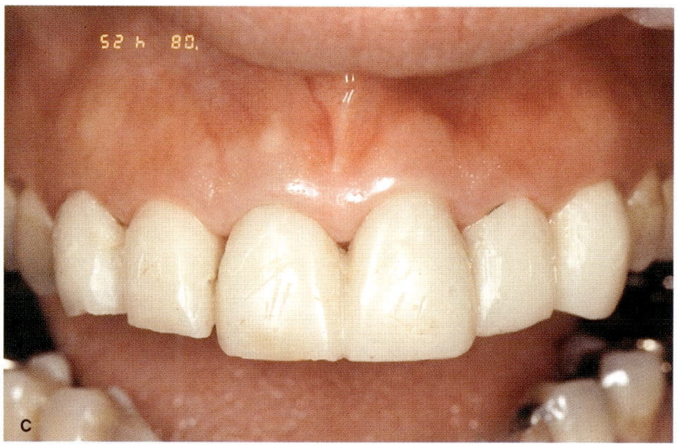

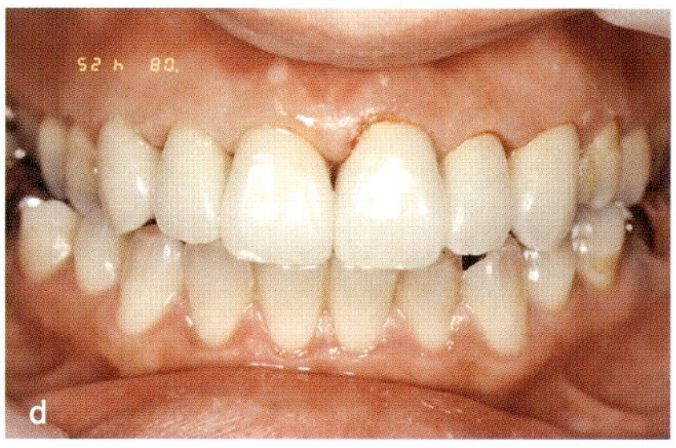

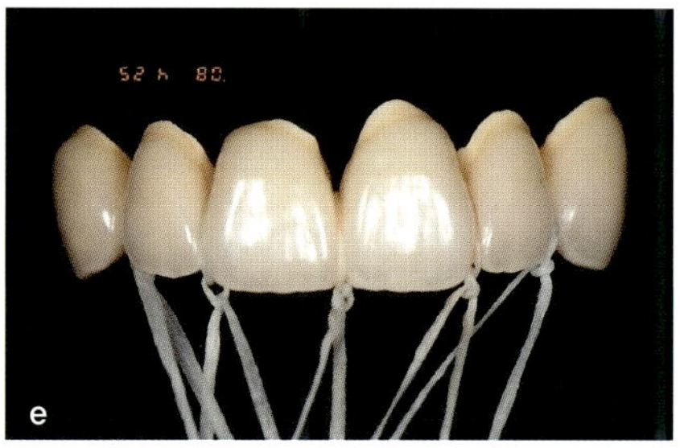

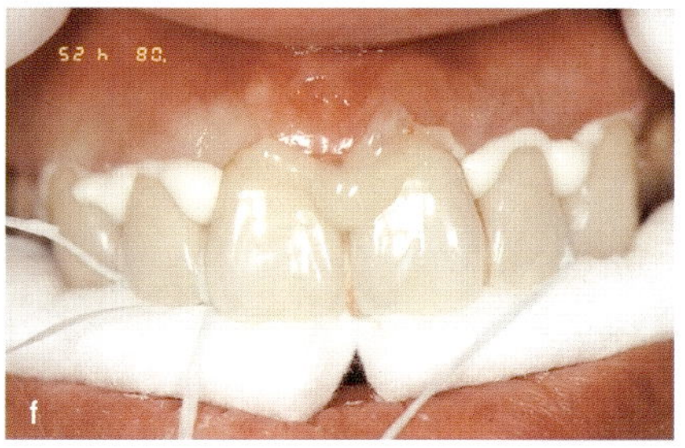

5-8d~f. 보철물 시적 후(d). 보철물은 상악 6전치를 연결했기 때문에 최종 합착 시 인접부에서의 잔존 시멘트를 방지하기 위해 모든 인접면에 미리 치실을 감아, 무수치 #11, #21은 레진시멘트로 접착하고 유수치인 #13, #12, #22, #23은 글라스아이오노머시멘트로 합착하는 것으로, 6전치 모두 동시에 실시하였다. 가능한 한 유수치로 하는 것이 치질의 저항 형태 향상에 기여하는 중요사항이다(2008년 4월 25일).

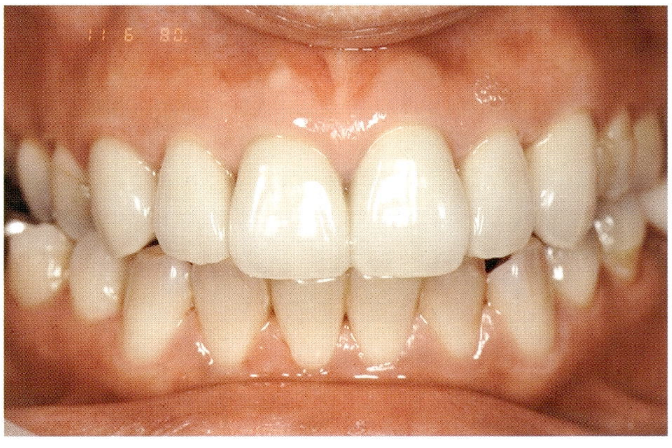

5-8g. 약 5개월 후. 치은도 안정된 상태이다(2008년 9월 11일).

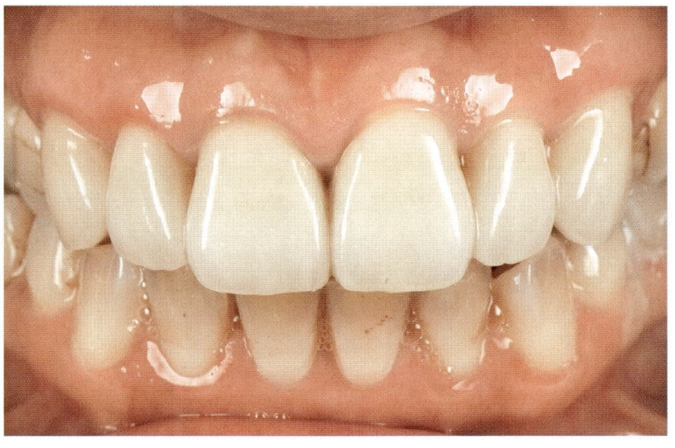

5-8h. 약 11년 후. 치은은 더욱 안정된 상태이다(2019년 4월 10일).

06

Contents 6

Provisional Restoration: PR

머리말

접합상피 내 마진에서 provisional restoration의 역할 중 중요한 두 가지는 다음과 같다.

① 인상채득으로의 자연스러운 이행

② Provisional restoration의 마진부 contour에 대한 배려

물론 발음, 교합기능, 심미성 등도 장착 중의 체크 항목이라는 것은 말할 필요도 없다.

1. 인상채득으로의 자연스러운 역할

접합상피 내 마진의 문제점은 인상채득이 곤란하다는 점에 있다. 정확한 인상채득에서 가장 중요한 것은 provisional restoration의 정확한 적합성에 있다고 해도 과언이 아니다(그림 1~12). 따라서 치은연하 형성 후의 relining에서는 가능한 정밀하게 마진을 맞추는 것이 중요하다(증례 42, 43). 주의점으로는 다음 네 가지를 들 수 있다.

Provisional restoration의 relining 단계

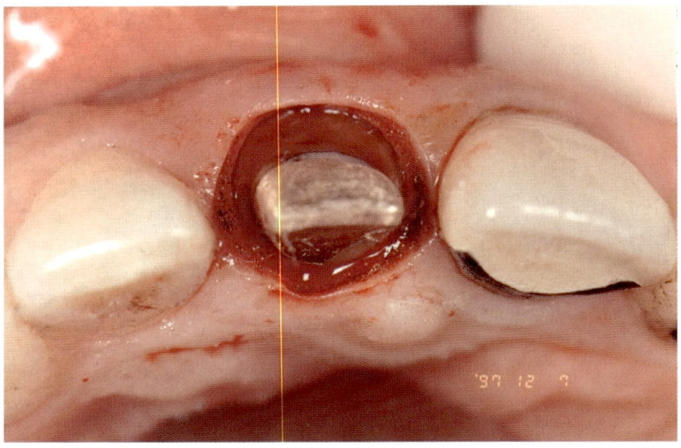

그림 1. 치은연하 형성이 끝나고 지혈한다.

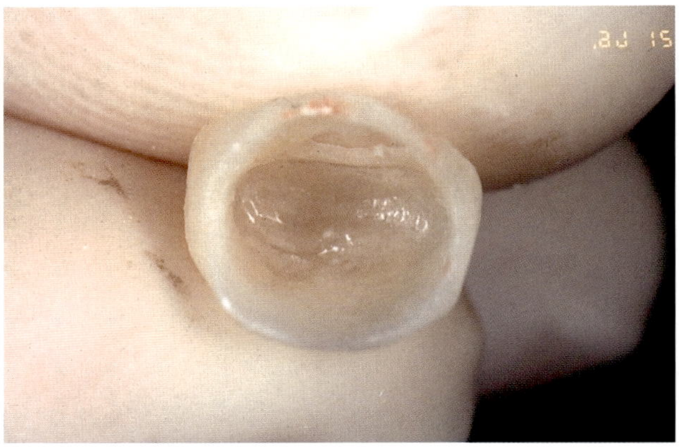

그림 2. 지금까지 사용한 provisional restoration의 안을 카바이드제 피셔버로 내면을 삭제한다.

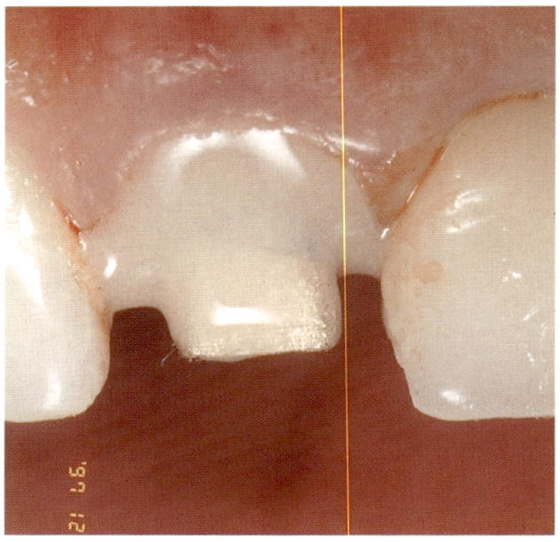

그림 3. 지대치에 필적법으로 레진을 올린다.

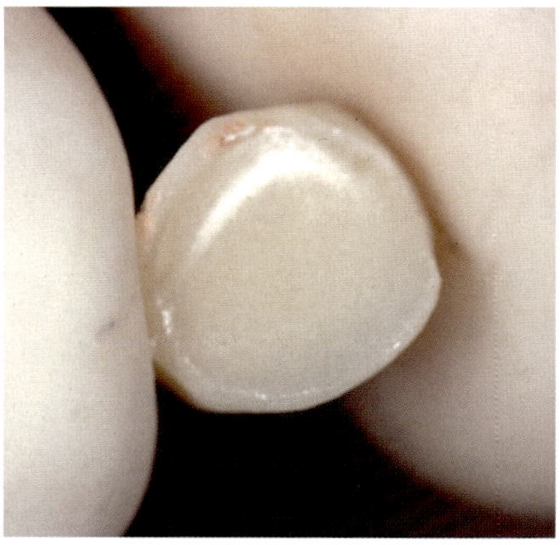

그림 4. 내면 삭제한 provisional restoration에도 필적법으로 레진을 올린다.

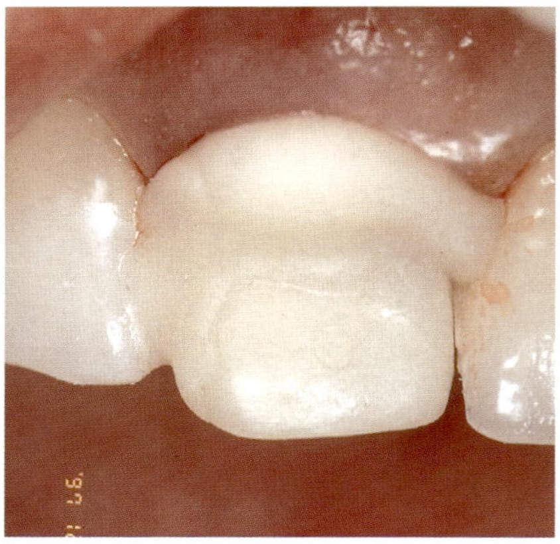

그림 5. 서서히 압력을 가하면서 provisional restoration을 지대치로 되돌린다.

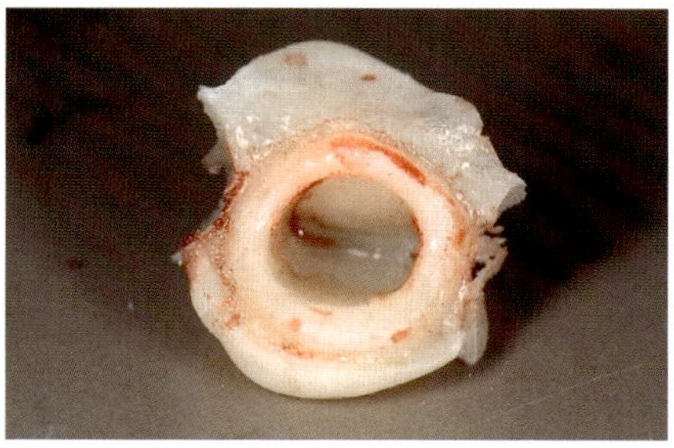

그림 6. 다소 출혈이 있어도 연조직에 비해 지대치 면이 부드럽게 전사되므로 경계를 알 수 있다.

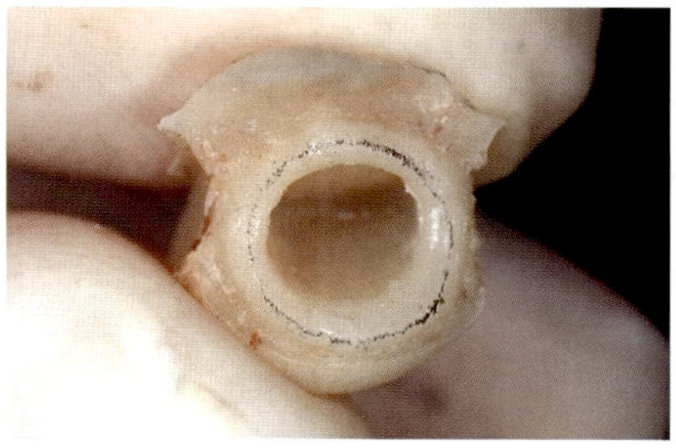

그림 7. 연필로 마진 라인을 그린다.

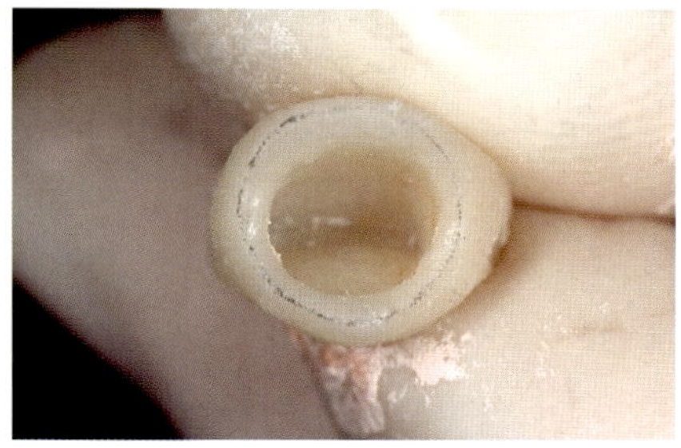

그림 8. 절삭효율이 높은 크로스컷 카바이드 버로 마진 부위를 삭제한다.

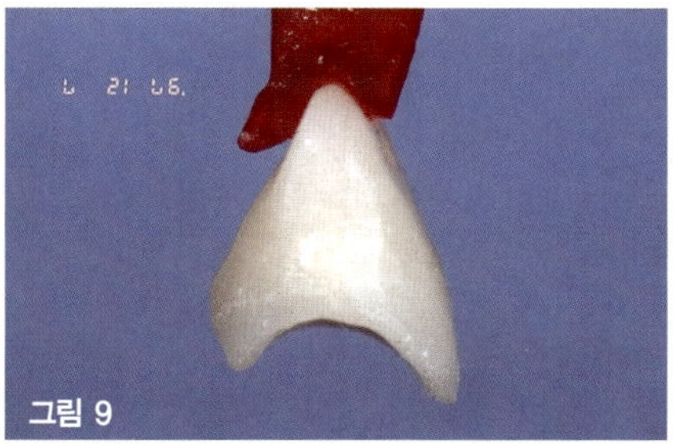

그림 9

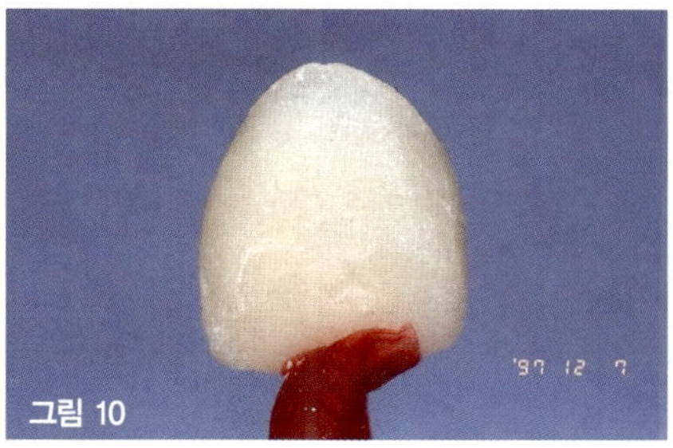

그림 10

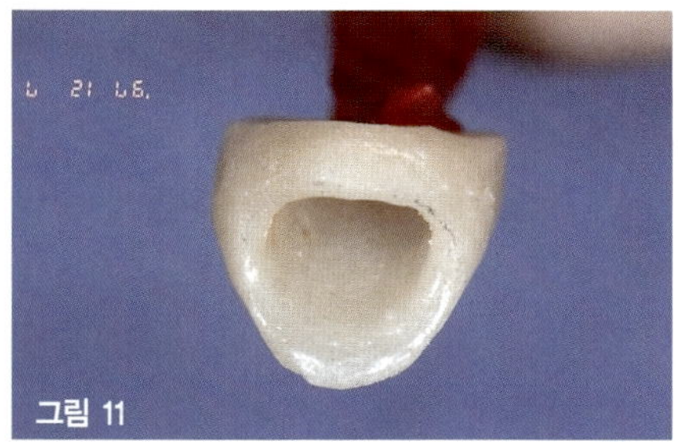

그림 11

그림 9~11. 완성된 provisional restoration은 평탄하지 않고, CEJ에 유사한 해부학적인 라인을 갖고 있다.

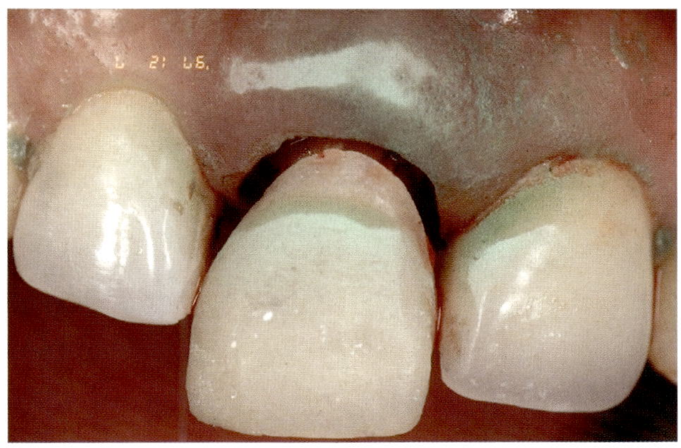

그림 12. 구강 내에서 교합 조정용 스프레이로 치은연하의 깊이를 확인한다(구강외집진기 사용).

① 지혈을 충분히 한다.

② 필적된 즉시중합레진은 혈액, 삼출액 및 연조직을 밀어내기 적당하게 굳은 상태에서 지대치로 되돌려져야 한다. 지대치 형성 후, 변연치은은 커프 효과(와이셔츠 등의 소맷부리를 커프라고 하여, 개구부가 닫혀 가는 모양을 이렇게 부름)에 의해 지대치 쪽으로 쓰러지기 때문에 적당한 경도로 연조직을 밀어내야 한다.

③ 다소의 출혈이 있어도 즉시중합레진에 의해 밀려난 마진부는 지대치 면이 매끄럽고 윤기 있게, 연조직 면이 거칠게 전사되기 때문에 마진을 판별할 수 있다.

④ Relining 후, 확대경 등으로 마진을 연필로 표시하고 절삭 효율이 좋은 크로스컷의 카바이드 버로 마진부를 깎아 낸다.

2. Provisional restoration의 마진부 contour

인상채득 전의 contour는 치은연하 형성 후의 인상채득까지의 기간에도 좌우되지만, 1~2주 후에 인상채득을 실시한다면 직선이나 약간 과장된 contour를 권장하고 싶다. 인상채득 시까지의 기간에 변연치은에 과도한 커프 효과가 일어나는 것은 인상채득을 어렵게 하기 때문에 less-contour를 부여하지 않는 것이 원칙이다(증례 44).

반대로 인상채득 후에는 provisional restoration의 마진부에는 less-contour인 S shape profile(Contents 8 참조)을 부여하여 적극적으로 커프 효과를 작용시켜 잇몸의 두께를 확보하고, 인상채득의 변연치은에 대한 손상으로 인한 치은퇴축을 예방해야 한다. 단 최종보철물 장착 시에는 보스민을 적신 면사로 변연치은을 충분히 밀어내고, 지대치와 보철물 사이에 연조직이 들어가는 것을 막아야 한다(증례 45).

3. 즉시중합레진의 취급에 관한 주의점

① Provisional restoration의 기포는 정밀도의 저하뿐만 아니라 세균의 온상, 나아가 구취의 원인이 되므로 연화시나 필적 시에 기포의 혼입을 방지하는 것이 중요하다. 연화 시에는 교반 횟수를 억제하는 노력이나 압력기로 경화시키는 등의 배려가 필요하다.

② 경화 시의 발열은 중합수축을 가속하기 때문에, 냉수 등이 든 용기 안에서 경화시켜 수축을 억제함으로써 적합성을 향상시키는 배려가 필요하다.

③ 오래된 기존 즉시중합레진과의 이음매가 신경 쓰이는 경우에는 안전성이 높은 화학용매 등을 낡은 레진면에 도포하여 표면을 연화시키는 것도 효과적이다.

④ 작업 시간을 연장하고 싶은 경우는 모노머가 이슬점이 되지 않도록 실온보다 약간 낮게 하면 효과가 있다.

⑤ 마진부는 잘 연마하는 편이 조직과의 생체친화성이 높아진다.

증례 42: S shape profile 상의 contour를 강하게 부여하여 의도적으로 치은을 내린 증례(20년 경과)

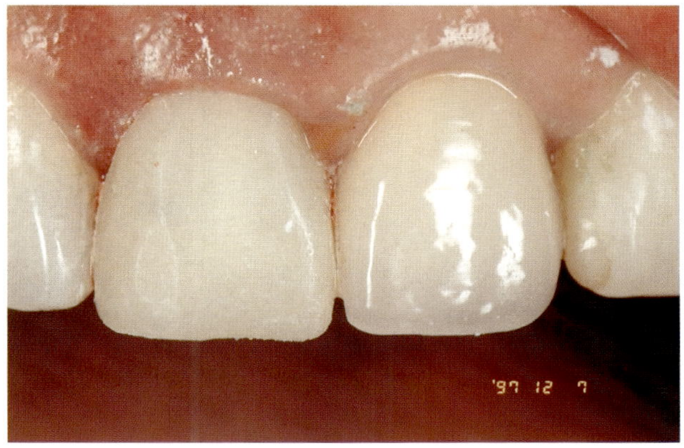

6–1a. #11, #21의 변연치은의 고저차는 1mm 이상이다. 이로부터 수복할 #11의 치은을 내림으로써 높이를 맞추기로 하였다(1997년 12월 7일).

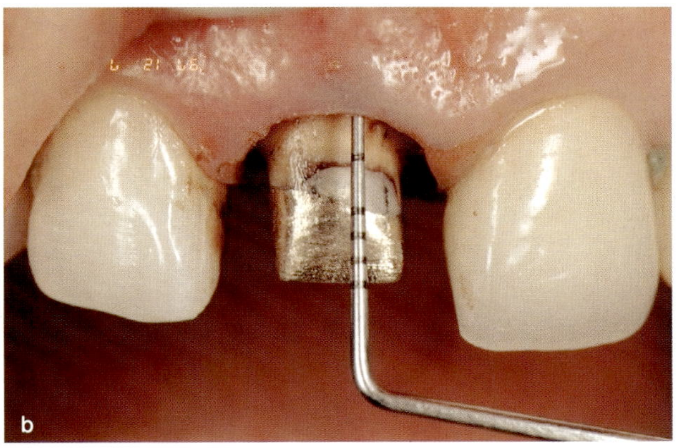

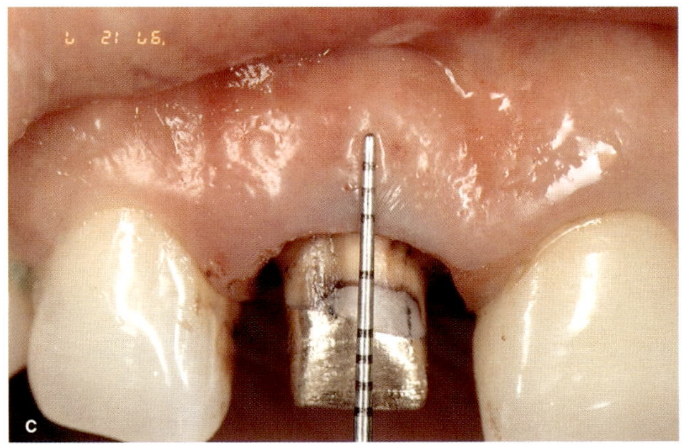

6–1b, c. 치은연하 약 3mm에 마진을 설정하였다(1997년 12월 7일).

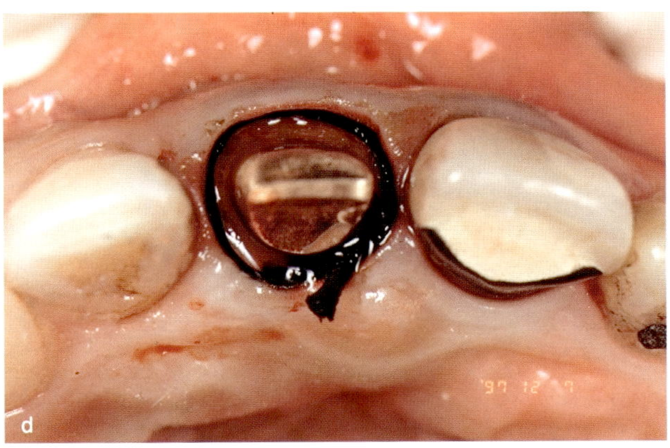

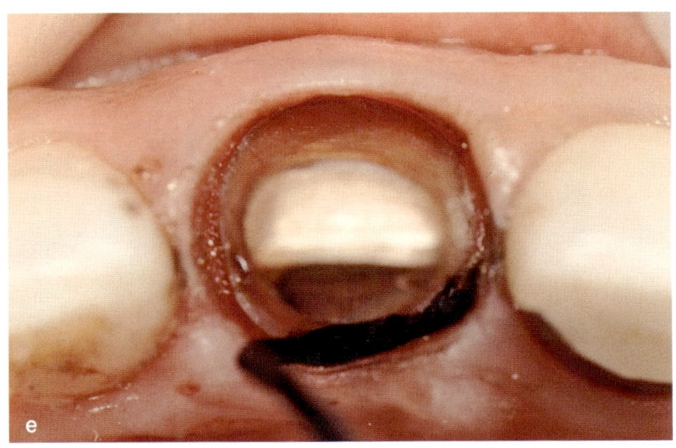

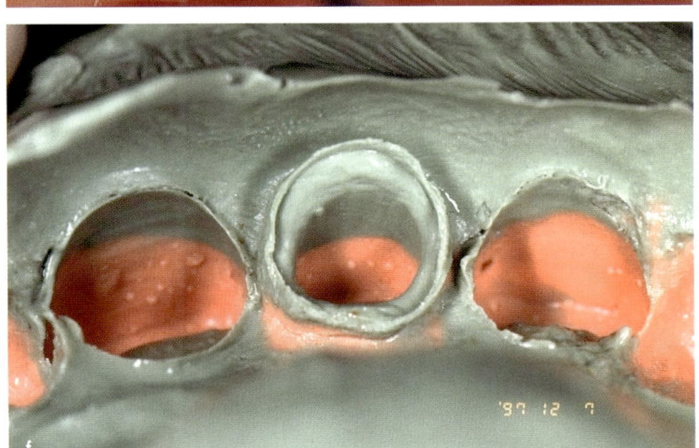

6–1d~f. 치은압배, 압배사 제거, 인상채득을 실시한다(1997년 12월 7일).

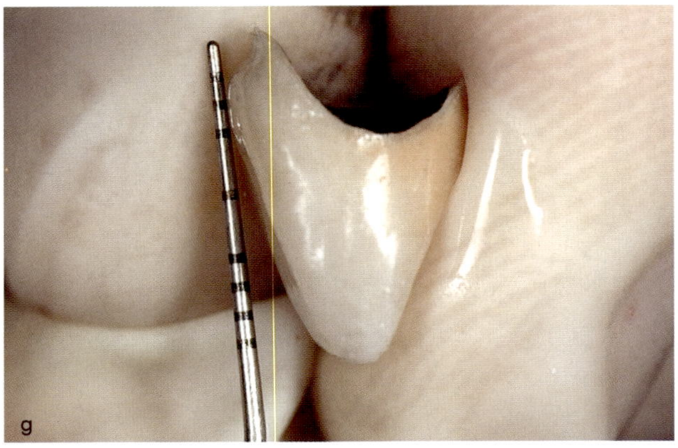

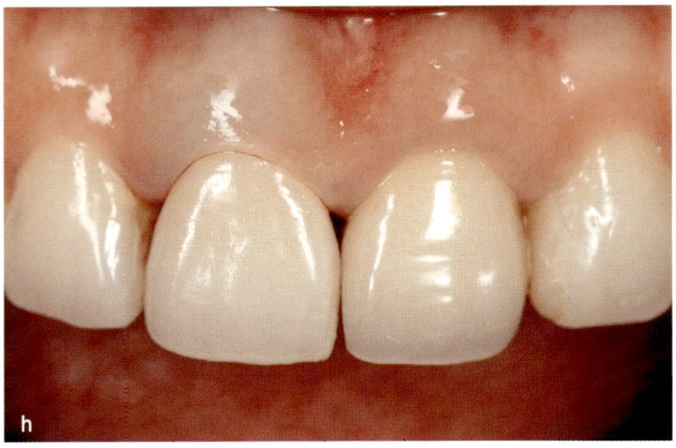

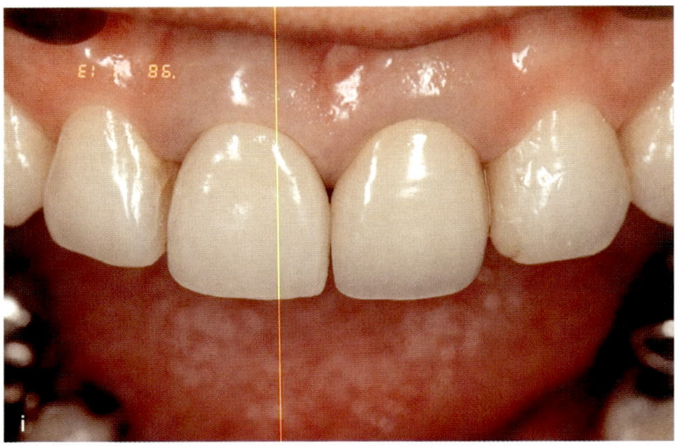

6-1g. S shape profile의 변곡점을 마진에서 1.5mm 정도 지점에 설정하고 마진보다 less-contour, 변곡점보다 치관 쪽으로 강한 over-contour를 부여한다.
6-1h. 장착 전의 시적으로 변연치은은 S shape profile의 over-contour에 밀려 치은에 빈혈대를 볼 수 있다(1997년 12월 15일).
6-1i. 약 5개월 후. 좌·우의 치은 높이는 정렬되어 있다(1998년 4월 13일).

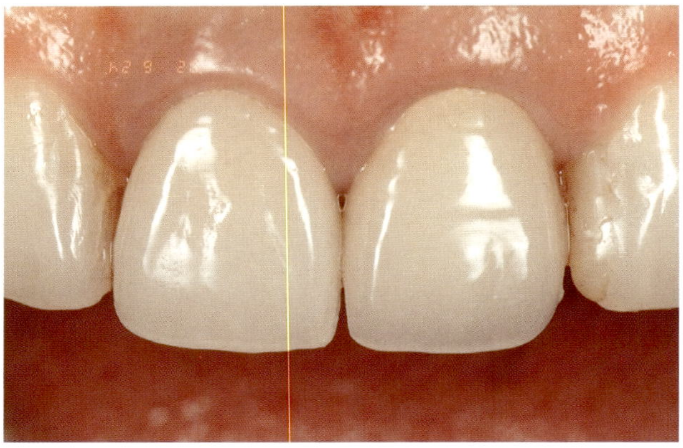

6-1j. 약 5년 후(2002년 6월 24일).

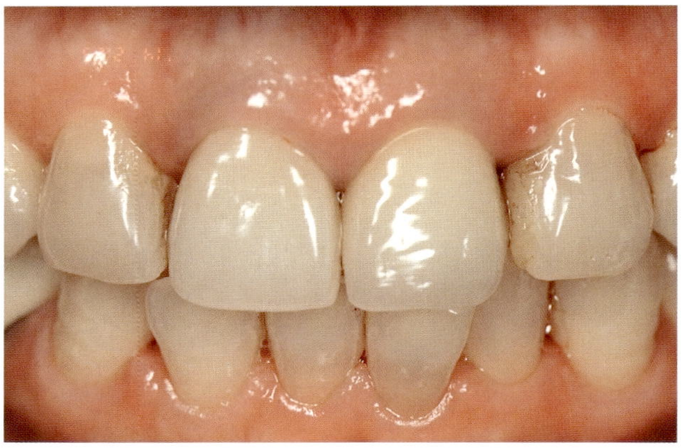

6-1k. 약 16년 후(2014년 2월 25일).

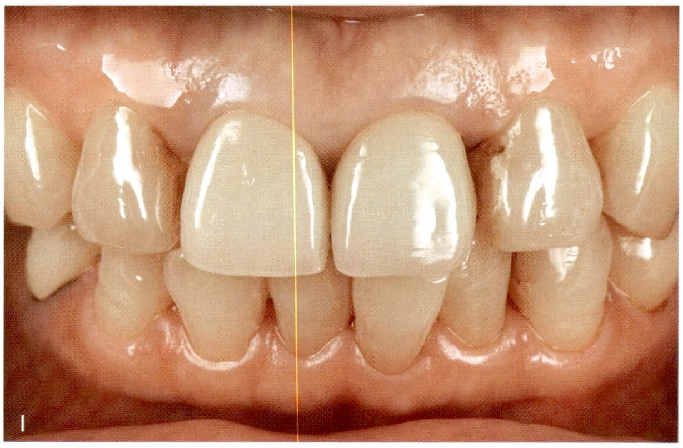

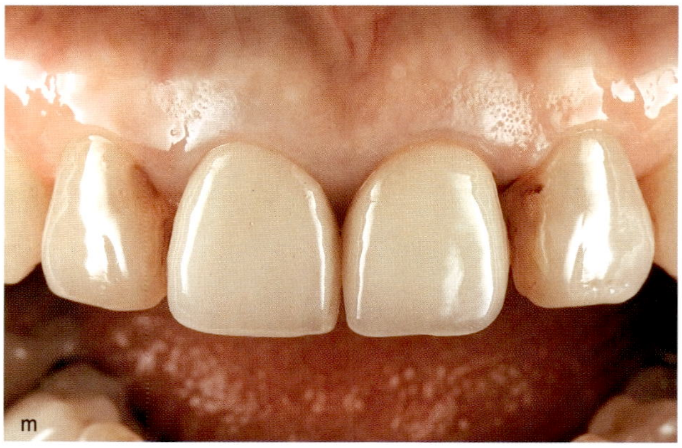

6-1l, m. 20년 후. 전혀 문제가 없다. #21을 치료했던 전 의사도 정성스레 치료하였다(2018년 2월 28일).

증례 43: 심미수복, 그리고 치간칫솔(15년 경과)

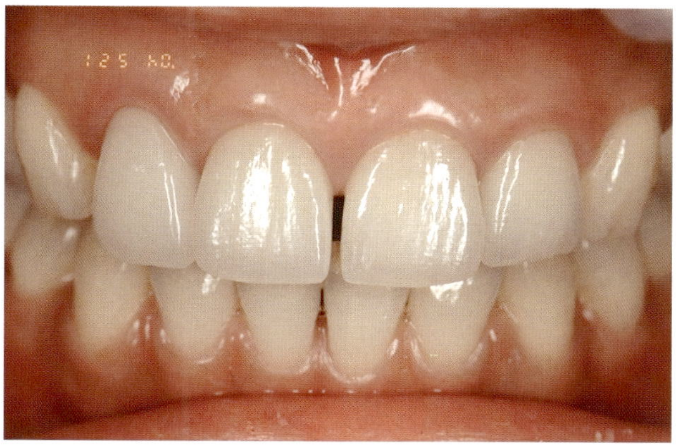

6-2a. 초진 시 환자는 정중이개된 보철물에 불만을 갖고 있었다. 들어 보니 장착 후 약 7년이 지났다고 하였다. 기타 보철물은 문제가 없는 것 같지만 환자는 재보철을 원하였다(2004년 5월 21일).

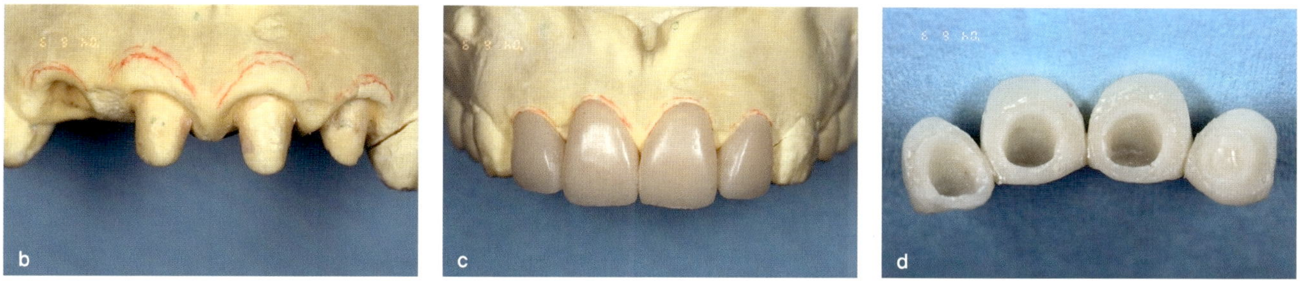

6-2b~d. 환자의 안모. 특히 입술의 위치 등으로부터 치관장을 연장한 provisional restoration을 모형상으로 제작하였다. 단 환자가 받아들여 줄지가 불분명하여 치은을 잘라 내지 않고 시작할 수 있는 provisional restoration을 제작하였다.

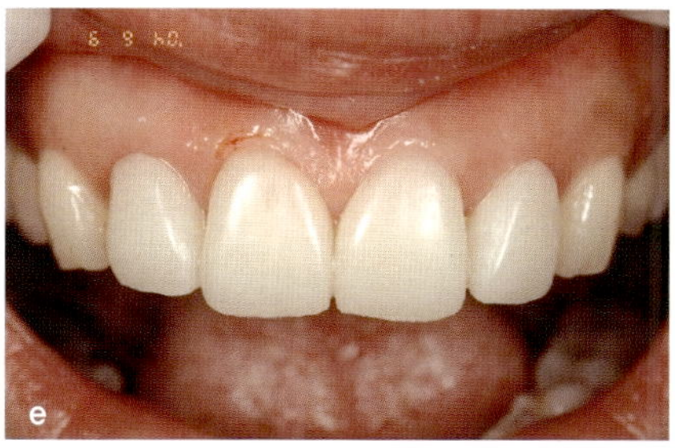

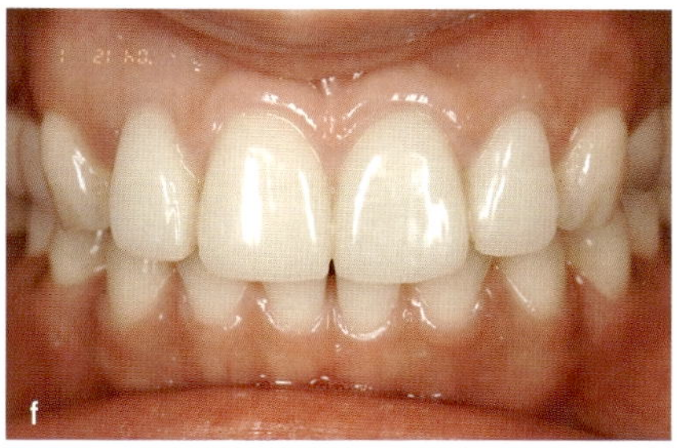

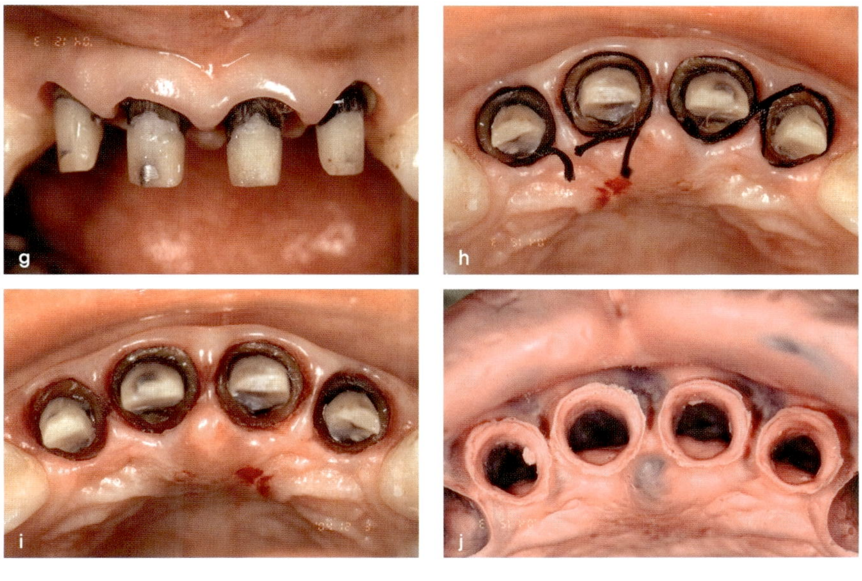

6-2e. 치은을 잘라 내지 않고 무마취하에 provisional restoration을 시작하였다. 환자의 동의를 얻어서 변연치은을 잘라 내고 지대치 형성 후에 relining 하였다.
6-2f. 본 증례는 골삭제를 하지 않았기 때문에 약 반년의 치유 기간을 기다려 인상채득으로 이행되었다. 치은연하에 설정된 마진은 provisional restoration으로 안정되어 있다.
6-2g~j. 치은압배 후, 인상채득을 실시하였다. 마진은 치은연하, 접합상피 내로 설정되어 있기 때문에 이중압배 공간이 존재하지 않아, 압배사를 제거하고 인상채득을 하였다.

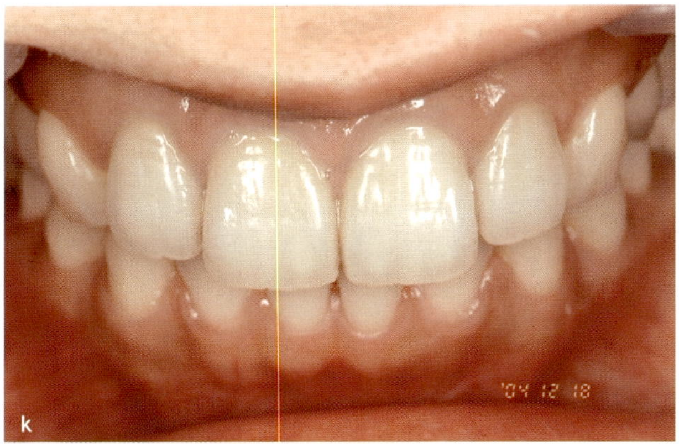

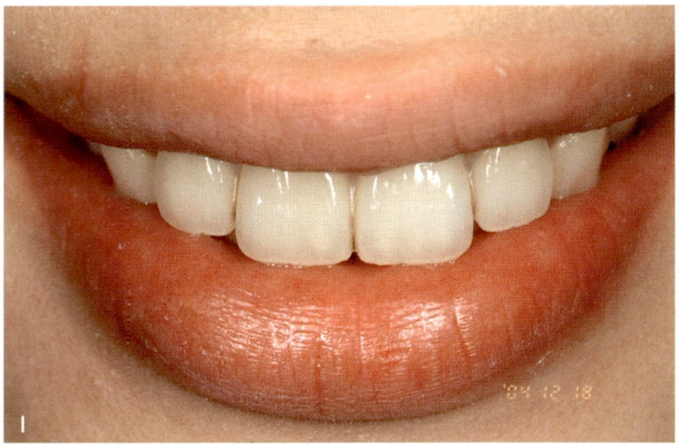

6-2k, l. 최종보철물을 장착한 상태. 입술과의 균형도 양호하다(2004년 12월 14일).

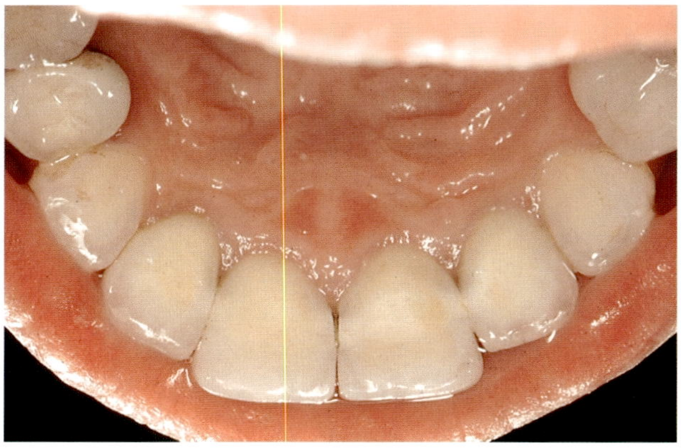

6-2m. 시상과로각에서 약 7°의 과보상으로 절치로각을 설정했지만, 다시 정중이개가 일어나지 않도록 4전치는 후납착으로 연결하였다.

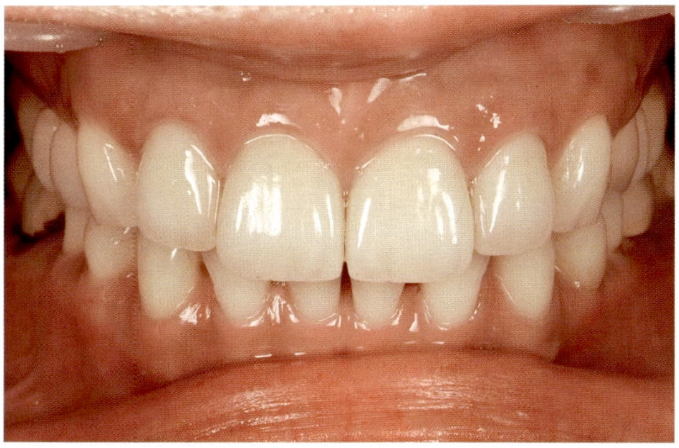

6-2n. 약 14년 후. 치은의 상태는 양호하다(2018년 11월 13일).

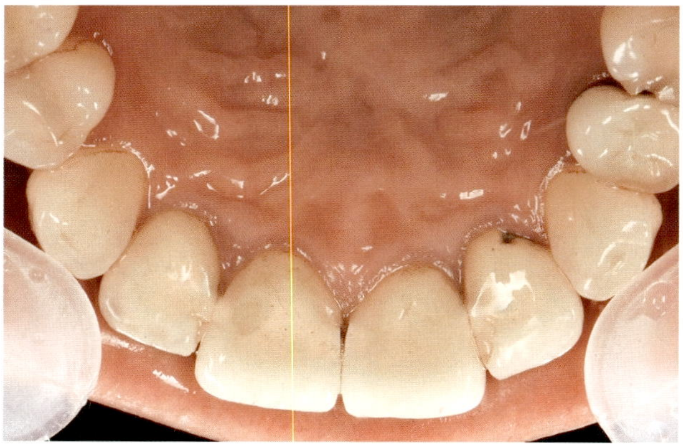

6-2o. 같은 구개 측면 사진. 응력집중에 의한 마진 크랙이 일부 관찰되지만, 치은의 상태에 문제는 없다. 환자는 칫솔질을 정성껏 하고 있다.

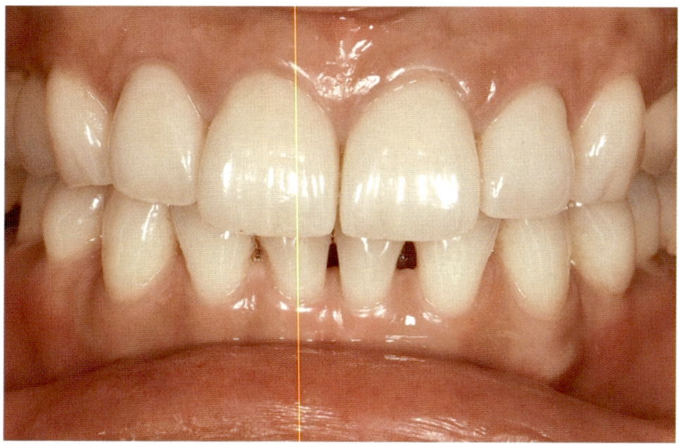

6-2p. 계속해서 칫솔질을 정성껏 하고 있다. 상악의 보철치료 부위는 치간칫솔의 사용을 금하고 있지만 하악 전치부는 치간칫솔의 사용으로 6-2a와 비교하여 15년 동안 인접면부에 큰 공간을 만들었다. 치간칫솔이 장기적으로 정말 효과가 있을지를 생각하게 되었다(2019년 5월 24일).

증례 44: 보험치료에서 비보험치료로의 치은 회복(11년 경과)

6-3a. 환자는 변색된 보철물을 재치료하고 싶어 내원하였다. 구강 내에는 보험으로 치료한 레진 전장관이 장착되어 있었다(2008년 1월 8일).
6-3b. 근관치료 중에는 provisional restoration의 마진을 치은연하로 설정하지 않는 것이 중요하다. 그 후 치내요법이 끝나고, 치은연하 형성을 하고 있다(2008년 1월 25일).

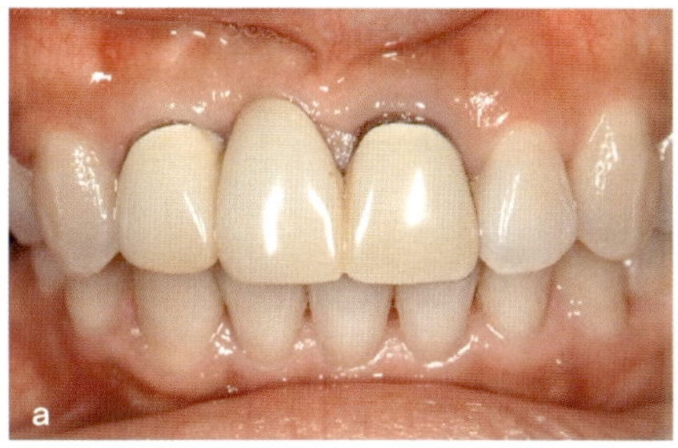

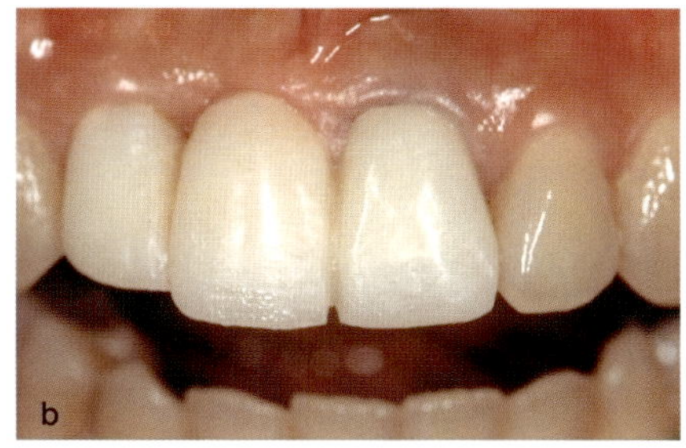

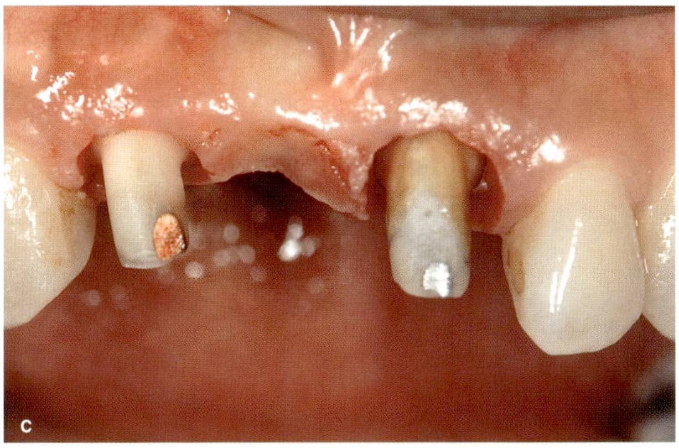

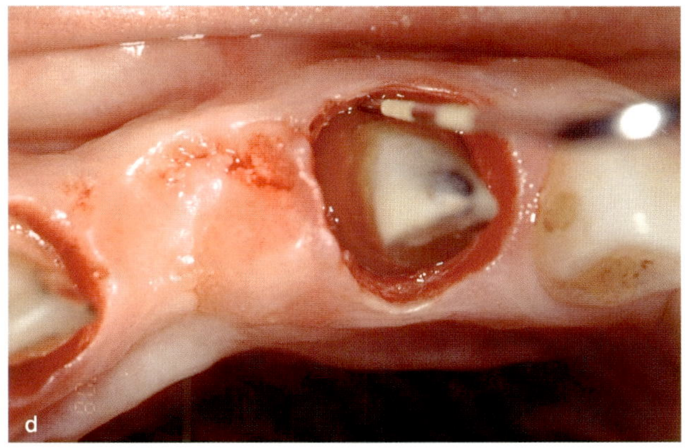

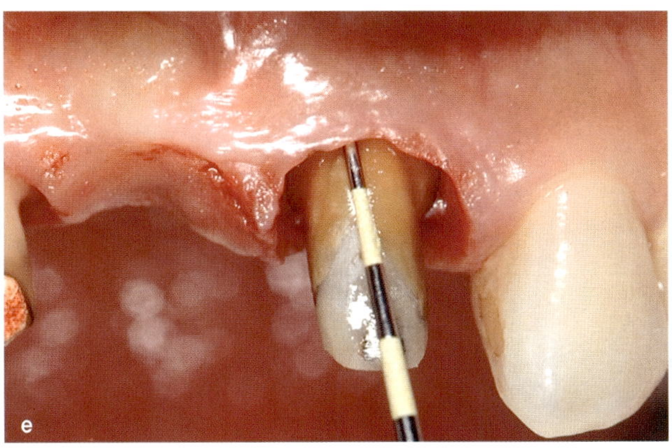

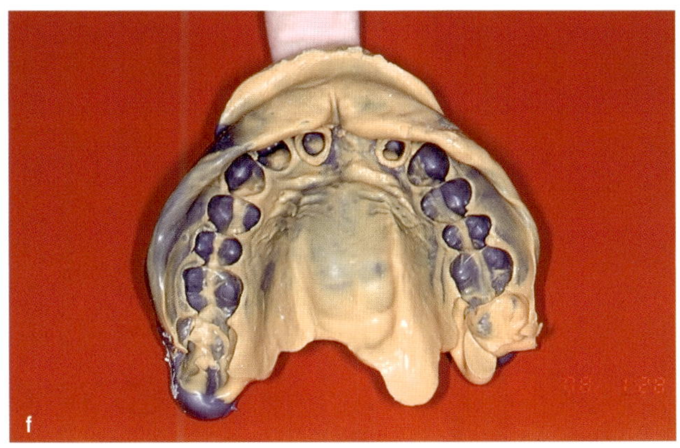

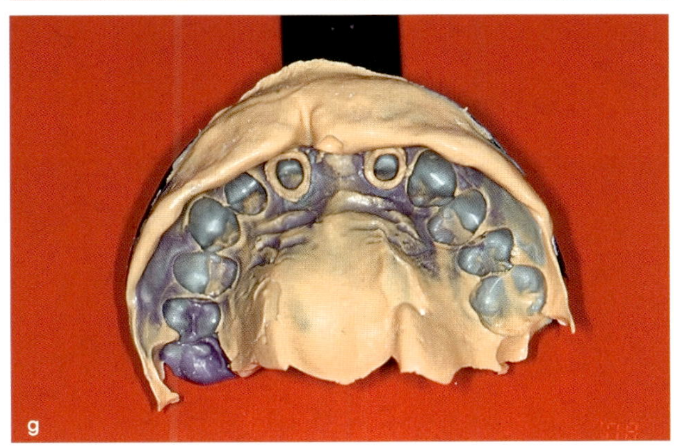

6-3c~g. 6-3b와 같은 날에 치은연하에 약 1.5mm 형성을 시행하고(6-3c~e), 개인 트레이 및 퍼티 1회법의 예비인상을 채득하였다.

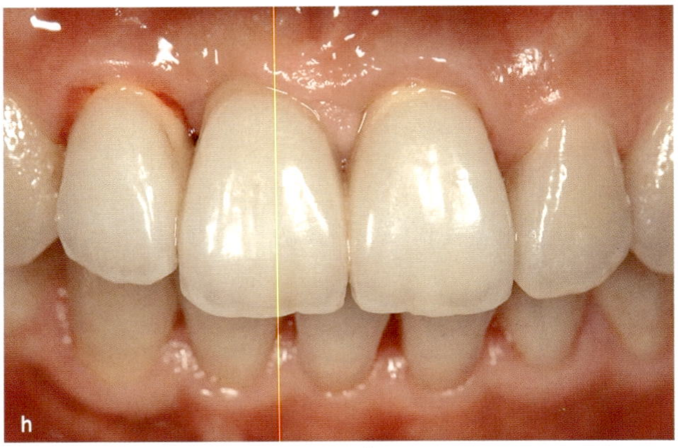
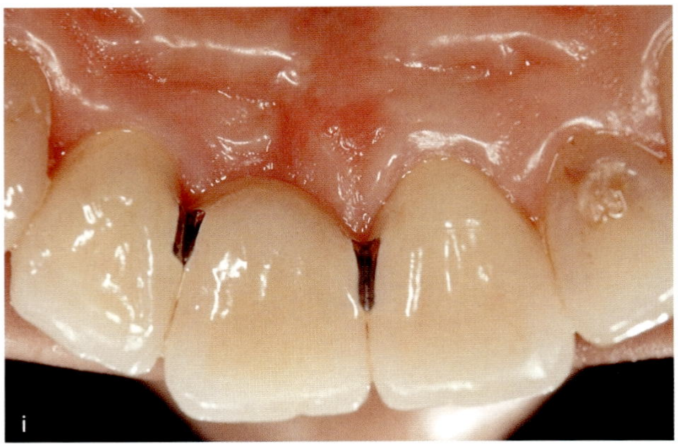

6-3h, i. 최종보철물 장착 후. Root effect를 노린 주황색 stain의 마진부가 약 1mm 변연치은부에 노출되어 있다(2008년 2월).

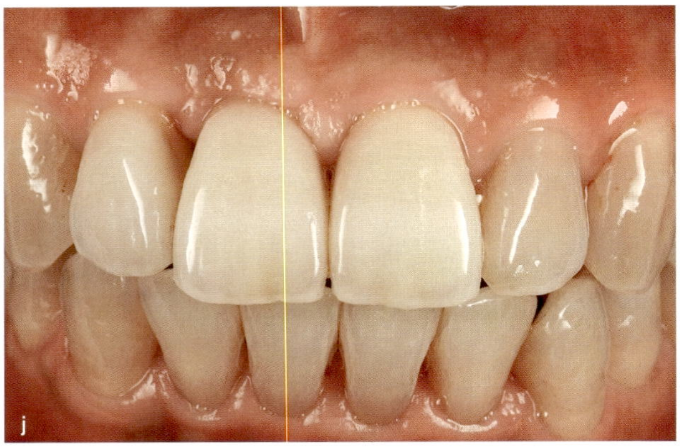
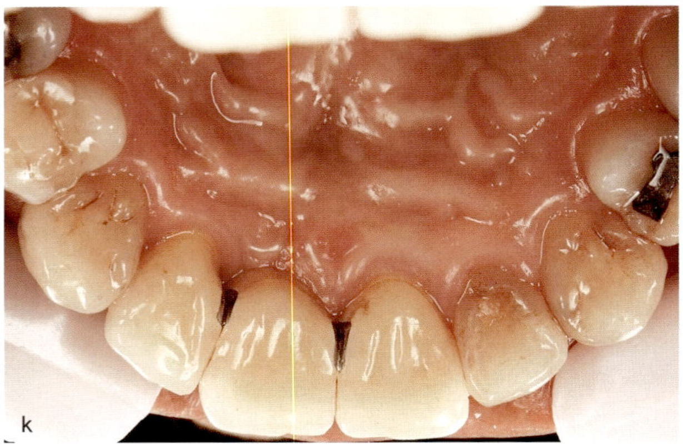

6-3j, k. 10년 후의 상태에서는 root effect의 주황색 stain은 치은연하에 숨겨지고, 치은의 크리핑이 관찰된다. 이것도 생체친화성이 높은 비보험치료 재료를 선택한 효과이다(2018년 3월 10일).

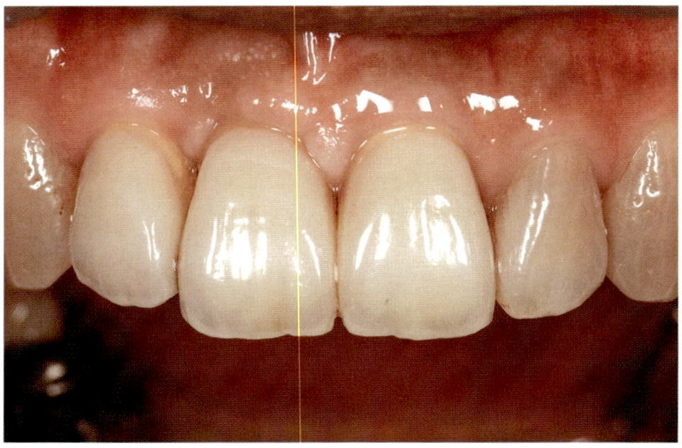

6-3l. 11년 후. Ovate pontic을 응용함으로써 골이식을 하지 않았음에도 pontic부 연조직의 볼륨이 늘어난 것은 6-3a, b와 비교해도 분명하다. 이상을 통해 경질레진관에 비해 메탈세라믹은 생체친화성이 풍부하고, 치은의 건강에 기여하고 있다는 것을 알 수 있다(2019년 5월 10일).

증례 45: 근면피복[4,92,116,121,155,162,187](5년 경과)

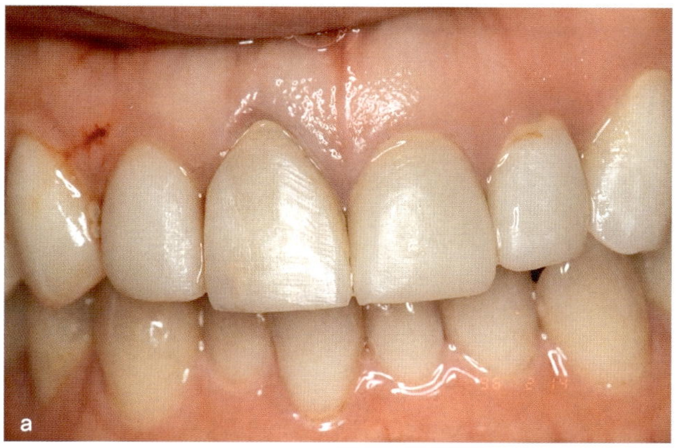

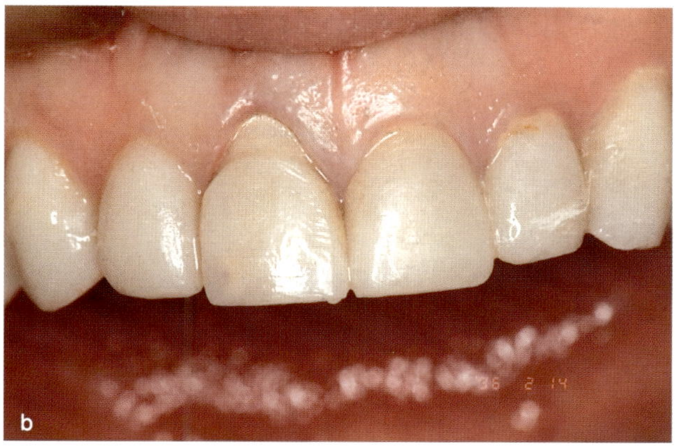

6-4a, b. #11의 변연치은이 치은퇴축 때문에 좌우 대칭성이 결여되어 있다. 대칭성 확보를 위해 퇴축치은의 치관측 이동술을 하였지만, 그것에 앞서 provisional restoration의 마진부에 less-contour를 부여하고 이동 변연치은을 위한 공간을 만들어 둘 필요가 있다(1996년 2월 14일).

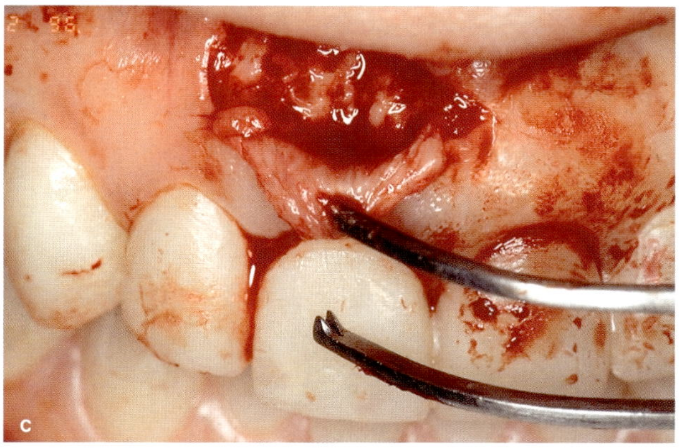

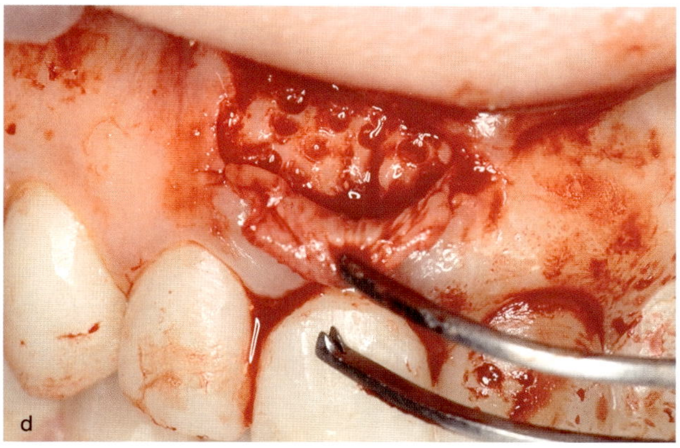

6-4c, d. 치조골 위에 유경부분층판을 작성하고 치조골에는 라운드 버로 구멍을 내어 골이식재를 위한 혈액공급을 확보해 둔다(decortication)(1996년 2월 14일).

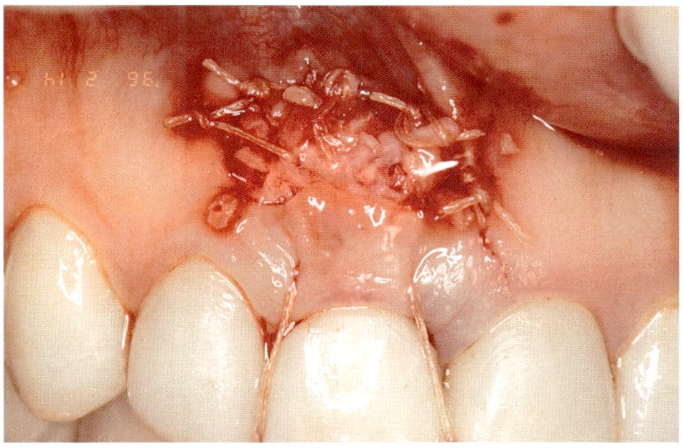

6-4e. 골이식재를 넣은 후, 골막과 각화 점막을 봉합하고 인접면에서는 현수 봉합으로 잇몸을 치관측으로 끌어올려야 한다. 끌어올리기 전에 변연치은부 부근은 당연히 전층판 박리를 해 두어야 한다. 어긋난 판은 치주인대, 이른바 결합조직성 부착부와 재부착하기 때문에 치근면을 치근활택술하는 것은 해부학적 관점에서 금기하고 있다. 또한 stitch out 시의 침습을 피하기 위해 흡수가 느린 흡수성 봉합사(Vicryl J&J 등)를 사용해야 한다(1996년 2월 14일).

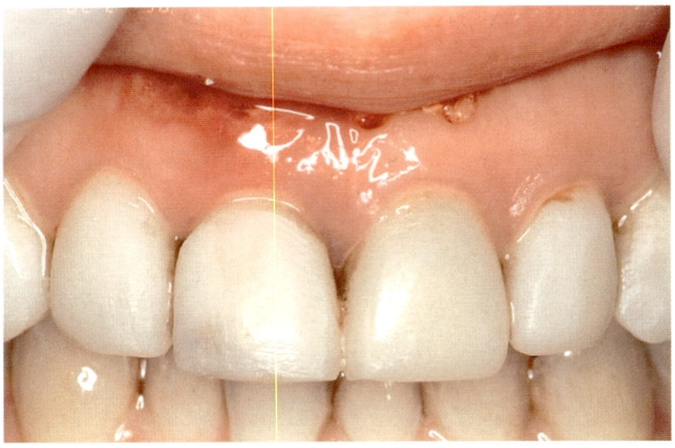

6–4f. 수술 후 약 1개월. 변연치은이 부여된 공간(less–contour에 의한 공간)에 안정되어 있다(1996년 3월 28일).

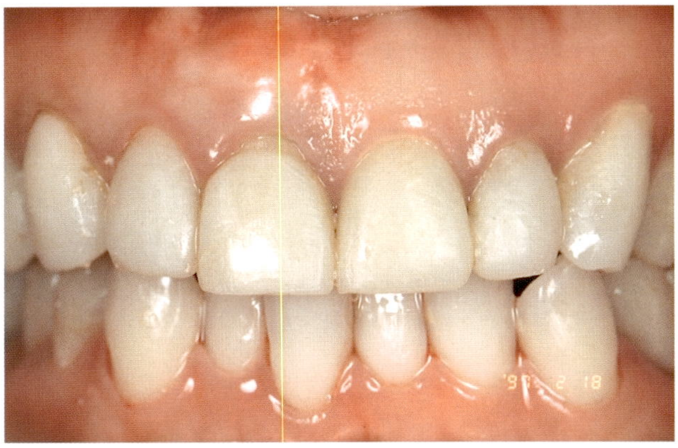

6–4g. 약 1년 후. 수술 직후와 비교하여 약간의 치은퇴축은 관찰되지만, 좌우 대칭성은 확보되었다. 골이식재 주입부가 약간 부풀어 있다는 것을 알 수 있다(1997년 2월 18일).

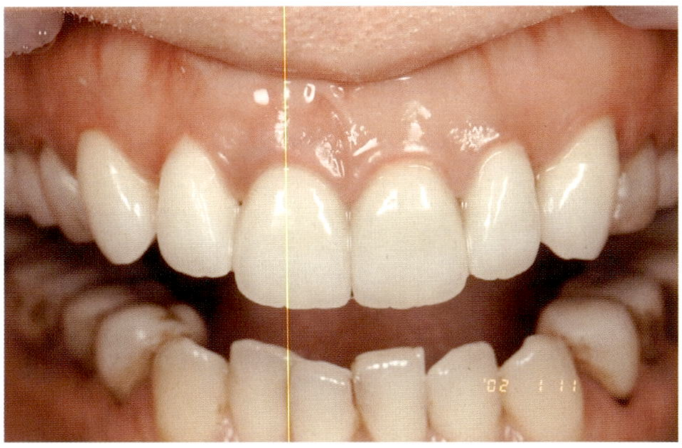

6–4h. 심미적 관점에서는 환자의 희망에 의해 절연을 연장한 보철물이 장착되었지만, 변연치은의 좌우 대칭성은 유지되고 있다. 이 술식의 장점은 한 부위에서 외과 처치를 완결할 수 있다는 데 있다. 보철물을 장착하고 5년 후(2002년 1월 11일).

07

Contents 7

인상채득

머리말

접합상피 마진의 가장 어려운 점은 인상채득에 있다고 해도 과언이 아니다. 즉, 치은연하가 깊기 때문에 치은압배가 어렵고, 더욱이 한천인상으로는 인상재가 찢겨져 사용할 수 없는 경우도 있다. 전자는 치주인대의 박리를 피할 수 없게 되는 경우도 있고, 후자는 실리콘 인상재를 사용[188]하게 된다(그림 1).

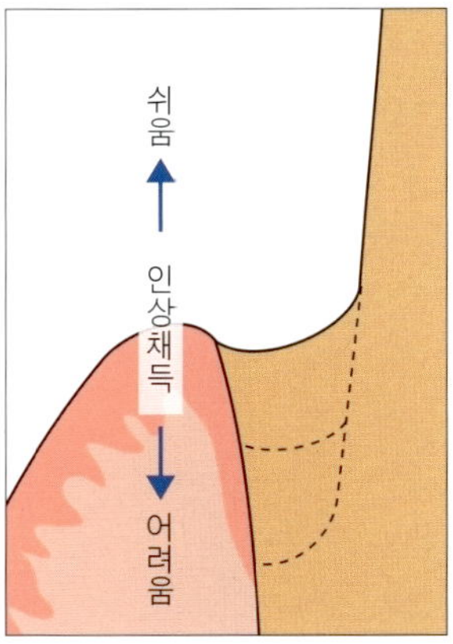

그림 1. 인상채득은 치은연하에 깊게 설정할수록 어려워진다.

1. 인상채득의 실제

필자는 치은연하 형성이 종료된 당일에는 provisional restoration을 장착하여 약 1~2주 후에 인상채득을 하고 있다. 그동안은 칫솔질 시의 압력이 치은퇴축을 야기하지 않도록, 반드시 강한 힘이 아닌 가벼운 힘으로 칫솔질을 하도록 환자에게 주의를 촉구하고 있다. 인상에 앞서 마취 후에 주의 깊게 provisional restoration을 제거하고 초음파 스케일러의 약한 파워로 지대치를 청소하며, provisional restoration의 부적합으로 일어나는 자연 출혈 또는 마진부로의 상피 침입이 없는지 확인한다. 확인 후 다음 중 하나의 방법으로 치은압배를 하지만 당연히 출혈을 수반하는 치주인대의 박리는 필요 최소한으로 하는 것이 좋다(증례 46).

1) 압배사를 이용할 경우

① Silk에 염화알루미늄 함유 약제를 미리 흡수시켜 놓고 마진부 접합상피를 압배해 나간다(그림 2). Silk는 주로 #1(USP 규격)의 직경 약 0.45mm인 것을 사용하며, 염화알루미늄 함유 약제로는 TD Zett(BEE BRAND MEDICO DENTAL)를 사용하고 있다. 또한 압배 후에는 에피네프린(보스민)을 함유하는 직접 만든 면사를 마진 주위에 감고 그 위에 provisional restoration을 되돌려 확실하게 치은이 배제되도록 한다. 약 5분 경과 후에 물로 세척하고 건조한 후 인상채득을 시행한다(증례 47~49).

② ①의 방법에 앞서 최근에는 압배사를 삽입하기 전에 치은연하에 retraction paste(3M)를 주입하고 그 후에 같은 압배사를 삽입함으로써, 치근부를 포함한 인상면이 선명해져 그 후의 기공 조작에 장점이 생기게 된다. 반면 조직에 대한 손상이 강해져서 수술 후 치은퇴축을 야기하기 쉬워지기 때문에 치은의 두께를 보면서 조절해야 한다.

2) 압배사를 이용하지 않는 방법

① 압배사는 이용하지 않고 마진 주위의 접합상피 혹은 치주인대를 탐침으로 약간 박리하고 박리부에 retraction paste(3M)를 주입하여 그 위에 직접 만든 면사를 감은 후 provisional restoration을 되돌려 약 5분간 기다리고(제조사는 2분으로 지시), 물로 세척하고 건조한 후 인상채득을 실시한다. 또한 retraction paste를 물로 씻은 후에 출혈이 관찰되는 경우에는 직접 만든 면사에 에피네프린을 침윤시켜 provisional restoration으로 3분 정도 압접하면, 많은 증례에서 지혈이 가능해 인상채득을 진행할 수 있다(그림 3, 증례 50, 51).

② ①의 방법으로 더 명확한 인상면을 얻고자 할 경우는 탐침 대신에 초음파 스케일러로 치주인대를 박리하는 것도 효과적이지만, 당연히 수술 후의 손상이 커지므로 치은의 두께를 고려하며 적용해야 한다.

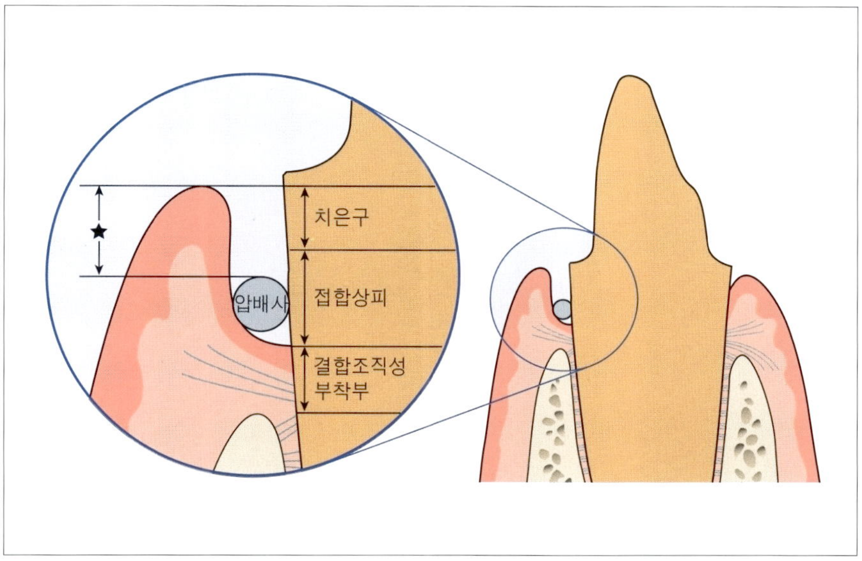

그림 2. 압배사를 삽입하는 힘에 관한 명확한 규정은 없지만, 결합조직성 부착부를 깨뜨리지 않고 압배사를 삽입했다면 변연치은구부와 압배사의 상단까지(★ 표시) 임의의 장소에 마진을 설정하면 인상채득이 가능하다. 어디에 마진을 설정할지는 생물학적 배려뿐 아니라 기술적 요인이 크게 영향을 주지만, 골정부터 1.5~2mm 떨어지는 것이 안정적이다.

2. 치관장이 짧은 제2대구치로의 특수한 접근

상·하악에 관계없이 제2대구치에서는 적절한 치관장을 확보하지 못해 유지력 부족이 우려되는 증례가 일상적으로 많다. 이런 증례에서는 치관장 연장술을 적응하는 것이 일반적인데 필자는 치은연하의 골까지를 모터 터빈으로 삭제하고 그 후 '압배사를 이용하지 않는 방법 ②'에 준하여, 즉 초음파 스케일러로 마진에 접하는 골을 삭제하고 인상채득을 한다. 이 방법은 치관장 연장술보다 치주조직에 대한 손상이 훨씬 줄어들기 때문에 임상적으로 매우 효과적이다. 필자는 이 방법을 고안하고 나서 구치부의 치관장 연장술을 실시하지 않게 되었다(증례 52).

3. 치은압배를 하면 한천이 끊어진다는 딜레마

'압배사를 이용하지 않는 방법'에서는 실리콘 인상재 대신에 한천 인상재를 사용할 수 있다는 장점이 있다는 것을 기술하였다. 하지만 필자는 실리콘 인상재를 사용하고 한천 인상재는 어디까지나 참고용인 예비인상으로 채득하려 한다.

인상 단계

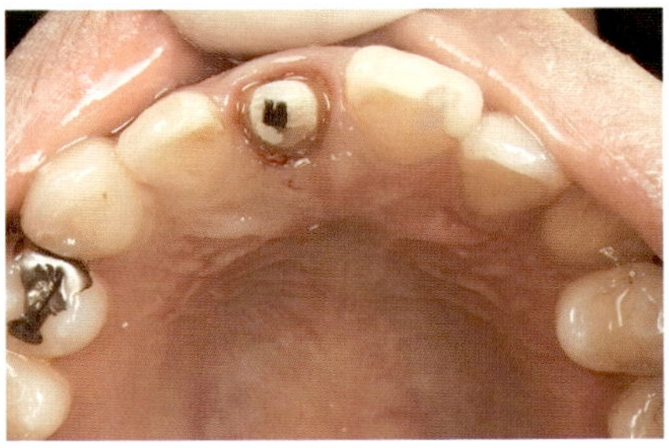

그림 3a. 지대치 형성을 종료한다.

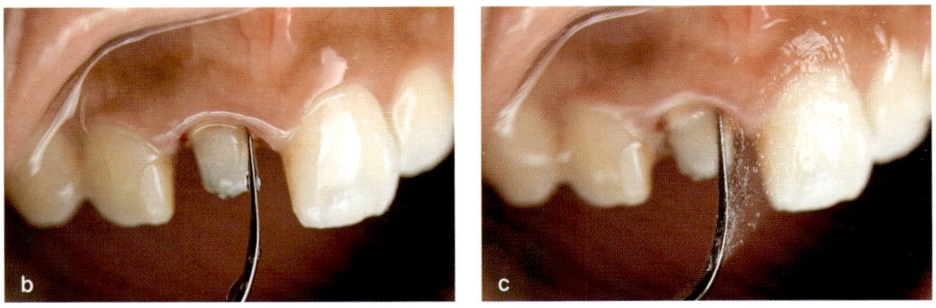

그림 3b, c. 초음파 스케일러로 치주인대를 절단한다.

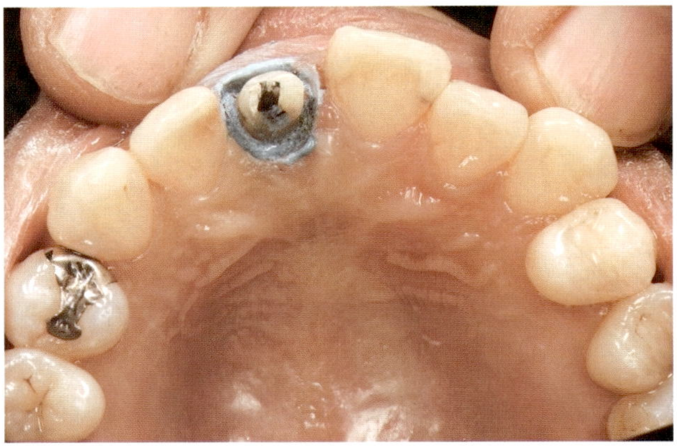

그림 3d. Retraction paste(3M)를 치은연하에 넣는다.

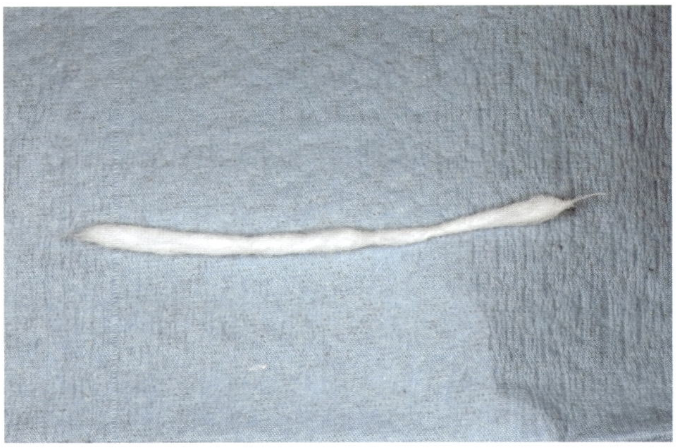

그림 3e. 2~3mm로 자른 탈지면을 꼬아 끈 모양으로 만들어 둔다.

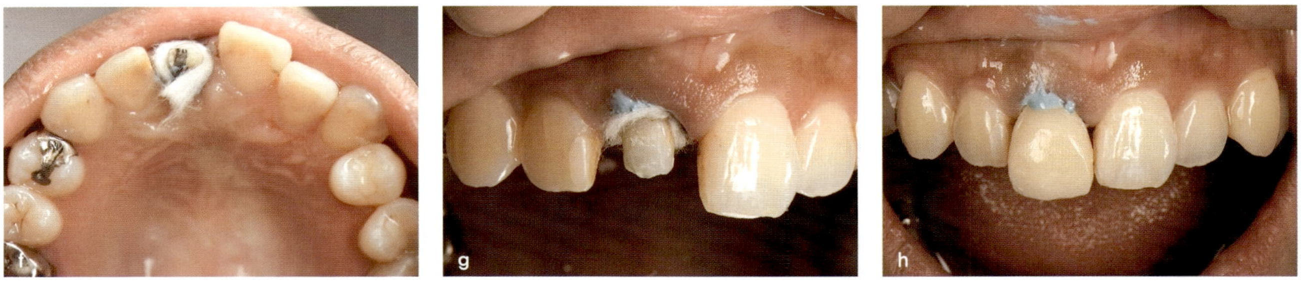

그림 3f~h. 탈지면을 지대치 주위에 감고 provisional restoration으로 약 3분간 누른다.

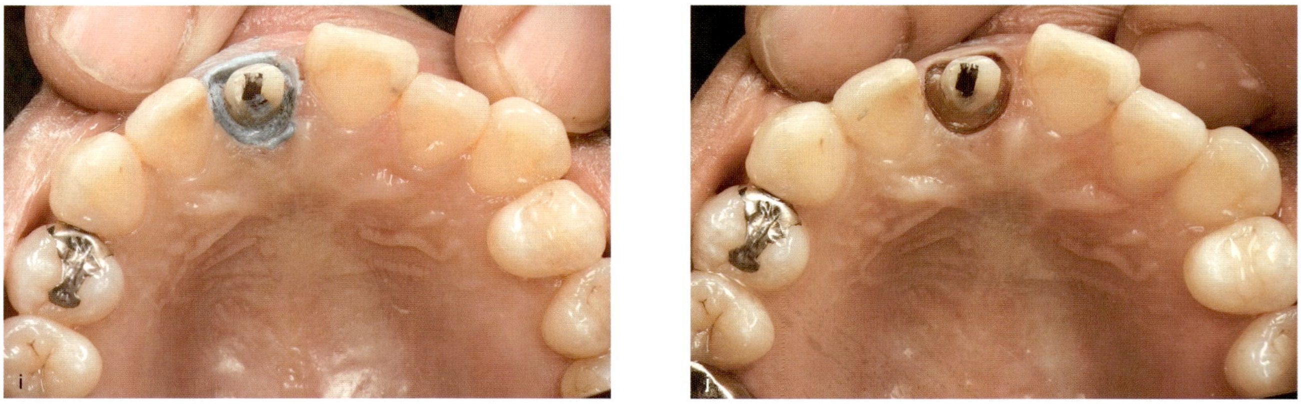

그림 3i, j. 3분 후 지대치 주위를 깨끗이 씻어 낸다.

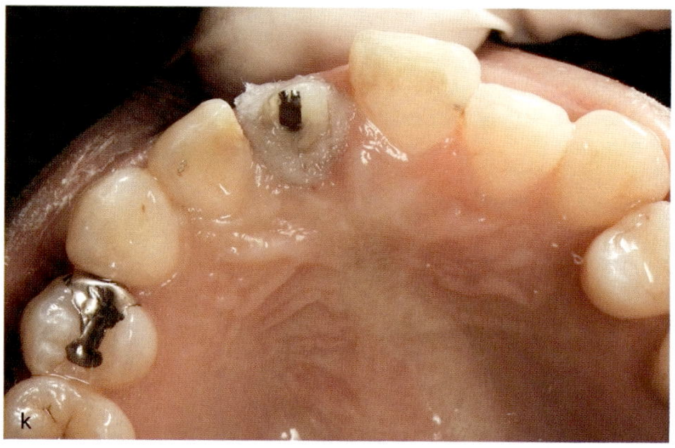
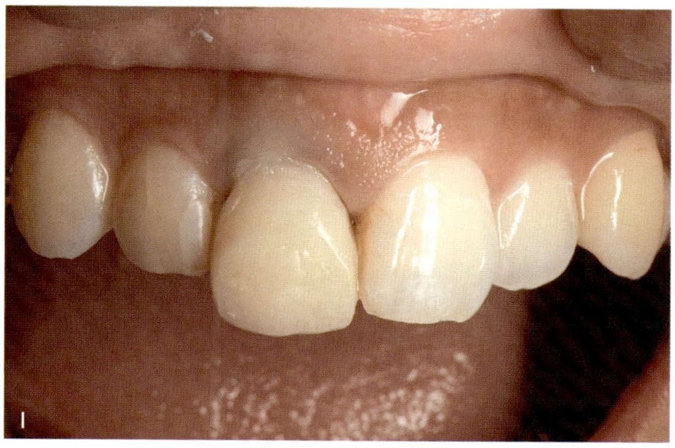

그림 3k, l. 끈 모양 탈지면에 지혈제(보스민)를 침투시키고 다시 지대치에 감아 provisional restoration으로 약 3분간 누른다.

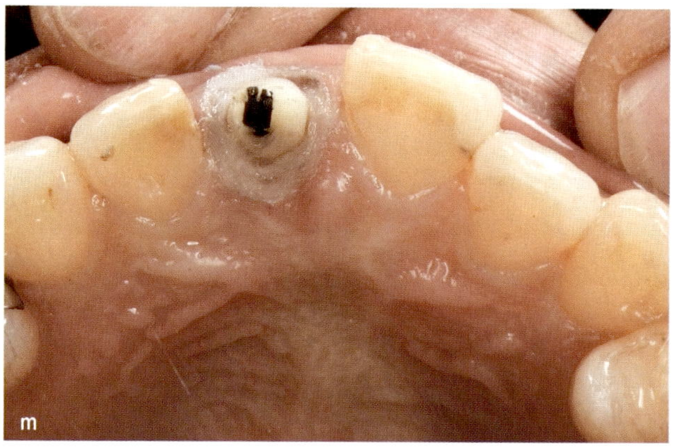
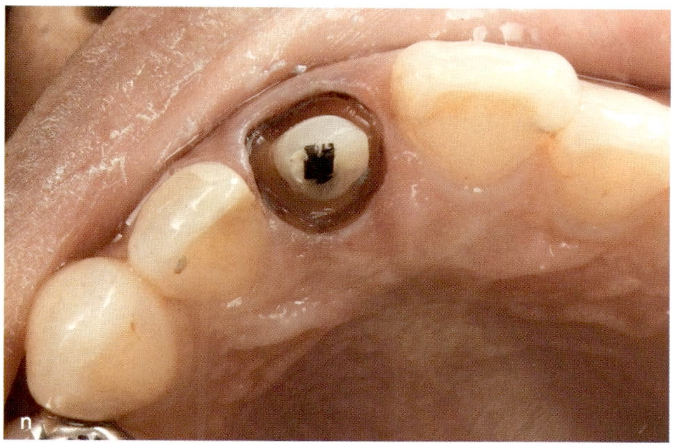
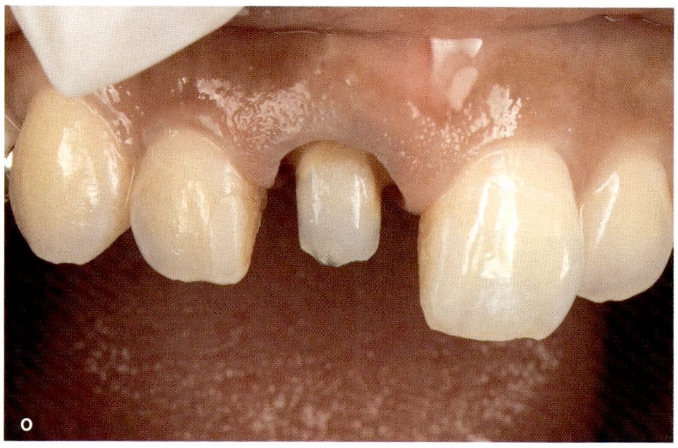
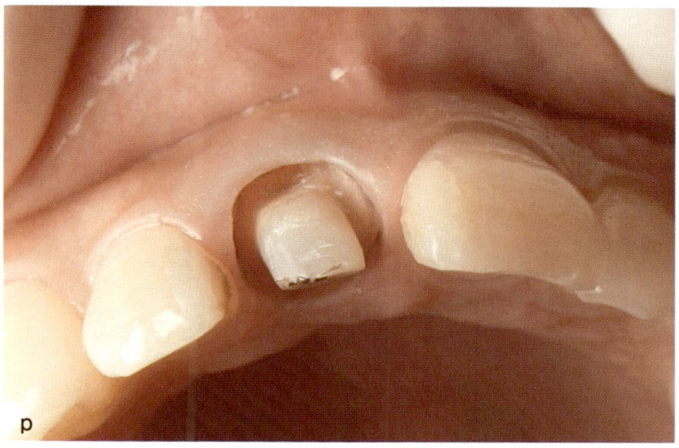

그림 3m~p. 끈 모양 탈지면을 제거하고 지대치를 잘 건조시킨다.

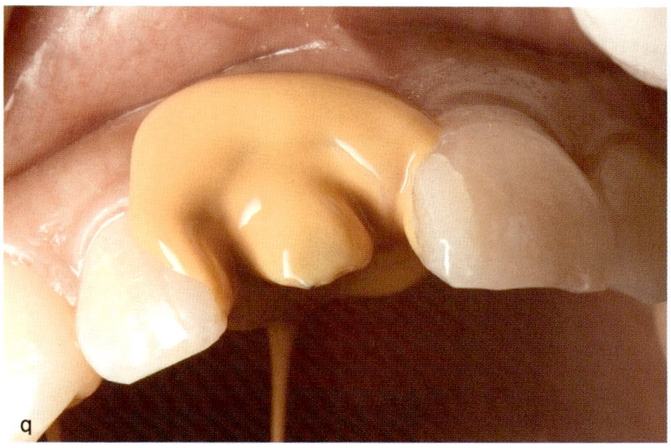
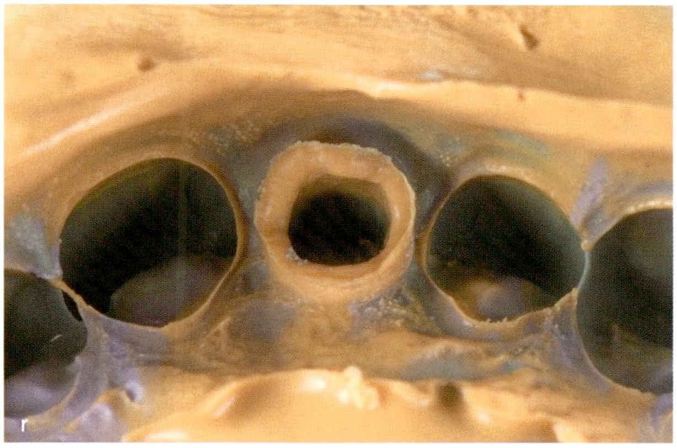

그림 3q, r. 흐름성이 좋은 인상재(extra wash GC)로 지대치 주위 인상채득을 시행한다.

4. Putty 1회법

필자는 인상 개수가 적은 1~4개 정도의 경우는 실리콘 퍼티를 사용하여 인상채득을 시행한다. 퍼티 인상은 정밀도에 한계가 있다는 이미지가 있는데, 그 원인은 다음과 같이 생각할 수 있다.

① 퍼티가 경화되면 매우 딱딱해지므로 트레이를 제거할 때 트레이 자체가 변형된다는 점

② 퍼티로 개형인상 후 되돌린 경우 정확하게 치열로 돌아가지 않는다는 점

따라서 먼저 변형이 없는 트레이를 사용하고(망 트레이는 그 자체가 변형되므로 불가), 퍼티와 레귤러, 인젝션 타입의 인상재를 모두 동시에 연화해 구강 내에 삽입함으로써 변형이 없는 인상채득을 할 수 있다. 주의점은 구강 내 유지시간을 약간 길게 하고, 인상면에 퍼티가 나오지 않도록 퍼티를 적게 사용하는 것이다. 또한 퍼티를 사용한 경우는 수소 가스의 발성이 없도록 인상 후 2시간 이상 경과하고 나서 석고를 주입하면 좋다(증례 53~55).

5. 인상채득과 연조직의 치유

인상채득 시에 행하는 조작에 외과적인 요인이 많을수록 그 후의 치유 기간이 길어진다는 점은 임상에서 충분히 고려되어야 한다. 특히 접합상피 내 마진을 적용하는 것은 그 바로 밑에 결합조직성 부착이 있으므로 과도한 외과적 침습은 피해야 한다. 보통 보철물의 마진 라인으로부터의 시작이 매우 중요하며 치근면 인상이 채득되는 것은 기공작업상 상당히 참고가 된다. 그러나 앞에서 기술한 것처럼 치근면의 인상은 외과적 침습을 증대시킨다는 것도 부정할 수 없다. 따라서 필자는 지대치 형성 시 치축 방향 또는 자신이 수복물을 제작하고 싶은 방향으로 지대치를 형성하도록 하고 있다(전술). 이러한 배려를 함으로써 방사선사진이 없는 기공 환경에서도 이상적인 emergence profile을 가진 보철물을 제작할 수 있게 된 것이다.

6. 인상채득 후의 주의점

치은압배에 의해 변연치은은 기계적으로, 또한 약품에 따른 수검작용(일부 단백질 응고)에 의해 손상받는다. 인상채득 후 부주의한 칫솔질은 치은퇴축을 야기하기 쉬워지므로 인상채득 부위 주위는 칫솔질을 하지 않도록 하고, 화학적 청소로서 약한 농도(0.06%)의 클로르헥시딘으로 가글만 하도록 하는 것이 중요하다[14,195]. 칫솔질을 하지 않는 기간은 증례별 손상에 따라 다르지만, 최종보철물 장착 후에도 가글만으로 관리하도록 권장하는 경우가 많아 약 3~4주는 가글만 하는 경우도 많다. 칫솔질 압력이 트라우마(외상)가 되지 않도록 하는 것[6,81,172,194]이 인상조작으로 손상받은 치은에 중요하다.

증례 46: 인상채득은 치은연하에 깊게 설정할수록 어렵다(1개월 경과)

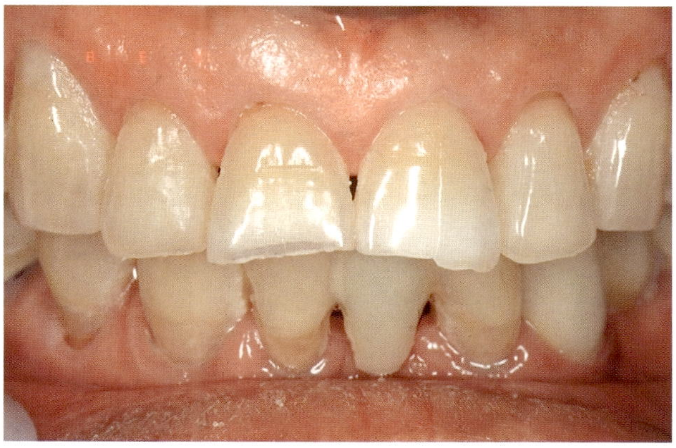

7-1a. 매년 마모되는 전치부에 대해 염려하고 심미성의 개선을 원해 내원한 환자이다(2008년 3월 8일).

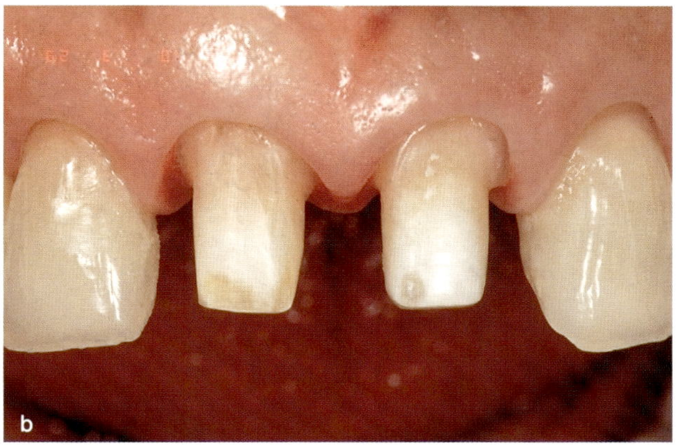

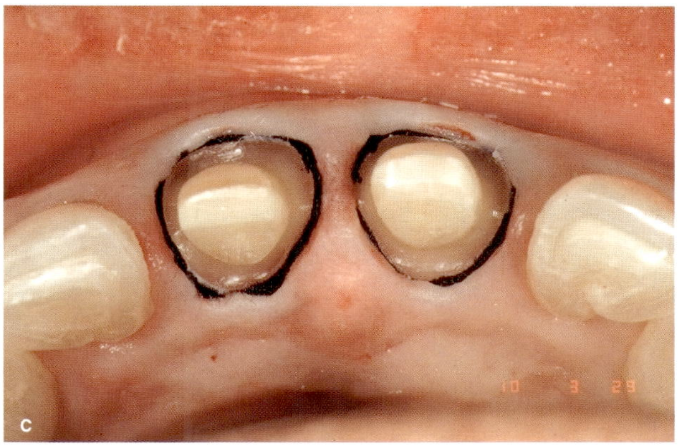

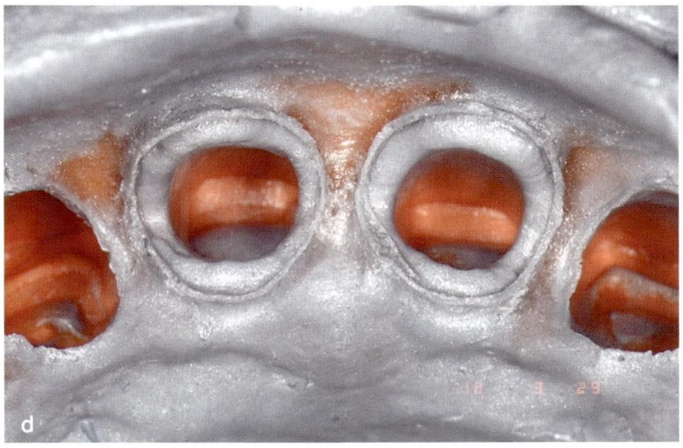

7-1b~d. 지대치 형성 후 #1의 silk로 치은압배를 실시, 실리콘으로 인상채득을 하였다(2008년 3월 29일).

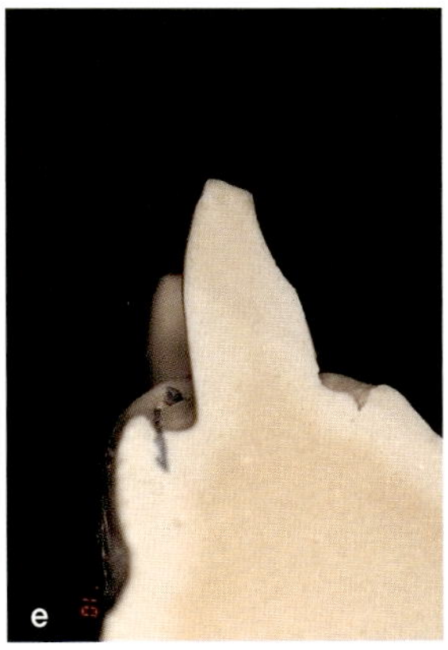

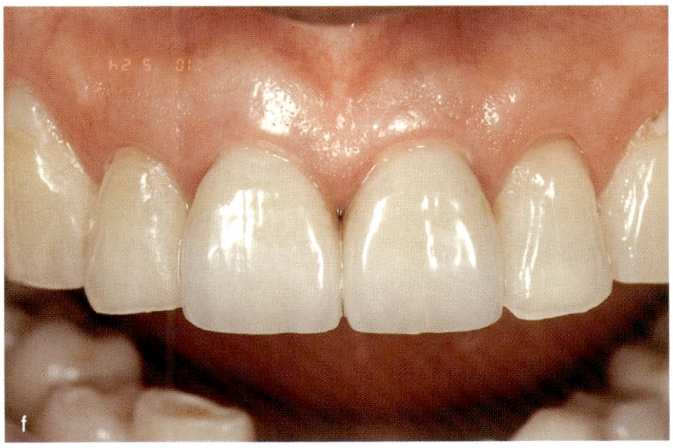

7-1e. 예비모형을 절단한 결과, 치은연하에 실리콘 인상재가 적절하게 들어가고 치은압배의 정확성이 확인된다.
7-1f. 최종보철물을 장착하고 약 1개월 후(2008년 5월 24일).

증례 47: 퍼티 1회법에 따른 인상채득(16년 경과)

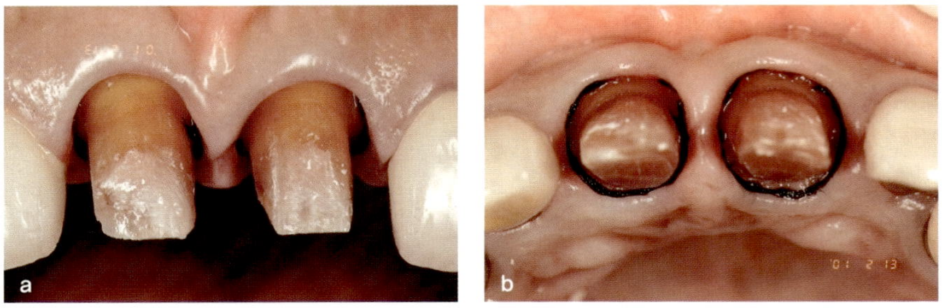

7-2a, b. 테트라사이이클린에 의한 변색치아를 치료하기 위해 내원한 환자의 #11, #21에 silk로 치은압배를 실시하였다(2001년 2월 13일).

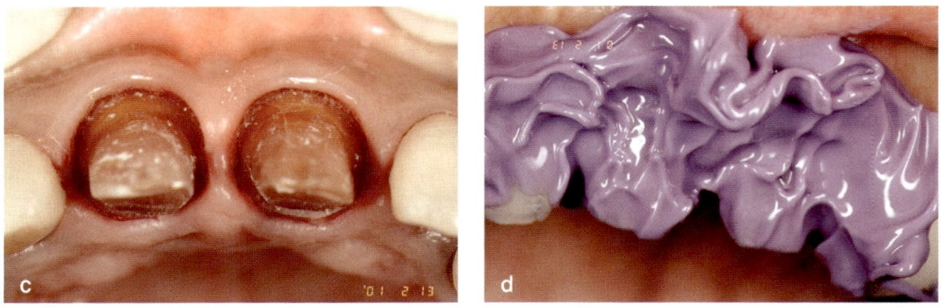

7-2c~d. Silk를 제거하고 출혈이 없다는 것을 확인, 지대치 주위에 실리콘 인상재를 주입하여 air를 불었다(2001년 2월 13일).

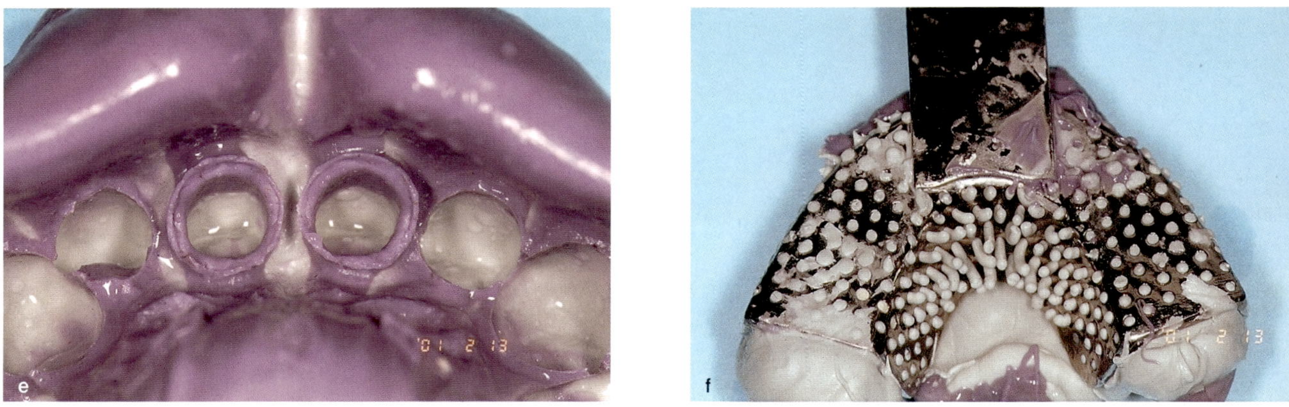

7-2e, f. 퍼티 타입의 실리콘을 견고한 트레이에 담아 인상채득을 하였다. 퍼티 타입 사용 시의 실패는 철거 시에 변형의 가능성이 있는 트레이의 사용과 석고 주입까지 잠시(약 2시간) 기다리지 않는 것이 원인이다(2001년 2월 13일).

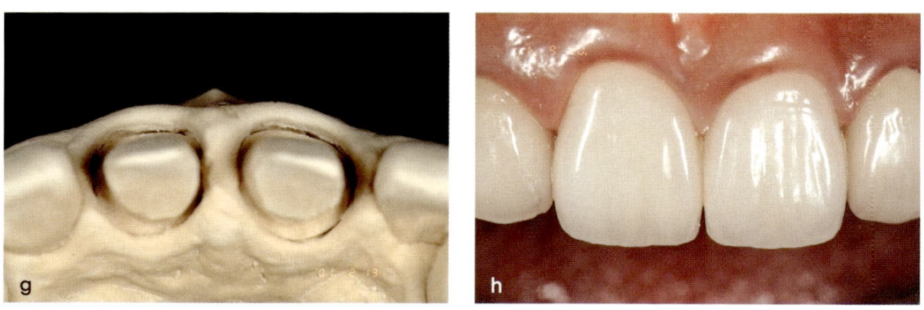

7-2g. 인상면에 퍼티가 노출되어 있음에도 불구하고 석고면은 선명하다(2001년 2월 13일).
7-2h. 환자는 최종보철물에 밝은색을 희망하였다(2003년 6월 4일).

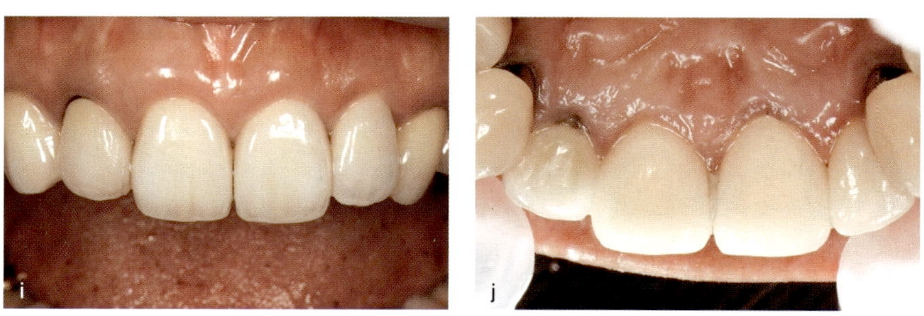

7-2i, j. 수술 후 16년. #11, #21은 치은퇴축하지 않고 치은의 상태는 안정되어 있다(2019년 6월 7일).

증례 48: 오버 브러싱의 개선에 의한 치은의 크리핑(4년 경과)

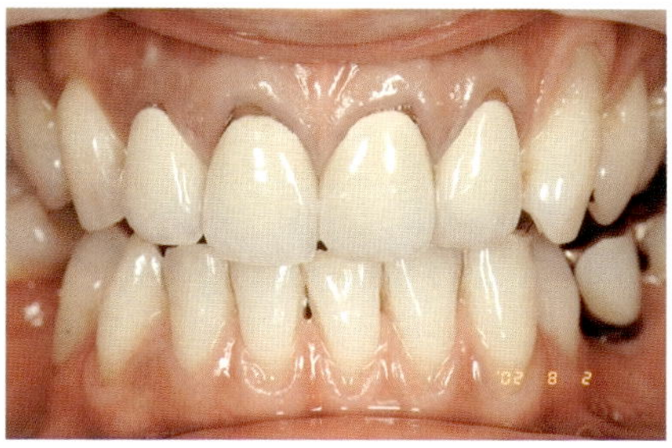

7-3a. 상악 4전치의 치은퇴축 개선을 위해 내원한 환자의 초진 시의 모습이다. 상악의 치은퇴축은 오버 브러싱이 원인이라는 점은 하악 전치부의 cleft로 상상할 수 있다(2002년 8월 2일).

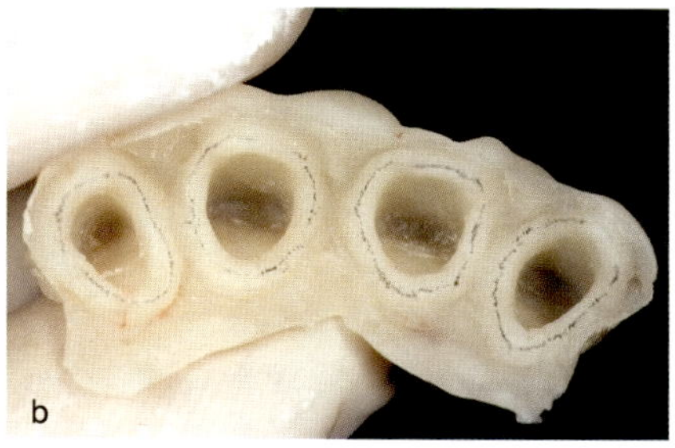

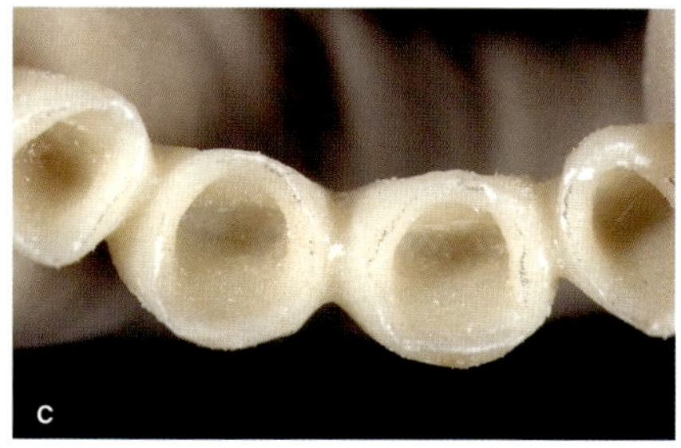

7-3b, c. 형성 종료 후. Provisional restoration의 relining이 인상채득의 준비가 된다.

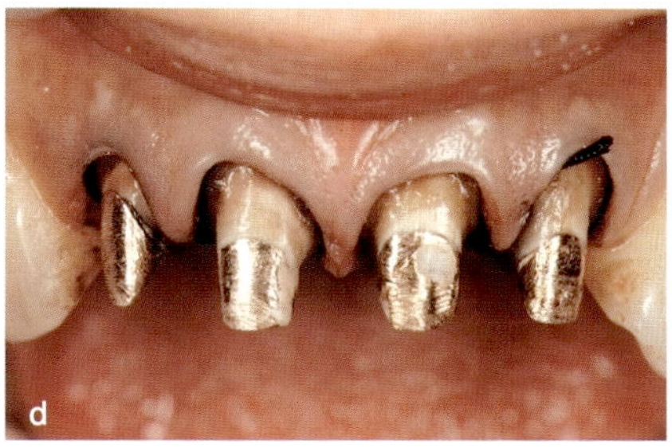

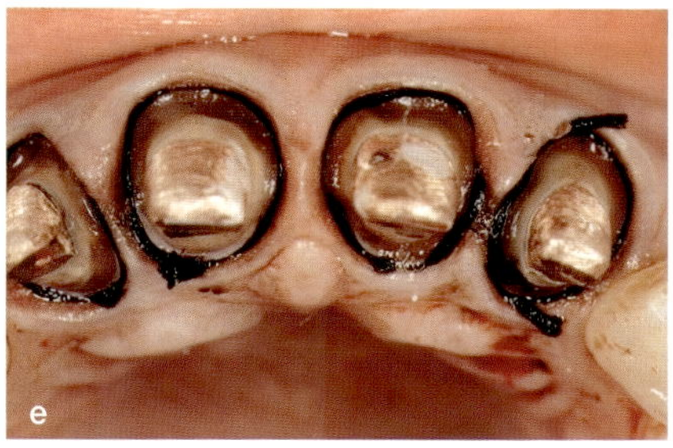

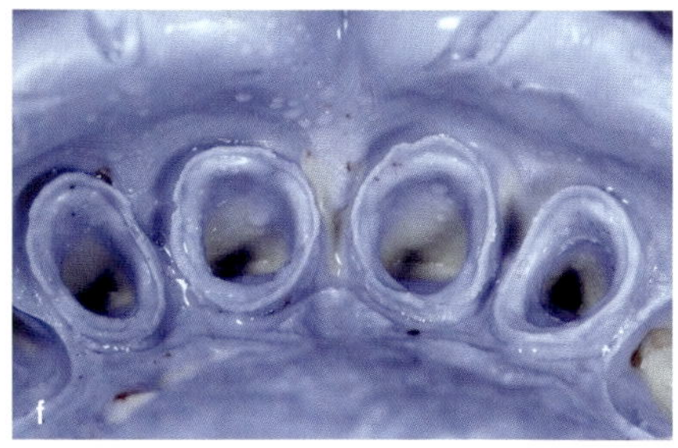

7-3d~f. 약 0.5mm(USP #1)의 silk로 치은압배를 실시, 인상채득으로 이행하였다.

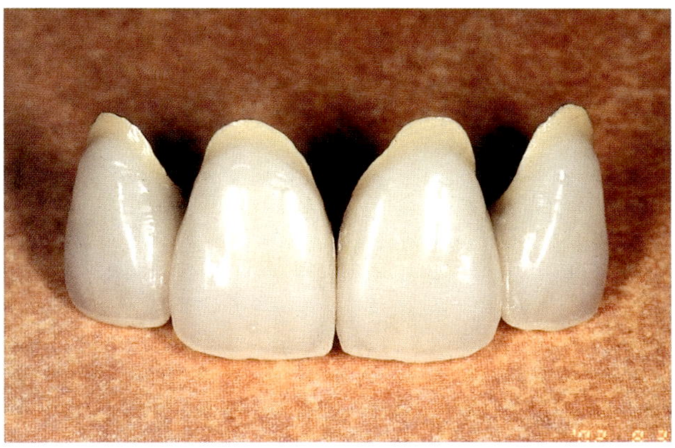

7-3g. 최종보철물은 연결된 메탈세라믹이다. 치은연하에는 S shape profile이 부여되어 있다.

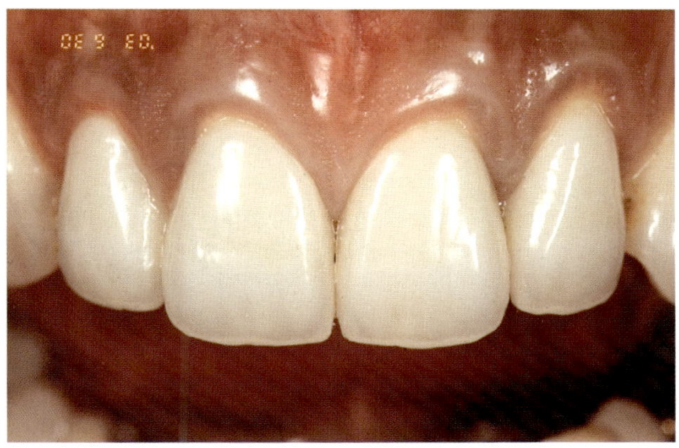

7-3h. 약 1년 후. 아직 오버 브러싱의 징후가 관찰된다.

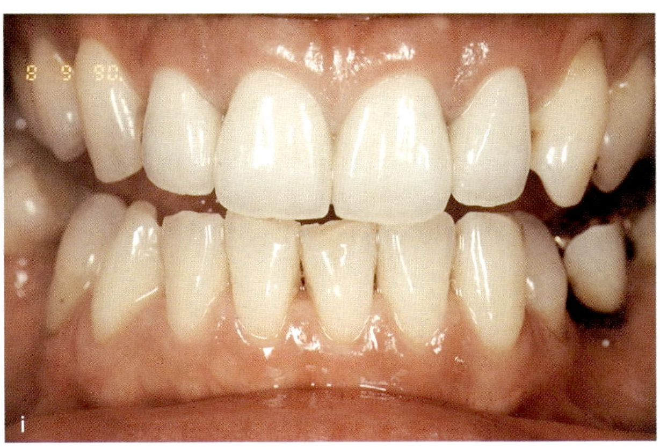

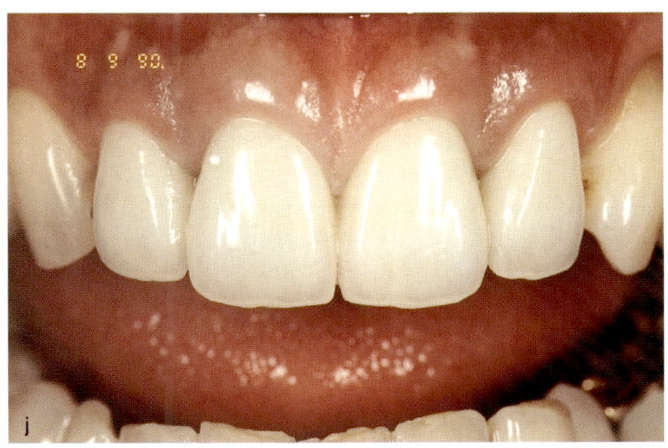

7-3i, j. 약 4년 후. 오버 브러싱이 개선되고 상·하악 전치의 치은은 크리핑 하고 있다.

증례 49: 인상채득(20년 경과)

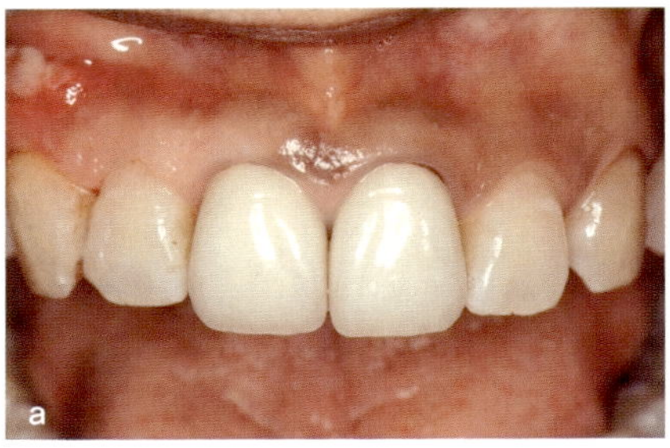

a

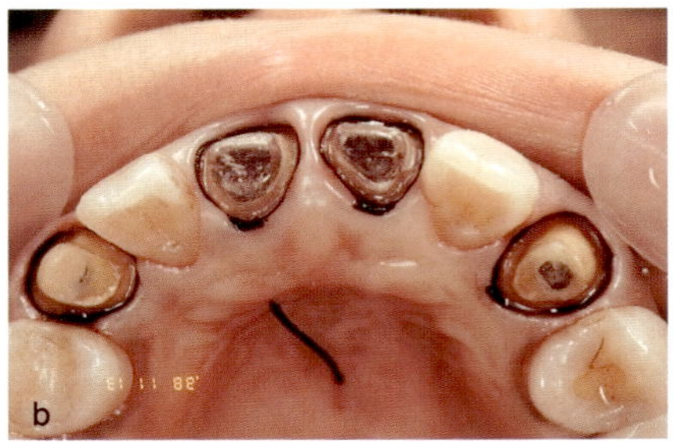

b

7-4a. 환자는 치아의 색조 불량으로 상악 6전치를 치료하고 싶어 내원하였다. Virgin teeth에 가까운 측절치는 그대로 두는 것을 제안하여 동의를 얻었다.
7-4b~d. Silk로 치은압배를 실시, 인상채득으로 이행하였다. 마진은 접합상피 내에 있다(1998년 11월 13일).

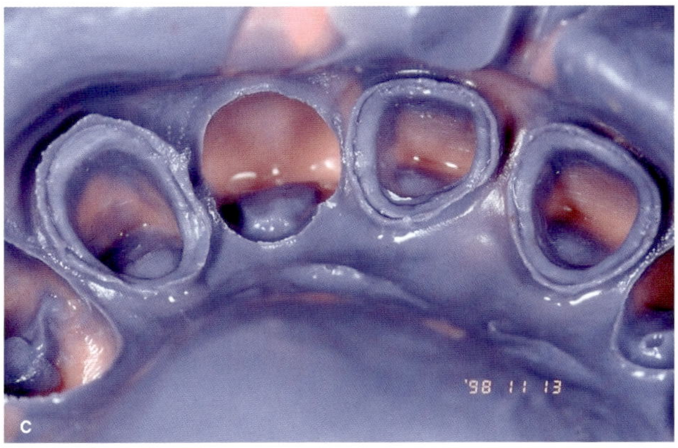

c

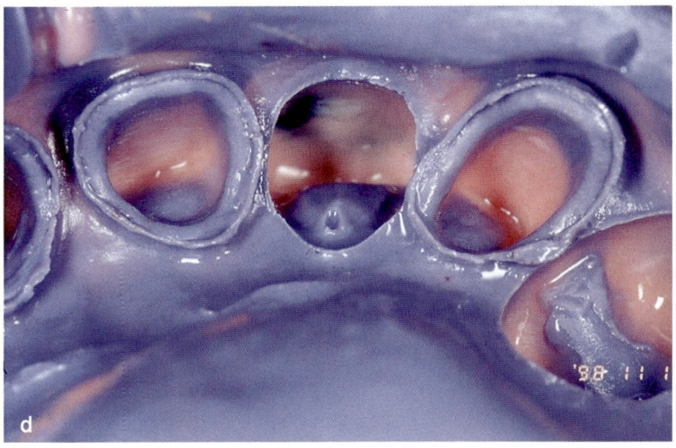

d

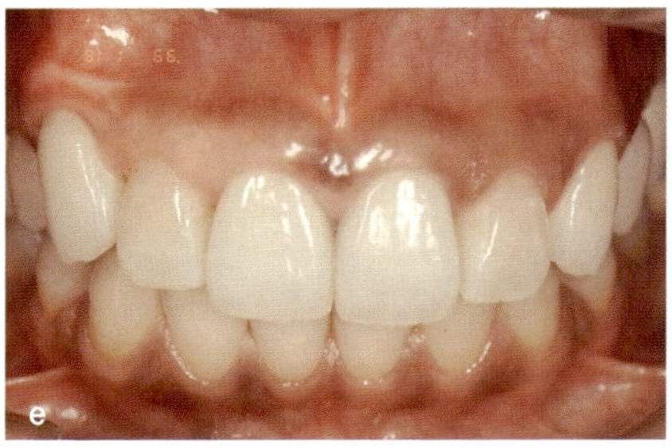

e

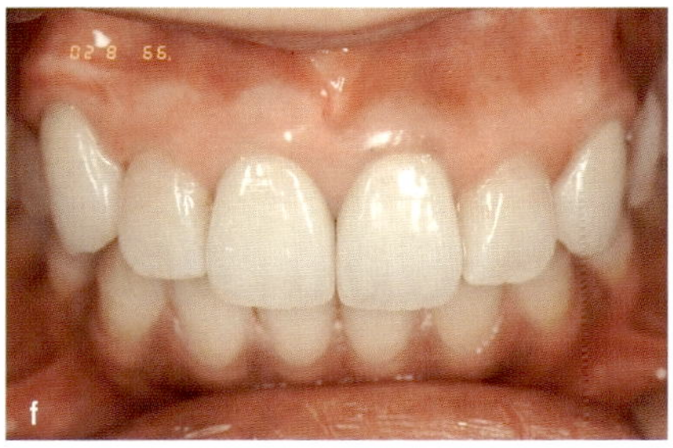

f

7-4e. 최종보철물 장착 후 약 2개월. 염증은 없다(1999년 1월 19일).
7-4f. 환자는 흡연자로 니코틴 유래의 치은변색을 신경쓰고 있어서 Nd:YAG 레이저로 치은변색을 제거하였다(1999년 8월 20일).

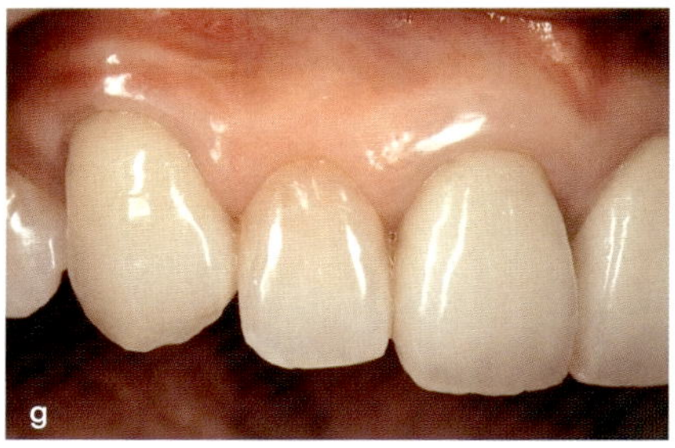

g

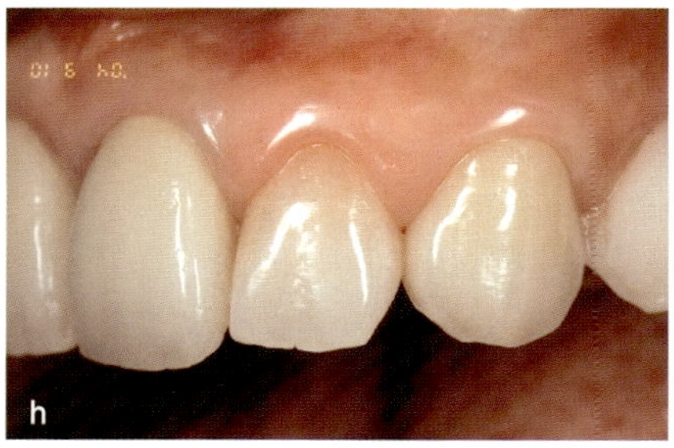

h

7-4g, h. 약 6년 후. 약간의 치은퇴축이 관찰되어 칫솔질 압력의 지도를 계속해서 하고 있다(2004년 9월 10일).

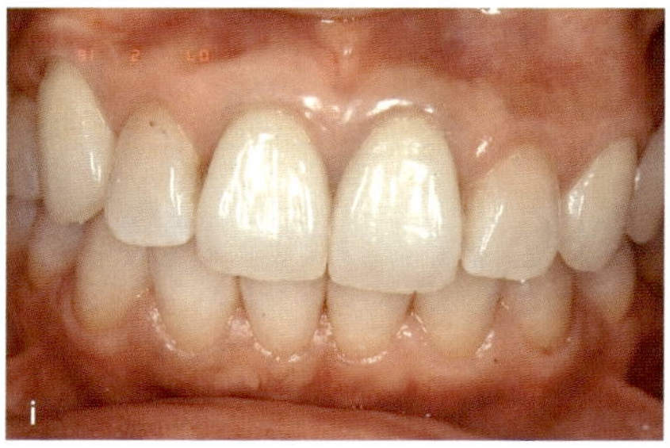

i

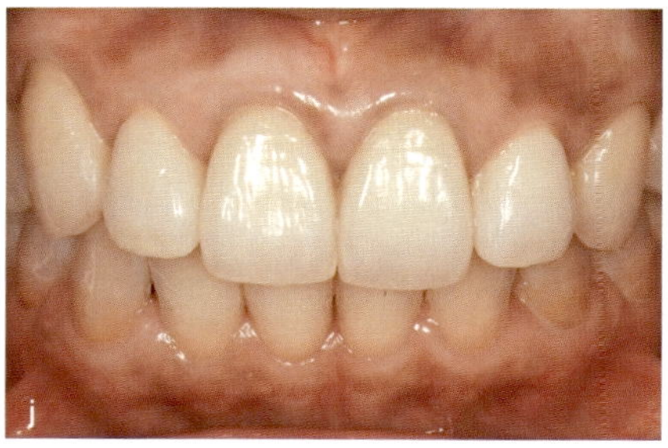

j

7-4i. 약 8년 후. 아직 칫솔질 압력이 강하지만 마진의 노출은 없다(2007년 2월 16일).
7-4j. 약 20년 후. 환자의 칫솔질 압력은 적당하게 되었고 변연치은에 안정이 관찰된다. 약 1년 전에 환자는 초진 시에 측절치의 치료를 희망하였기 때문에 메탈세라믹을 장착하였다. #13, #11, #21, #23은 20년 경과, 측절치는 1년 경과하였다(2019년 5월 24일).

증례 50: 인상 단계와 지르코니아 주위(1년 6개월 경과)

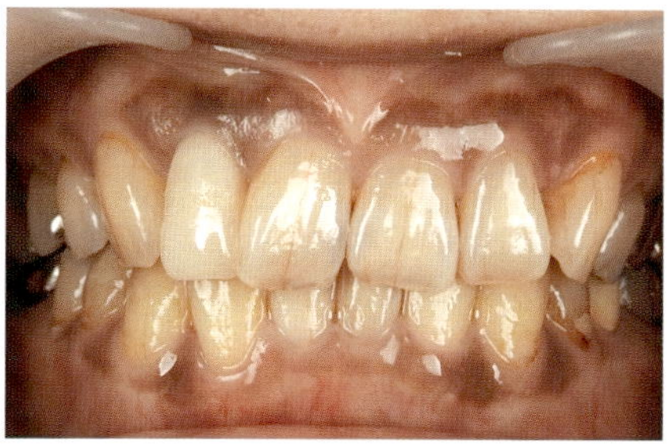

7–5a. 환자는 절단교합이었던 #12의 심미적 개선을 원하여 내원하였다. 하악 전치부만의 MTM 후, provisional restoration을 장착한 상태이다(2017년 11월 17일).

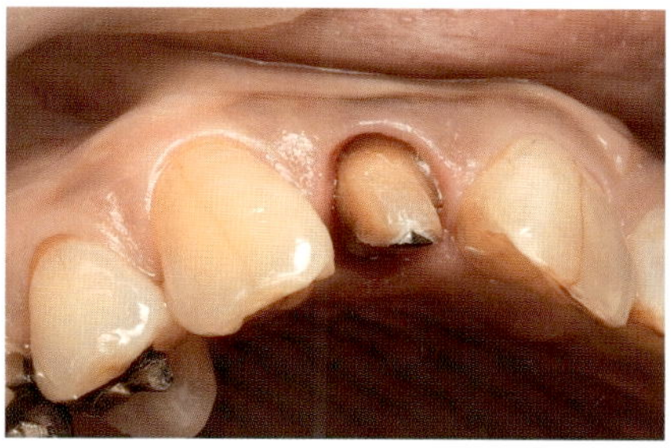

7–5b. 지대치를 형성하였다(2017년 11월 17일).

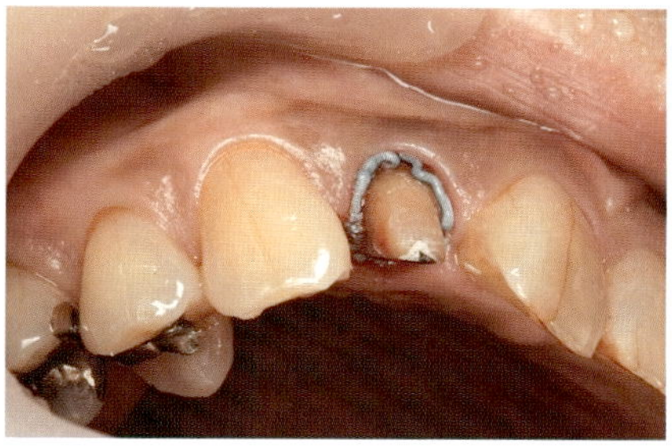

7–5c. 3M Retraction paste로 치은압배를 하였다(2017년 11월 17일).

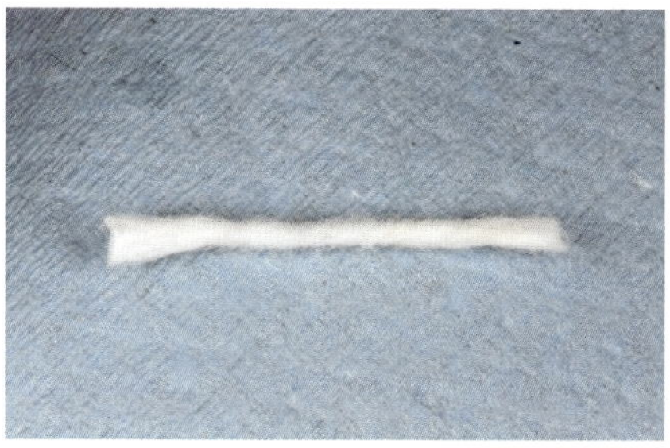

7–5d. 2~3mm로 절단한 탈지면을 꼬아 실 모양으로 만들어 둔다(2017년 11월 17일).

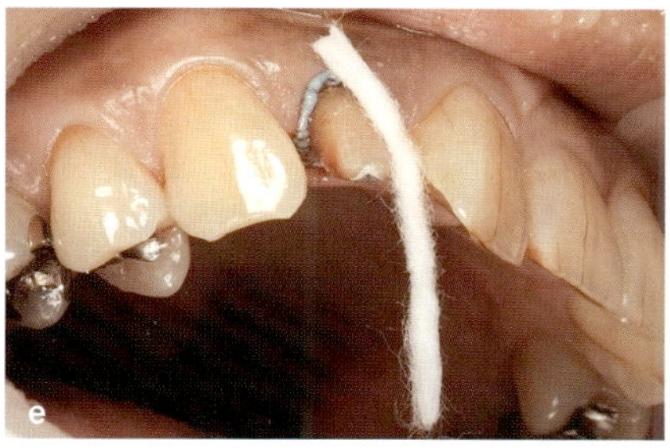

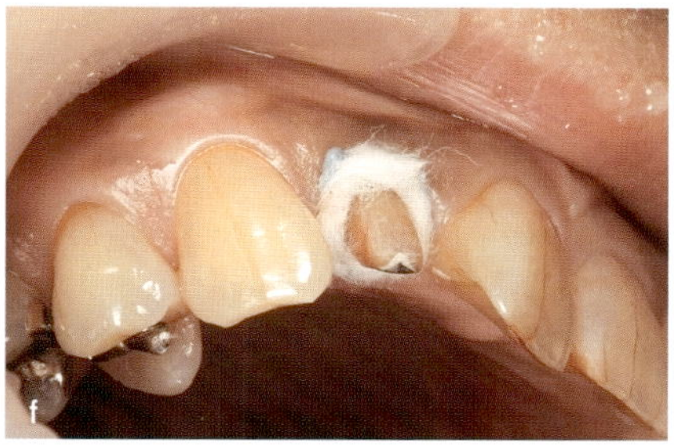

7–5e, f. 7–5c의 지대치 주위에 감는다(2017년 11월 17일).

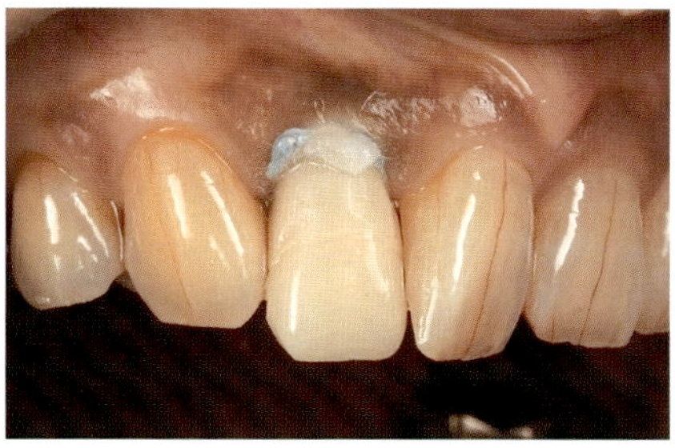

7–5g. 7–5f의 상태를 provisional restoration으로 가압한다(2017년 11월 17일).

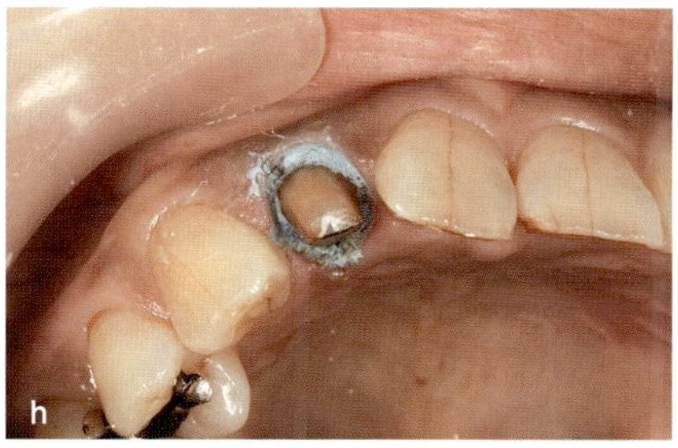

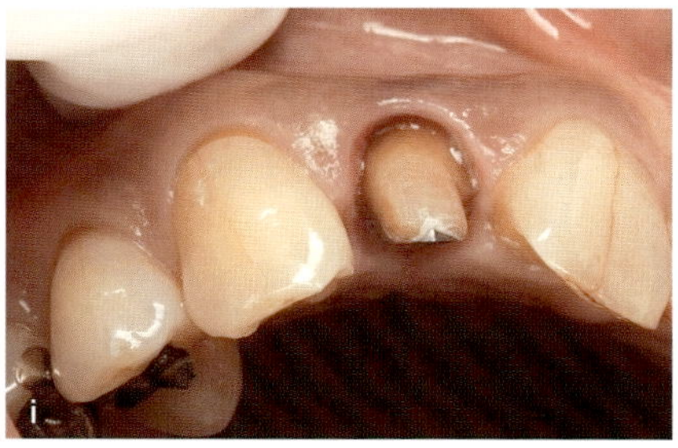

7–5h, i. 약 5분 후 provisional restoration과 만들어 둔 탈지면을 제거하고, 물로 잘 세척하여 건조한다(2017년 11월 17일).

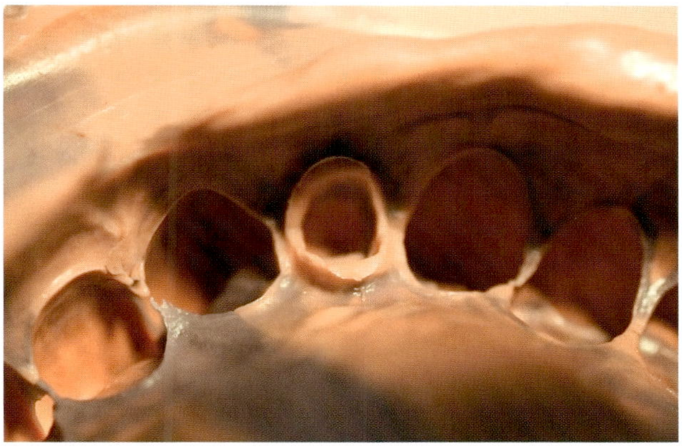

7–5j. 그 후 인상채득을 시행한다(2017년 11월 17일).

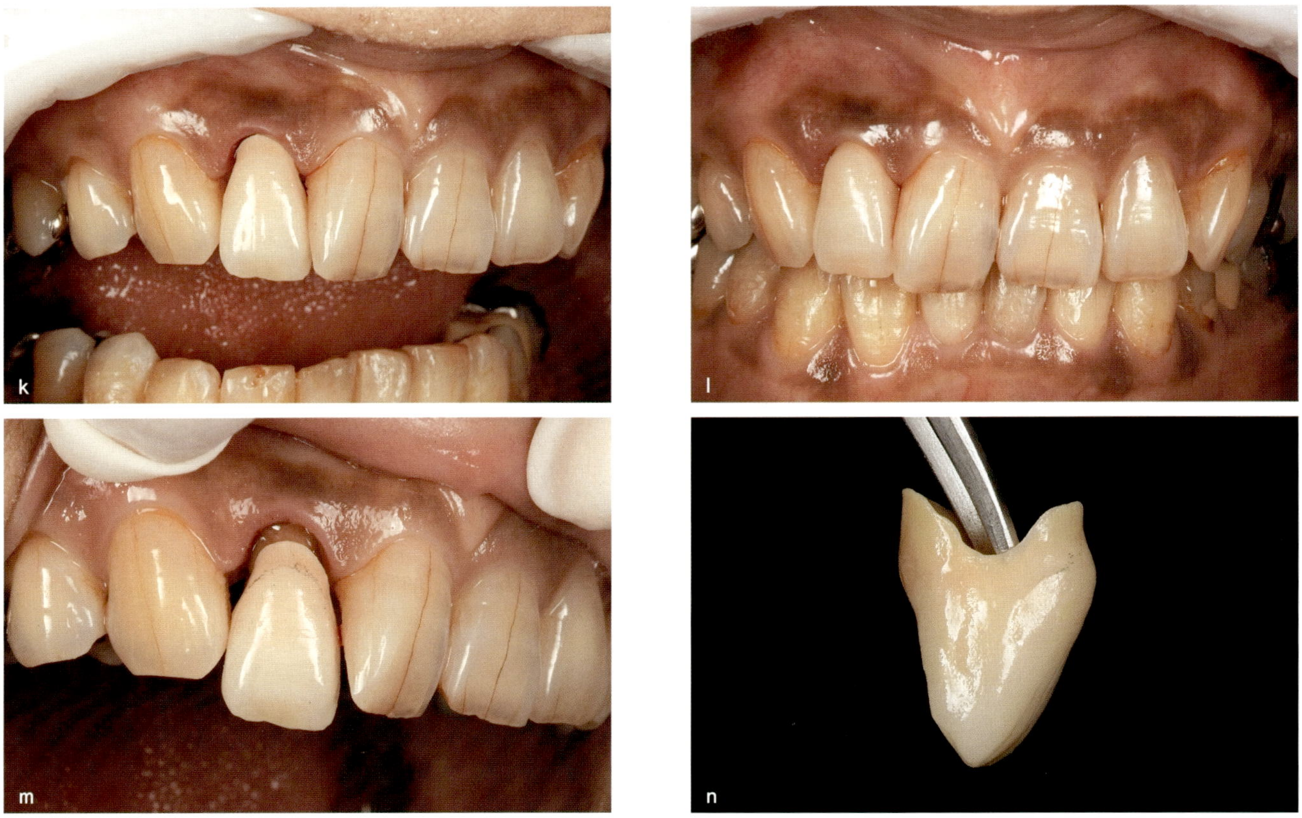

7-5k~n. 완성한 지르코니아 세라믹 크라운을 시적하고, 연필로 수복물에 표시된 마진의 깊이로 설정한 마진 위치와 치주조직의 관계를 확인한다. 동시에 S shape profile의 위치의 적합도와 인접면 형상으로부터 치간수평섬유를 피해서 지대치가 형성되어 있는지도 확인한다(2017년 12월 6일).

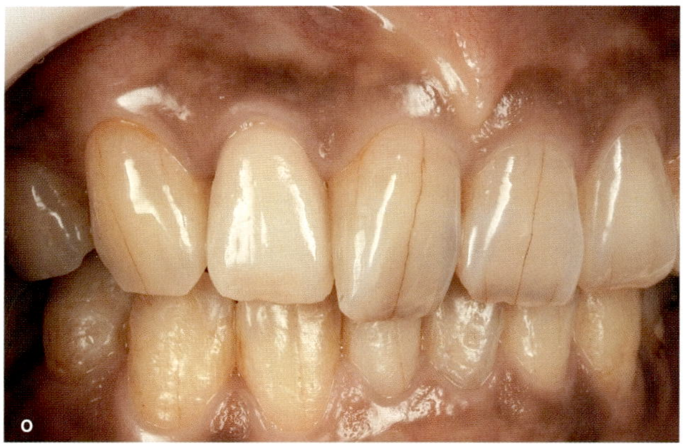

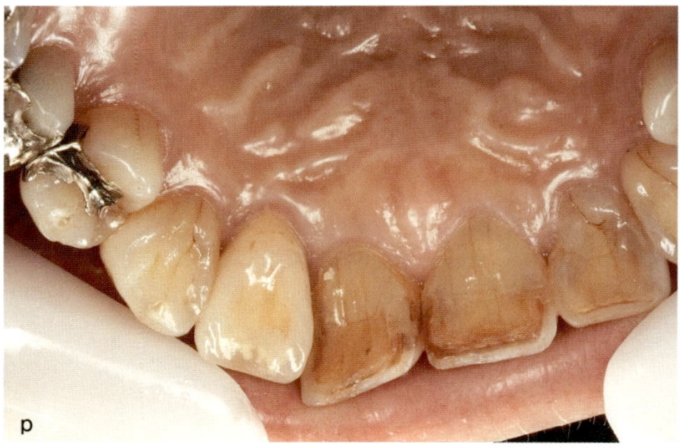

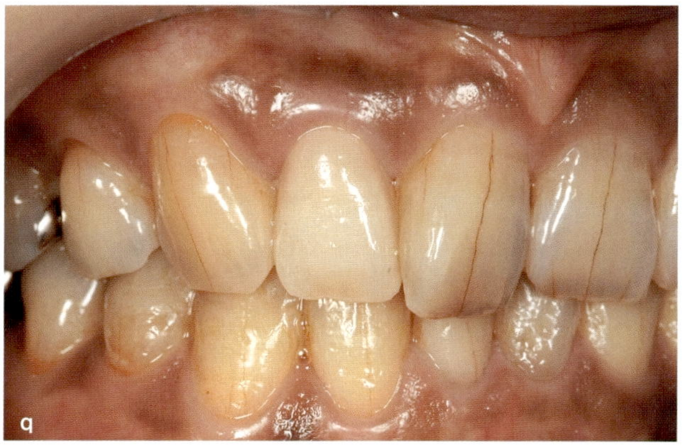

7-5o, p. 수술 후 약 3개월. 치주조직의 반응은 좋다. 코핑인 지르코니아의 생체친화성이 높다는 점에서 추측할 수 있다(2018년 2월 28일).
7-5q. 약 1년 6개월. 안정되어 있다(2019년 7월 10일).

증례 51: 정중이개의 개선을 희망한 환자. 인상 후에는 칫솔질 중지(5개월 경과)

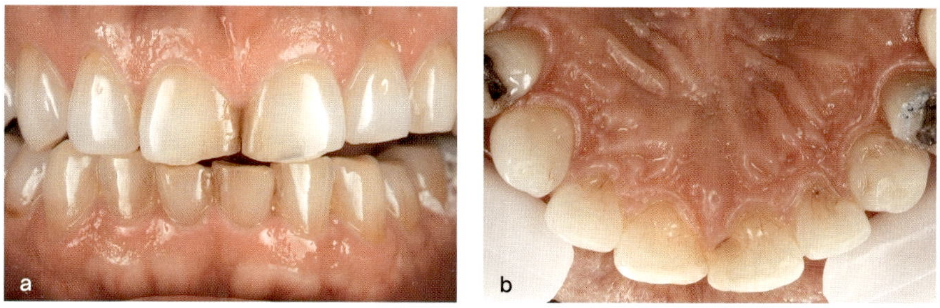

7-6a, b. 환자는 정중이개의 개선을 희망하여 내원하였다(2018년 2월 14일).

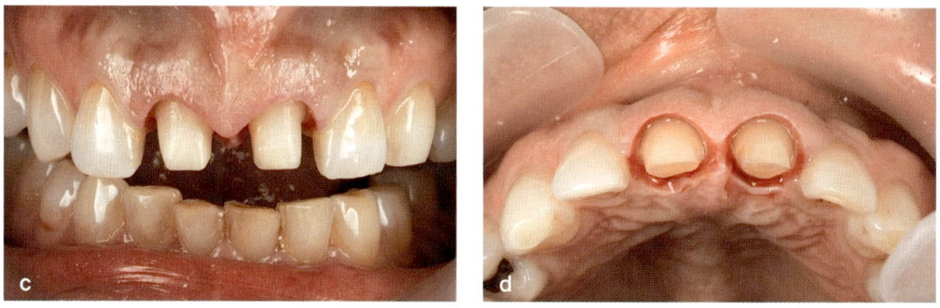

7-6c, d. 환자는 메탈세라믹을 희망하였다. 정중이개부를 자연스럽게 폐쇄시키려면 보통보다 약간 깊은 치은연하 형성이 효과적이기 때문에 약 1.5mm의 치은연하 형성을 시행하였다(2018년 2월 14일).

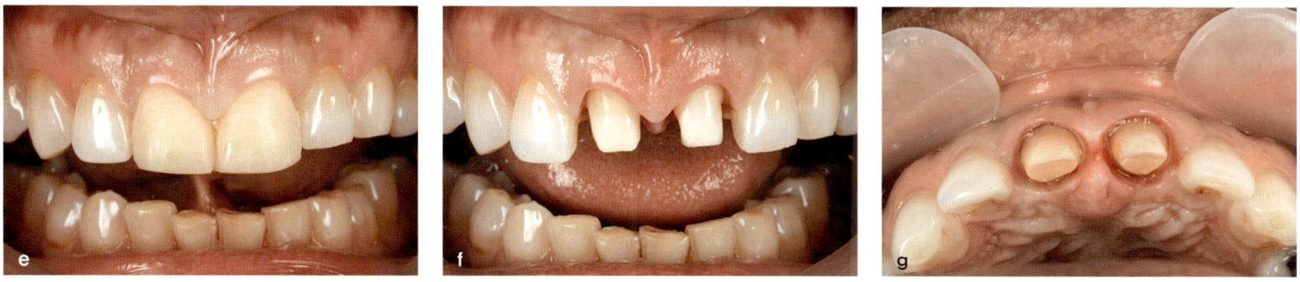

7-6e~g. 1주 후 지대치의 상태를 보고 인상채득을 시행한다(2018년 2월 21일).

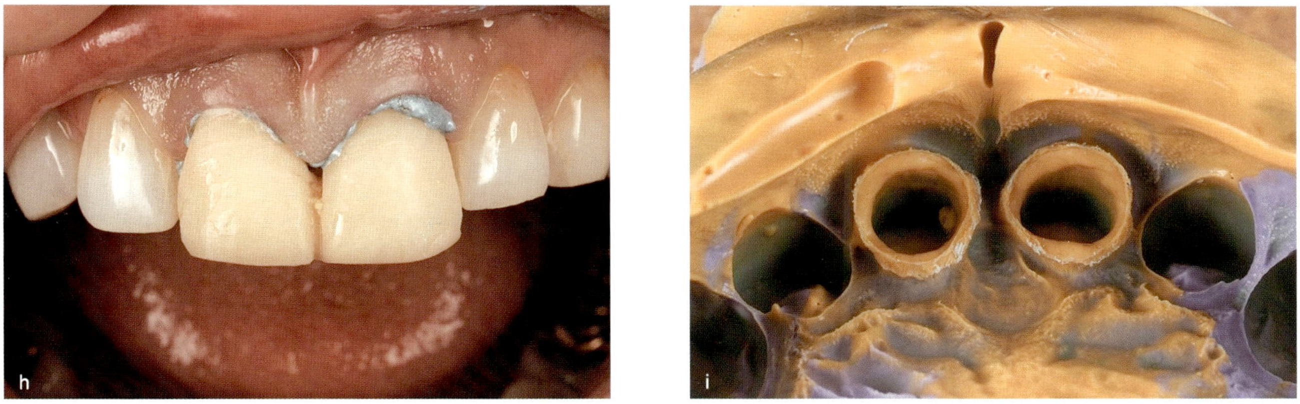

7-6h, i. Retraction paste 및 silk로 인상채득을 하였다(그림 3 인상 단계 참조)(2018년 2월 21일).

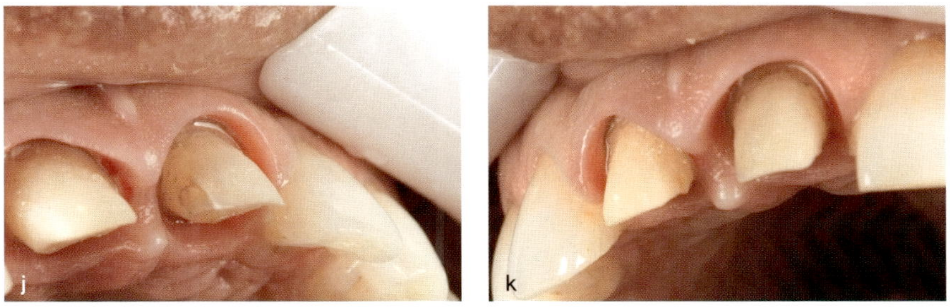

7-6j, k. 장착 직전의 치은연하 상태. 각화된 치은구(백색계)와 비각화(적색계)의 접합상피가 관찰된다(2018년 3월 28일).

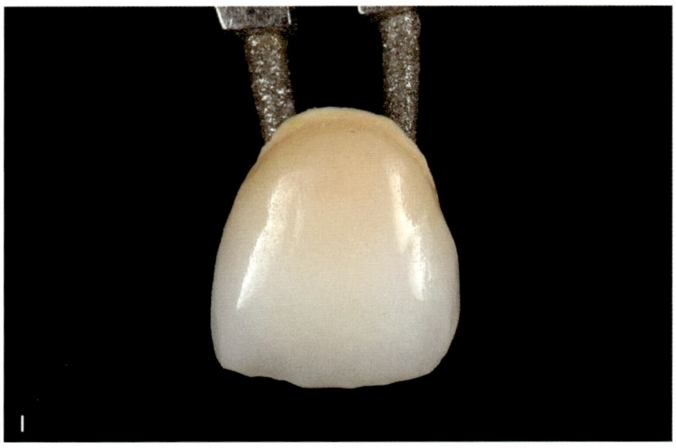

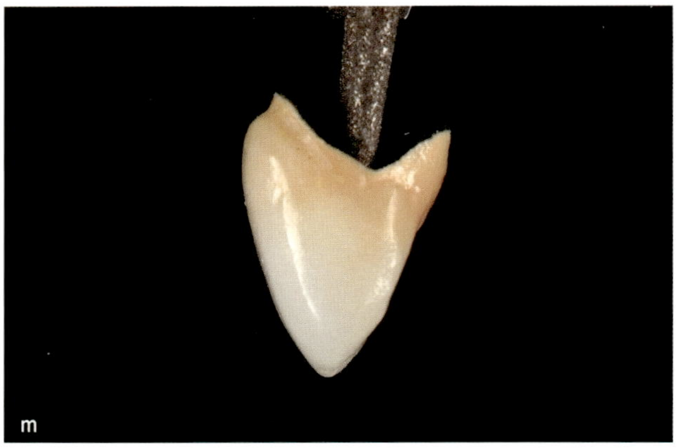

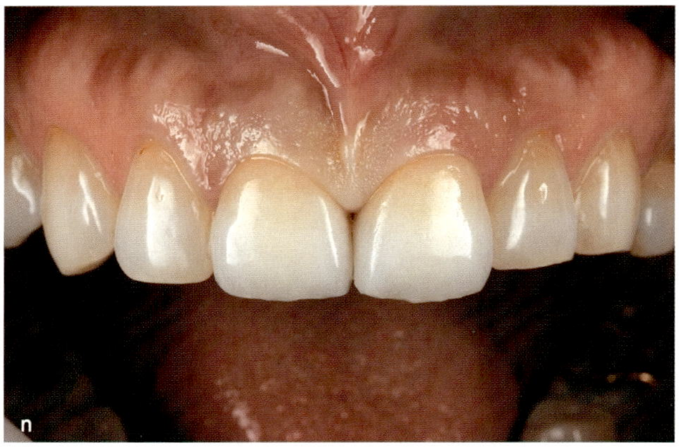

7-6l~n. 최종보철물의 contour, 즉 S shape profile과 시적 상태를 나타낸다(2018년 3월 28일).

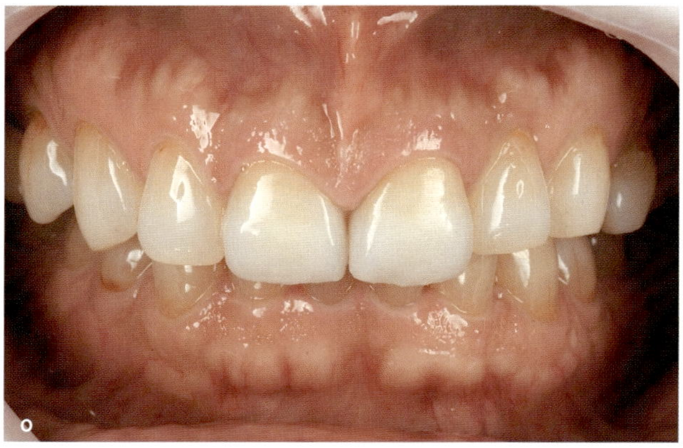

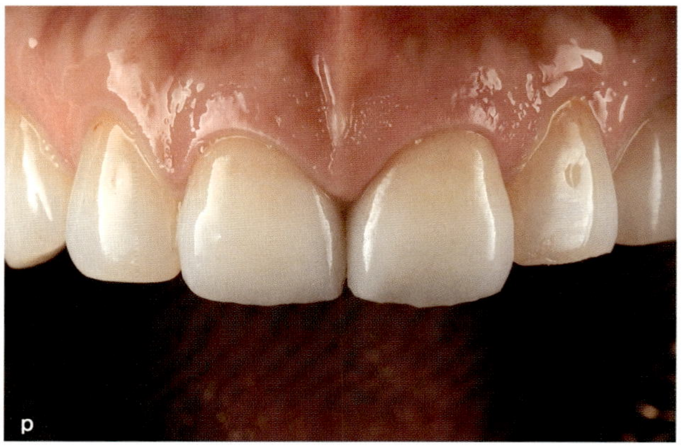

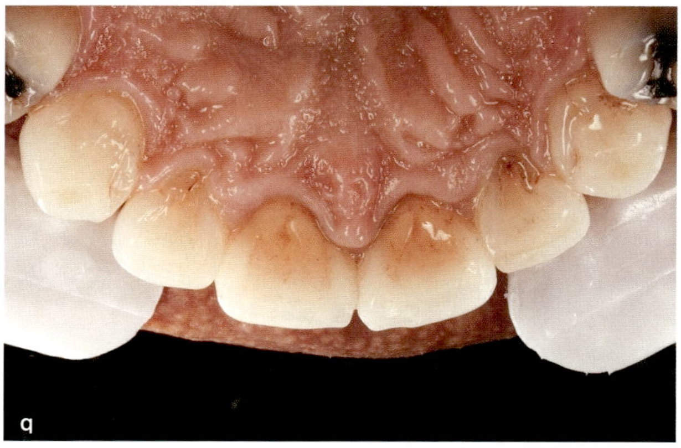

7-6o~q. 약 5개월 후. 안정된 심미성을 획득하였다(2018년 8월 20일).

증례 52: 초음파 스케일러를 이용한 골삭제(10년 경과)

7-7a, b. 전치부에 장착된 메탈세라믹의 마진 노출로 인한 심미장애가 주소였다(2009년 1월 27일).
7-7c. 치경선의 높이는 중절치가 낮아 이것도 심미장애의 한 요인으로 생각되었으므로, provisional restoration 장착 시에 골삭제를 동반하지 않는 치은절제를 시행하였다. Provisional restoration은 치은절제 후에 치경부에 풍융함을 주어 치은이 되돌아가는 것을 막도록 하였다.
7-7d. 인상채득 시 오픈 플랩에 의한 골삭제를 하지 않았기 때문에 압배사를 삽입할 충분한 공간이 없어서, 기계적 압배로 침윤마취하에서 초음파 스케일러를 이용하여 결합조직성 부착의 박리 및 약간의 골삭제를 하였다.

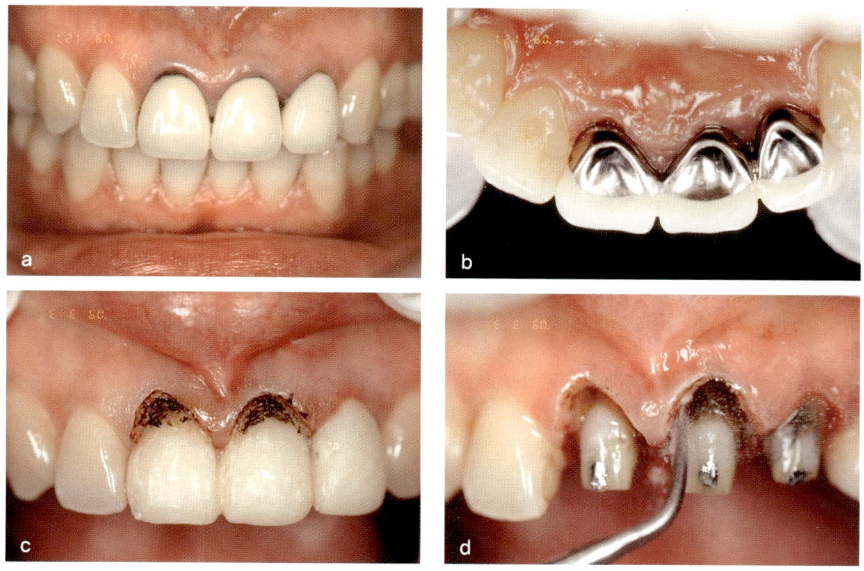

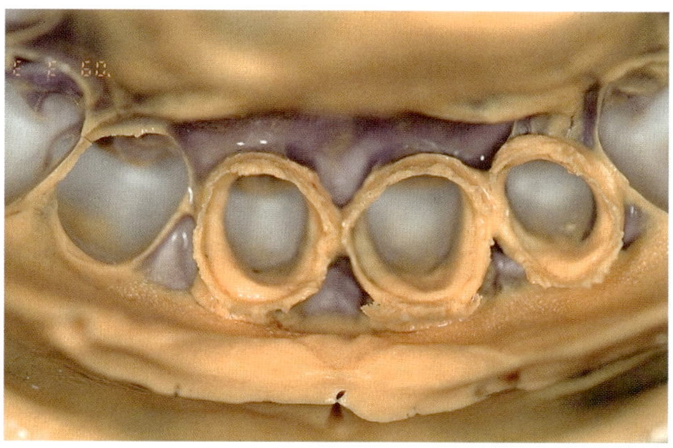

7-7e. 기계적 압배 후에 silk에 의한 치은압배를 실시, 인상채득으로 이행하였다.

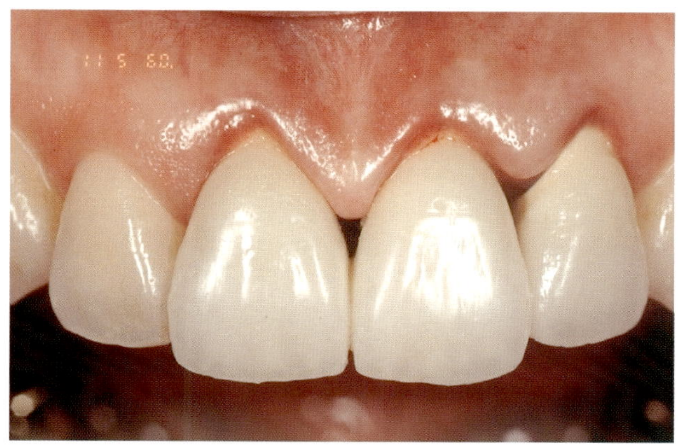

7-7f. 최종보철물도 메탈세라믹이다. 기계적 압배의 영향으로 치주조직에 일시적인 치은퇴축이 관찰된다(2009년 5월 11일).

7-7g. 약 반년 후. 서서히 치주조직의 회복이 관찰된다(2009년 11월 9일).
7-7h. 약 5년 후. 치주조직은 완전히 회복되어 있다(2014년 9월 2일).

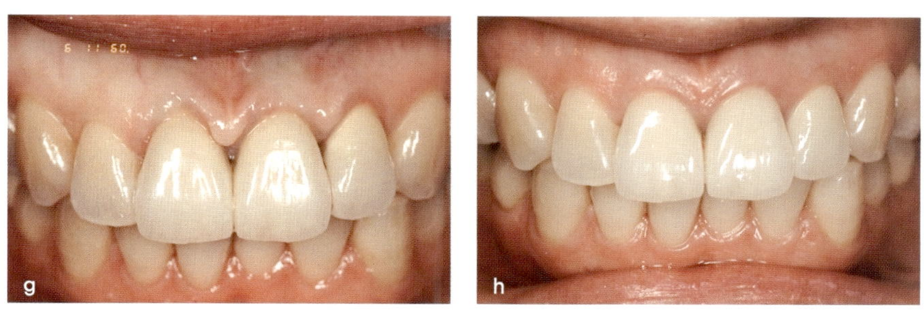

7-7i, j. 약 10년 후의 상태. 치주조직은 안정되어 있다. 메탈세라믹은 치근파절의 방지, 교합의 안정이라는 관점에서 연결해 놓았지만 치간칫솔의 사용은 금하고 있다(구개 측면 사진: 2017년 6월 16일, 정면 사진: 2019년 11월 12일).

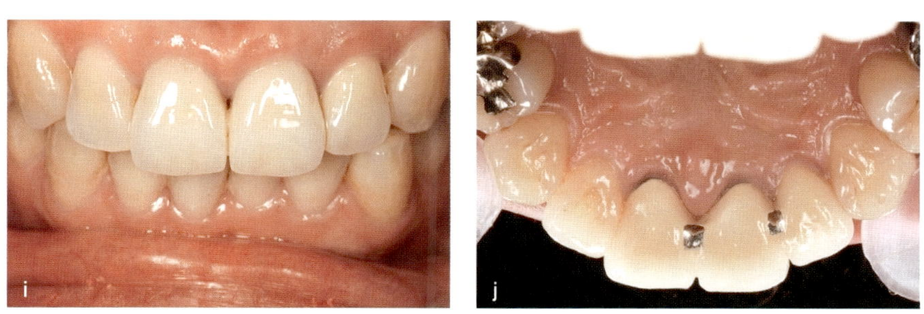

증례 53: 치근파절, 천공에 대한 레이저 대응: 퍼티 1회법(16년 경과)

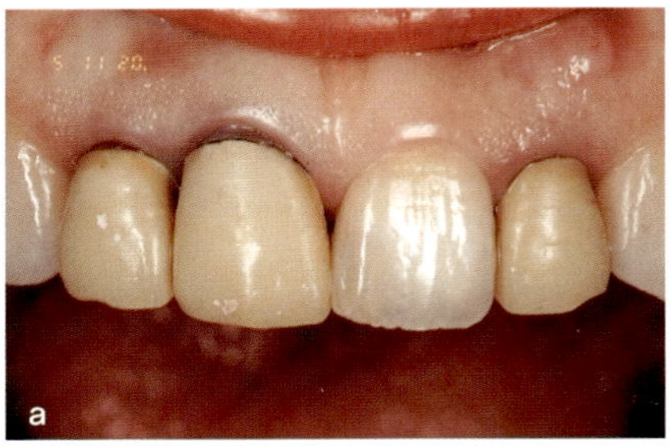

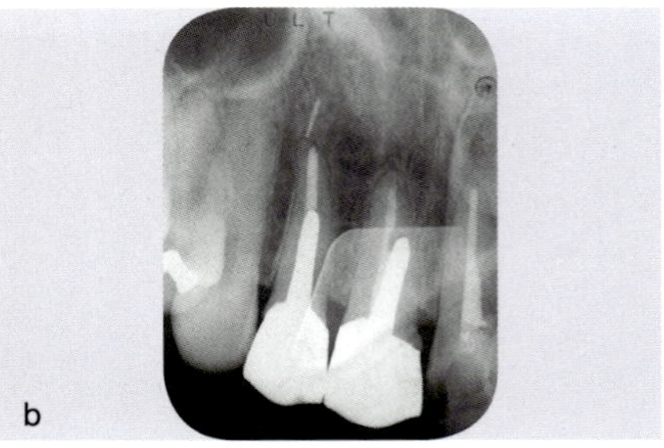

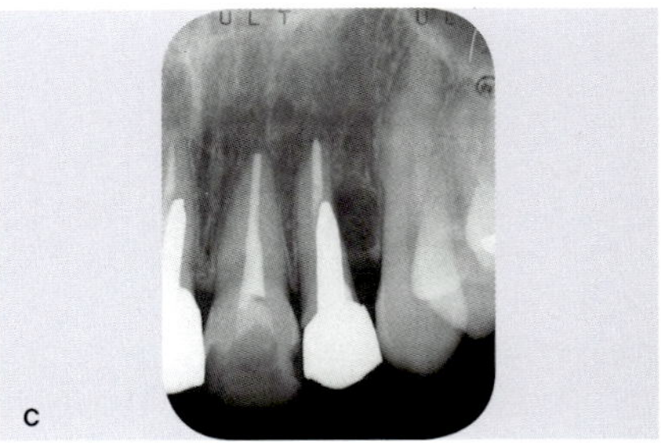

7-8a~c. 환자는 상악 4전치의 심미 보철을 원하여 내원하였다. 육안으로 보면 큰 문제는 없어 보인다. 방사선사진에서 #11에 천공, #22에 치근파절을 동반한 천공이 있다는 것을 알았지만, 환자에게 자각증상이 없다는 점에서 연결을 전제로 이대로 보존하여 보철조치를 하기로 하였다(2002년 11월 5일).

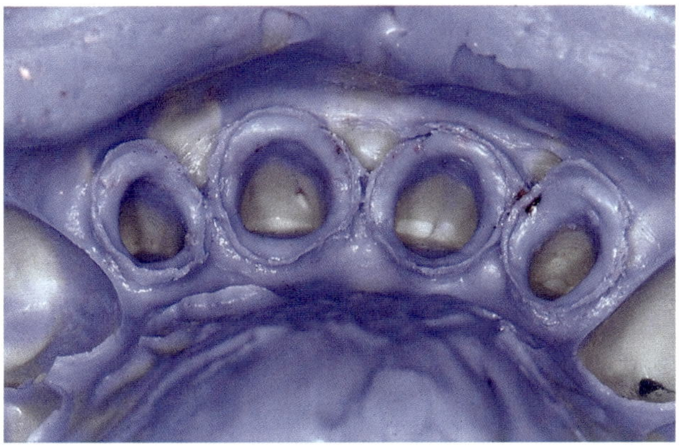

7-8d. 인상채득은 개인 트레이를 이용하지 않고 퍼티 1회법으로 실리콘 인상재를 이용하였다.

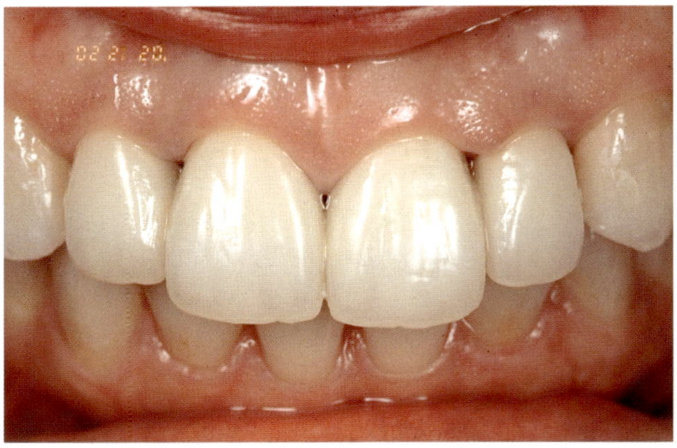

7-8e. 최종보철물 장착 후. 변연치은에 발적을 확인하였다(2002년 12월 20일).

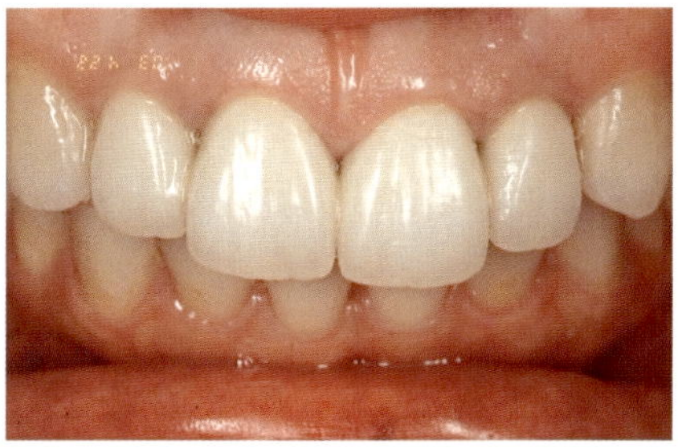

7-8f. 서서히 치간유두가 재생되고 있다(2003년 4월 22일).

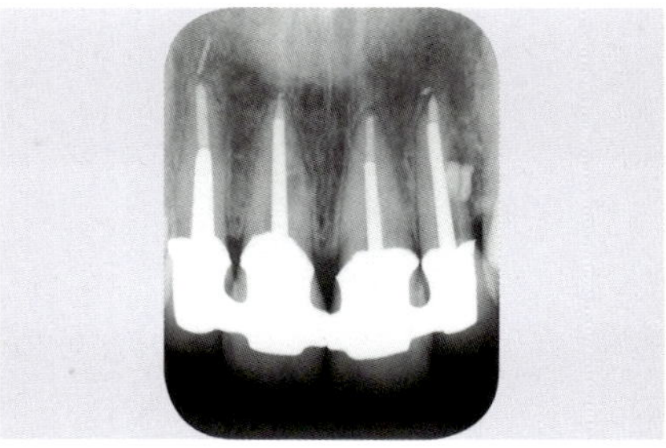

7-8g. 문제를 갖고 있는 치아의 수복에는 발치보다도 연결이 효과적인 수단이다. 천공은 gutta-percha 및 super bond로 막도록 했다(2004년 3월 26일).

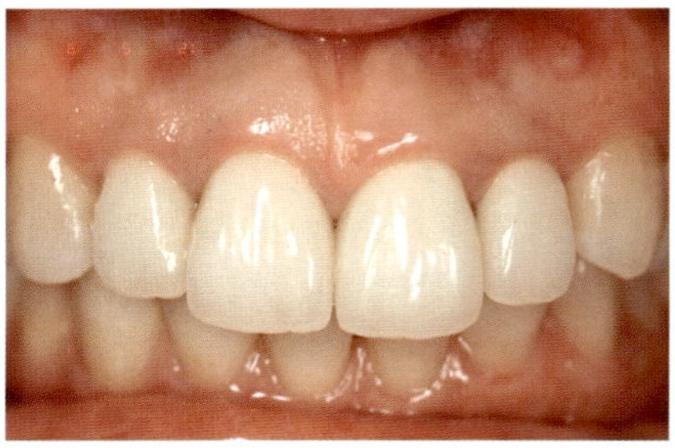

7-8h. 약 10년 후. #22 원심에 마이크로크랙이 있어서 종창을 일으킨 경우도 있었지만 리콜 시 레이저 조사(Nd:YAG 레이저)로 인해 이때부터 종창을 일으키는 일은 없어졌다(2012년 5월 9일).

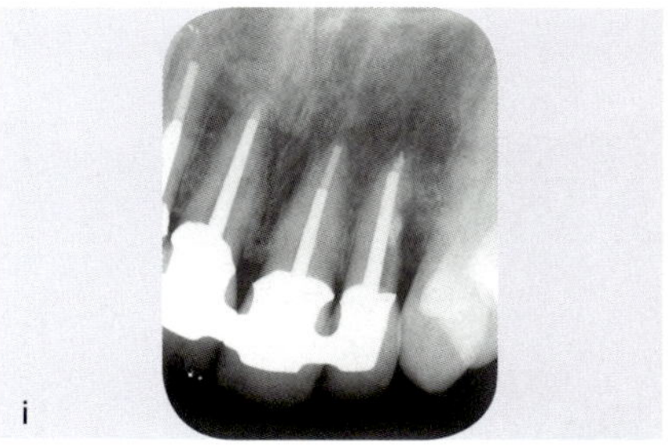

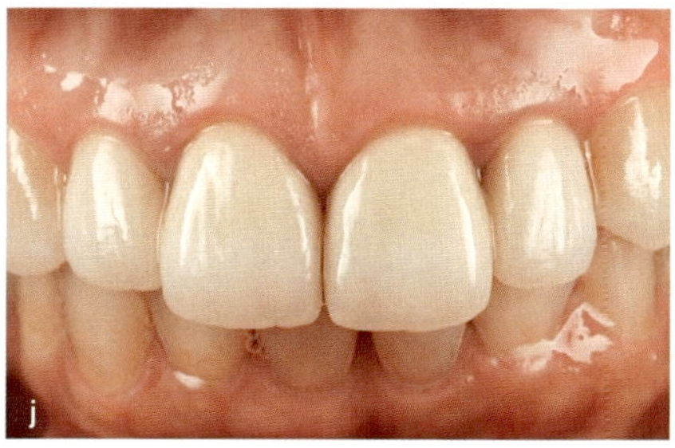

7-8i. 약 15년 후. 골흡수는 한정적이다(2018년 7월 4일).
7-8j. 16년 이상 양호한 결과를 얻고 있는 것은 보철물의 연결과 Nd:YAG 레이저를 이용하여 대응한 것이 크다(2019년 1월 16일).

증례 54: 퍼티 1회법(5년 경과)

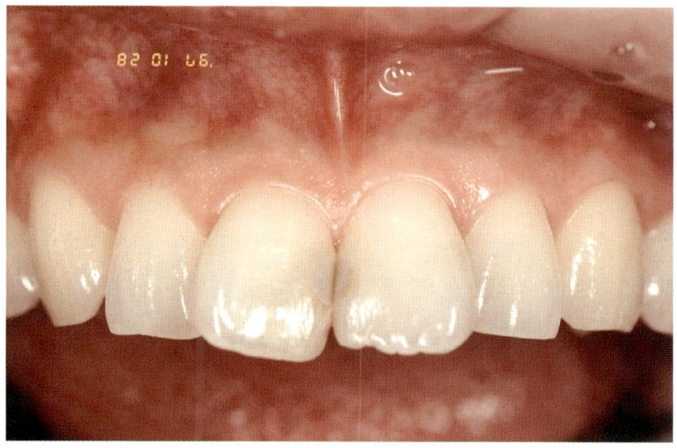

7-9a. 전돌한 상악 양 전치의 심미 개선을 요구한 환자이다(1997년 10월 28일).

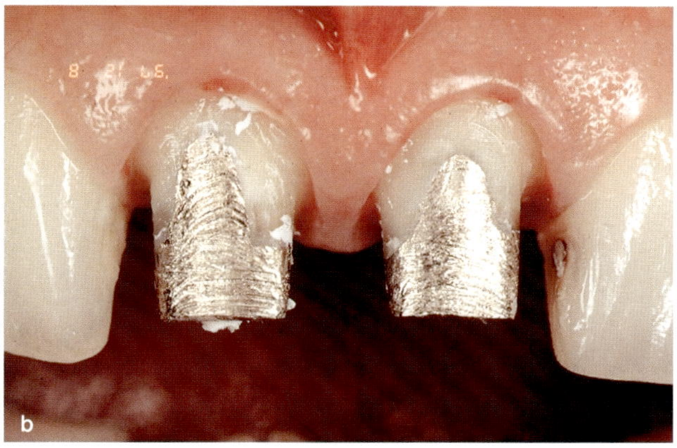

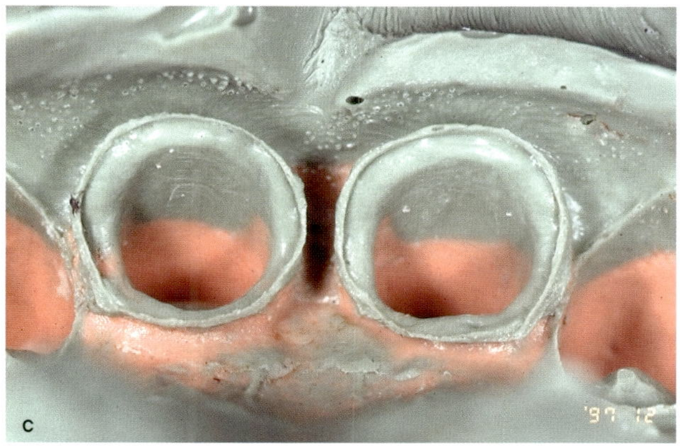

7-9b, c. 지대치 형성 후 퍼티 1회법으로 인상채득을 하였다. 퍼티와 레귤러만으로 인상채득을 하였지만 인상면은 명확하다(1997년 12월).

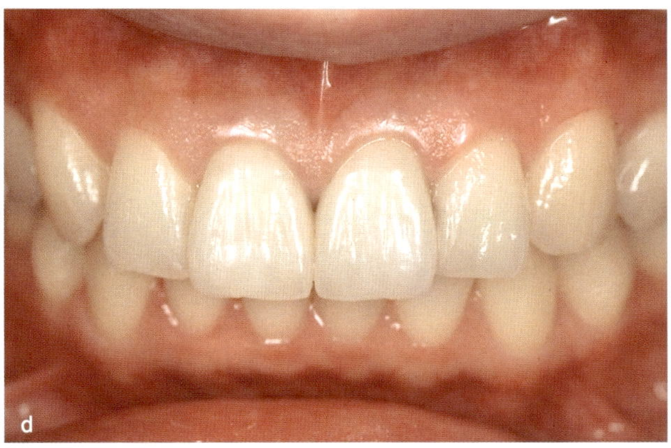

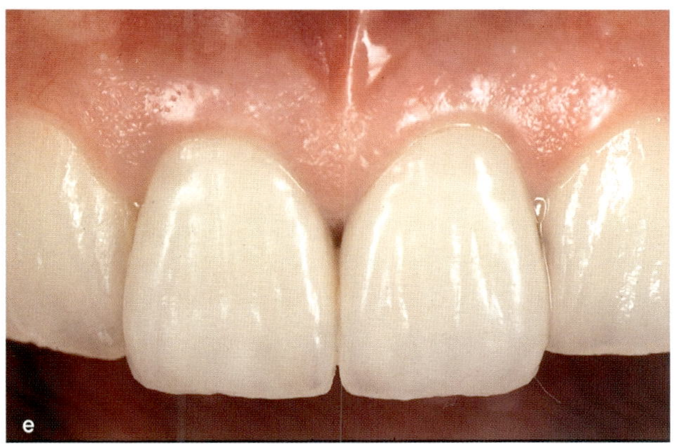

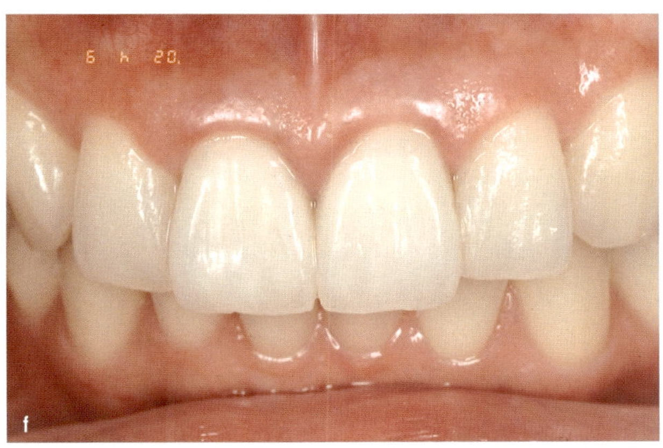

7-9d, e. 최종보철물 장착 약 1주 후(1997년 12월).
7-9f. 약 5년 남짓. 심미적 결과를 확인할 수 있다(2002년 4월 9일).

증례 55: 퍼티 1회법에 의한 경질레진 크라운의 예후(14년 경과)

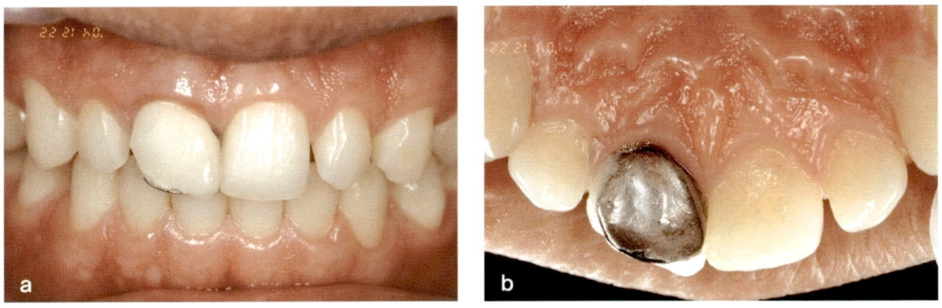

7-10a, b. 환자는 메탈세라믹의 파절치료로 내원하였다(2004년 12월 22일).

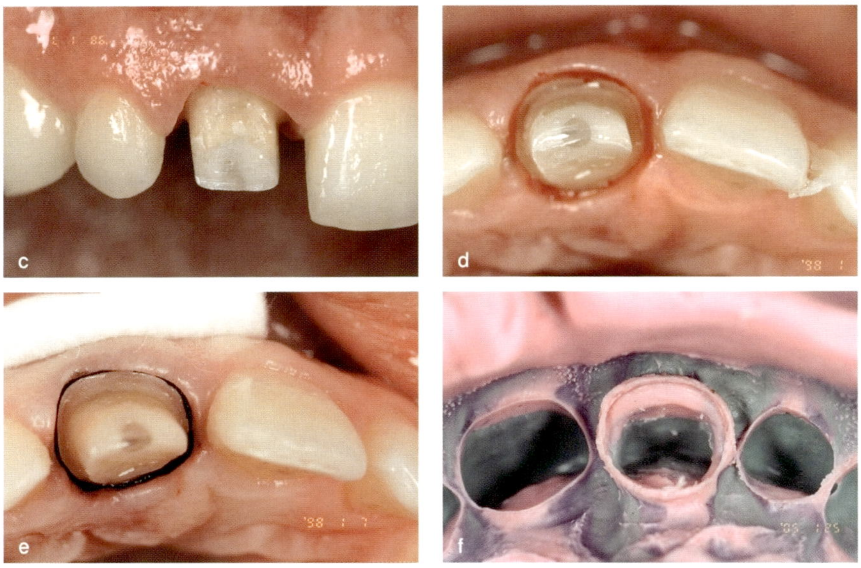

7-10c~f. 근관치료 후 치은연하 형성, 치은압배, 퍼티 1회법에 의한 인상채득을 한 인상면은 뚜렷하다(2005년 1월 25일).

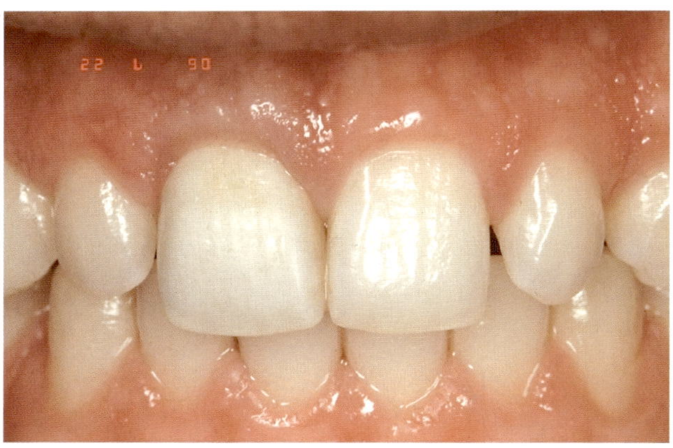

7-10g. 약 1년 반 후. 경질레진 전장부는 이미 표면이 조잡한 상태가 되어 있다(2006년 7월 22일).

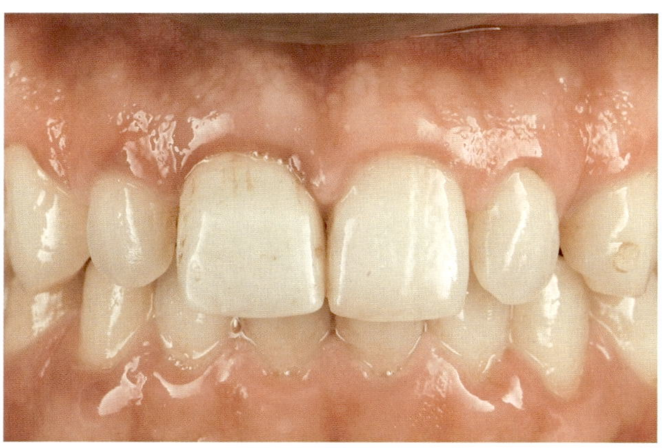

7-10h. 약 14년 후. 7-10g부터 리콜에 한 번도 응하지 않았다. 경질레진, 변연치은의 변색이 관찰된다. 레진의 표면열화, 흡수성 및 측절치의 관찰로 우측 부위의 칫솔질 부족이 발적을 조장하고 있다고 생각된다. 하지만 치은퇴축은 없다(2018년 11월 6일).

08

Contents 8

보철물 형태 부여

머리말

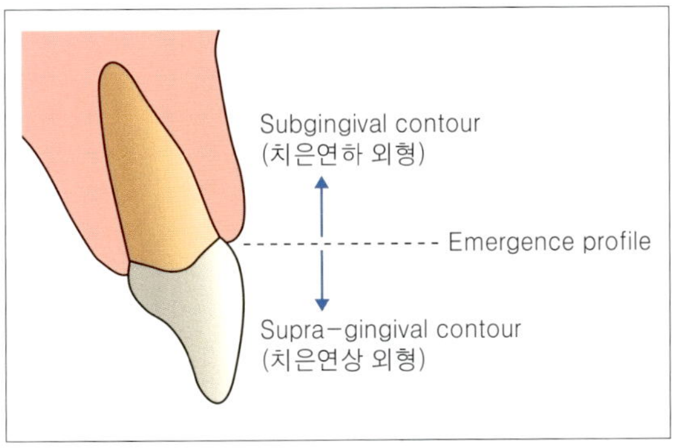

그림 1a. Subgingival contour와 supra-gingival contour의 접점, 즉, emergence profile이 가장 중요한 사항이다.

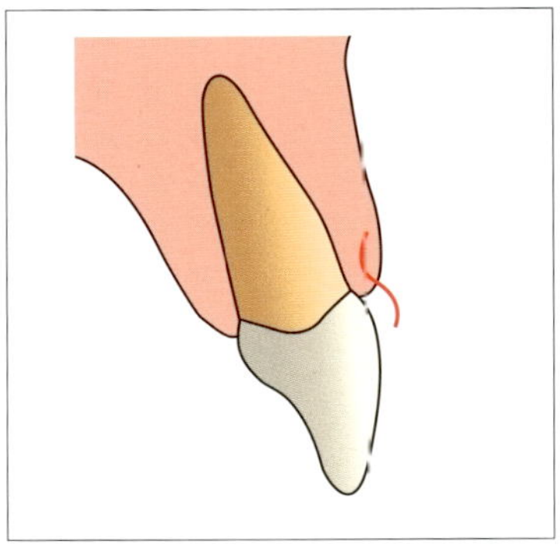

그림 1b. 상악 중절치의 CEJ 부근은 이런 S자 모양의 형태이다.

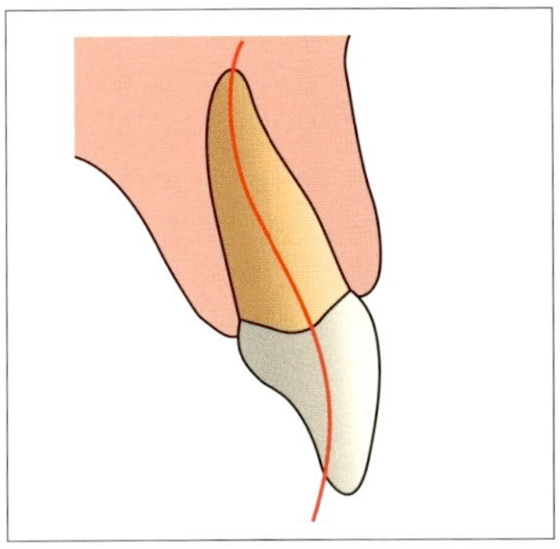

그림 1c. 상악 중절치에서는 근첨부가 순측으로 향해 있는 것이 치관부와 치근부의 방향을 바꾸는 첫 번째 이유이며, 그것이 CEJ부에 S자 모양의 변곡점을 부여한다고 생각한다(문헌 41에서 수정하여 인용).

치은연하에 마진을 설정한 경우 치은연하의 contour인 subgingival contour와 치은연상의 contour인 supra-gingival contour가 있으며, 양자 간에는 다른 목적이 있다. Subgingival contour에서는 특히 조직과의 조화를, supra-gingival contour에서는 특히 심미와 청소성을 고려하여 결정해야 한다는 것이다. 그리고 이 두 가지는 emergence profile이라는 개념으로 연결되어야 한다(그림 1).

1. S shape profile

접합상피 내 마진에 있어서 치은연하의 최종보철물의 형태, 즉 subgingival contour는 수술 후 성패를 고려하는 데 있어서 매우 중요하다. Subgingival contour는 기본적으로 치은퇴축을 일으키지 않는 것이 중요하며 치아 본래의 contour보다 과장되게 만들어지는 것은 용인될 수 없다[73,99]. 용인되는 것은 자연치와 동등한 just contour 또는 under-contour이다[154,158,198,228-230]. 특히 필자는 emergence profile이라 불리는 변연치은 부근에 알파벳 S자 형태(S shape profile)를 부여하여 효과를 보았다(그림 2). 필자는 자연치 관찰을 통해 상악 중절치는 치열에서 가장 시상단으로 돌출되어 있는 조건에서 치은퇴축을 막기 위해, 법랑질의 emergence angle(맹출 각도)은 돌출하여 플러스이지만 치은을 지탱하는 상아질 부분에서는 마이너스의 경향을 나타내고 있는 것에 주목하였다(그림 3). 이 상아질에서 법랑질로 이행하는 부분은 마이너스에서 플러스로 이행함으로써 S자 모양의 커브를 그리고 있다는 것을 알 수 있다. 그리고 이 이행점을 보철물에 응용하기 위해 이 형태를 1995년에 'S shape profile'로 명명하여 보철물의 emergence profile로 응용해 왔다[필2](증례 56~62).

형태적 특징으로는 오목 모양 근첨측의 S자 부분에서는 변연치은에 대해 적당한 공간을 부여할 수 있다는 점에서(그림 4) 2차적으로 치은의 압박을 돕는 커프 효과를 얻게 되어 치은퇴축을 막고, 볼록 모양 치관측의 S자 부분에서는 어느 정도의 over-contour를 용인함으로써 보철물의 형태 및 색조 표현이 쉬워진다고 생각했다(그림 5). 단 이 S shape profile은 접합상피 내 마진에서는 보철 처치의 손상과 치질 삭제량에는 한계가 있다는 관점에서 중절치에 한정하지 않고 모든 치아에 적용해야 한다고 생각된다. 최근

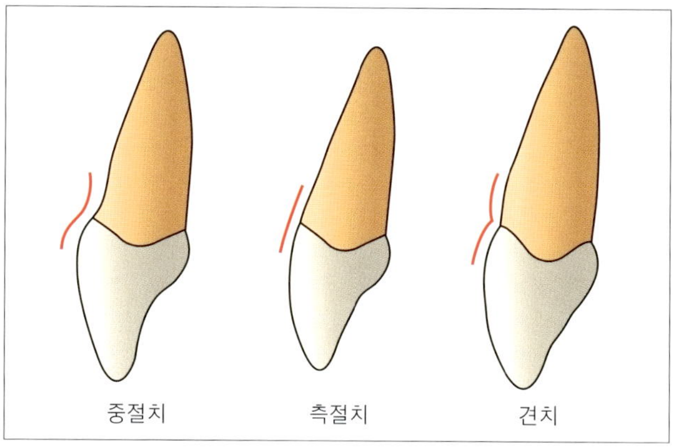

그림 2. 자연치의 관찰을 통해 보철물에 의도적으로 S shape profile을 부여한다.

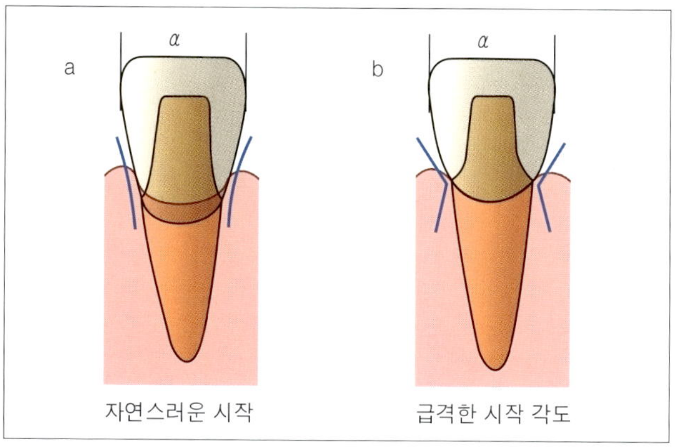

그림 3a, b. Emergence profile은 자연치의 형태를 참고로 하지만 시상단의 관찰로 중절치 치경부는 측절치, 견치와 같이 볼록 모양이 아니고 알파벳 S자 모양의 형태로 되어 있다. a: 치은연하 형성의 경우 b: 치은정연 형성의 경우.

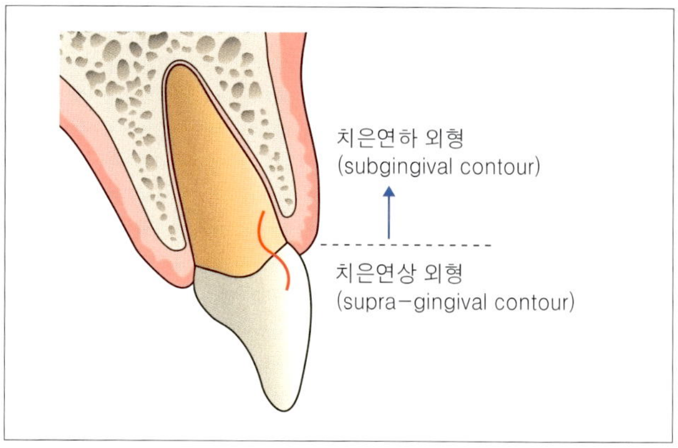

그림 4. 마진이 치은연하에 있을수록(이곳을 intentional area라고 함: 의도적으로 컨트롤 할 수 있는 장소) 크라운의 시작점에 완만한 각도를 부여할 수 있고, 자연치에 가까운 emergence profile을 부여할 수 있게 된다. 형성량 관점에서 임상에서의 한계도 물론 존재한다.

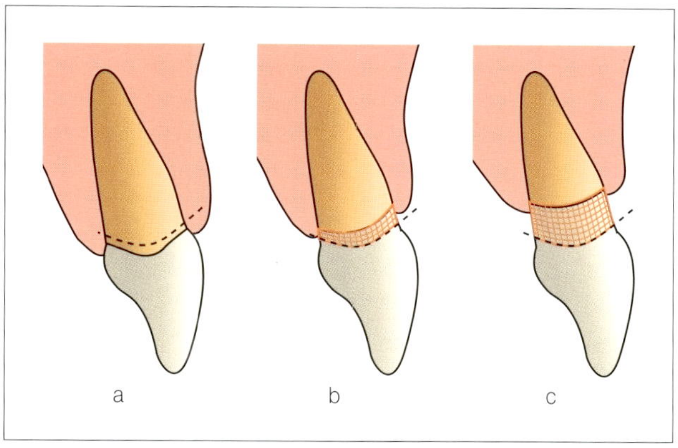

그림 5a~c. 마진을 치은연하로 설정한 경우 수동적 맹출이 진행된 b, c로 감에 따라 S자 모양의 emergence profile로 한다. 마진이 법랑질 위인지 아닌지가 판단의 기초가 된다(점선은 본래의 CEJ를 나타낸다). 점선보다 근첨 방향은 주황색계열의 stain을 사용하고 루트 효과(치근색 표현)를 이용한다.

에는 환상섬유, 치간수평섬유 등의 치조상 섬유장치가 부족하여 치은퇴축이 일어나기 쉬운 임플란트 보철에 이 형태가 많이 적용되고 있다. 또한 GTR 등으로 공간을 만들기 위한 근면을 오목 모양으로 하는 것도 마찬가지 방법이라 할 수 있다[4,92,155,162,187].

2. 필자가 명명한 Nameta circle에 대해

1) Nameta circle이란?

상악 전치부의 단면(시상단면)을 모형상에서 관찰하면 중절치에서는 직경 약 48~50mm(대략 2인치), 측절치에서는 약 44mm의 원호를 그리고 있다는 것을 알 수 있다. 이는 몽골계인 일본인의 계측에서만 도출된 수치이며, 다른 인종에게 적응할 수 있을지는 모르지만 본원을 방문한 환자의 상악 전치부를 시상단면으로 관찰함으로써 얻은 수치이다(그림 6~9, 증례 63~64).

모형상에서 상악 중절치 부근을 시상단으로 절단하면 직

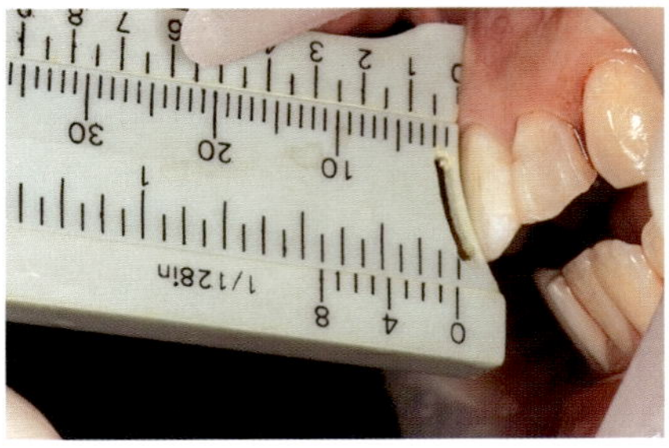

그림 6. 상악 중절치는 직경 48~50mm의 곡선을 그리고 있다(Nameta circle이라고 명명한다).

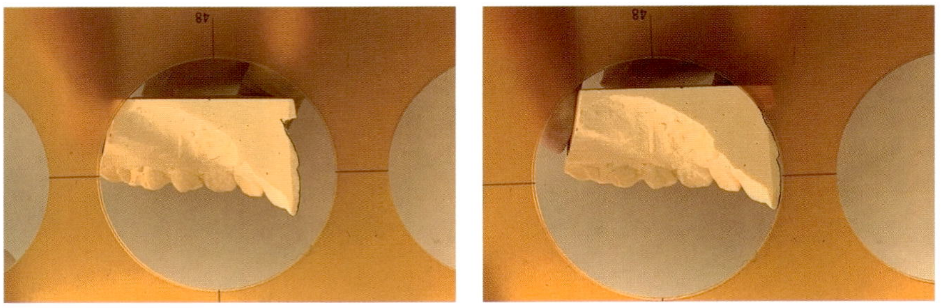

그림 7, 8. 중절치 단면이 직경 48mm라는 것을 알 수 있다.

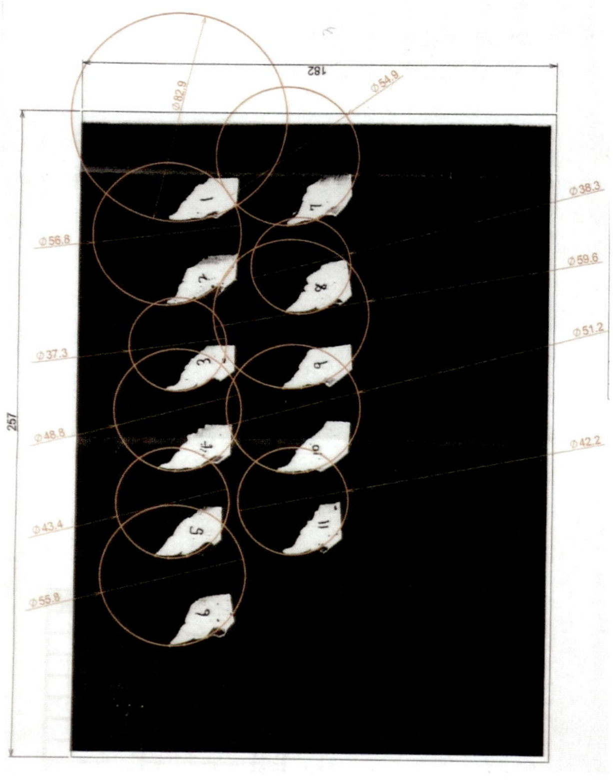

그림 9. 약 100가지 증례를 계측하여 직경 약 48~50mm 범위의 원호를 그린다는 것이 판명되었다.

경 약 48~50mm의 원호를 관찰할 수 있다. 즉, 심미상 가장 중요한 중절치의 절연은 치근이 있는 치조골부터 일정한 원호상에 존재하게 된다. 필자의 관찰에서는 극단적인 부정교합을 수반하지 않는 한 성별, 연령에 관계없이 대부분의 사람들이 이 범주에 있음을 알 수 있었다. 또한 상악 측절치에서는 직경 약 44mm의 원호에 적용되는 것도 관찰하였다. 이 발견은 심미상 가장 중요한 상악 중절치의 위치를 결정할 때 매우 유용한 정보가 될 것으로 생각된다.

예를 들어, 기존 수복물에 심미상 문제가 있어 재보철을 하는 경우 등은 Nameta circle을 이용함으로써 본래 환자의 상악 전치 절연의 위치를 추측할 수 있으므로, 매우 유용한 정보를 얻을 수 있다. 또한 기공 작업상 기준점을 구할 수 있으므로 작업의 효율화 및 앞서 서술한 바와 같이 심미성을 확보하기 쉬워진다.

2) Nameta circle을 구하기 위한 준비

① 임상에서 또는 모형상에서도 원호가 그려진 도구가 있으면 유용하다. 필자는 제도용 자, 혹은 골판지로 직접 만든 자를 제작하여 원호를 구할 것을 권장한다.

② 기공 조작에서는 실리콘으로 인상채득한 모형으로 2개의 모형을 만들고, 첫 번째를 작업모형으로 하여 두 번째 부어진 고형으로 순측-구개측 단면 모형을 만들어 wax up을 확인할 수 있다.

③ 실제 작업은 직경 약 48~50mm의 자를 작업모형의 부착(접착)치은 해당 부분에 대고 절연의 위치와 방향을 결정하게 된다.

3) Nameta circle이 진단에 일조한다

직경 약 48~50mm의 자를 모형 혹은 실제 구강 내의 치근 부근에 대어 봄으로써 보철물과 실제 맹출 방향과의 관계를 진단할 수 있고, 표준 직경 약 48~50mm의 방향에서 보철해야 할지 여부를 판단한다. 아래와 같이 Type 1~3으로 분류하고 이것을 치관 배치 기준으로 삼으면 판단하기 쉽다.

① Type 1

본래의 치축 방향으로 보철물을 제작하는 경우는 협측면

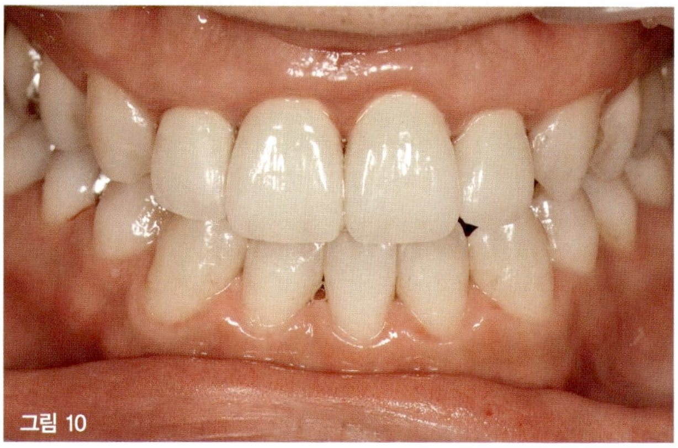
그림 10

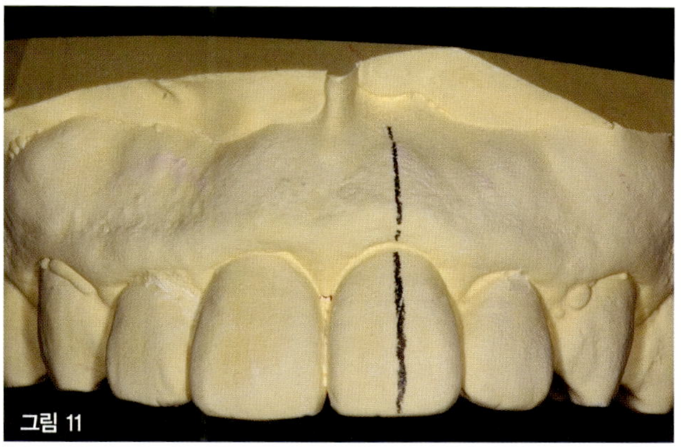
그림 11

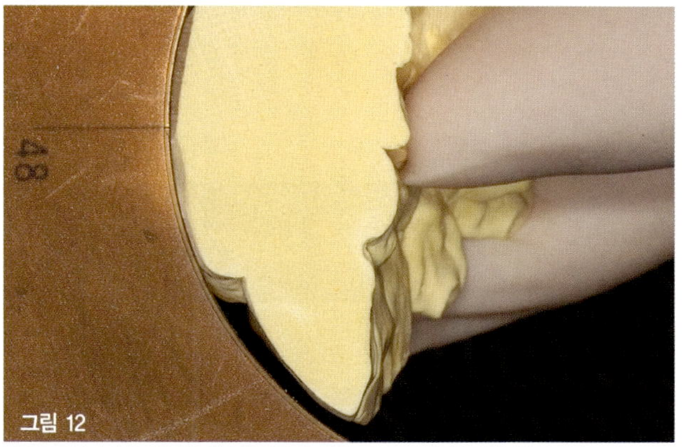

그림 12

그림 10~12. 변연치은의 발적이 없어지지 않는 환자의 중절치 단면을 관찰하면, 치관부와 치은에 약 1mm의 단차가 있어 연속성이 없다는 것을 알 수 있다. 이런 증례는 Type 1의 원호상에 치관부가 존재해야 한다.

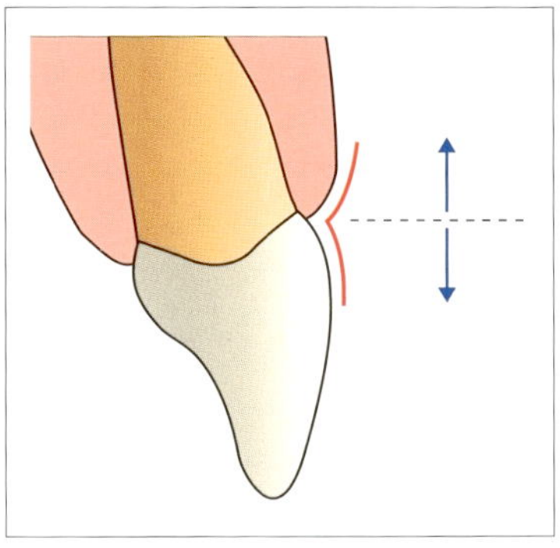
그림 13a. Kay에 의하면 맹출 상태를 시상단에서 보는 것과 마찬가지로 보철물도 갈매기 날개 모양처럼 대칭적으로 되어야 한다[79].

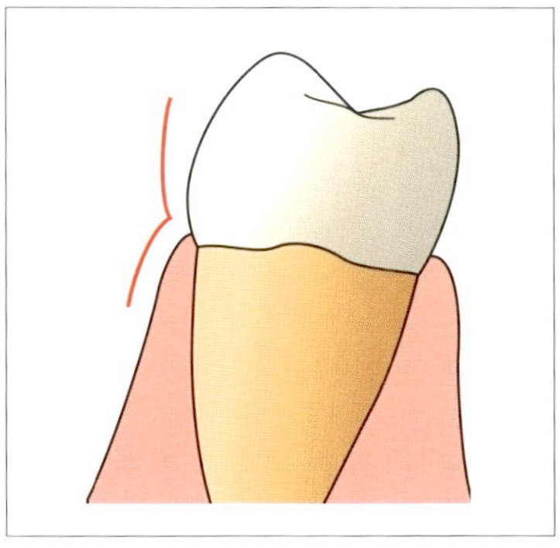
그림 13b. 정상 치주조직의 협설 방향 단면에서 치관부와 치은의 contour를 관찰하면 이런 gull wing(갈매기 날개), mirror image가 된다는 것을 Kay[79], Abrams[2]는 기술하고 있다. 이런 생각에 Nameta circle을 추가함으로써 보다 명확한 전치부(심미 부위)의 설계가 가능해진다.

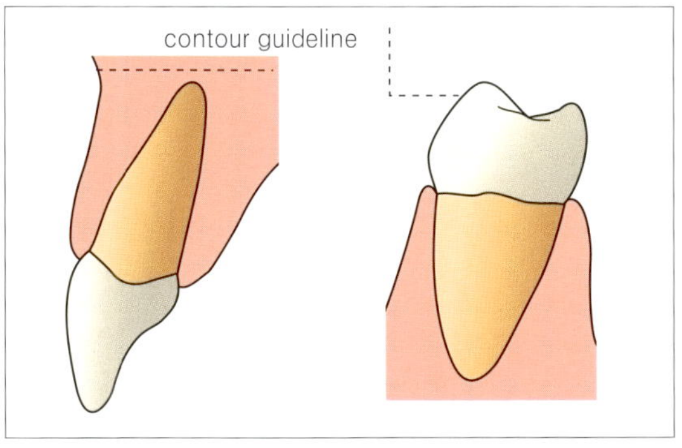

그림 13c. Kuwata[98]도 Kay 등과 마찬가지로 협설단의 치은과 크라운의 외형은 밀접한 관계에 있다는 것을 지적하고, 그 하나의 기준으로 'contour guideline'을 제시하였다.

의 원호가 직경 약 48~50mm가 되도록 한다(그림 10~12, 증례 65).

② Type 2

본래의 치축 방향보다 구개측으로 배열할 경우 직경 약 48~50mm보다 치관부를 구개측으로 배치한다(증례 66).

③ Type 3

본래의 치축 방향보다 순측으로 배열할 경우 직경 48~50mm보다 치관부를 순측으로 배치한다(증례 67).

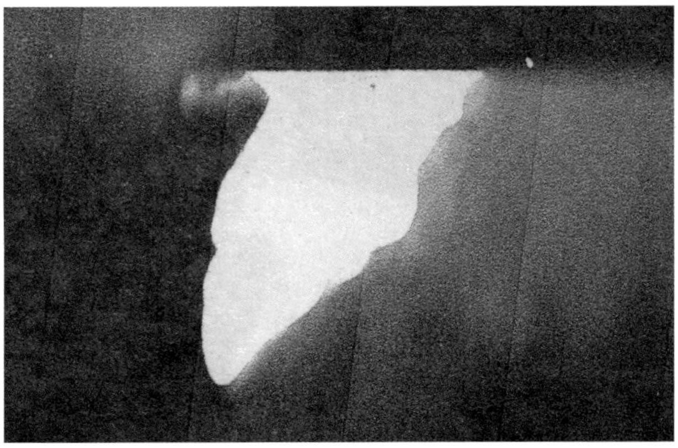

그림 14. 이상적인 형태를 보여준다. Gull wing 형태이며 직경 약 48~50mm의 원 안에 들어가는 것을 이상적으로 본다.

보철물이 Nameta circle보다 바깥쪽에 있는 경우 치간유두는 상대적으로 구개측에 위치하여 그늘을 만들기 쉬워지고, 반대로 Nameta circle보다 안쪽에 있는 경우는 치간유두가 순측에 위치하기 쉬워지기 때문에 이 특성을 고려하여 치경부의 보철물 두께를 결정하는 것은 심미성과 청소성 면에서 매우 중요하다. 또한 Nameta circle은 의치의 배열에도 활용할 수 있고 상악 전치부 배열의 기준이 되기도 한다. 게다가 gull wing이 이 원호상에 있는 상태가 이상적이지 않을까 생각한다(그림 13, 14). 이런 점에서 순측 치은면과의 연속성을 중시하는 BTA 기술은 이치에 맞는 면이 있다[214].

3. Crown altered cast법

Crown altered cast법은 메탈 프레임을 사용하여 크라운 시적 시에 치은연하에 들어가는 크라운 외형의 인상을 채득한다는 개념이다(증례 68).

이 컨셉은 '치은압배된 인상면에서는 정확한 치은 정보를 읽을 수 없다'는 바탕이 깔려 있다. 즉, 치은을 실리콘으로 재현한 모형을 만들었다 하더라도 압배된 치은으로부터의 정보는 한정되어 있다는 것을 신경써야 함을 시사하고 있다. 환자에게는 인상채득 후에 다시 내원해야 한다는 단점이 있지만 메탈 프레임이나 초벌한 프레임 등으로 압배되지 않은 치은의 내면(주로 접합상피)의 인상채득을 실시하고, 그것을 기본으로 contour를 정해 가는 것은 매우 이치에 맞는 것이다. 작업순서는 다음과 같다.

① 지대치 형성 후 치은압배, 인상채득을 실시한다.

② 메탈 프레임의 제작: 인상채득하여 메탈 프레임을 제작하는데 기본적으로 opaque의 축조까지는 끝내 둔다. 또 초벌까지 하는 경우에도 치은연하에 삽입되는 마진부는 opaque층에 멈추어 두고 치은을 압박하지 않는 상태로 해 두는 것이 중요하다.

③ ② 상태의 마진부에 왁스를 약간 두껍게 올린다. 이때 중요한 것은 왁스의 융점이 체온에 가까운 것을 선택하는 것이다. 즉, 치은에 닿은 왁스가 체온에 의해 밀려나도록 한다. 필자는 소프트 플레이트 왁스(GC사 제조)를 사용하고 있다.

④ 왁스 부착 프레임의 구강 내 시적: 왁스가 붙은 프레임을 구강 내에 시적함으로써 왁스의 잉여 부분은 치은연상으로 밀려나고, 치은연하 부분에서는 체온에 의해 치은의 모양에 딱 좋은 '알맞은 형태'를 이루게 된다. 구강 내에서 자연스럽게 왁스 형태가 모양을 잡으려면 20~30분 걸린다.

⑤ 픽업 인상: '알맞은 형태'를 모형으로 바꾸기 위해 프레임별로 구강 내에서 인상채득한다. 이후에 치은 모형 제작을 고려하여 실리콘 인상재로 픽업 인상하는 것을 권장한다.

⑥ 석고 주입: 석고 주입에 앞서 메탈 프레임 내면에는 분리재(바셀린, 슈퍼셉 등)의 도포 혹은 언더컷을 왁스로 채우고, 즉시중합레진(GC 패턴 레진 등)을 메탈 프레임 내면에 흘려보낸 후 다우웰핀이나 나무나사를 세워 놓고 레진 경화 후 석고를 주입하여 contour 결정용 작업모형을 제작한다. 또한 석고 주입에 앞서 왁스에 닿는 마진부에 치은 모형용 실리콘을 주입함으로써 치은 모형이 제작된다.

⑦ 왁스 제거: 완성된 모형 마진부의 왁스를 제거함으로써 생기는 마진부의 공간이 포세린 파우더의 축성 한계가 된다(증례 69, 70).

4. 치은의 패턴

신체에는 인종에 따른 유전인자가 있고 일본인은 몽골계에 속한다. 치은의 형상에도 인종의 영향이 있어 일본인은 치은이 얇은 환자가 많다. 여기서 치관 형태에 영향을 미치는 치은의 패턴을 치료 전에 파악해 두는 것은 보철물의 형태를 결정할 때에 유용하다[8,34,54,74,78,88,125,149,226,235]. 필자는 다음 개념을 참고로 하고 있다.

Ochsenbein과 Ross[144]는 변연치은의 형태를 커브가 강한 scalloped-type과 직선적인 flat-type으로 분류하였다. 그 후 Weisgold 등[229,230]은 전자는 치은이 얇고 후자는 치은이 두껍다는 점에서 scalloped-thin 및 flat-thick으로 분류하여(그림 15, 16), 그 임상적 특징을 다음과 같이 정리하였다.

1) Scalloped-thin의 특징(증례 71)

① 치경부의 풍융이 적고 치근부와의 경계가 불명확하다.
② 접촉 영역이 절연 쪽에 있어 치간유두가 치축 방향으로 길다.
③ 접촉 영역은 작다.

Scalloped-thin과 flat-thick

그림 15a. 이 타입은 치은이 얇기 때문에 치근의 형태가 치은에 부각되어 있는 인상을 받는다. 치은에는 상·하 고저차가 있다. 가리비 조개의 모서리가 연속되는 듯한 형태를 scalloped design이라고 하며 부채꼴 모양이라고 부를 때도 있다.
그림 15b. 이 치은의 특징은 협측의 두꺼운 치은 및 골에 의해 치근이 설측 또는 구개측에 위치함으로써 치아의 형태를 숨긴 변연치은의 연속이라는 인상을 받는다. 따라서 연속되는 치은라인은 상·하 모두 평탄하다.

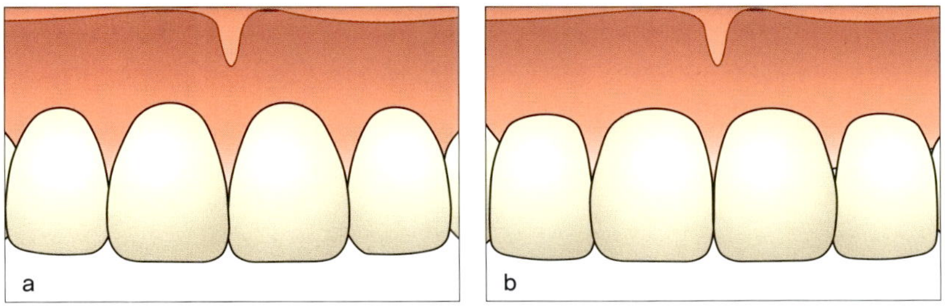

치은의 두께와 최대 풍융부의 위치(단위: mm)

		중철치	측절치	견치
치은의 두께*	Scalloped	1.30	1.10	1.06
	Flat	1.48	1.20	1.12
최대 풍융부의 위치**	Scalloped	2.90	2.86	2.87
	Flat	3.11	2.53	2.77

*: 치은의 두께는 치은연하 1mm에서의 수치이다[45,220].
**: 최대 풍융부는 변연치은으로부터의 거리를 나타낸다.

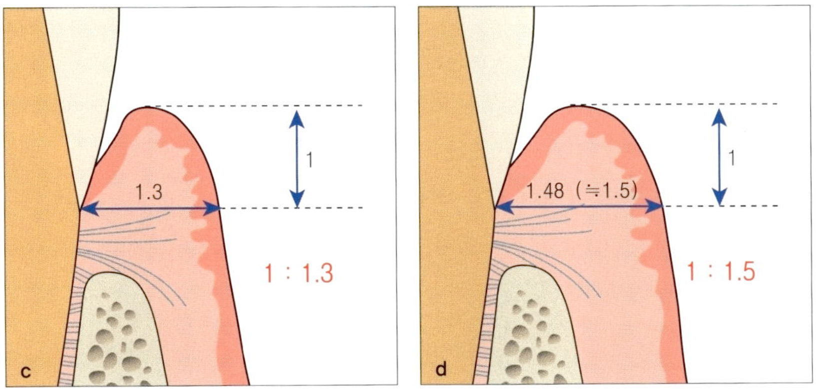

그림 15c. Scalloped-thin의 비율.
그림 15d. Flat-thick의 비율.

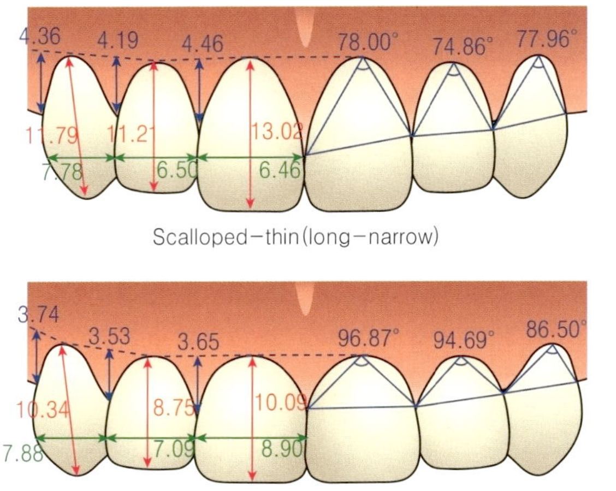

그림 16. Olsson 등의 보고에 따른 치관 크기와 치간유두의 높이를 나타낸다. 백인종의 데이터이므로 일본인에게는 이보다 약간 작은 값으로 하는 것이 좋다. 또한 이 보고에서는 정중부의 치간유두 높이가 명기되지 않았지만, 중절치 원심부의 높이 0.5~1.0mm를 더한 값이 적당하다고 생각된다.

2) Flat-thick의 특징(증례 72~74)

① 치경부가 풍융하고 치근부와의 경계가 명확하다.

② 접촉 영역이 치은 방향까지 확산되어 접촉 영역이 길고, 치간유두는 짧다.

③ 접촉 영역은 넓다.

3) Over-contour의 크라운을 장착한 경우

① Scalloped-thin에서는 금방 치은에 염증이 생겨 치은퇴축이 일어나기 쉽다.

② Flat-thick에서는 치은의 발적과 함께 포켓 형성이 관찰된다.

4) Under-contour의 크라운을 장착한 경우

① Scalloped-thin에서는 치은의 염증은 조금밖에 일어나지 않지만, 염증 증상으로 치은이 롤 모양이 되거나 치은이 치관측으로 크리핑되기도 한다.

② Flat-thick에서는 금방 치은에 염증이 생기고, 치은은 발적하여 스펀지처럼 말랑해진다.

이상의 분류를 보면 일본인은 골격이 가는 몽골계에 속하므로 많은 증례가 scalloped-thin이며 치료의 난이도가 높다.

5. 접촉점(콘택트 포인트)의 부여에 대해

인접 치아와의 접촉점은 나이가 듦에 따라 접촉면적이 늘어나고 변한다고 알려져 있다. 보철물 제작 시의 embrasure의 그늘을 블랙 트라이앵글이라 불러, 심미적 관점에서 받아들일 수 없는 결과이다[138,207]. 따라서 인접한 보철물의 접촉점 길이를 치축 방향에 따라 조절하여 블랙 트라이앵글을 방지하는 것은 효과적이므로, 특히 치과기공사와의 커뮤니케이션 용어로 자연치와 동등하게 정확히 재현된 접촉점을 correct contact라 하고 그보다 짧은 것과 긴 것을 각각 short contact, long contact로 부르며 활용하고 있다[필8]. 특히 치간유두 재생이 어려운 임플란트 보철의 경우에는 long contact로 하부 고형 공극의 블랙 트라이앵글을 감소시키는 경우가 많다(그림 17, 증례 75~78).

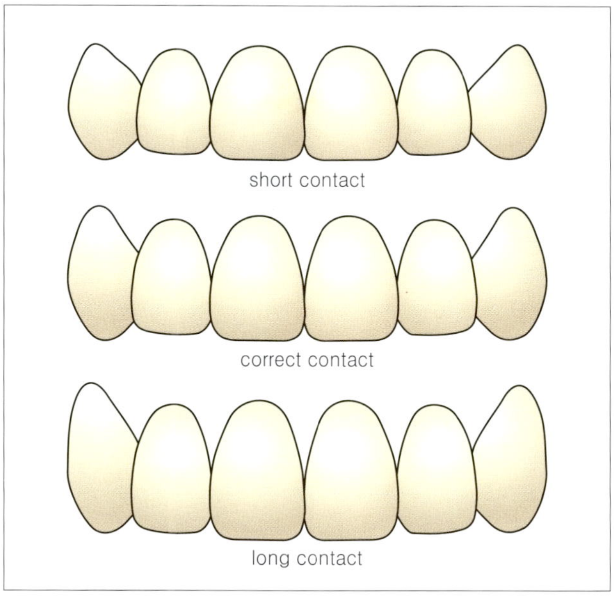

그림 17. 자연치와 동등하게 정확히 재현된 접촉점을 correct contact로 하고 그것보다 짧은 것, 긴 것을 각각 short contact, long contact라고 부른다.

6. 치간유두 재생에서 하나 더 고려해야 할 사항

치간유두 재생은 주로 해부학적 요인, 특히 치간수평섬유의 재생에 의한 것이 많지만 그 외에 하나 더 고려해야 할 사항으로 치은의 폭을 들 수 있다. 상·하 전치부에서 치은의 두께에 차이가 있듯이 치간유두의 높이도 영향을 준다. 거기서 모형을 절단하여 재생할 수 있는 치간유두의 높이를 예상하는 것도, 치은압배 등으로 손상을 받은 인상면에서는 중요하다(그림 18, 증례 79).

접촉점을 고려하여 치조 단면을 참고로 치간유두 재생을 예측한다

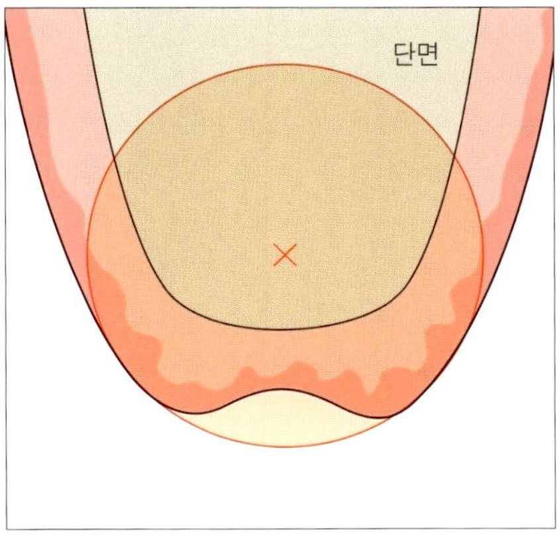

그림 18a. 치조정 부근을 원으로 보고 판단하자면, 앞으로의 치간유두 재생 가능성을 예상해 볼 수 있다.

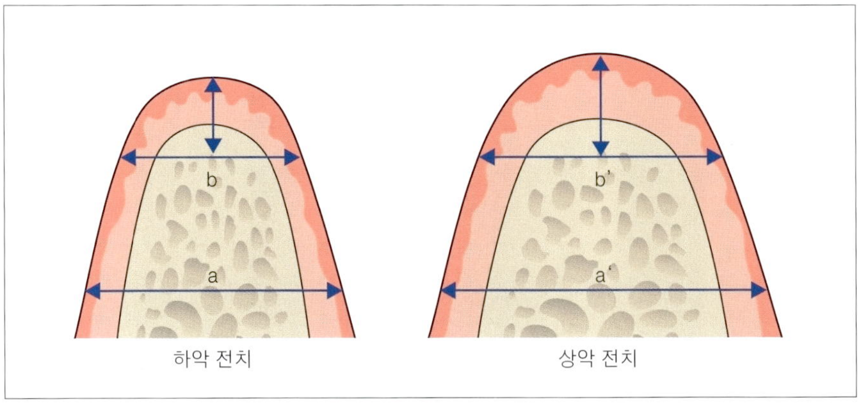

그림 18b. 반원은 치경부 부근의 협설경이 크면 반지름도 크고 높이가 있으며, 작으면 그것과는 반대의 경향을 보인다. 즉, 전치부에 한정해서 보면 상악 전치군의 치간유두 쪽이 하악 전치군의 치간유두에 비해 장축 방향으로 높다.

증례 56: 재생치은과의 경계는 명확, 치은 두께의 좌·우 차가 수술 후에 미치는 영향(1년 경과)

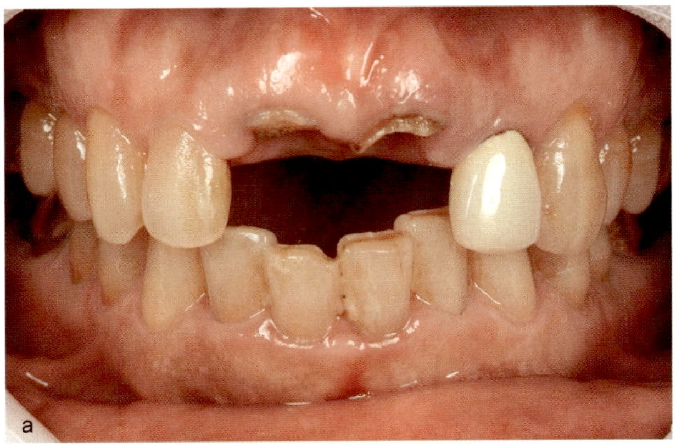

8-1a. 환자가 넘어져서 #11, #21 치관이 파절되었다(2017년 6월 2일).
8-1b, c. 최종보철물 장착 후 약 6개월. #11의 변연에 발적이 관찰되었다. 플라크의 문제가 있다고 생각하여 다시 칫솔질 지도를 실시하였다. 그러나 절연 방향에서 치은 두께를 관찰하면 #11의 치은이 #21에 비해 확실히 두껍다는 것을 알 수 있다. 그럼에도 불구하고 crown contour는 좌·우 동등하게 설계한 것이 치은의 크리핑을 용인하고 있을 가능성도 있다고 생각한다(2018년 2월 26일).

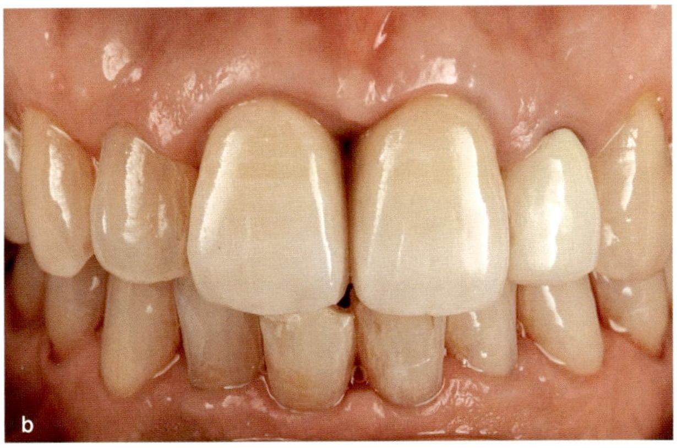

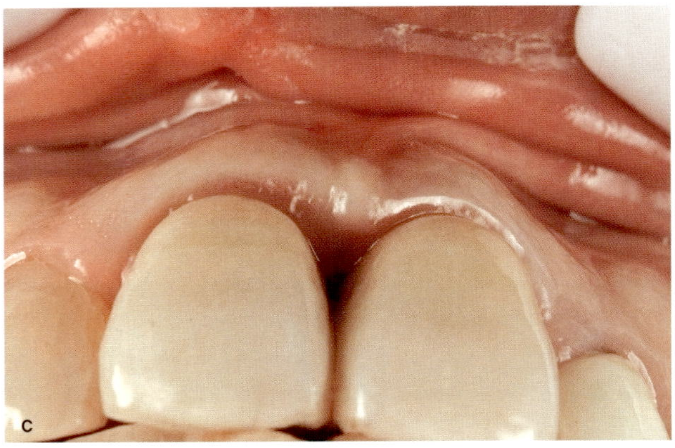

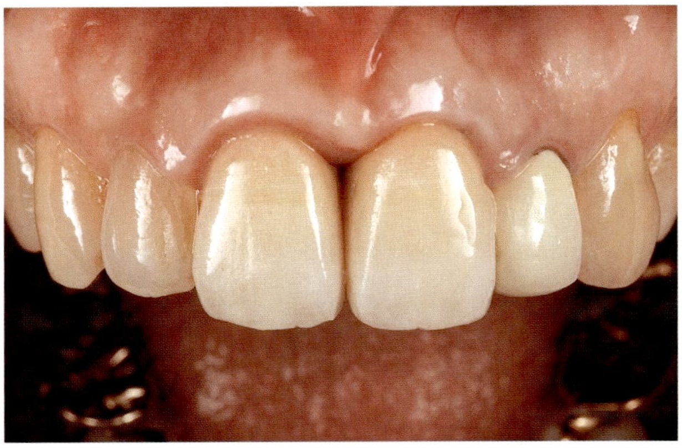

8-1d. 다시 칫솔질 지도 후 약 1개월. 발적에 큰 변화가 관찰되지 않아 crown contour의 영향이 강하게 의심된다(2018년 3월 30일).

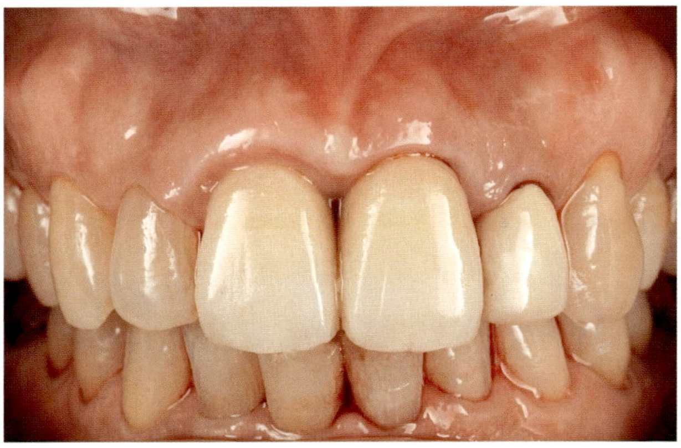

8-1e. 다시 칫솔질 지도 후 약 6개월. 발적, 치은의 색도 안정되어 염증이 적다는 것을 이해할 수 있다. 즉, crown contour의 영향이라는 것을 알 수 있다(2018년 8월 31일).

증례 57: 24년 후에 재치료한 ovate pontic은 칫솔질 중지 약 1년(2년 경과)

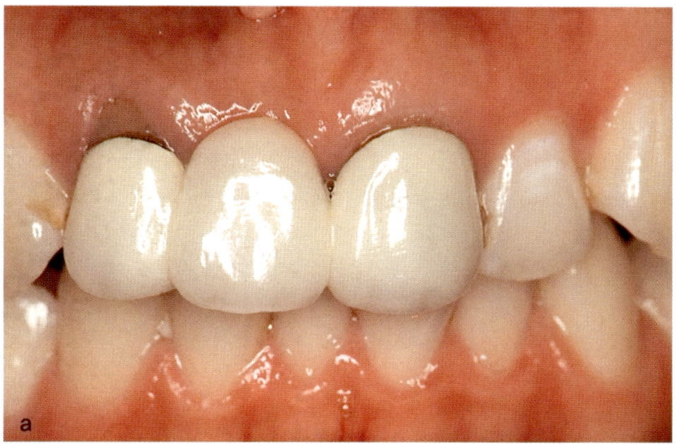
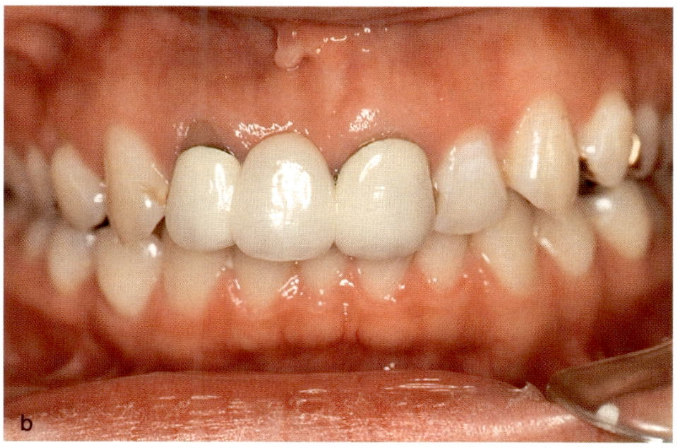

8-2a, b. 환자는 전치부의 블랙 마진 개선을 원하였다(1993년 6월 7일).

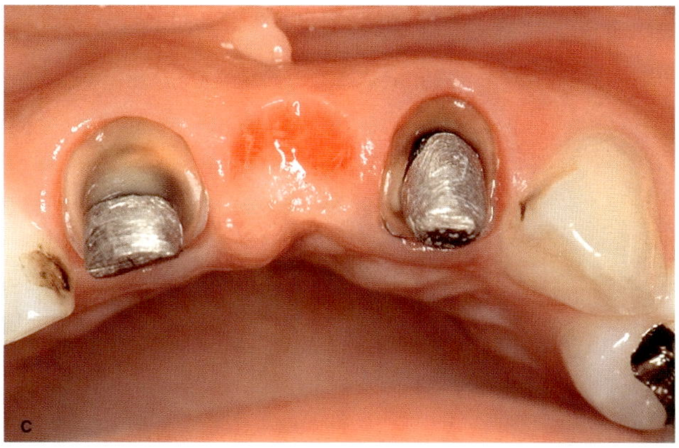
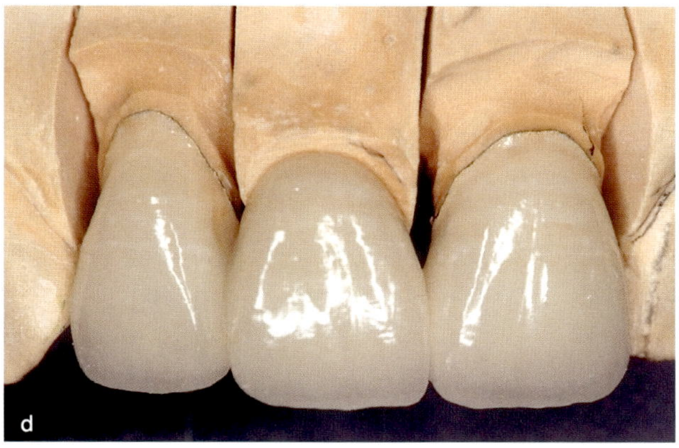

8-2c, d. Ovate pontic에 접촉하는 점막 조정과 최종보철물(1993년 7월 23일).

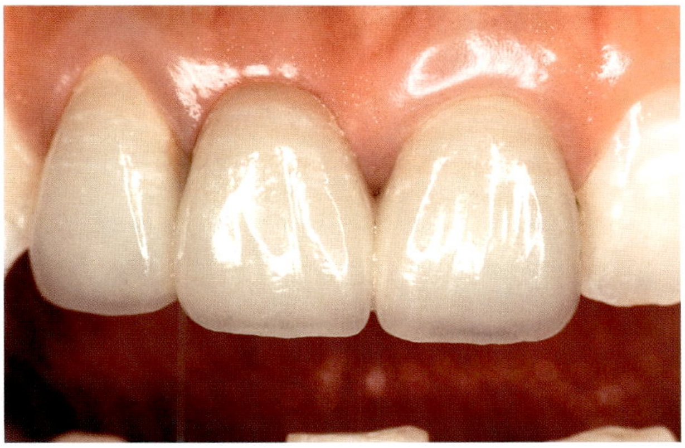

8-2e. 최종보철물 장착 후 약 2개월. #12의 치은퇴축이 신경쓰이지만, 보철물에는 S shape profile을 부여하고 있으므로 자연스런 회복(크리핑)을 기대하고 있다(1993년 9월 22일).

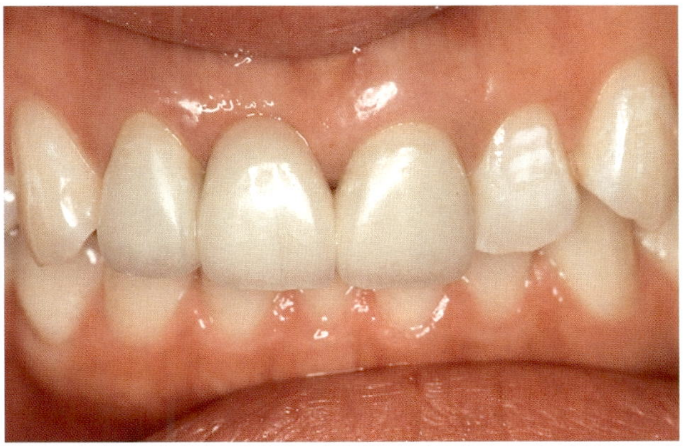

8-2f. 장착하고 약 1년 후. #12에는 회복의 징후가 관찰된다(1994년 11월 9일).

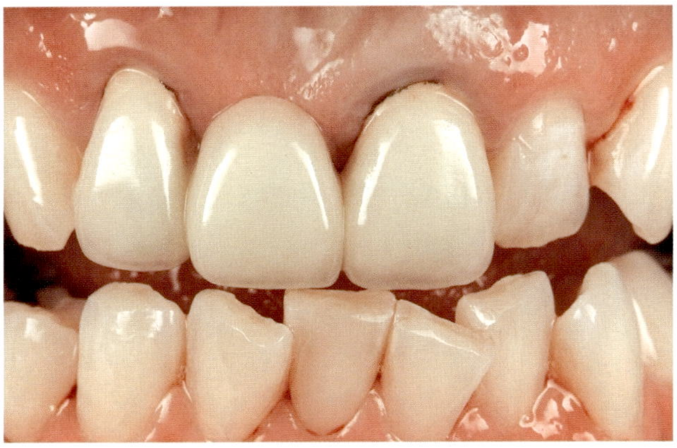

8–2g. 수술 후 약 24년. #21의 치근파절에 의한 종창으로 다시 내원하였다. 치근파절은 Nd:YAG 레이저에 의한 치료로 치유 경향이 관찰되었다. 그 후 24년 만에 같은 설계로 브릿지를 제작하게 되었다(2017년 6월 13일).

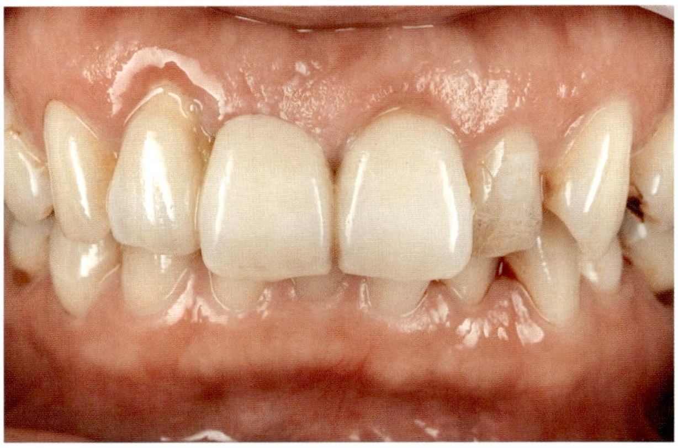

8–2h. 최종보철물을 장착했는데 24년 전과 마찬가지로 #12의 치은퇴축이 심미상의 문제였다. 환자에게 당분간 칫솔질을 중지시키고, 치은의 회복을 위해 외력이 가해지지 않도록 신경쓰라고 하였다. 그리고 중지 기간은 클로르헥시딘으로 가글하도록 하였다(2017년 8월 9일).

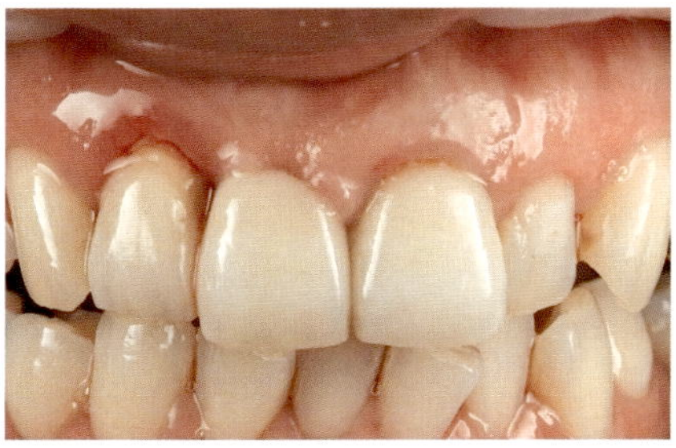

8–2i. 2017년 11월 28일.

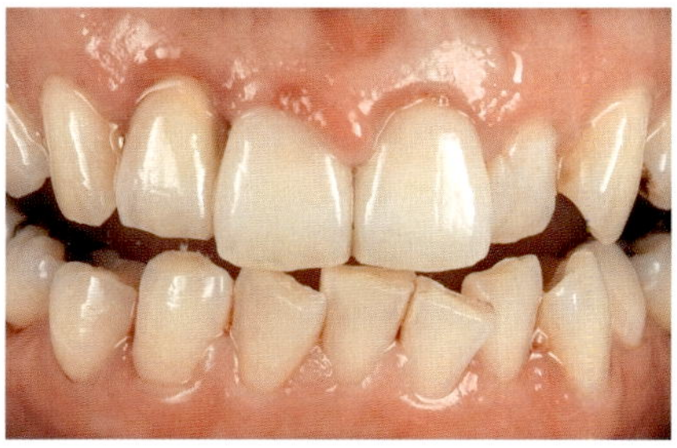

8–2j. 2018년 5월 21일.

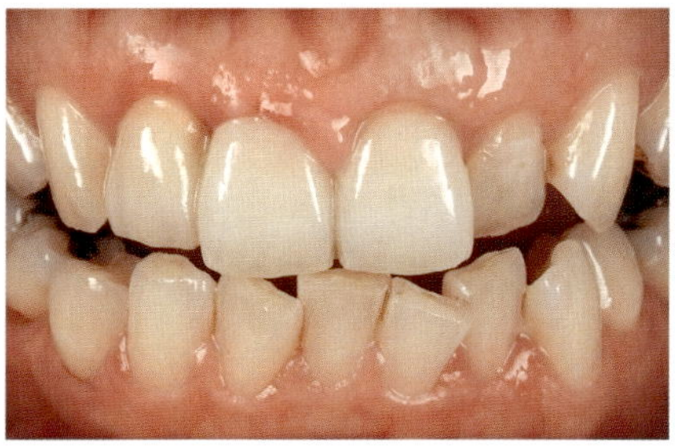

8–2k. 치은의 크리핑이 관찰되고 치은의 두께가 늘어났기 때문에 환자에게는 가벼운 힘으로 칫솔질을 다시 하도록 하였다(2018년 10월 1일).

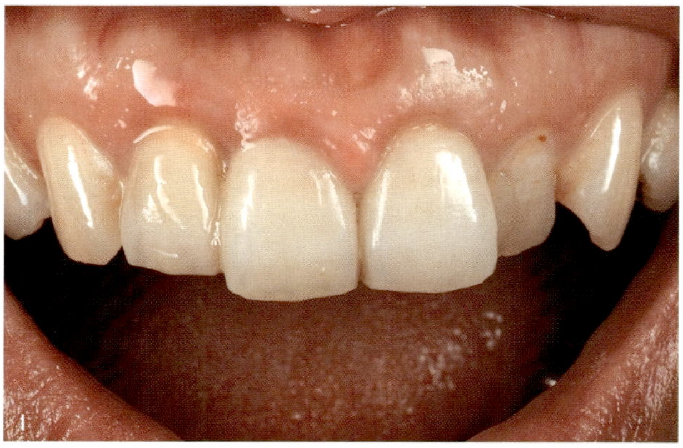

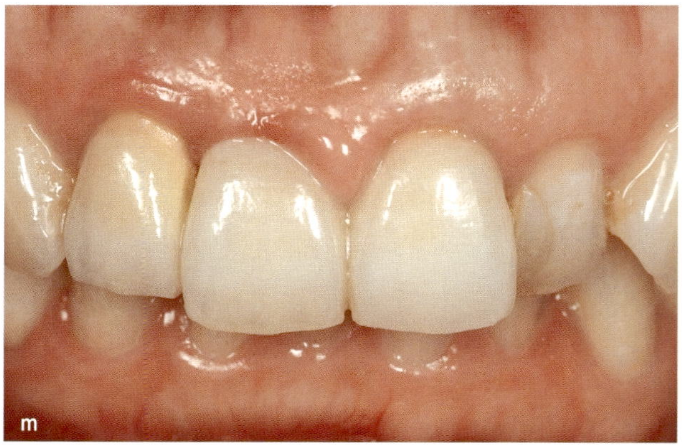

8–2l, m. 환자는 부드럽게 칫솔질을 열심히 하고 있는 것으로 보이며, 장착하고 약 1년 반 후에는 좌·우 측절치의 치은 라인에 대칭성이 관찰되었다(l: 2019년 1월 21일, m: 2019년 6월 19일).

증례 58: S shape profile과 S shape profile을 강조한 나팔 형태 마진(24년 경과)

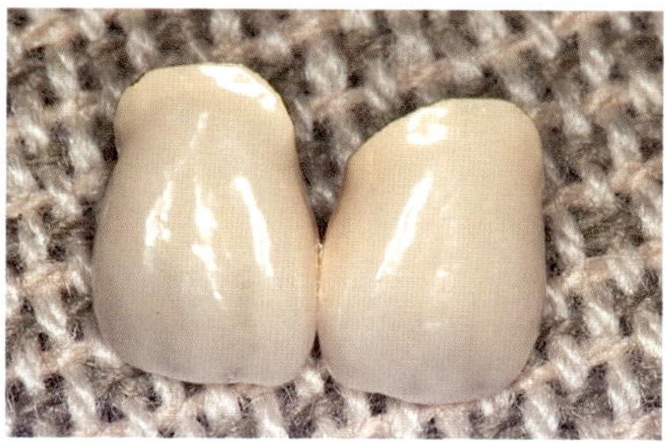

8-3a. 앞으로 장착할 메탈세라믹. #21에는 통상의 S shape profile을 부여하고, 치은이 약간 퇴축하고 있는 #11에는 마진 둘레 전체에 걸쳐 강하게 S shape profile을 부여함으로써 마진 형태는 나팔 모양이다(1990년 10월 1일).

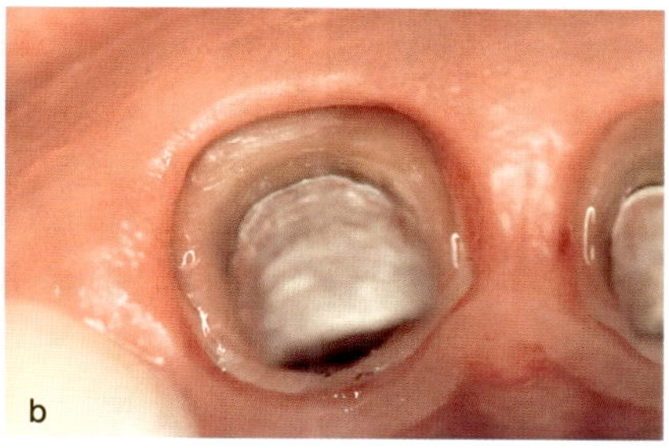

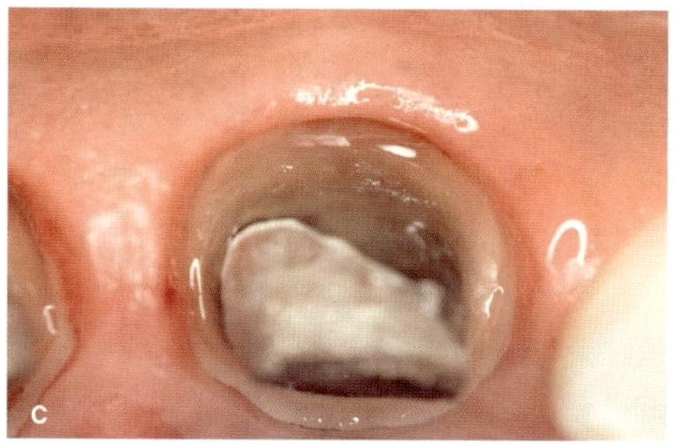

8-3b, c. 이때의 치은연하 상태. 마진부는 명확하게 관찰할 수 있다.

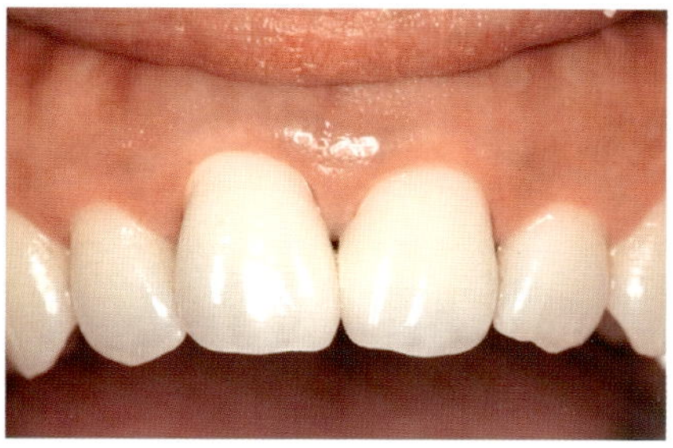

8-3d. 같은 날에 장착하였다. 좌·우의 치은 높이에 약 1mm의 차이가 있다.

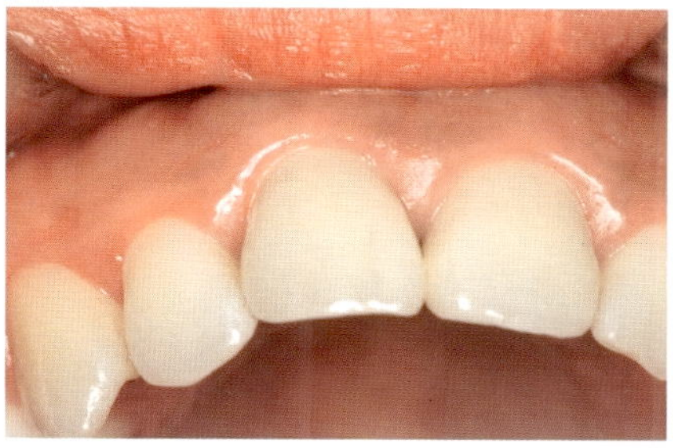

8-3e. 약 10일 후. 치은의 긴장이 보여, 이른바 치은의 조임 커프 효과가 나오고 있다(1990년 10월 11일).

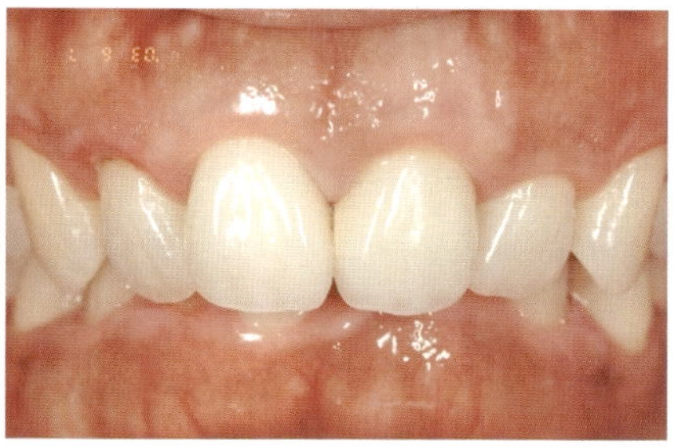

8-3f. 약 11년 후. 환자는 리콜에 거의 응하지 않고 칫솔질은 꼼꼼하지 않아서 인접하는 #12에는 치석이 침착되고 있다. 치은의 유형은 thick이므로 치은퇴축은 없다(2003년 6월 7일).

8-3g. Gum bite가 있어서 구개측에는 메탈 ledge를 부여하였다(2003년 6월 28일).
8-3h. 약 15년 후. 좌·우 치은의 높이는 거의 같다(2005년 3월 22일).

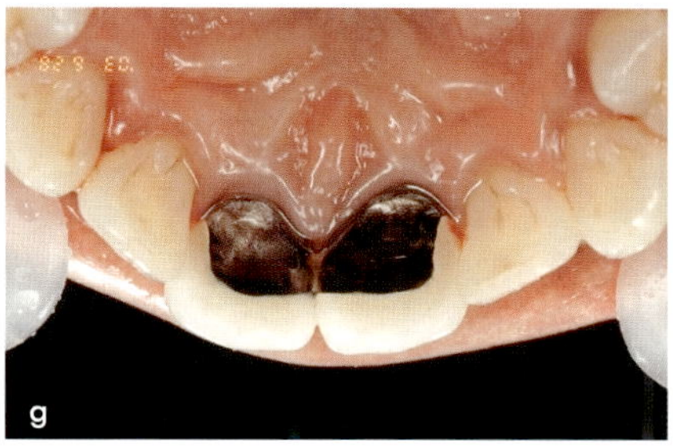

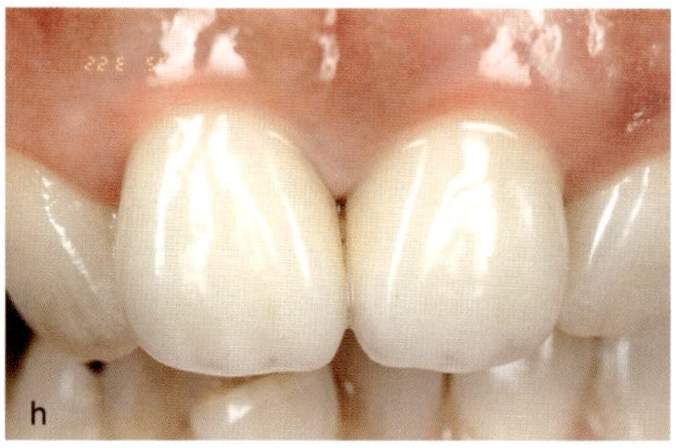

8-3i. 약 18년 후. 치은이 퇴축하고 있는데, 칫솔질 압력에 대해 환기시켜 줘도 별로 노력하는 환자가 아니기 때문일 것이다(2008년 8월 8일).
8-3j. 24년이 경과한 시점에서 #21의 마진이 노출되고 있으나, 나팔형 마진으로 한 #11의 마진은 노출되지 않았다. 극단적인 under-contour도 장기적으로 효과적이라는 것을 알 수 있다(2014년 11월 8일).

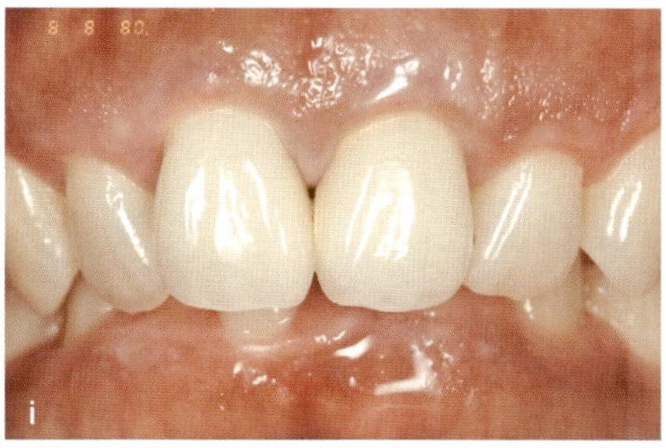

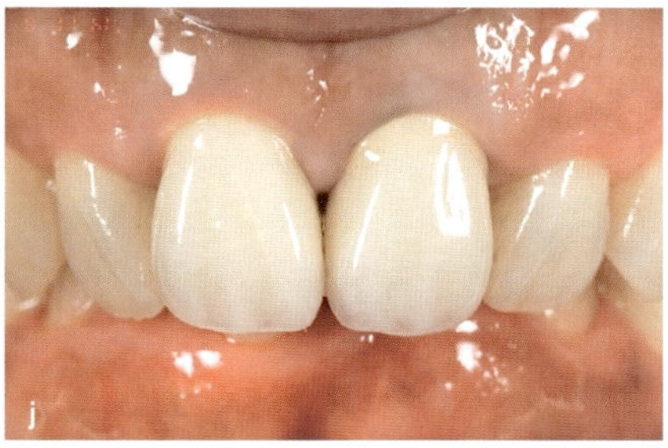

증례 59: 임플란트 상부 구조에는 자연치보다 강한 S shape profile로(3년 경과)

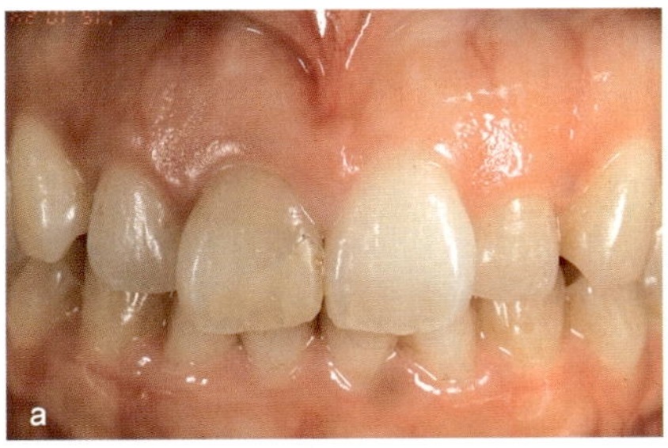
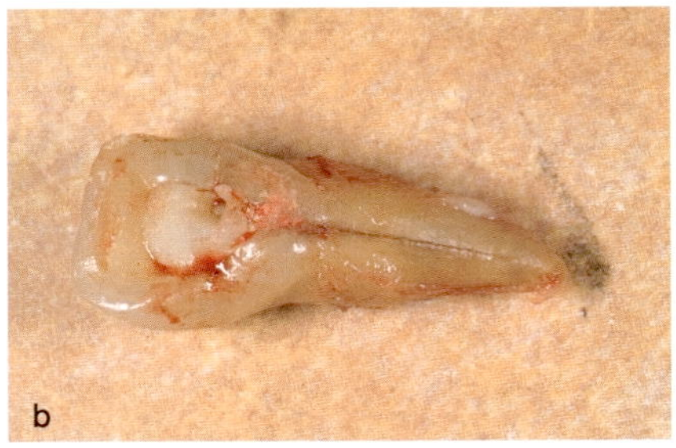

8-4a, b. #11의 치근파절에 의해 임플란트 치료를 희망한 환자이다. 발치된 #11의 구개측 중앙부에 파절이 있다(2015년 10월 24일).

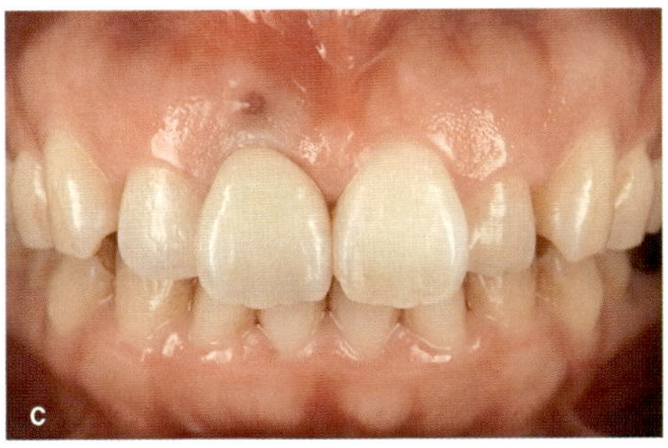
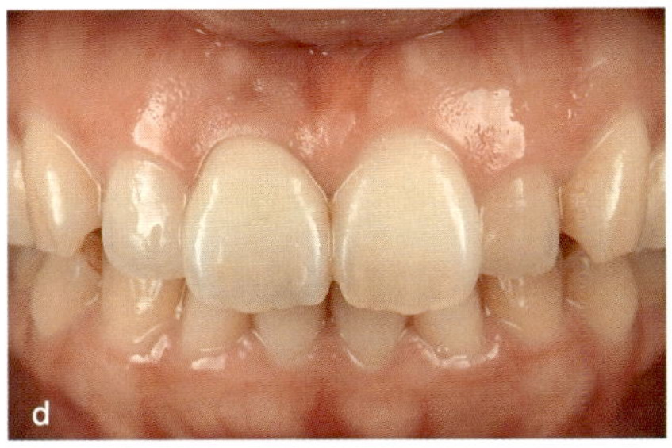

8-4c. 최종보철물의 임시접착을 실시하였다. 힐링 스크류가 느슨해져서 치경부에 sinus tract이 생겼다(2016년 7월 23일).
8-4d. 약 2개월 후. Sinus tract은 소실되었다(2016년 9월 24일).

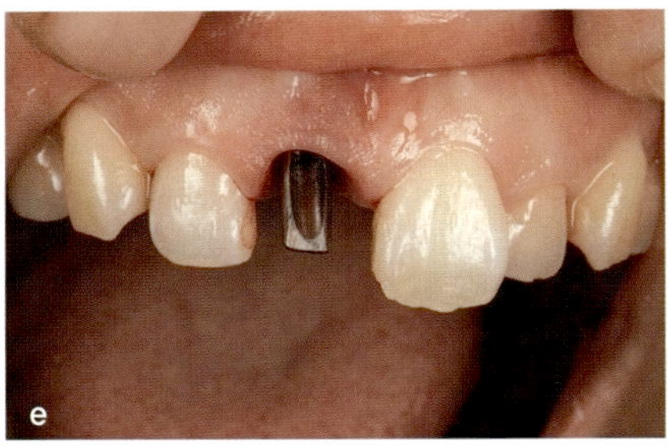
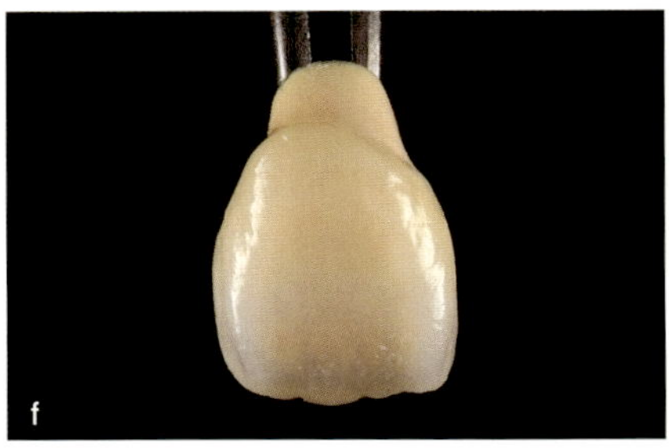
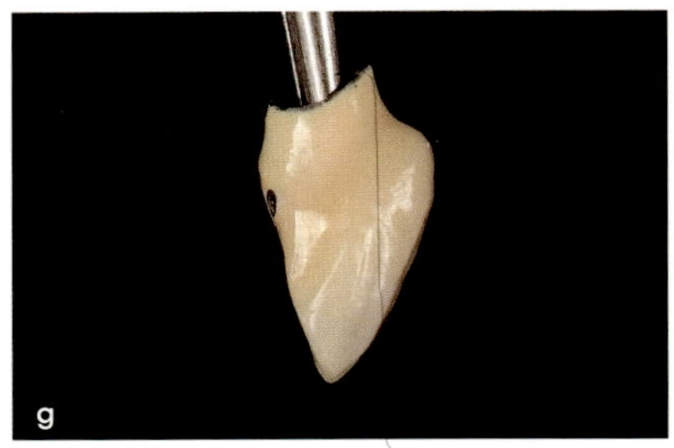

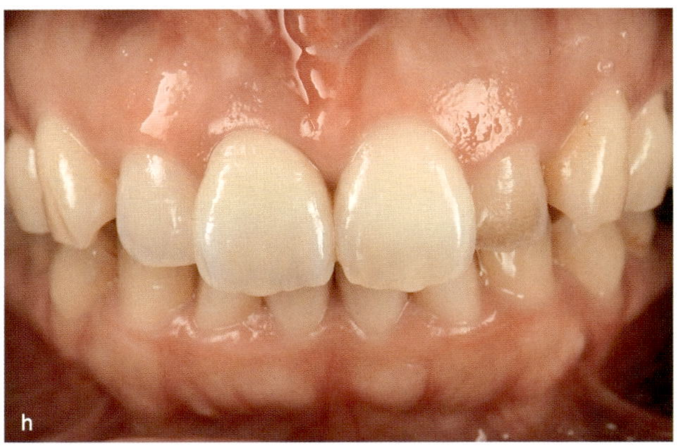
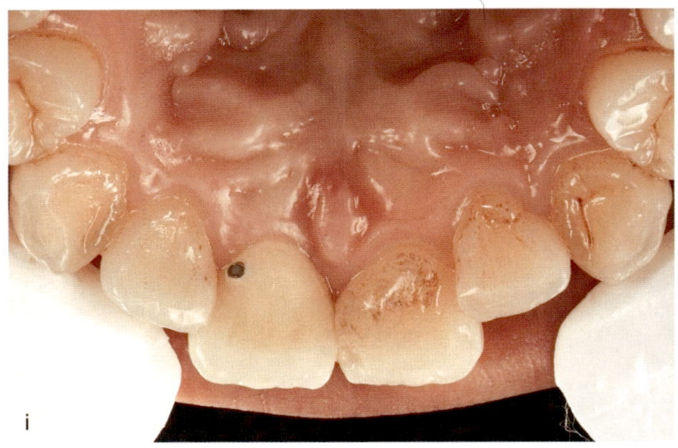

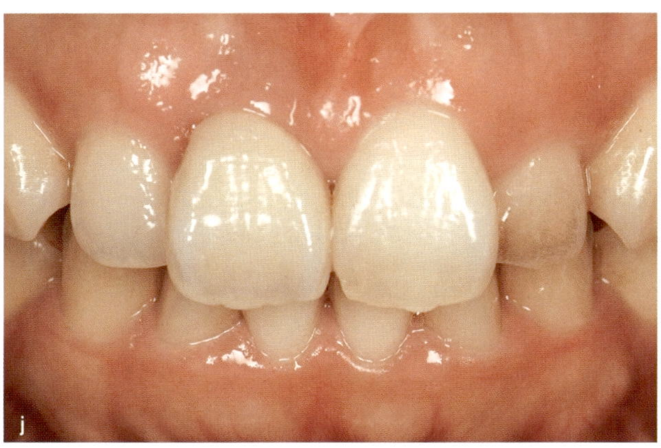

8-4e~g. 리콜 시에 검사를 위해 상부 구조를 제거하였다. 상부 구조의 메탈세라믹에는 자연치에 부여하는 S shape profile보다도 강조된 S자 커브를 부여하여, 특히 치은연하에 치조상 섬유장치를 거의 갖지 않는 변연치은이 잘 자리잡도록 하였다(2018년 3월 12일).
8-4h~i. 2년이 경과하였으나 심미적으로는 양호하다. 임플란트체의 이동도 없는 것 같다. 아마도 상부 구조 장착까지 1년 이상 기다렸던 것도 한 요인이었을 것이다(2018년 10월 20일).
8-4j. 3년 후(2019년 11월 16일).

증례 60: Class Ⅲ 환자에 대한 S shape profile의 응용(13년 경과)

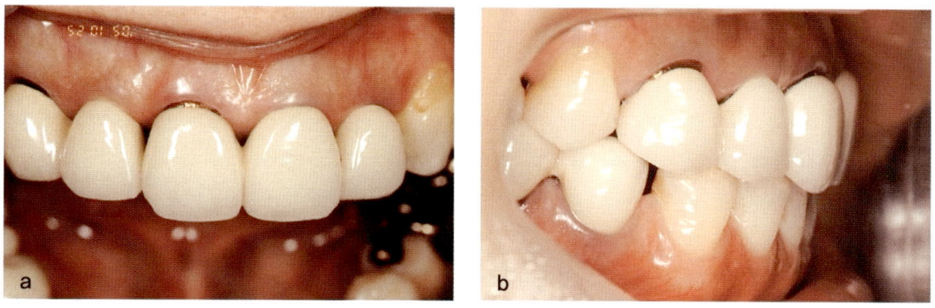

8-5a, b. 환자는 원래 주걱턱이었는데 개선을 위해 받은 치료에 대해 오랜 시간 불만을 갖고 있었던 것 같다. 치은정연 마진의 한계를 느낀 시술 전의 모습이다(2005년 10월 25일).

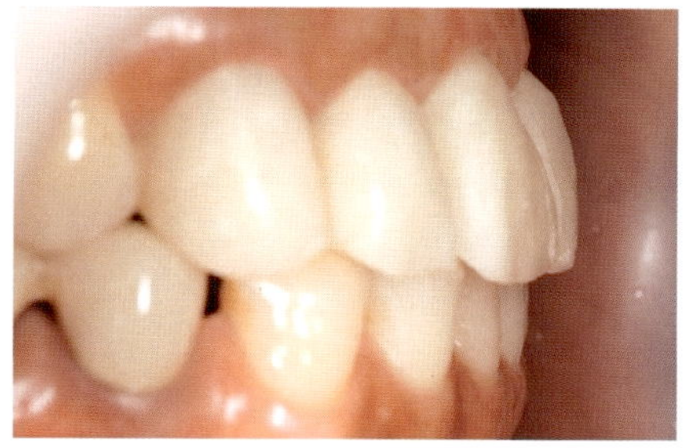

8-5c. 환자의 불만을 해소해야만 해서 치은정연에서의 provisional restoration을 제작하였지만, 역시 충분히 받아들이지 못했다(2005년 12월 10일).

8-5d, e. 치은연하 형성 후 다시 provisional restoration에 S shape profile을 부여하여 제작함으로써 환자와 시술자 모두 만족할 수 있었다(2006년 3월 23일).

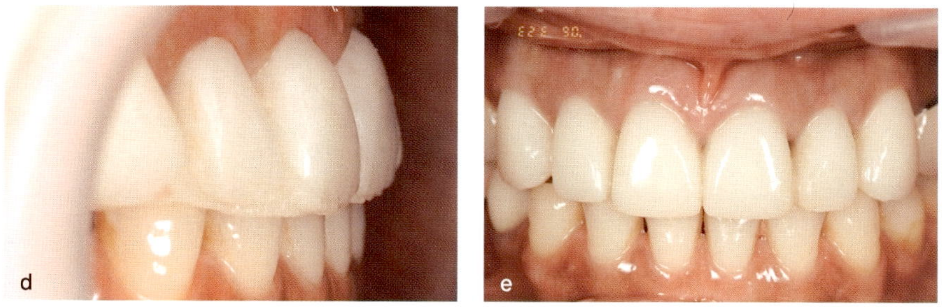

8-5f, g. 최종보철로부터 약 1년 반. 환자는 만족하고 있다. 이러한 환자는 하악의 측방면 모습을 매우 신경쓰고 있으며, 치은연하에서 시작하여 상대적으로 치은과의 관계를 개선함으로써 만족하는 경우가 있다. 즉, S shape profile로 함으로써 치은의 두께를 확보하고 치관 외형 중앙부를 두껍게 할 수 있어, 부자연스러운 전돌감이 개선될 수 있다(2007년 10월 3일).

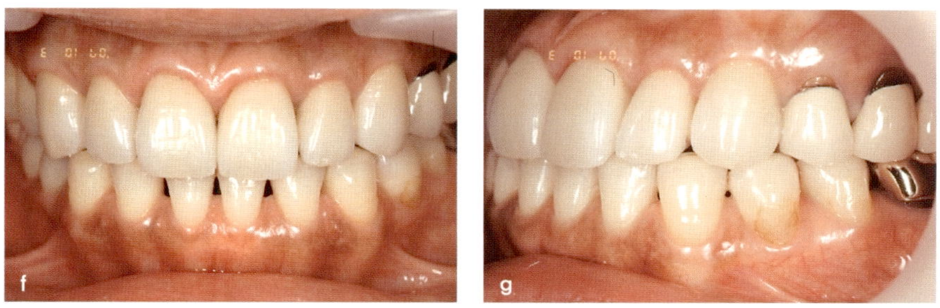

8-5h, i. 약 8년 후. 특히 측방면 사진은 8-5d와 마찬가지로 하악 전치와의 조화를 보이고 있다. 하악 전돌 환자는 관절결절에 비해 하악두가 크기 때문에 결절 내에서 운동 제한을 받고 있어서 기본 그라인딩을 하기 어렵다. 보철물 제작 시에도 악운동에 대한 배려는 Angle Class Ⅱ 환자보다 적어, 심미성에 대한 배려를 많이 하게 된다(2014년 4월 15일).

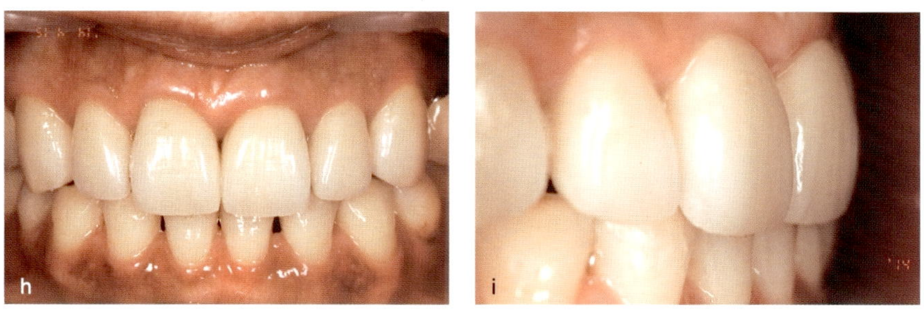

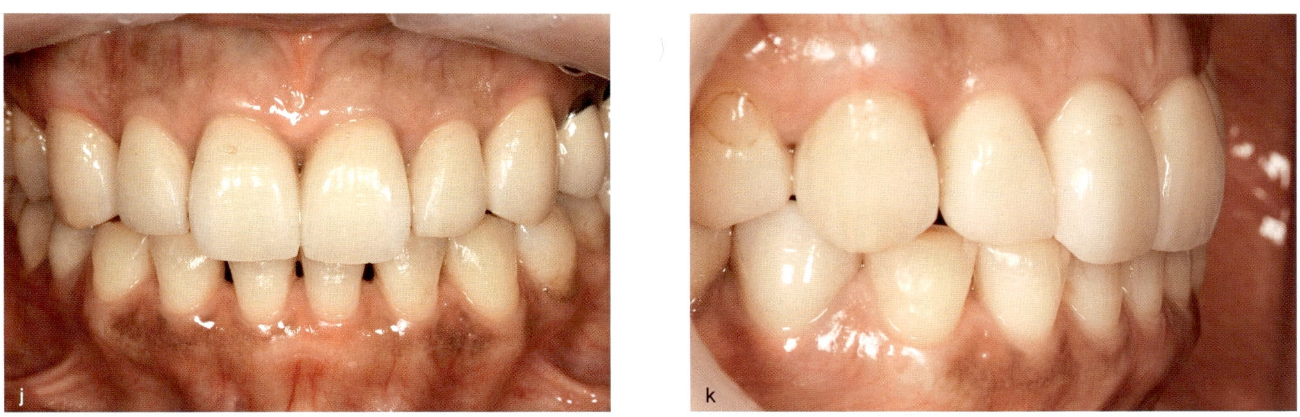

8-5j, k. 약 13년 후의 측방면 사진은 하악 전치와의 조화를 더욱 잘 유지하고 있다(2019년 5월 13일).

증례 61: Class Ⅲ 환자에게 S shape profile을 부여했을 때의 치은의 변화(23년 경과)

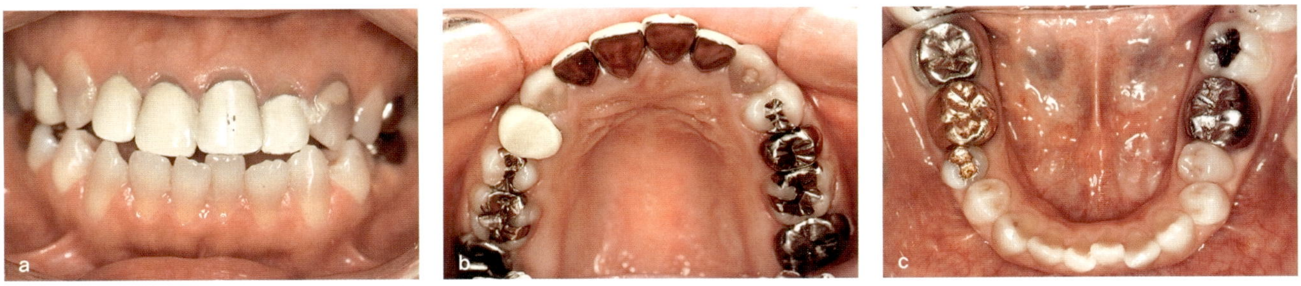

8-6a~c. 환자는 전치부의 경질레진 크라운의 색조 불량을 개선하기 위해 내원하였지만, 골격성 Angle Class Ⅲ라는 문제도 있었다(1990년 9월 8일).

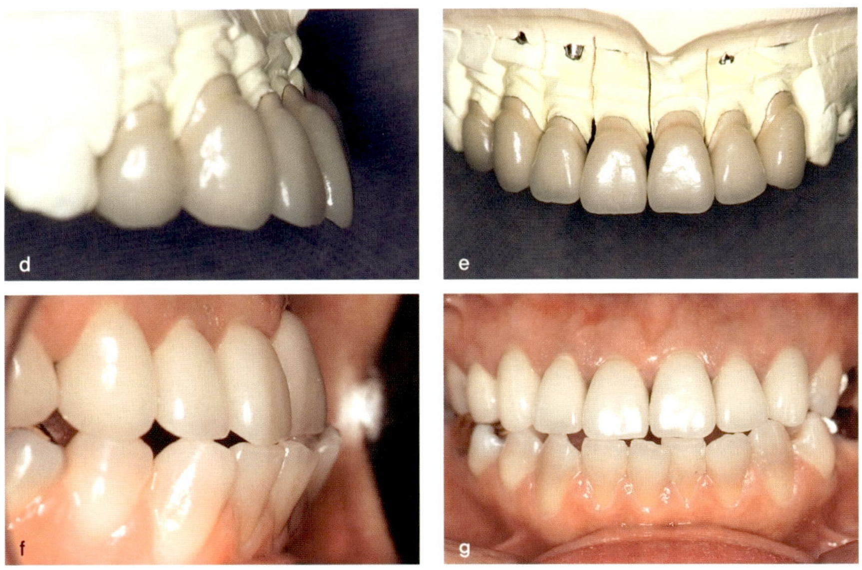

8-6d~g. S shape profile을 부여한 보철물에 의해 가능한 한 절연으로 교합할 수 있도록 하였다(1991년 3월 12일).

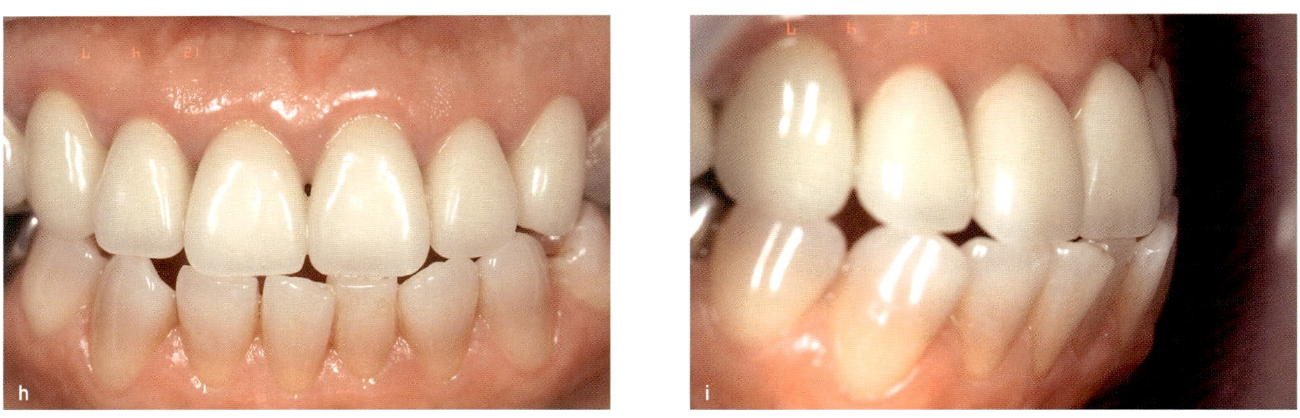

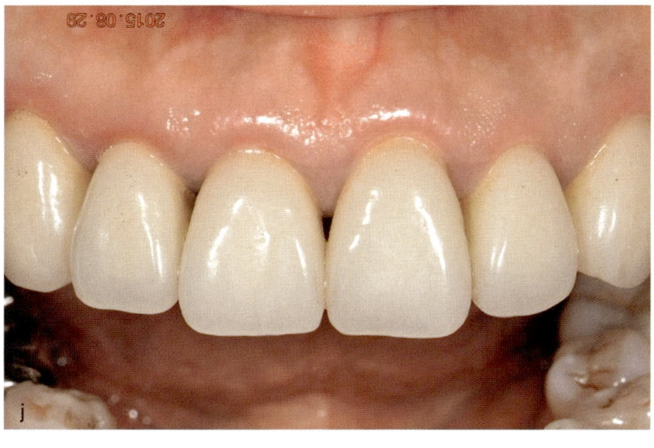

8-6h, i. 약 20년 후. 치은에 발적이 관찰되지만 8-6f와 8-6i를 비교하면 교합도 약간 개선된 것으로 보이며, 또한 초진 시와 비교해 치은의 두께가 증가했음을 알 수 있다(2012년 4월 7일).

8-6j. 약 23년 후. 발적은 감소하고 약간의 치은퇴축이 관찰되지만 치은의 두께는 8-6a와 비교하면 분명히 증가했다는 것을 알 수 있다. 치은연하에 less-contour를 줌으로써 시간이 지남에 따라 치은의 두께가 증가함을 알 수 있다(2015년 8월 29일).

증례 62: 타 병원의 발치 진단에 대한 second opinion(13년 경과)

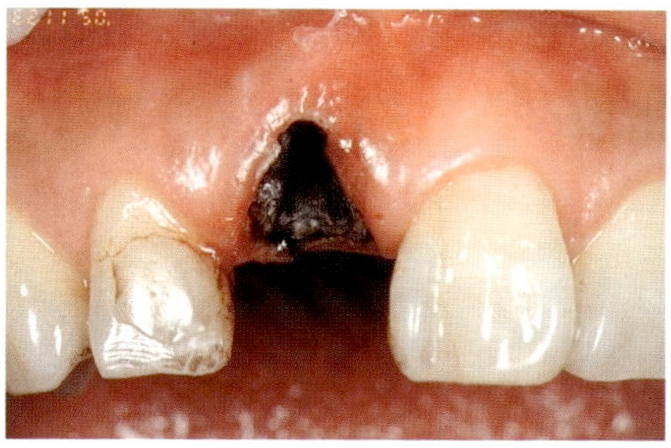

8-7a. 다른 병원에서 치근 횡파절로 #11 발치 진단을 받았으나 보존을 희망하여 내원했다. 필자도 발치를 생각했지만 동요가 없었기 때문에 환자가 원하는 대로 보존하기로 했다(2005년 11월 23일).

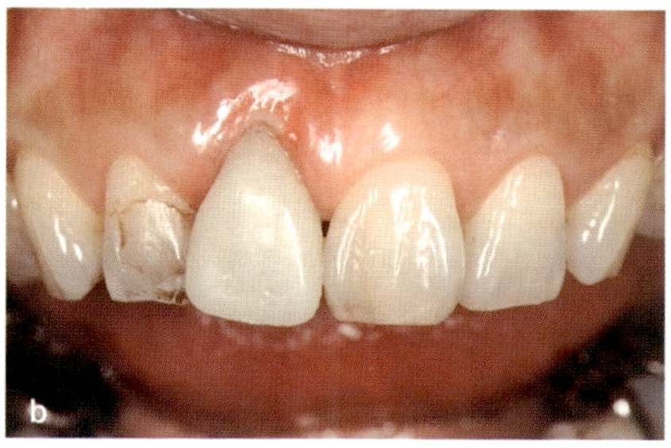

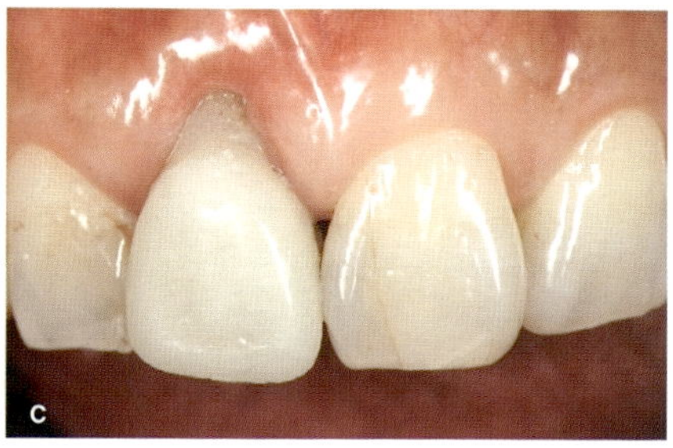

8-7b, c. Provisional restoration을 만들고 less-contour를 부여하여 약 3개월 관찰하였으나 치은 크리핑은 별로 일어나지 않았다. Contour의 조정 전·후(b: 2005년 11월 23일, c: 2005년 11월 29일).

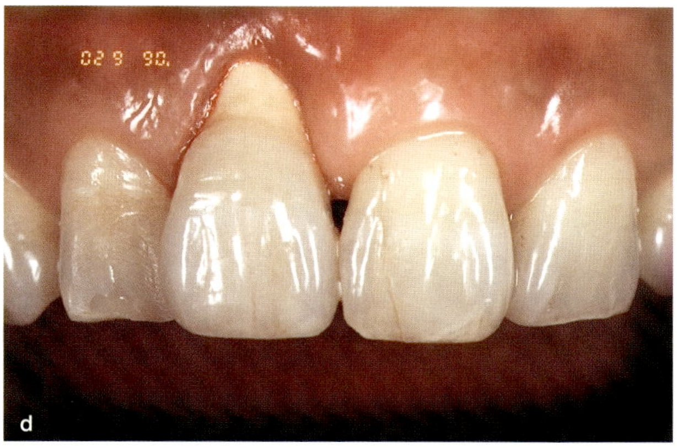

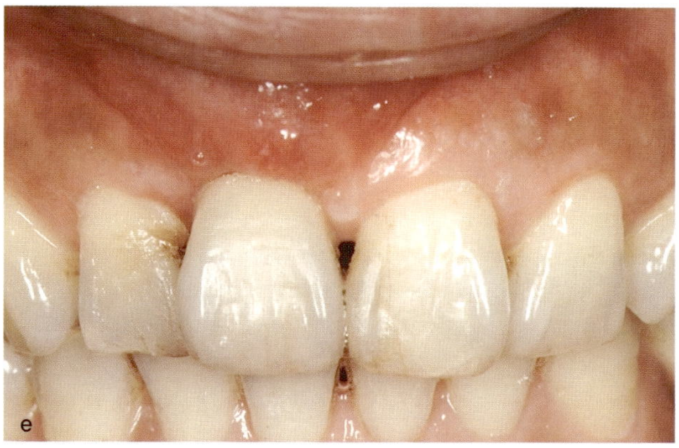

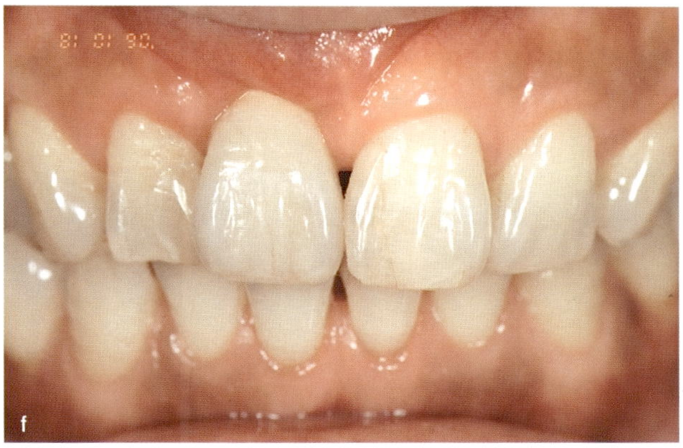

8-7d. 최종보철물을 임시접착하고 3개월 정도 관찰하였으나 less-contour의 효과는 확인되지 않았다. 그래서 인접 치간유두에서 2개의 세로 절개를 넣어 유경 전층판을 형성한 후, 이완 절개로 치관 쪽으로 판막을 이동하여 근첨 부근에 이식재를 주입하였다(2006년 6월 20일).
8-7e. 치관측 이동술 약 1개월 후. 한동안은 클로르헥시딘으로 가글만 하고, 칫솔질을 하지 말 것을 지시하였다(2006년 7월 19일).
8-7f. 수술 후 약 4개월 만에 약간의 재발이 관찰되지만, 심미성은 개선되었다(2006년 10월 18일).

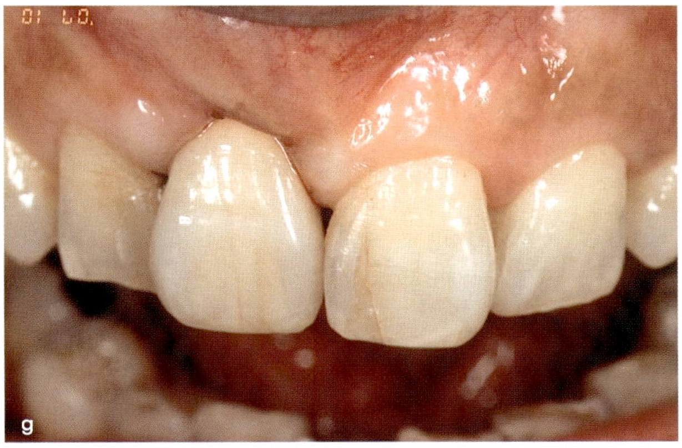

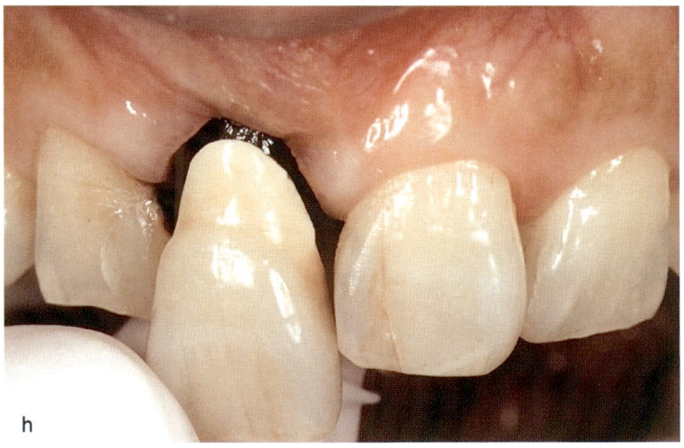

8-7g, h. 8-7f부터 약 1년 후. 환자는 임시접착이 느슨해졌다는 것을 주소로 내원하였다. 제거해 보면 치은연하에 마진이 꽤 설정된 것을 알 수 있다(2007년 10월 12일).

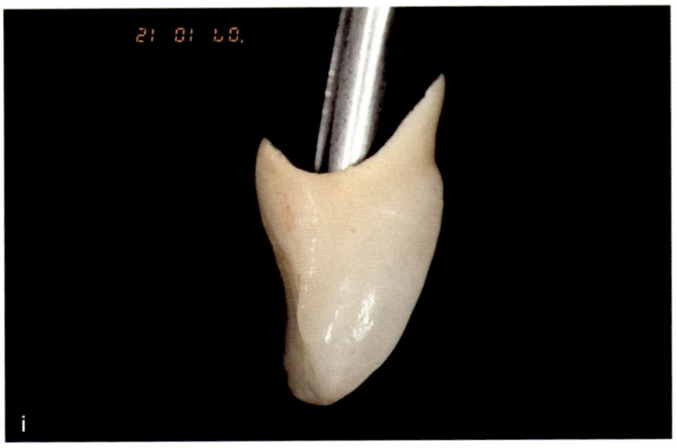

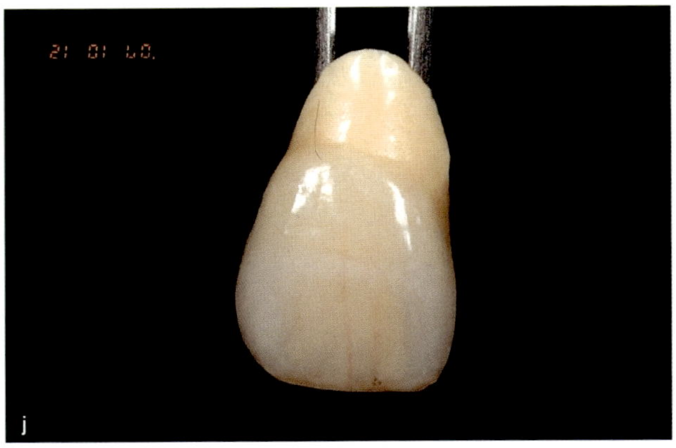

8-7i, j. 약 1년 반 임시접착된 메탈세라믹의 S shape profile을 나타낸다. 변연치은을 위해 충분한 공간(들어갈 장소)이 부여되어 있다는 것을 알 수 있다.

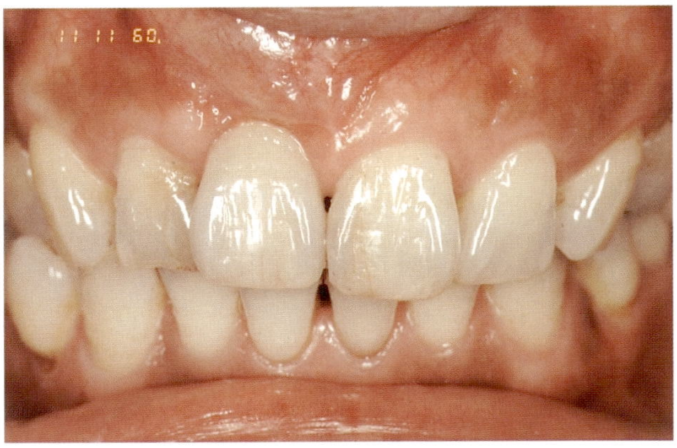

8-7k. 약 3년 반 후. 이동한 치은도 안정되어 있다(2009년 11월 11일).

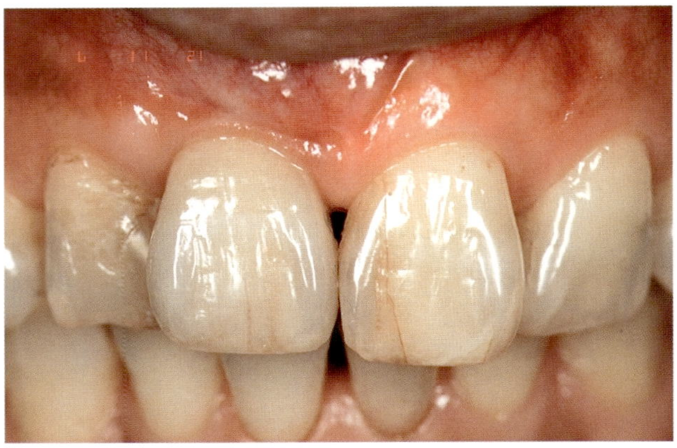

8-7l. 약 6년 반 후. 재발은 확인되지 않는다(2012년 11월 7일).

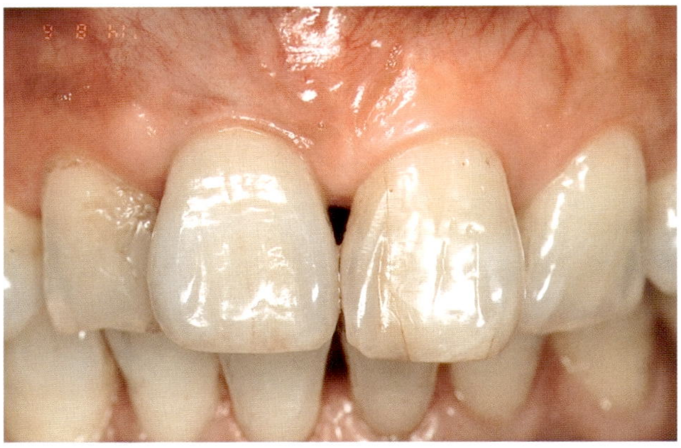

8-7m. 약 8년 후. 좌·우의 변연치은 형상이 비슷해져 있다(2014년 8월 6일).

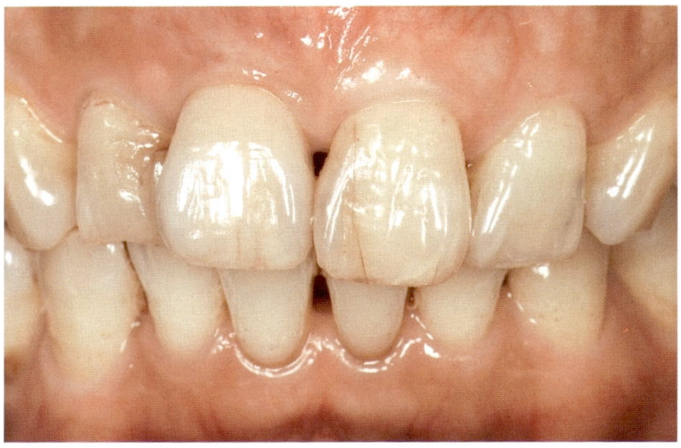

8-7n. 약 13년 후. 치간유두는 약간 부족하지만 치관측 이동의 결과는 대체적으로 양호하다(2019년 3월 20일).

증례 63: Nameta circle을 응용한 오픈 바이트 증례(22년 경과)

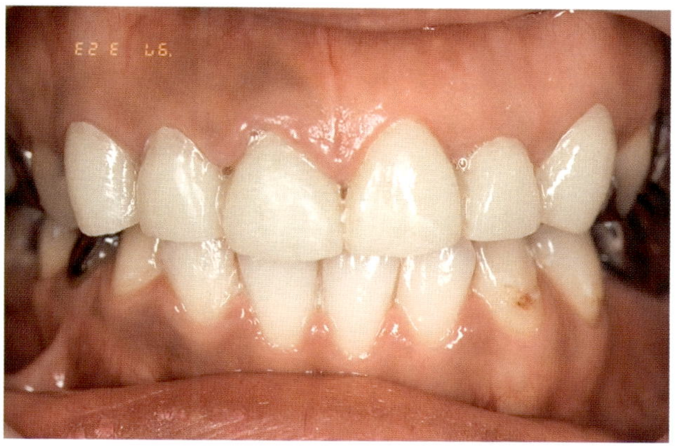

8-8a. 환자는 초진 시에 provisional restoration 상태로 내원했다. 그리고 본래 자신의 치아는 더 전방에 있지만, 이 provisional restoration은 안쪽(구개측 방향)으로 들어가 불편함을 호소하고 있었다. 치조제를 측방에서 보았을 때 환자의 본래 교합이 오픈 바이트임을 알 수 있었으므로, 후일 오픈 바이트인 provisional restoration을 제작했다(1997년 3월 23일).

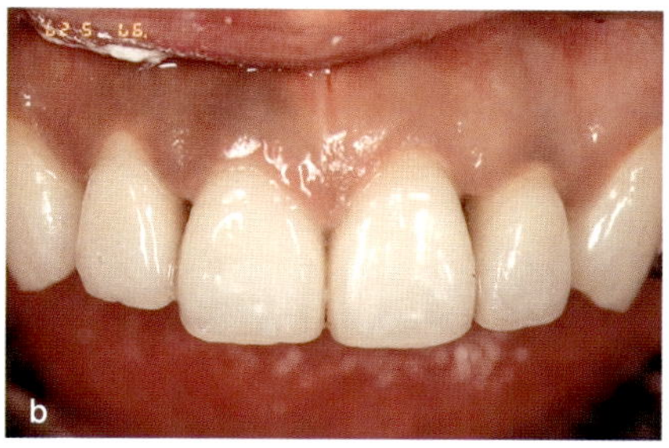

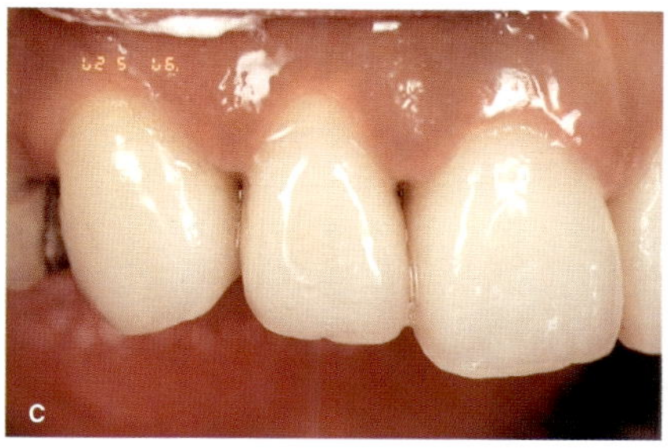

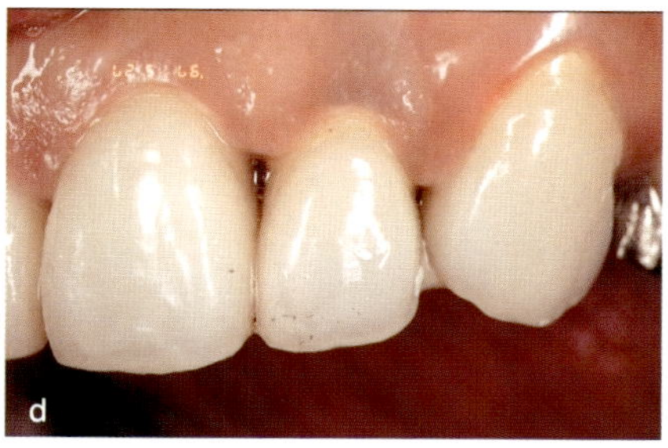

8-8b~d. 환자는 오픈 바이트의 provisional restoration에 만족하였기 때문에 최종보철물의 교합도 오픈 바이트로 하여 최종보철물을 장착하였다(1997년 5월 27일).

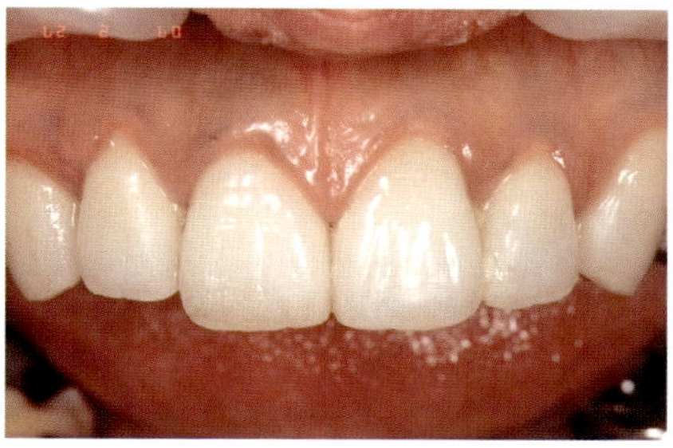

8-8e 약 10년 후. 치간유두는 재생되고 있다. Anterior guidance를 부여하고 있지는 않지만, 환자에게 TMD 징후는 없다(2007년 2월 27일).

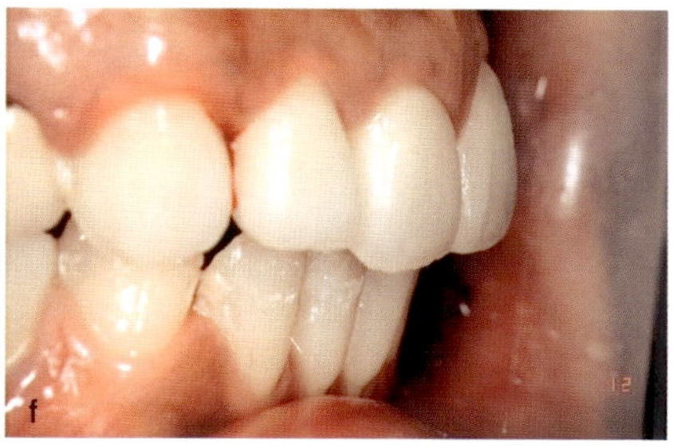

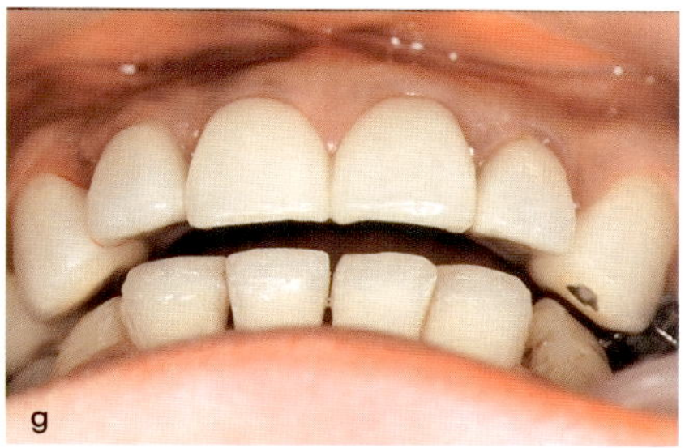

8-8f, g. 약 15년 후의 측방면 사진. 초진 시 Nameta circle을 근거로 provisional restoration을 만들어 최종보철물에 반영하였다. 6전치의 연결은 일체 하지 않았지만, 치아의 위치는 변화하지 않았다. 구강의 모든 근육에 의해 치아의 위치는 안정되어 있다고 생각된다(2012년 11월 21일).

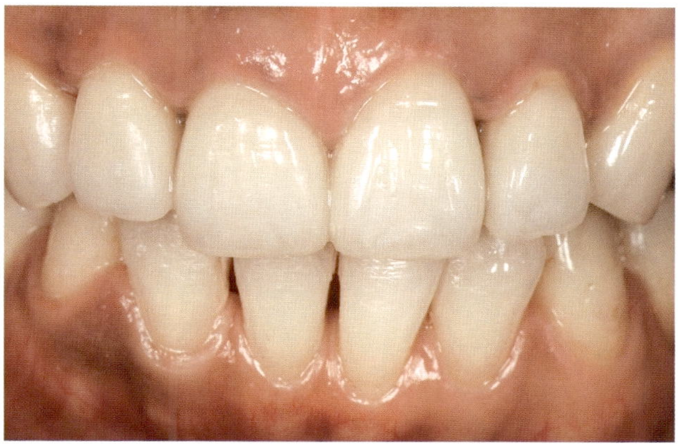

8-8h. 22년 후. 치아의 위치, TMJ 모두 문제는 없다(2019년 3월 23일). 이러한 오픈 바이트에 대해 외과 처치나 근기능 훈련도 하지 않고 무리하게 심미적인 배열을 하면, 반드시 수년 후에 재발을 일으킨다. 또한 오픈 바이트 환자는 TMD가 발병하지 않는다는 보고도 있다.

증례 64: 인상 단계, Nameta circle, 좌·우 치은의 높이를 contour control로(11년 경과)

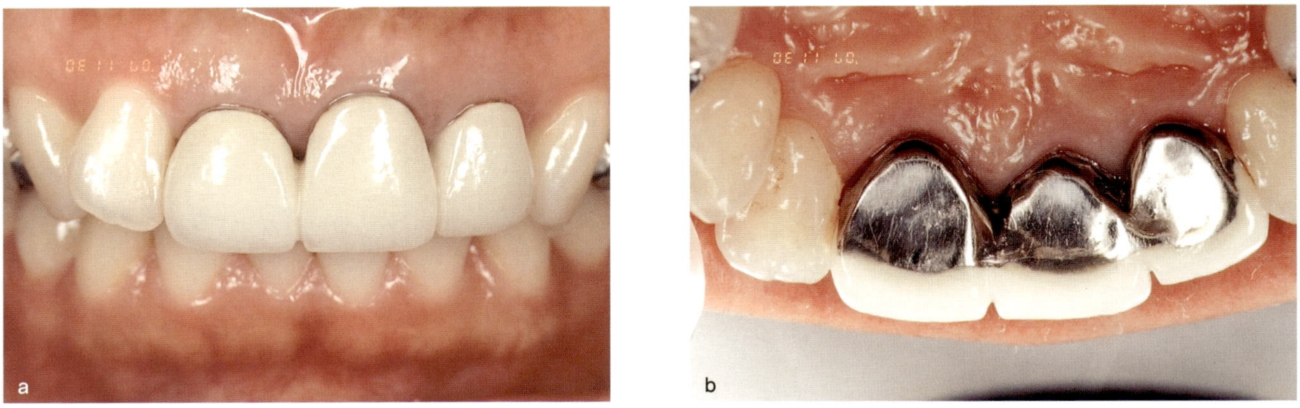

8-9a, b. 마진의 노출과 좌·우의 비대칭 개선을 주소로 내원하였다(2007년 11월 30일).

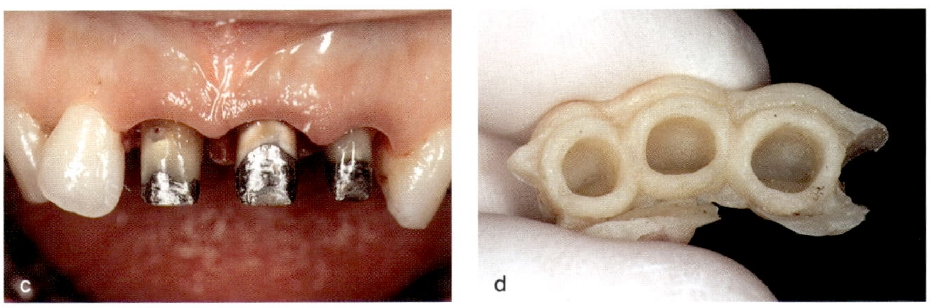

8-9c, d. 치은연하 형성을 마치자마자 provisional restoration의 relining을 실시하여, 이어질 인상채득을 준비함과 동시에 절삭편을 완전히 제거한다.

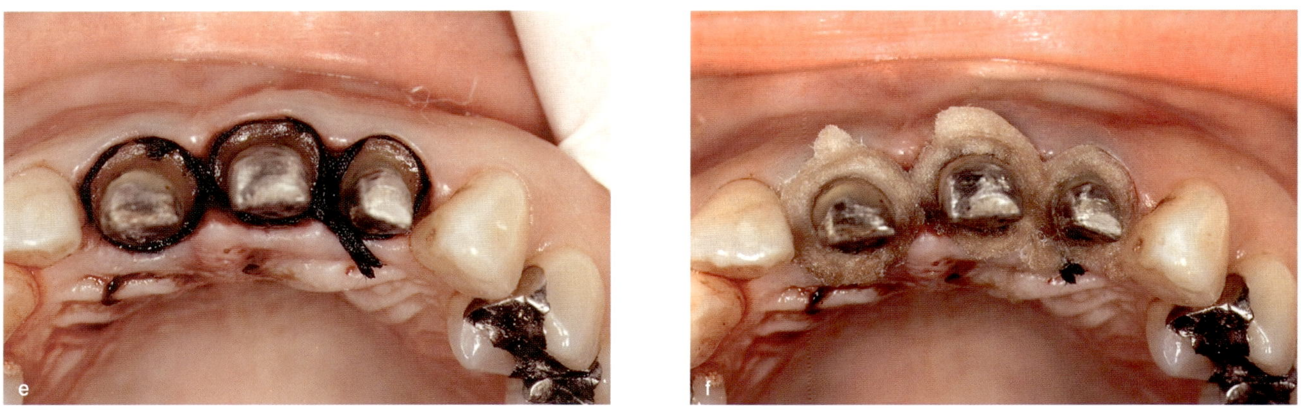

8-9e, f. 우선 silk로 치은압배를 한 후에 보스민 함유 silk를 감고, provisional restoration을 되돌려 약 5분간 가압한다.

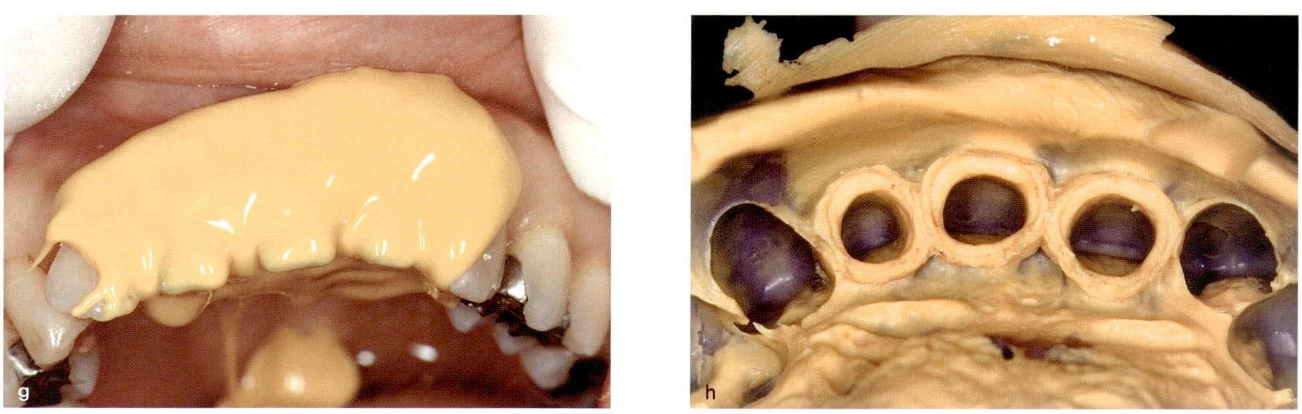

8-9g, h. 친수성 및 흐름이 좋은 인상재를 이용하여 치은연하 인상채득을 한다. 본 증례와 같이 치은연하 형성량이 많은 경우는 술후의 치은에 대한 손상을 감안하여 치근면의 인상 부분이 한정적이지만, 문제는 없다고 생각된다.

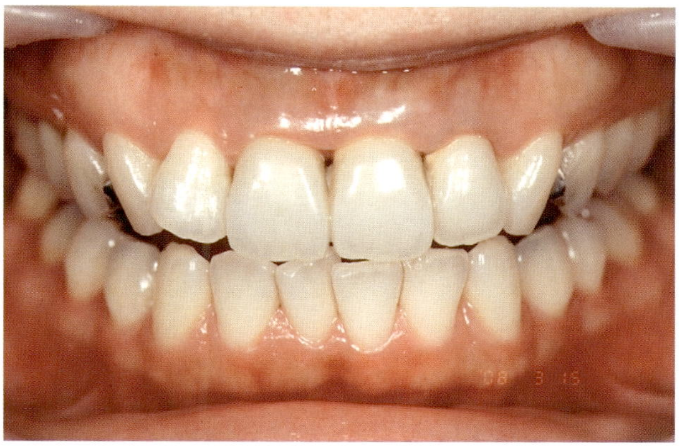

8-9i. 최종 합착 이후 약 3개월. Crown contour의 조정으로 중절치 치은의 좌·우 차는 없어졌지만, 인상채득 시의 손상으로 정중의 치간유두를 잃었다(2008년 3월 15일).

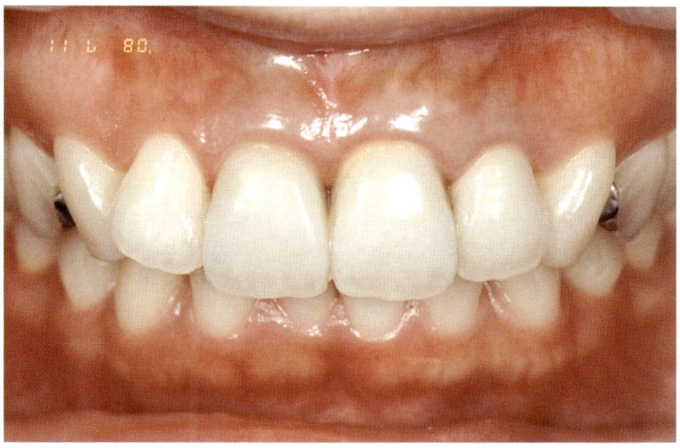

8-9j. 약 반년 후. 인상채득 시의 손상이 없어지고 좌·우 치은의 안정과 치간유두의 재생이 확인된다(2008년 7월 11일).

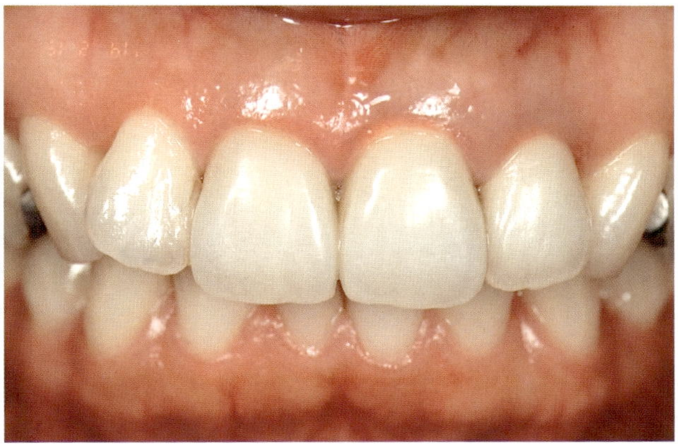

8-9k. 약 6년 후. 거의 안정되어 있다(2014년 2월 15일).

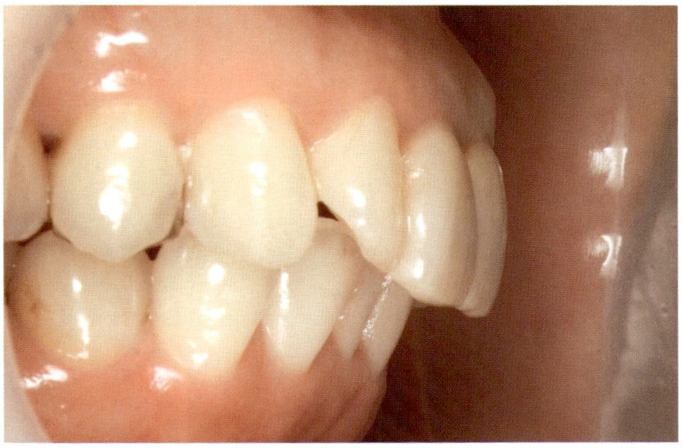

8-9l. 측방면 사진에서는 근첨부 치은부터 보철물 절연부에 걸쳐 있는 일정한 원호(Nameta circle)를 그리고 있다는 것을 알 수 있다(2018년 9월 29일).

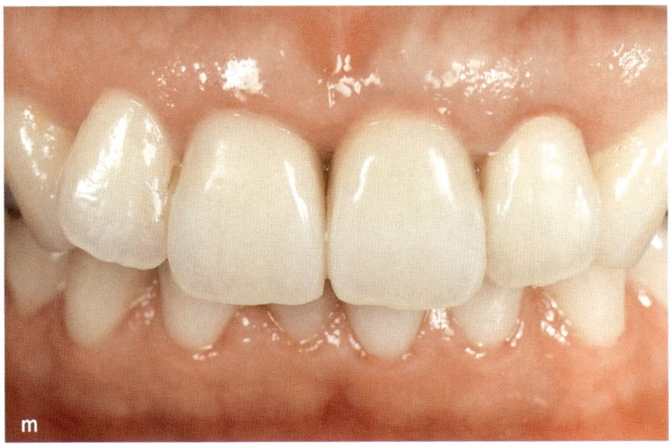

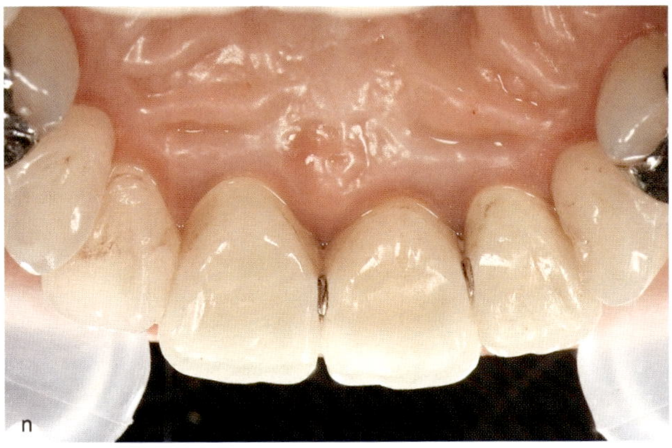

8-9m, n. 약 11년 후의 상태(2019년 10월 5일).

증례 65: 치축의 변경에 의한 치간유두의 잔류(21년 경과)

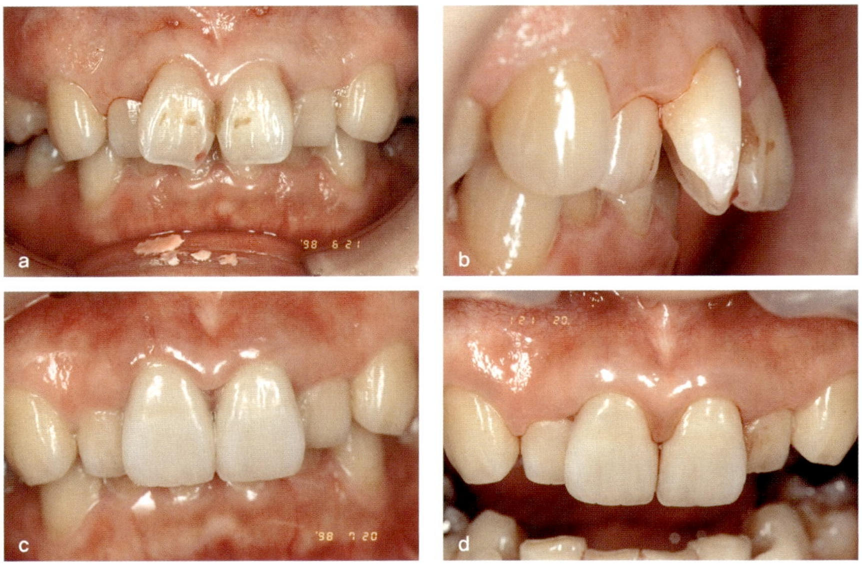

8-10a, b. 환자는 염전된 전돌의 중절치 심미 개선을 위해 내원하였다(1998년 6월 21일).
8-10c. 최종보철물 장착 1주일. 치간유두부는 염증 징후처럼 순측으로 돌출되어 있다(1998년 7월 20일).
8-10d. 약 3년 반 후. 치간유두부는 치간부에 다 들어가지 못하고 순측으로 돌출되어 있다. 이 원인은 치축 변경으로 인해 치간유두부가 순측에 남아 있기 때문이라는 것을 보여 주고 있다. 즉, 치축은 변해도 치은은 변하지 않았음을 나타내고 있으며, Nameta circle의 Type 2의 수복상태에서 치간유두가 남아 있다고도 할 수 있다(2002년 1월 21일).

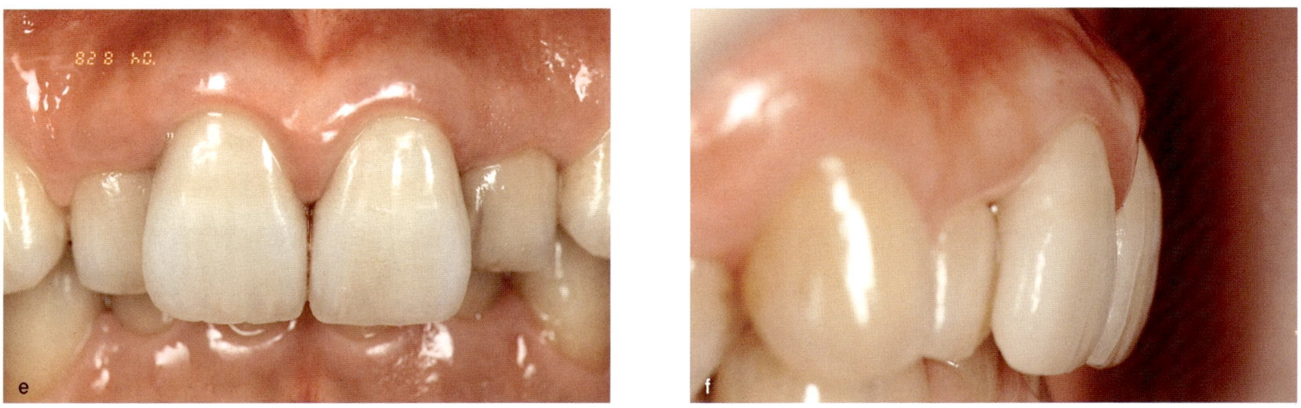

8-10e, f. 약 6년 후. 치간유두는 서서히 치간부로 들어가 있는 것 같지만 측방면 사진에서는 아직 치간유두가 돌출되어 있다. 즉, 치간유두를 지지하는 치간수평섬유뿐 아니라, 환상섬유 등이 이 치간 공간에 들어가지 않은 상태라고도 할 수 있다(2004년 8월 28일).

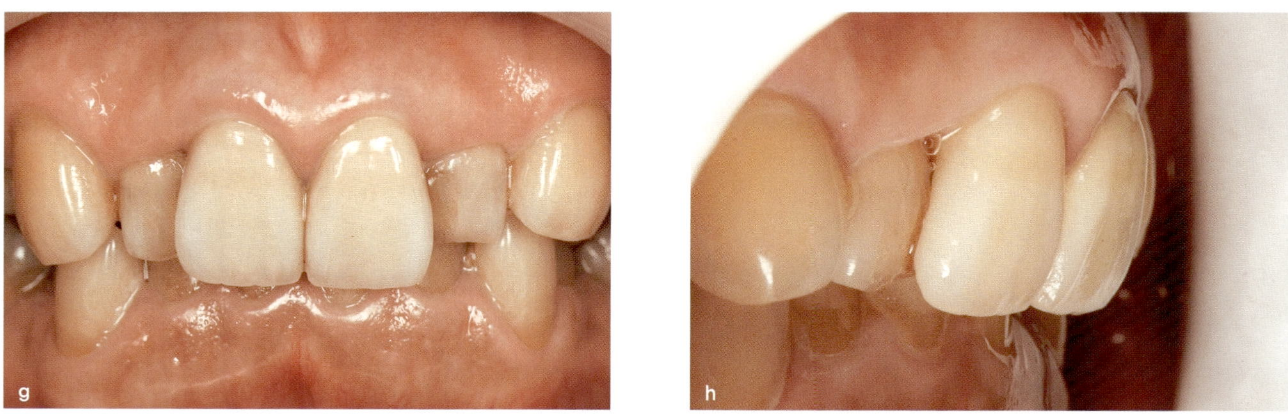

8-10g, h. 약 21년 후. 치간유두는 3차원적으로 치간부에 들어가 있다. 이렇게 치축 변경을 할 경우 embrasure는 넓게 열어 두어야 한다. 치간유두의 결핍은 심미성을 해치지만 과한 치간유두도 마찬가지이다(정면 사진: 2019년 8월 24일, 측방면 사진: 2019년 2월 16일).

증례 66: 전돌치를 구개측으로 넣은 증례(10년 경과)

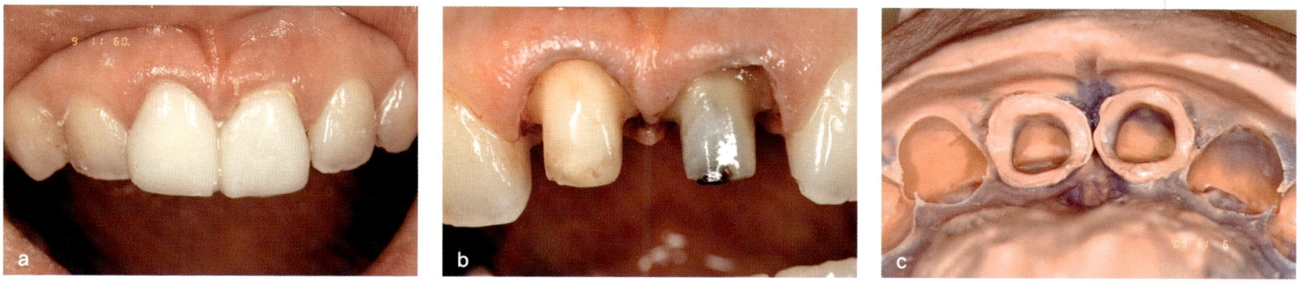

8-11a~c. Provisional restoration, 지대치 및 인상채득을 보여 준다(2009년 11월 6일).

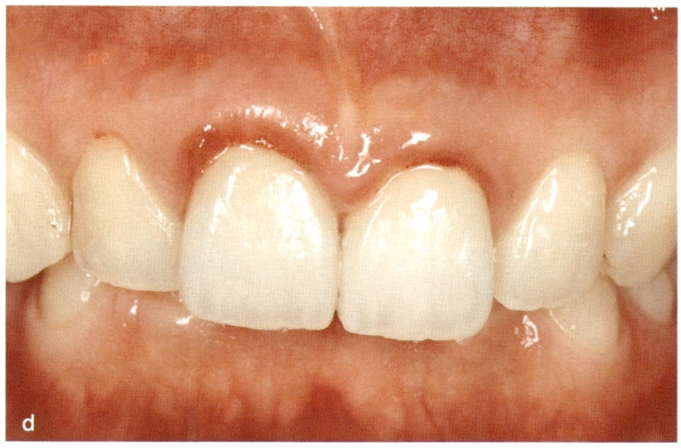

8-11d. 최종보철물 장착 후 변연치은의 발적이 관찰된다(2010년 2월 20일).
8-11e, f. 약 2년 후에도 발적 상태가 관찰되었다. 변연치은 내의 염증이 의심되어서 염증 부분을 전기메스로 제거하였다(2012년 3월 10일).

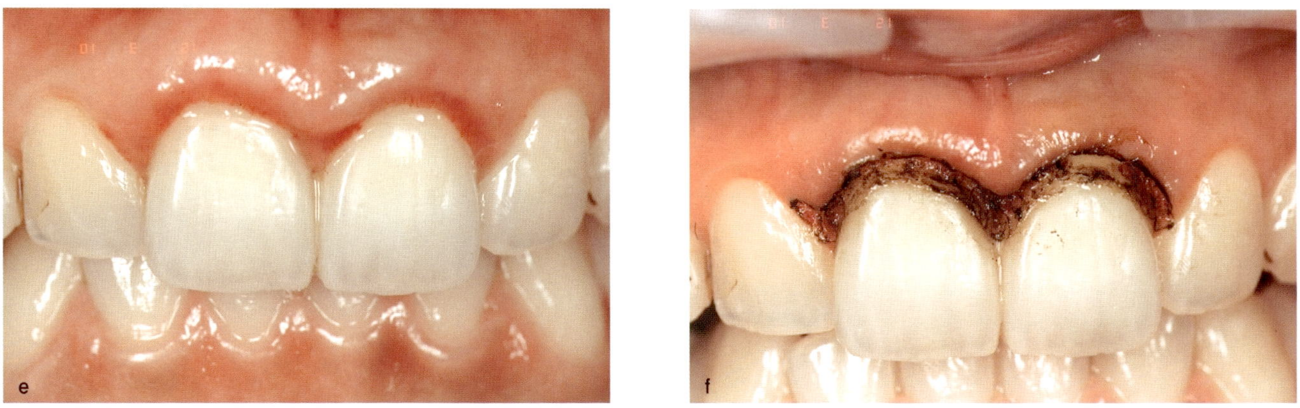

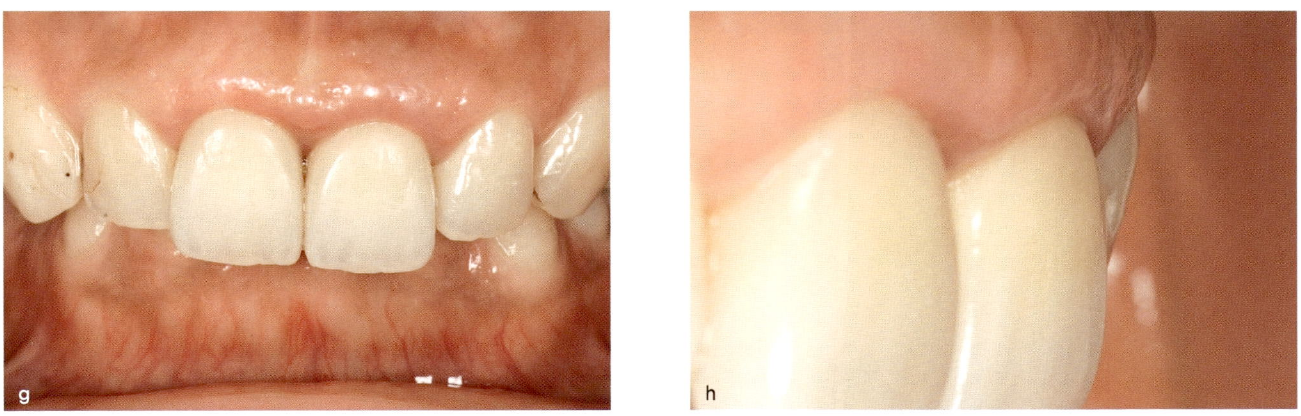

8-11g, h. 약 10년 후. 역시 약간의 발적이 관찰된다. 8-11a의 provisional restoration의 치관장과 비교하면 변연치은의 크리핑이 꽤 관찰된다. 측방면 사진에서 발적의 원인은, 결과적으로 순측 치은부가 선반 모양이 되어 플라크의 침착이 일어나기 쉬운 것 때문일지도 모른다. Nameta circle을 고려해 수복물 연상 마진부에 +1mm 정도의 풍융을 부여해야 했다(2019년 3월 23일).

증례 67: 순측 전이 치아의 S shape profile에 의한 치은의 두께(17년 경과)

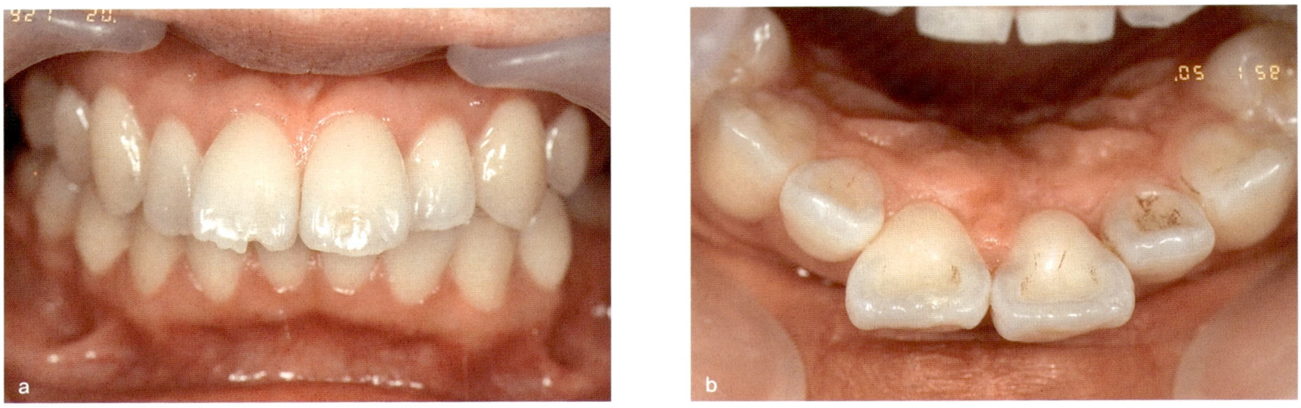

8–12a, b. 환자는 순측으로 크게 전이한 #11, #21의 심미 개선을 원했다(2002년 1월 26일).

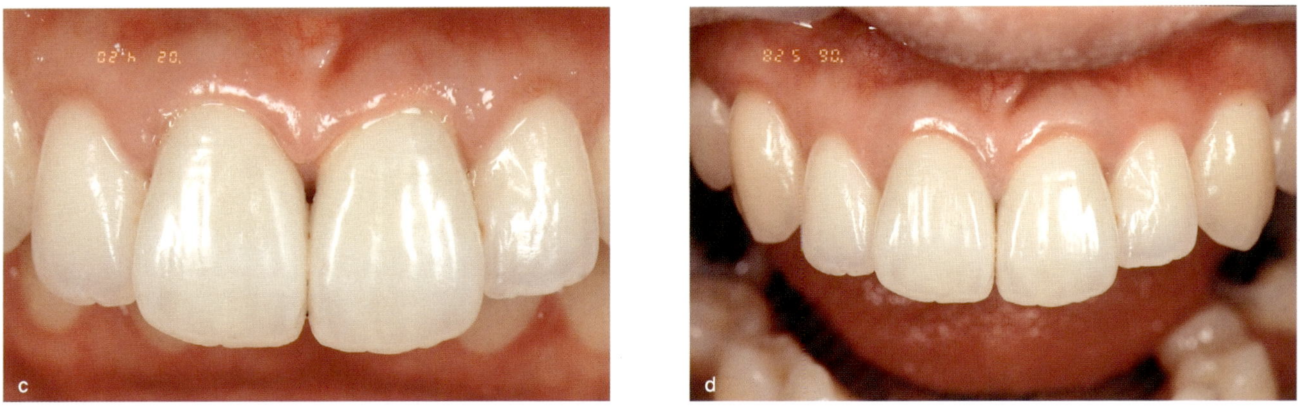

8–12c, d. 치은연하 형성을 실시하여 최종보철물을 장착한 1, 2개월의 상태이다. 치간유두의 회복이 관찰된다(c: 2002년 4월 20일, d: 2002년 5월 28일).

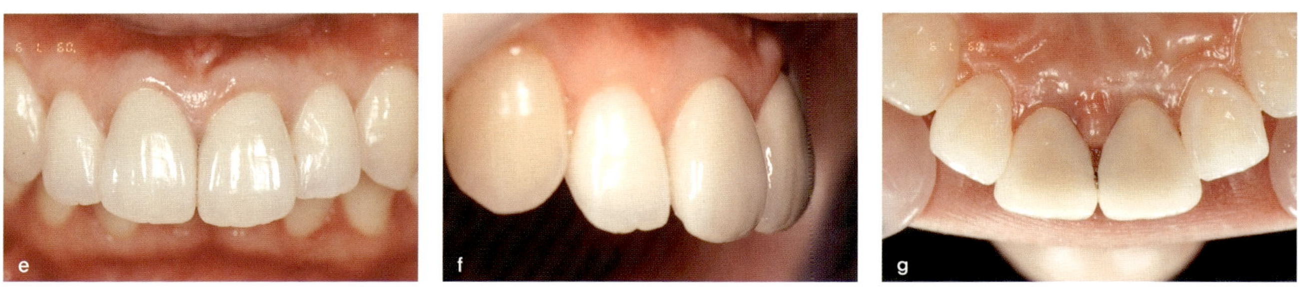

8–12e~g. 약 7년 후. 초진 시부터 치은의 두께가 늘어나서 안정감을 엿볼 수 있다(2009년 7월 9일).

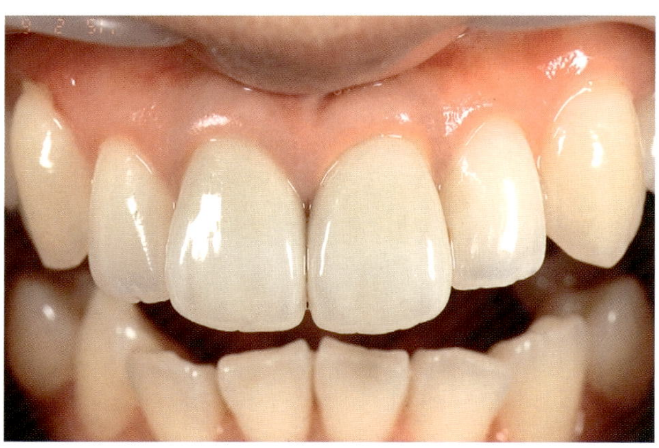

8–12h. 13년 후. 치은의 두께가 더욱 늘어나서 안정되어 있는 모습으로, 8–12a와 비교하면 확연히 알 수 있다(2015년 2월 6일).

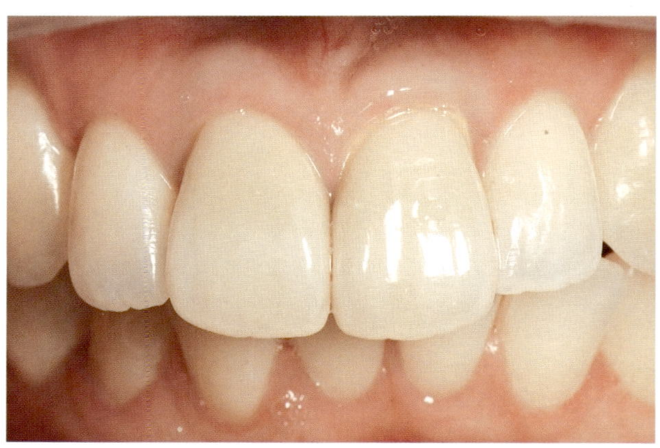

8–12i. 17년 후(2019년 7월 22일).

증례 68: 크라운 브릿지에서의 altered cast법(22년 경과)

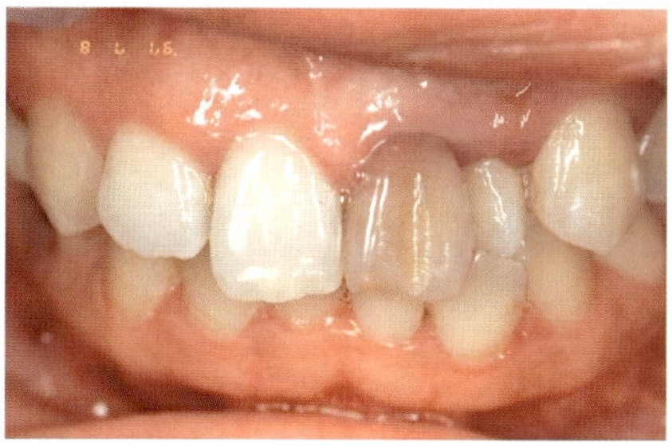

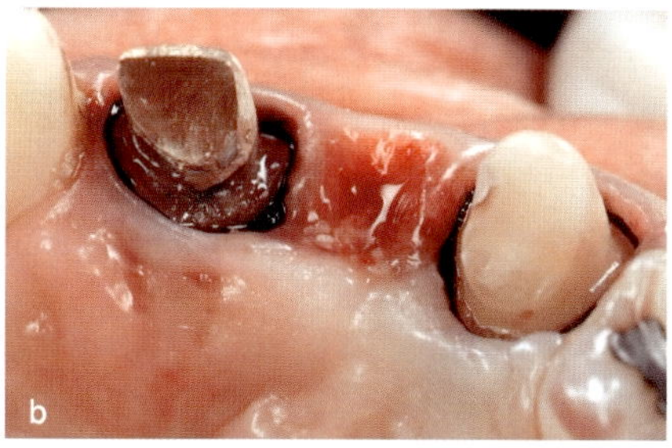

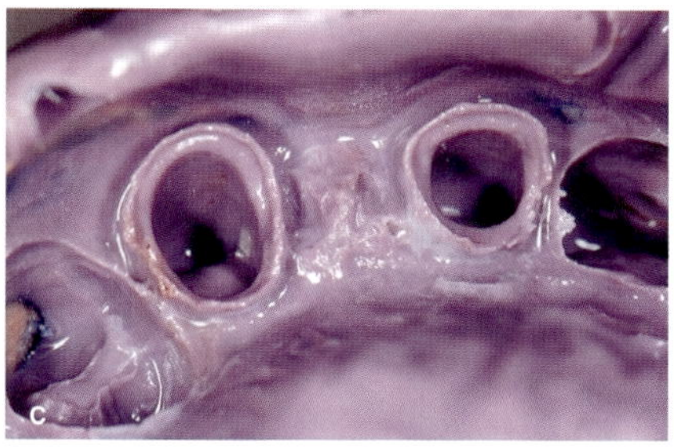

8-13a. 환자는 상악 좌측 전치부의 심미장애 개선을 원하였다. 치료계획은 #22의 발치에 의한 (#21), #22, (#23)의 브릿지였지만, 발치하는 #22도 이식치로 응용할 것을 계획하였다(1997년 7월 8일).

8-13b, c. 인상채득 시의 치은압배 상태 및 인상면을 나타낸다. Pontic부는 이식재를 넣고 얼마 되지 않아서 구강 내에 과립이 관찰된다. 이러한 경우 인상채득 후에 모형상에서 ovate pontic을 위한 치조제 형태를 정리하고(Postform법), 이식재가 흘러나오는 것을 방지하는 것이 중요하다.

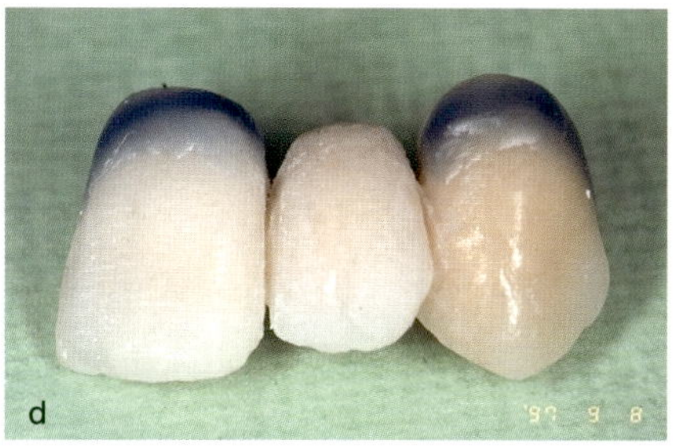

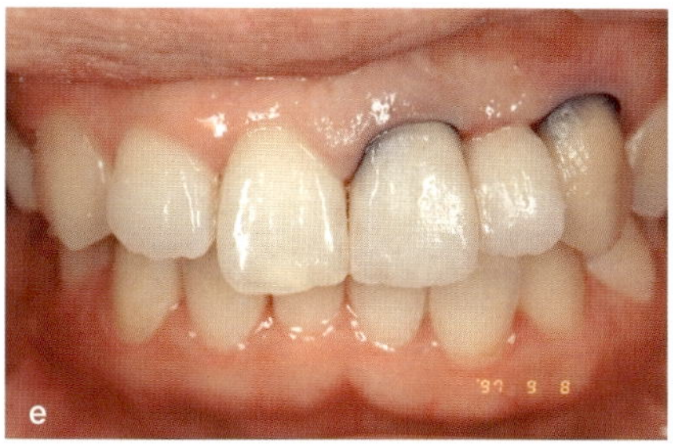

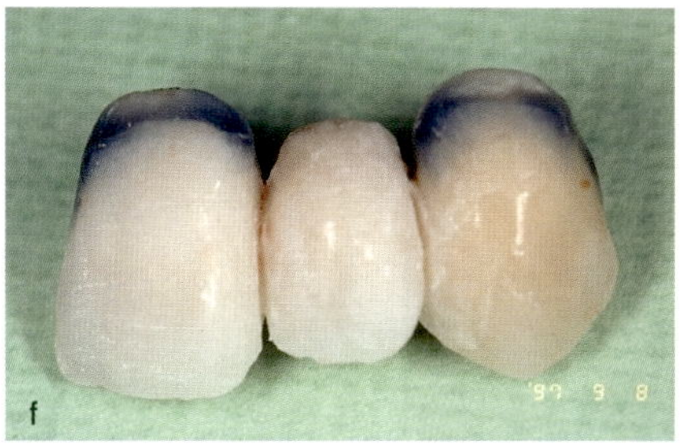

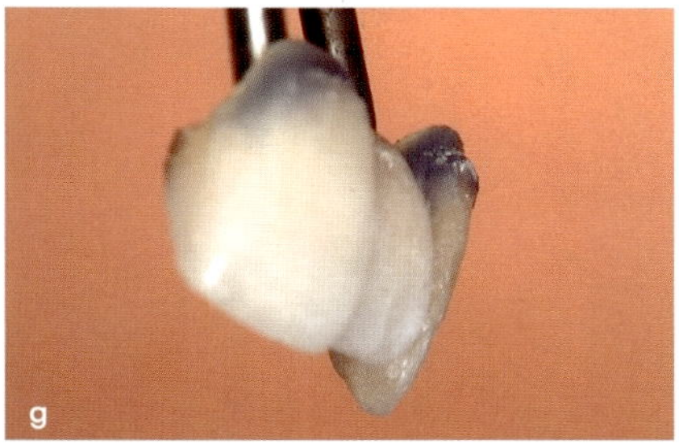

8-13d. 크라운 브릿지에서 altered cast의 실제 예이다. 8-13a에서 채득된 인상을 경조직의 인상으로 하고, 다음으로 비스킷 베이크(biscuit bake) 상의 마진부에 체온으로 연화되는 왁스(소프트 플레이트 왁스, GC)를 약간 두껍게 올려 치은연하 마진부 연조직의 인상을 채득한다.
8-13e. 구강 내에 보철물을 시적한 상태에서 입술을 신전시키면서 약 20분간 구강 내에 둔다.
8-13f, g. 구강 밖에서 왁스의 상태를 관찰하면, 8-13d의 상태에 비해 마진부의 왁스가 체온에 의해 변한 것을 확인할 수 있다.

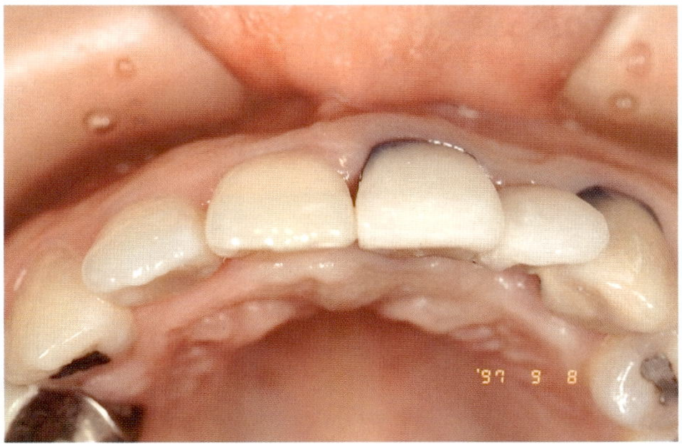

8-13h. 확인 후 다시 구강 내로 되돌려 보철물의 픽업 인상을 한다.

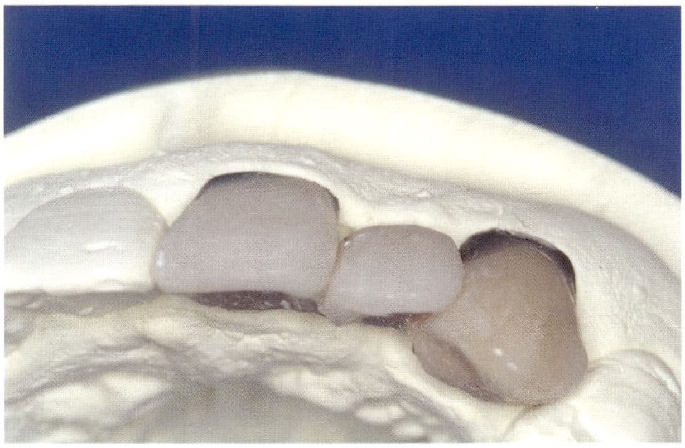

8-13i. 픽업 인상 후 석고를 주입한 상태이다.

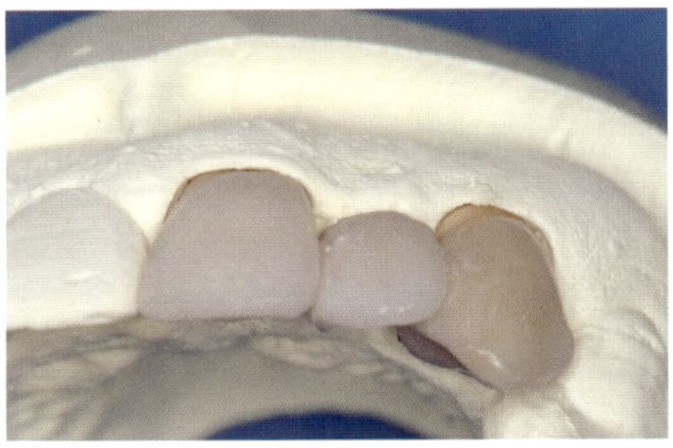

8-13j. 왁스 부위를 뜨거운 물로 씻으면 생기는 석고와 보철물 사이의 공간이 추가로 소성해야 할 공간으로, 치은과 조화를 이룬 형상을 재현하게 된다.

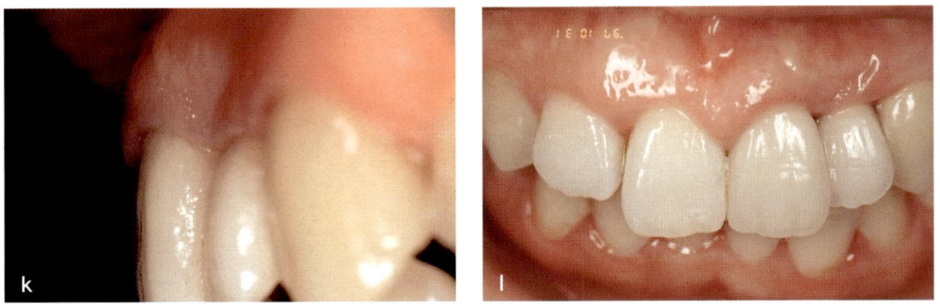

8-13k, l. 최종보철물을 임시접착하고 약 1개월 후. 약간의 발적은 있지만 치은퇴축 등의 문제는 없다(1997년 10월 31일).

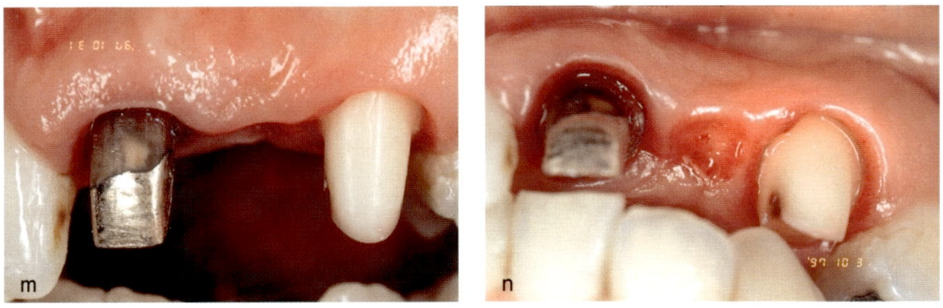

8-13m, n. 같은 날 임시접착 후의 지대치 상태이다. 접합상피는 혈관의 투과성이 높고 붉은색을 띠고 있지만, 염증반응이 아니라는 데 유의해야 한다. 또한 이식재 주입부는 거의 치유되어 있다는 것을 알 수 있다.

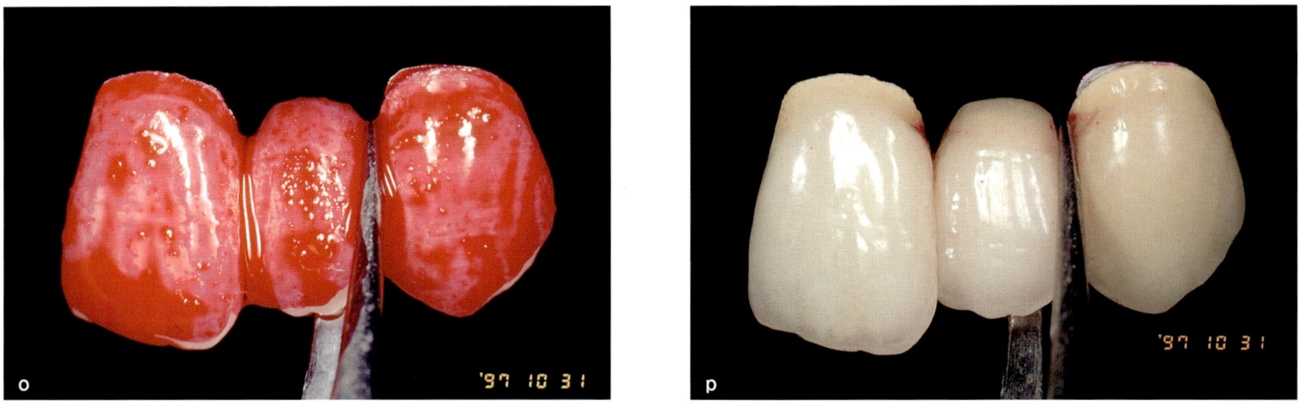

8-13o, p. 보철물을 구강 밖에서 염기성 푹신으로 전체 염색하고 그 후 물로 세척한 상태이다. 8-13n의 치은연하 접합상피 접촉 부분은 플라크 부착이 없고 염색되지 않았음을 알 수 있다. 또한 pontic부에 인접한 embrasure는 아직 치은 크리핑이 일어나지 않아 염색되었다. 즉, 치은이 없는 부분은 쉽게 플라크 부착이 일어나는 것을 알 수 있다.

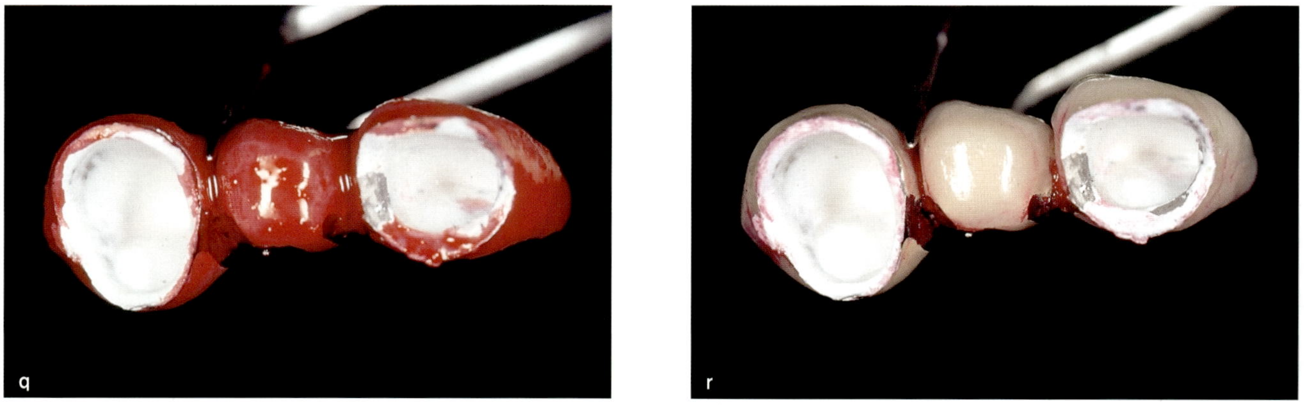

8-13q, r. 마찬가지로 pontic부를 관찰하면 접합상피에 접촉하는 부분에는 플라크의 부착이 없는 것을 볼 수 있다.

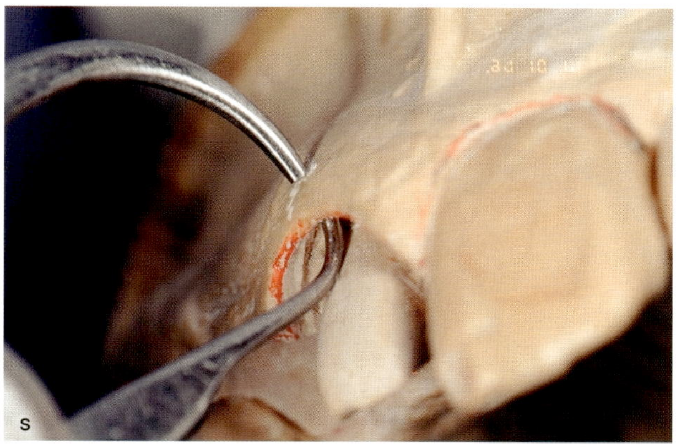

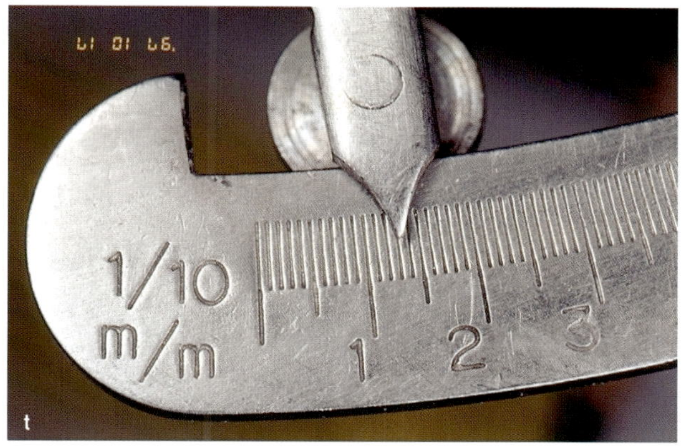

8-13s, t. 이 상태를 인상채득하여 모형으로 관찰하면 치은연하 1mm에 해당하는 부분에서 치은의 두께가 1.3mm로, scallop type의 치은 평균치와 일치한다는 것을 알 수 있다.

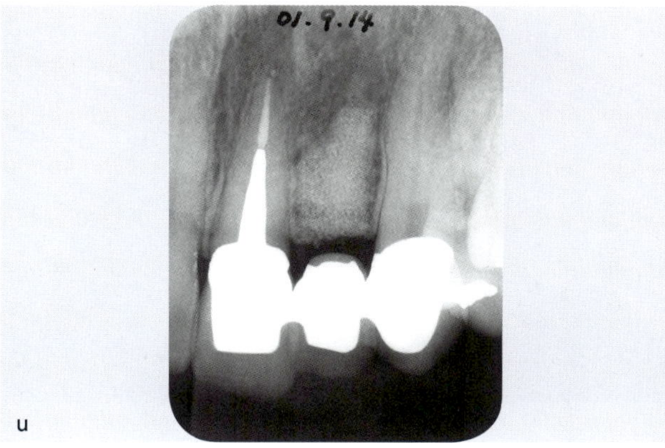

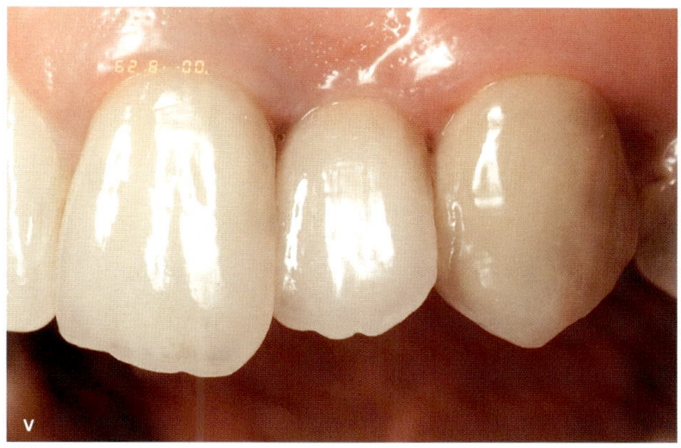

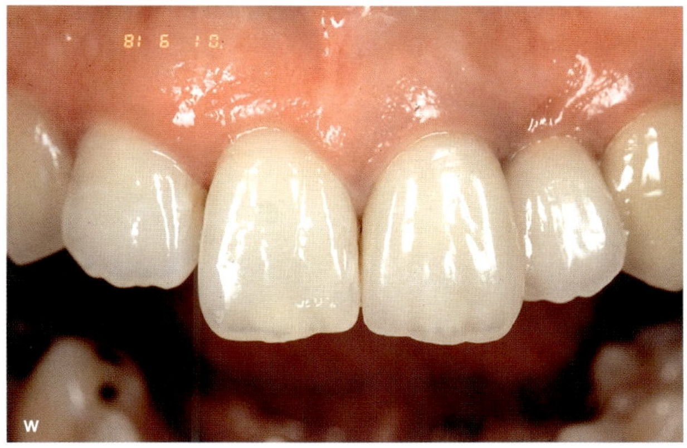

8-13u~w. 약 3~4년 경과한 방사선사진 및 구강 내를 나타낸다. Embrassure 공간도 치은으로 덮여 안정된 상태를 엿볼 수 있다.

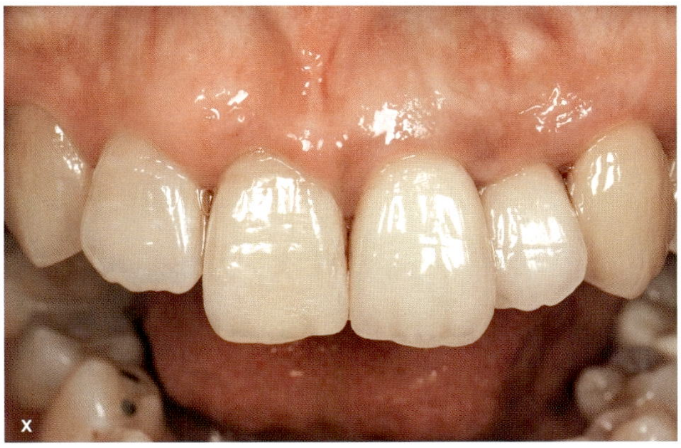

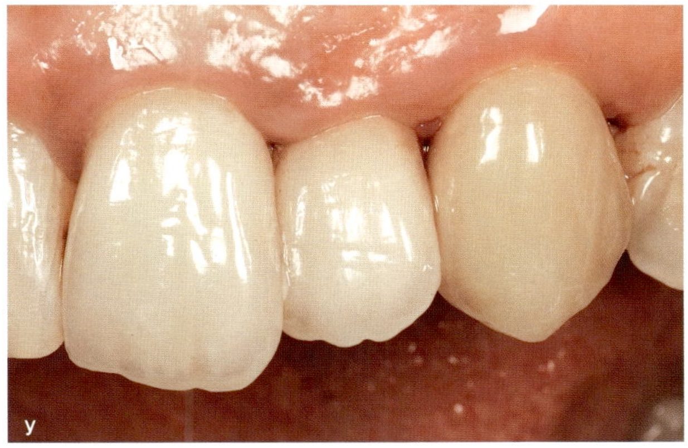

8-13x, y. 약 22년 후. 접합상피로 설정된 ovate pontic 응용 브릿지는 안정되어 있다(2019년 9월 18일).

증례 69: 크라운 브릿지, 크라운 altered cast법(10년 경과)

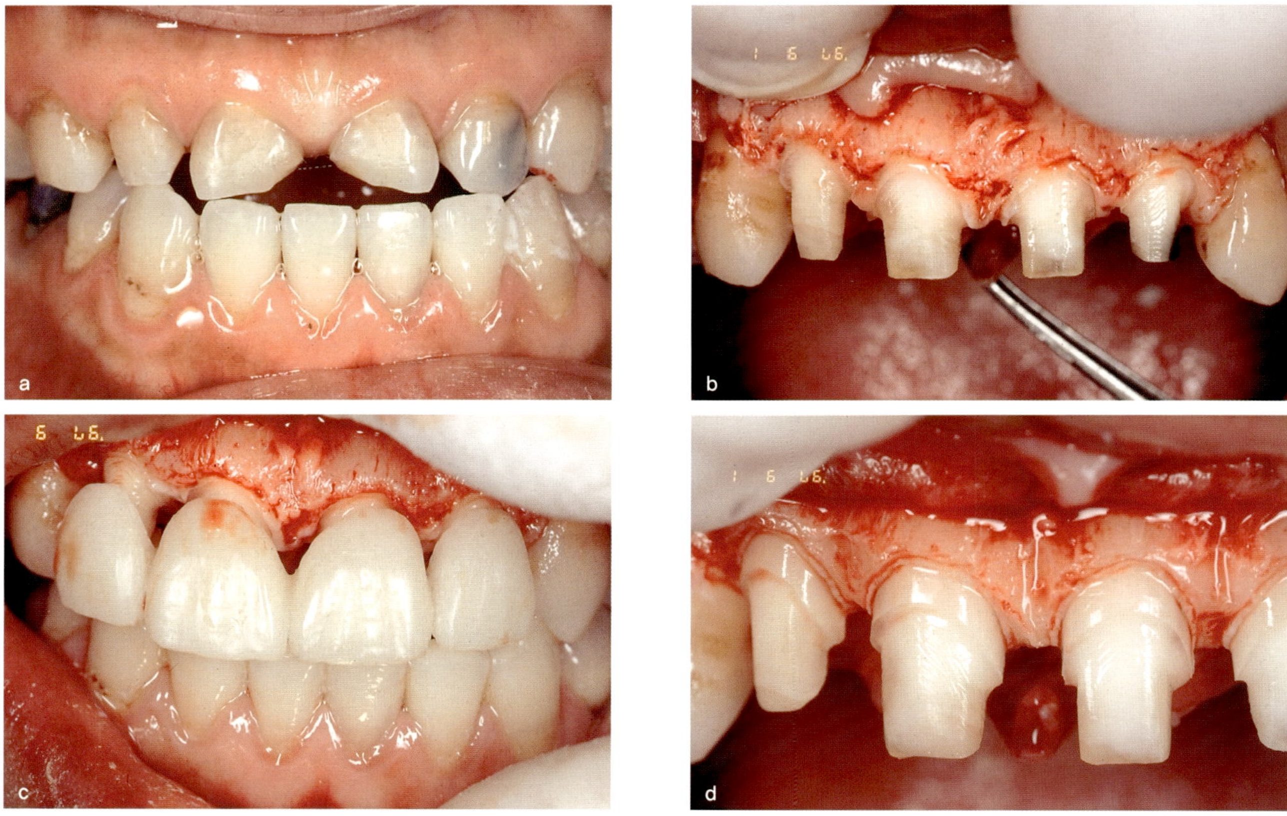

8-14a~d. 전치부에 국한된 반대교합을 개선하기 위해 시술 전에 provisional restoration을 제작하고, 이를 바탕으로 치관장 연장술을 시행하였다. 환자의 뼈는 비교적 두껍다. 치관장 연장술을 시행한 치근면을 철저히 연마하여 치근막을 제거해 버렸다. 지금 생각하면 잘못된 처치로, 지금이라면 가급적 상아질과 치근막을 남길 것이다(1997년 9월 1일).

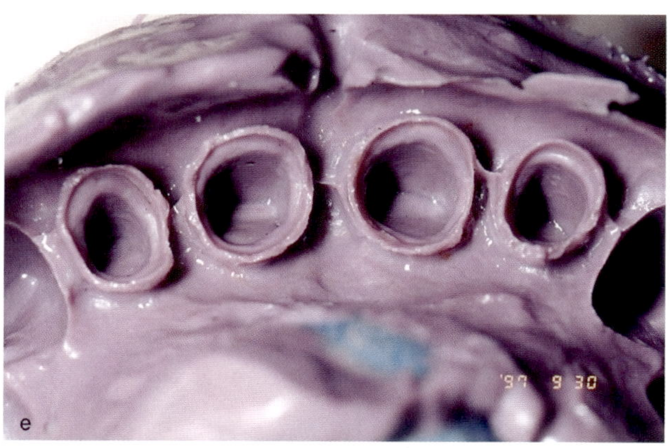

8-14e. 치근막을 잃는 것은 부착을 잃는 것과 같으므로, 인상면은 치은연하까지 확실히 채득된다(1997년 9월 30일).

8-14f, g. 8-14e의 인상으로 비스킷 베이크(초벌) less-contour로 메탈세라믹을 제작하여, 마진부에 체온으로 연화되는 왁스(소프트 플레이트 왁스, GC사 제품)를 올려놓는다. 이를 구강 내에 넣고 약 20분 정도 기다리면(8-14f) 잉여 왁스가 체온으로 연화되어 이상적인 형태를 얻을 수 있다(8-14g).

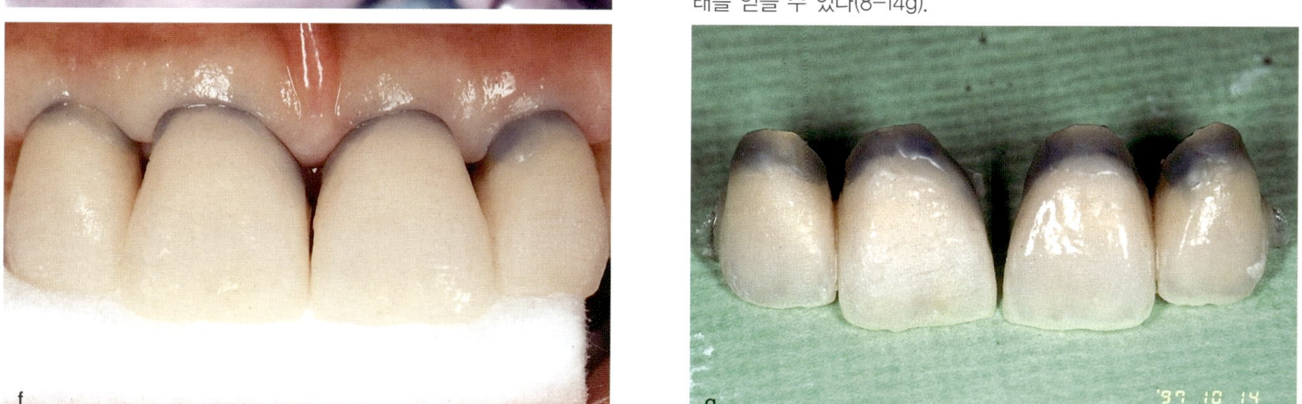

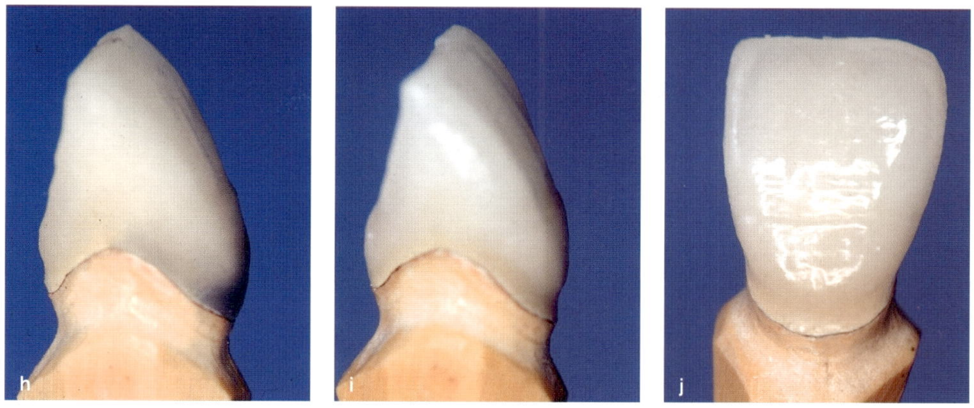

8-14h~j. 구강 내에서 얻은 이상적 형태(8-14h)를 바탕으로 마감된 최종보철물이다(8-14i, j).

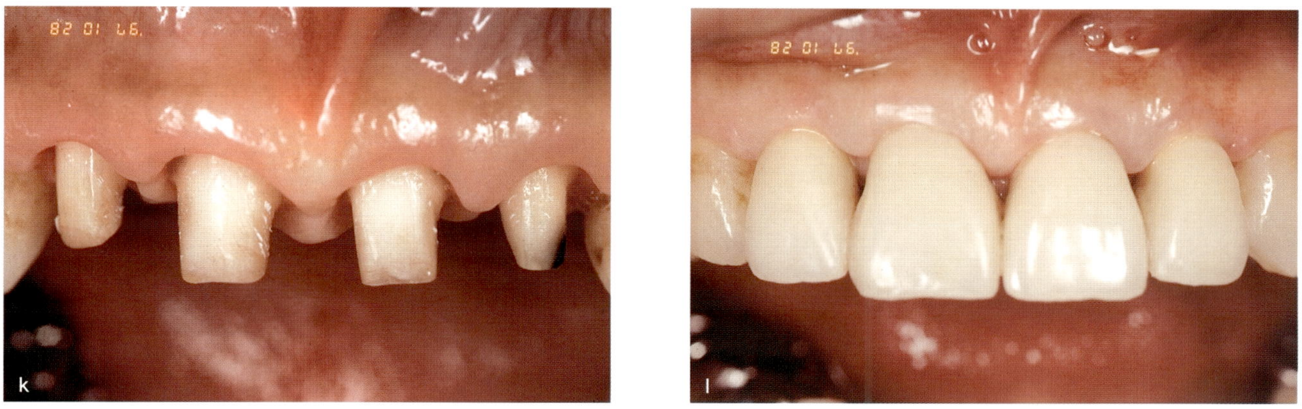

8-14k, l. 구강 내에 시적된 최종보철물이다(1997년 10월 28일).

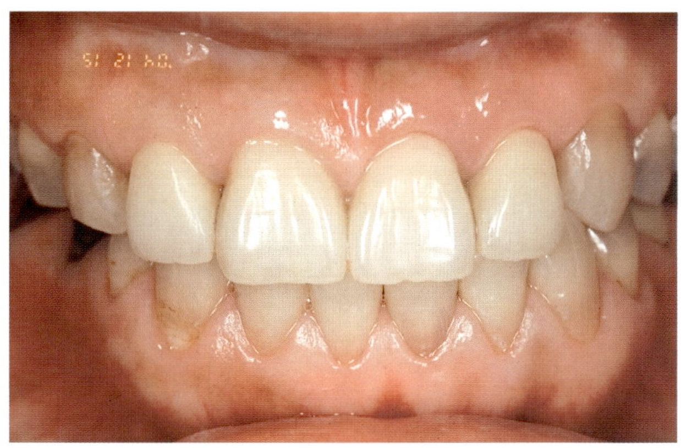

8-14m. 약 7년 후. 주위조직과 보철물이 조화를 이루고 있다(2004년 12월 15일).

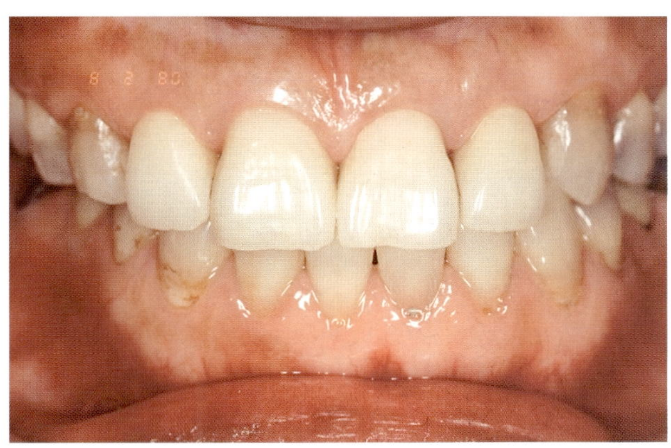

8-14n. 약 10년 후. 치간유두에 팽팽함이 없는 것은 치근막 제거에 의한 치간수평섬유 재생 불량의 영향이다(2008년 2월 8일).

증례 70: 마진부의 크라운 altered cast법을 실시했지만 염증 징후를 보인다(4년 경과)

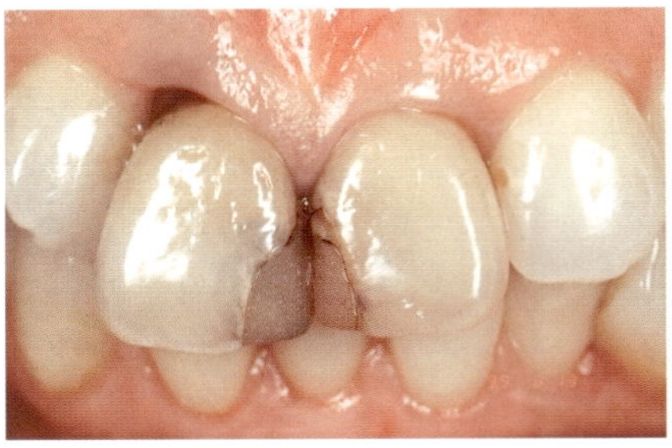

8-15a. 환자는 심미적인 이유로 전치부의 치료를 원하였다(1999년 6월 13일).

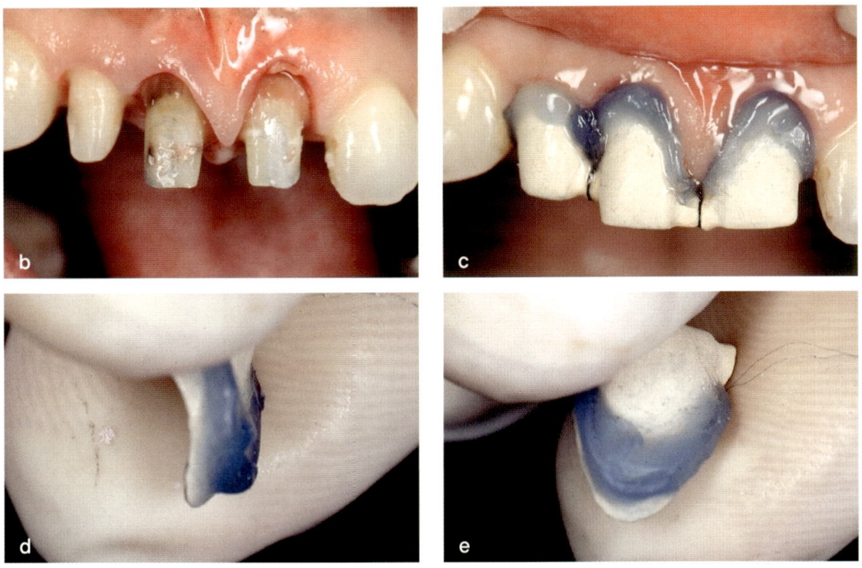

8-15b~e. 지대치 형성 후. Opaque만을 올린 메탈 프레임에 체온으로 연화하는 소프트 플레이트 왁스를 올려, 최적의 치은연하 contour를 추구하고 있다.

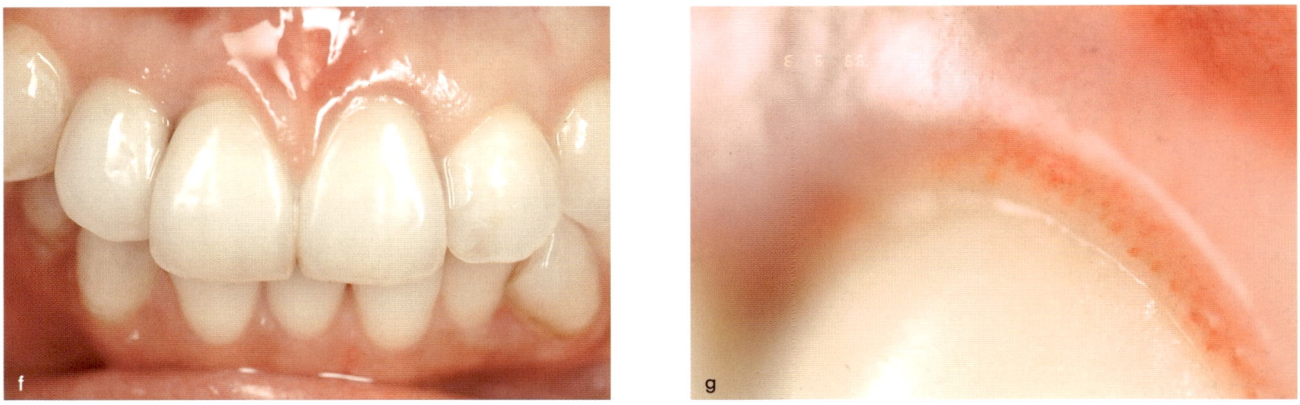

8-15f, g. 최종보철물 장착 후. 치은의 크리핑이 신생혈관과 함께 정상적으로 일어나고 있는 것처럼 보인다(1999년 9월 3일).

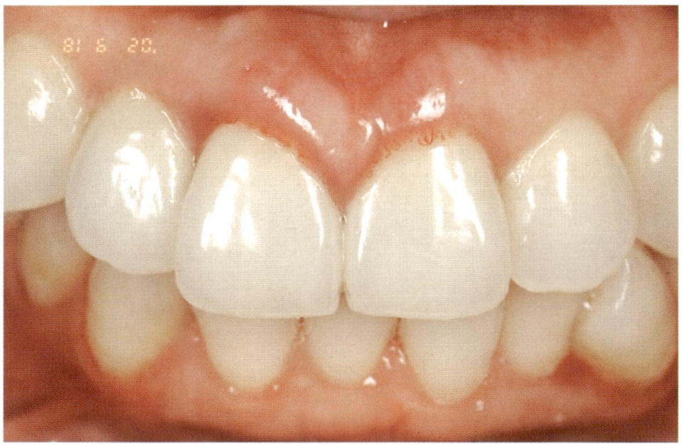

8-15h. 하지만 3년 후, 변연치은에 염증성 치은이 관찰되었다. 그래서 Nd:YAG 레이저를 이용하여 변연치은 내연을 절제하였다(2002년 9월 18일).

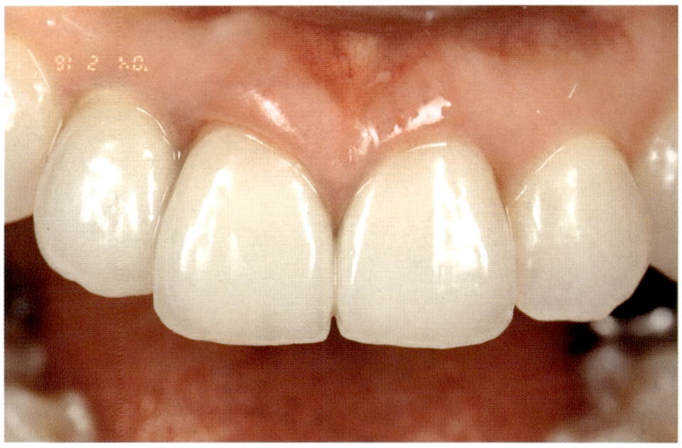

8-15i. 약 4년 반 후. Nd:YAG 레이저로 치은 내연 절제가 성공하여, 치은은 거의 목표한 위치로 안정되었다(2004년 2월 16일).

증례 71: 변색 치근의 치은투과성(15년 경과)

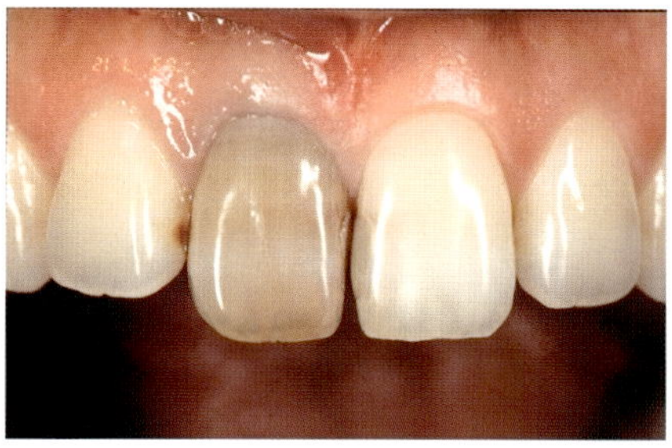

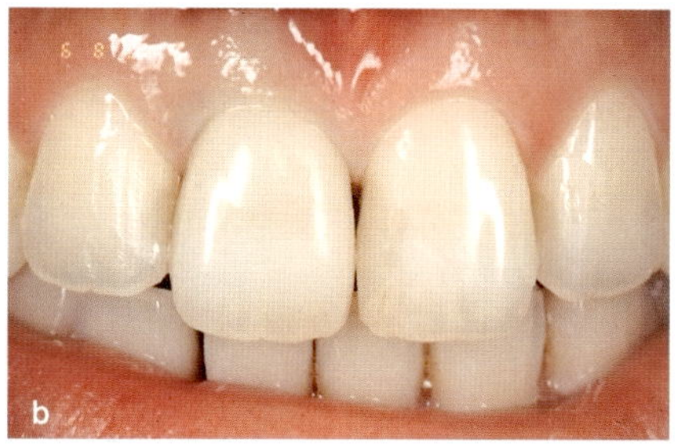

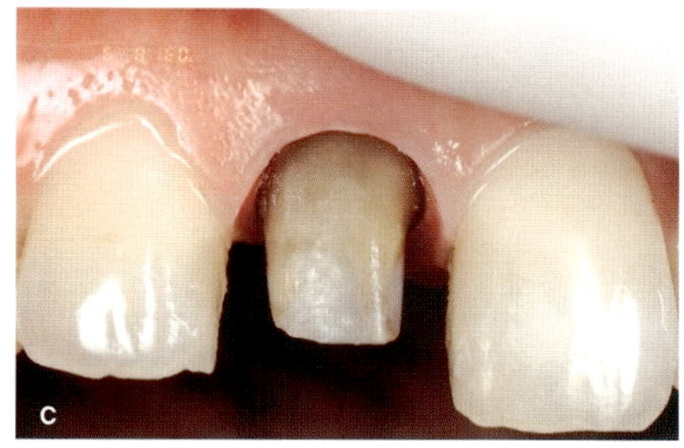

8-16a. 환자는 변색된 #11의 치료를 희망하는 치과의료 관계자이다(2003년 1월 12일).

8-16b, c. 약 반년간 가착을 한 구강 내와 치은연하의 상태. 치은연하 약 1mm로 형성되었지만, scalloped-thin이므로 변색된 치근의 색이 약간 투과하고 있다(2003년 8월 9일).

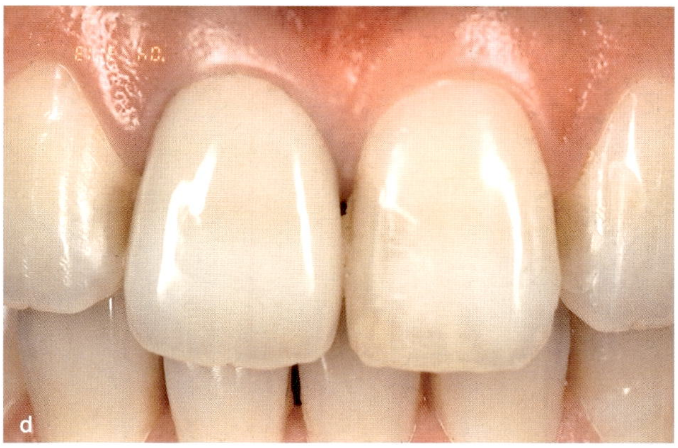

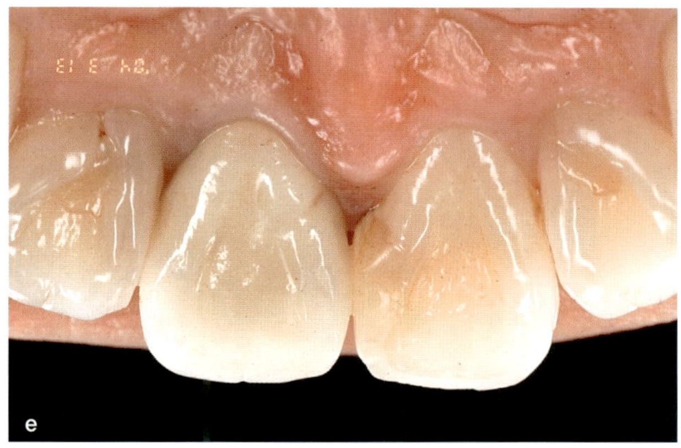

8-16d, e. 약 1년 후(2004년 3월 13일).

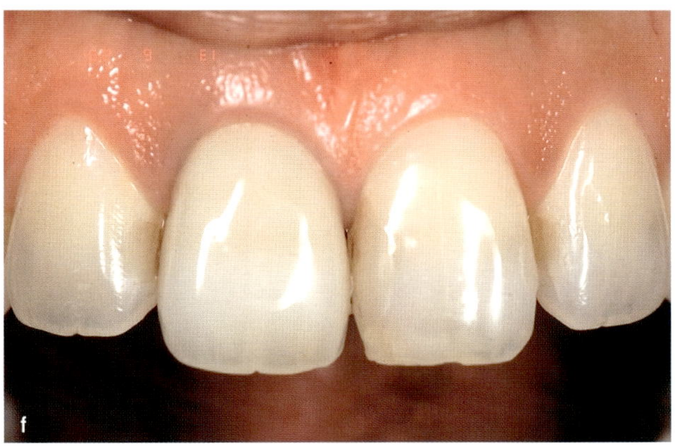

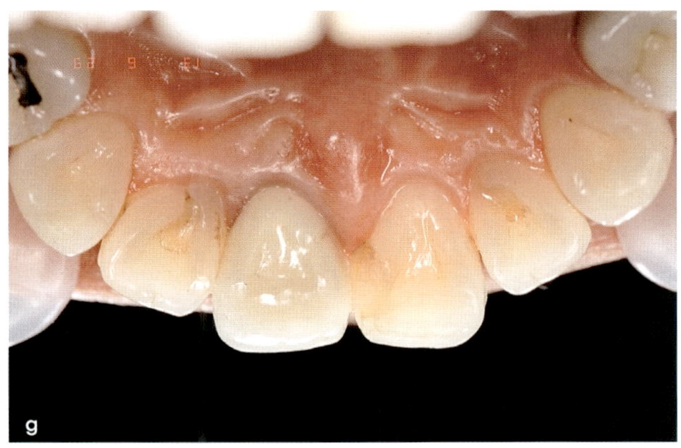

8-16f, g. 약 10년 후. 치근색의 투과가 관찰된다(2013년 6월 29일).

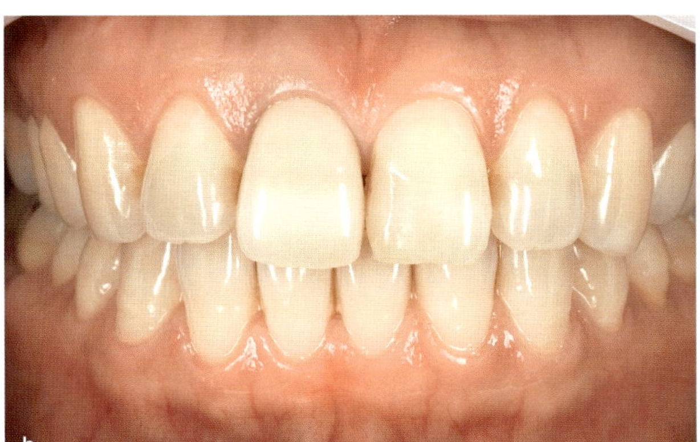

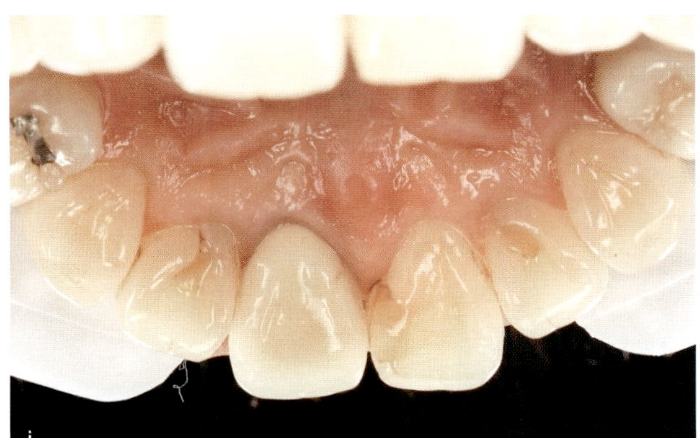

8-16h, i. 약 15년 후. 환자는 치과의료 관계자로 칫솔질도 좋고 치은의 상태도 양호하지만 치근색의 투과가 관찰된다. S shape profile에 강하게 less-contour를 부여하고, 2차적으로 치은의 두께를 얻는 것이 상책이었을지 모르겠다(2018년 7월 28일).

증례 72: 치근 변색의 차이는 있지만 두꺼운 치은(9년 경과)

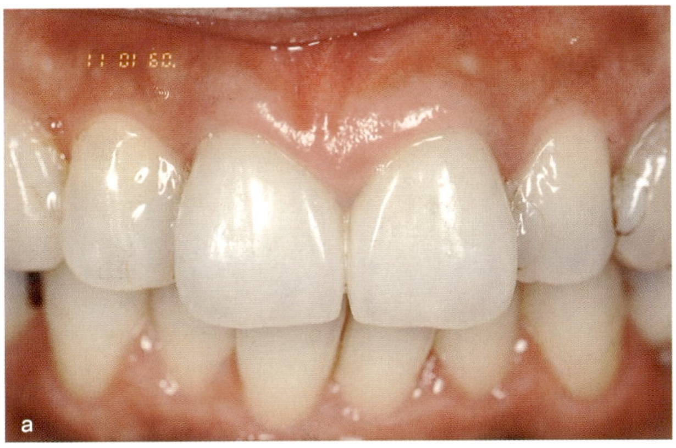

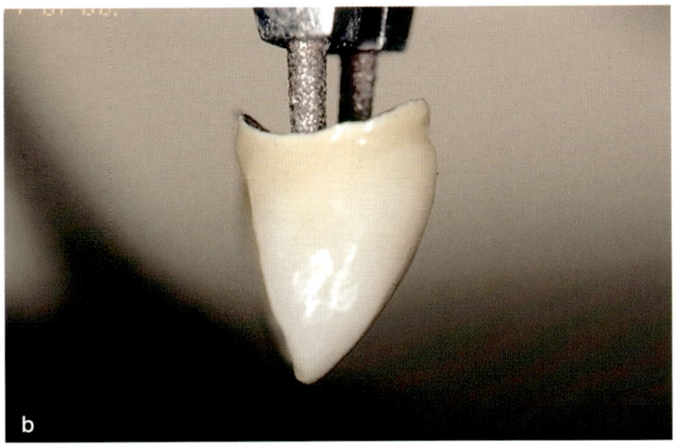

8-17a, b. 약 3개월 가착한 #11, #21의 메탈세라믹을 제거하였다. 강한 S shape profile은 부여되지 않았다(2009년 10월 11일).

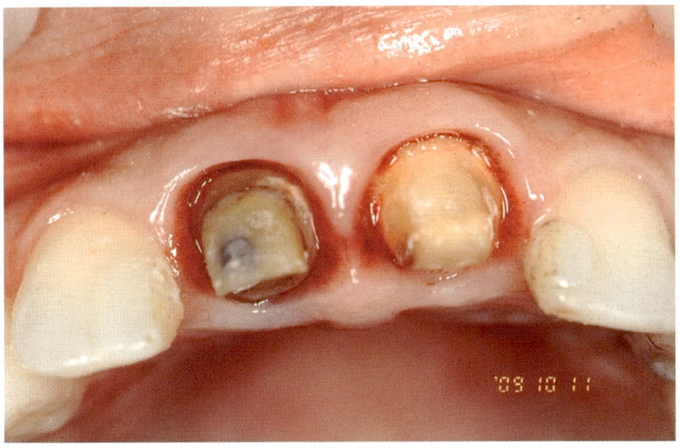

8-17c. 유수치와 무수치이므로 치근색에 차이가 있다(2009년 10월 11일).

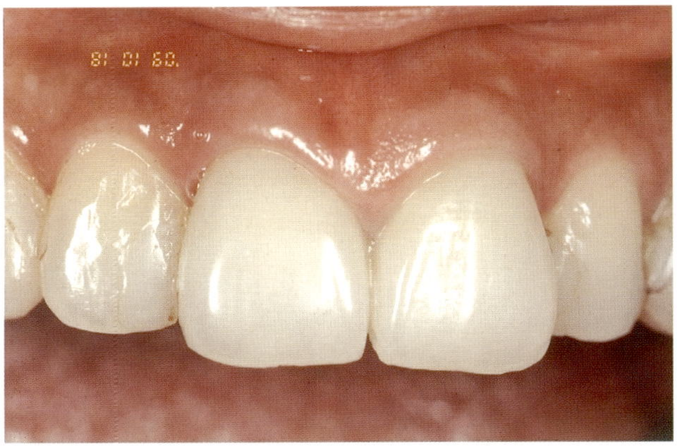

8-17d. 최종 합착부터 1주 후. 치은이 두꺼워 치근색의 차이에 의한 치근색 투과는 없다(2009년 10월 17일).

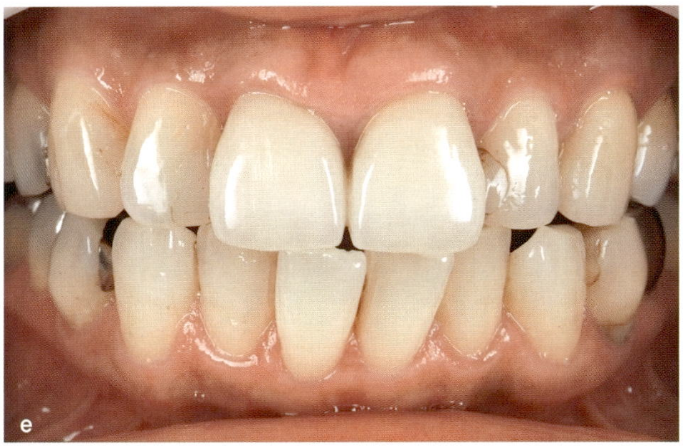

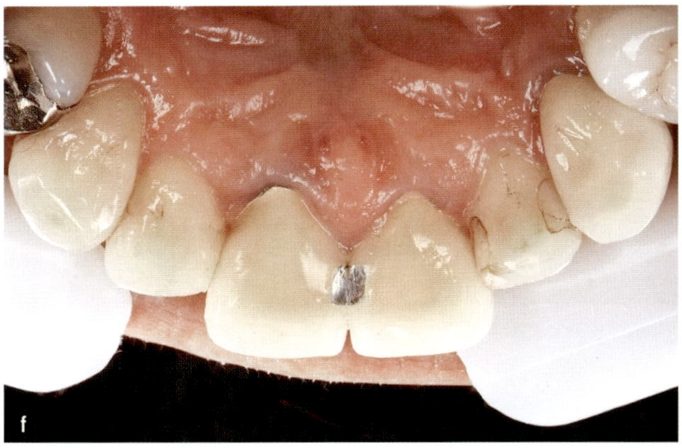

8-17e, f. 약 9년 후. 구개측에서는 약간의 치근색상 투과가 관찰되지만 순측면에서 좌·우 치은의 색상에 문제는 없다(2018년 3월 3일).

증례 73: 치은이 두꺼운 환자, 인접면 시멘트 잔류 예방 조치(12년 경과)

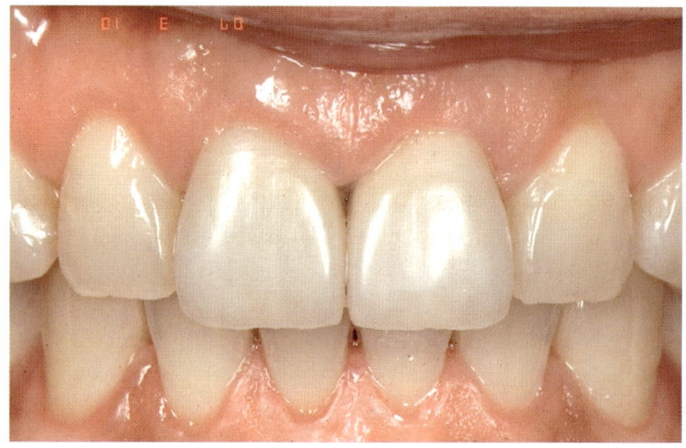

8-18a. 임시접착기간을 마치고 최종 합착을 하기 직전의 메탈세라믹(2007년 3월 10일).

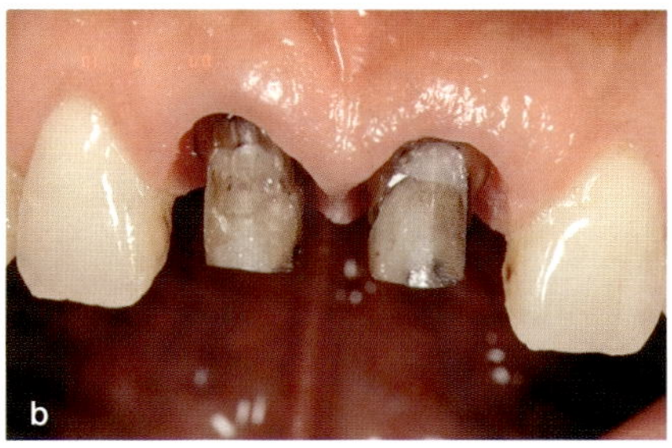

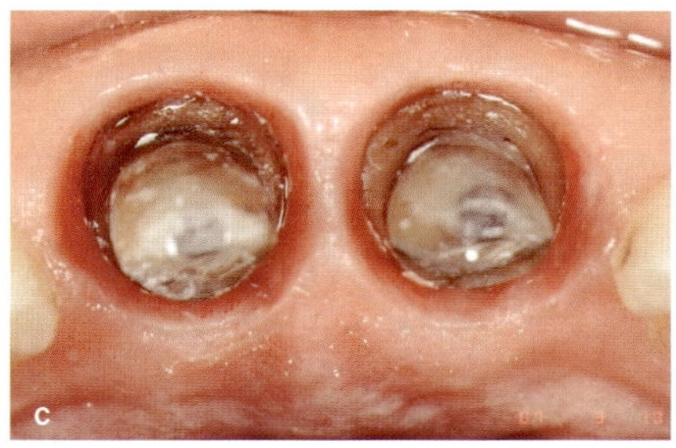

8-18b, c. SDF(silver diamine fluoride)가 도포된 지대치는 다갈색을 띤다(2007년 3월 10일).

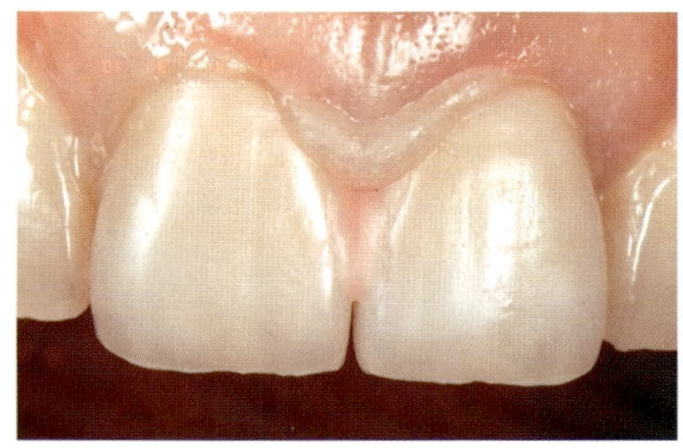

8-18d. 연결부의 시멘트 잔류를 예방하기 위해 인접부에 파라핀 왁스를 올려 시멘트 합착을 실시하였다(2007년 3월 10일).

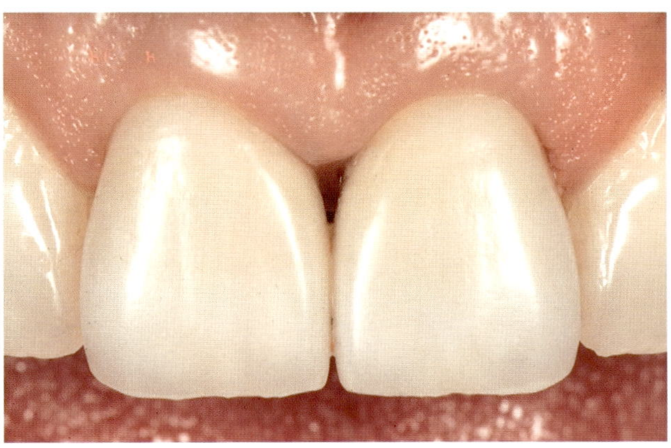

8-18e. 합착 후 약 1개월. 왁스를 약간 남기고 합착을 끝냈는데, 왁스는 자연히 소실되었다(2007년 4월 14일).

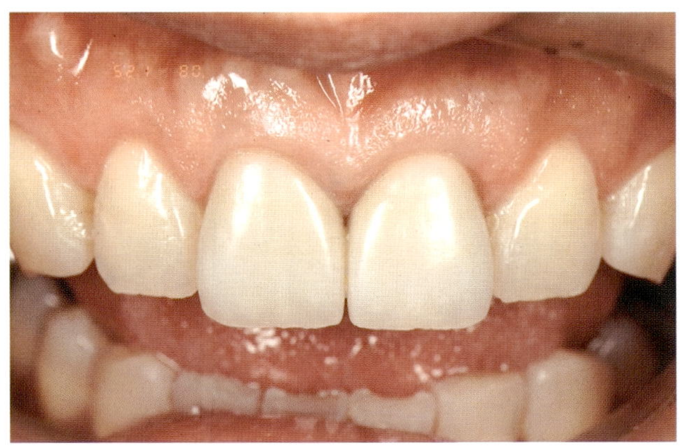

8-18f. 약 9개월 후(2008년 1월 25일).

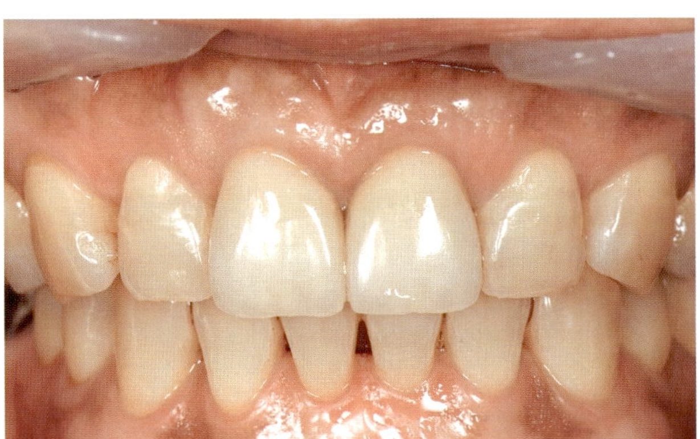

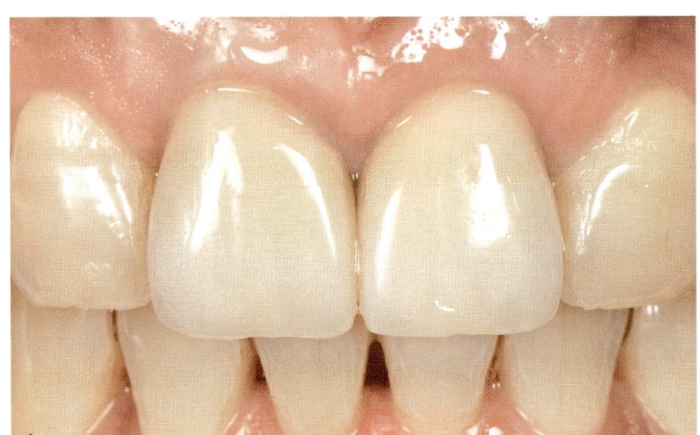

8-18g, h. 약 12년 후. 원래 치은에 두께가 있는 환자였지만, 골첨가 및 치조상 섬유장치의 재생으로 치은이 초진 시보다 두꺼워 보인다(2019년 3월 20일).

증례 74: Single case shade의 어려움—single case 치료는 치과기공사와의 협업(5년 경과)

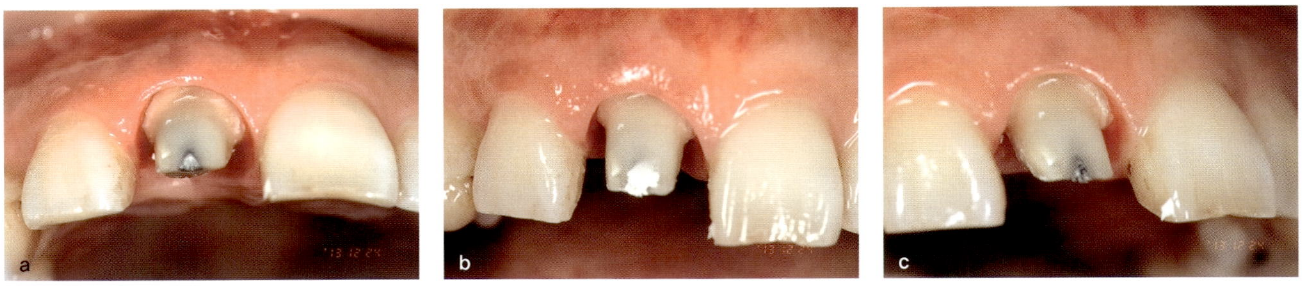

8-19a~c. 치수염으로 보철치료가 필요한 #11의 메탈세라믹 장착 전의 지대치 상태. 근심 인접면에서는 치관측의 흰색을 띤 치은구 부위와 붉은색을 띤 접합상피부를 명확하게 확인할 수 있다(2013년 12월 24일).

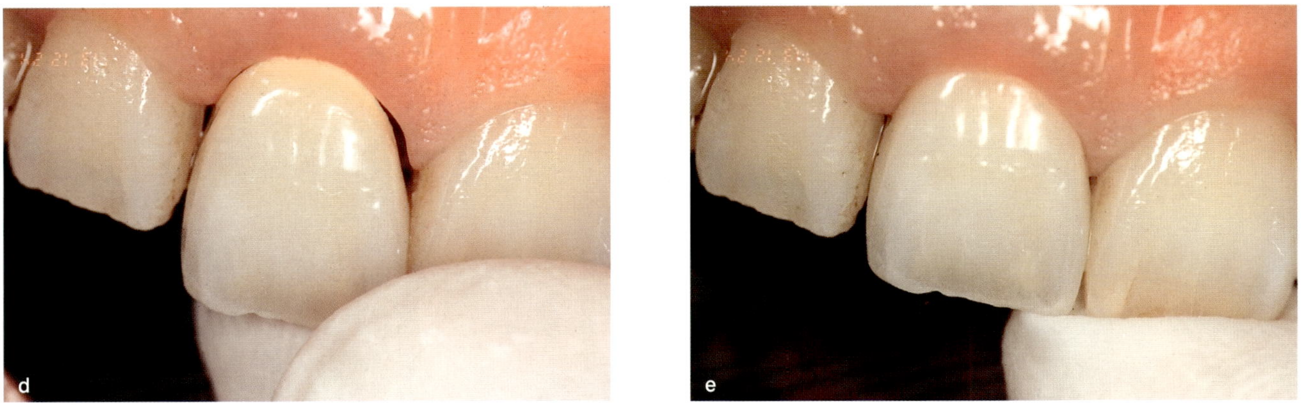

8-19d, e. 시적 시의 상태로 치은연하에 들어가는 치근색 부위에는 less-contour로 S shape profile을 부여하였다(2013년 12월 24일).

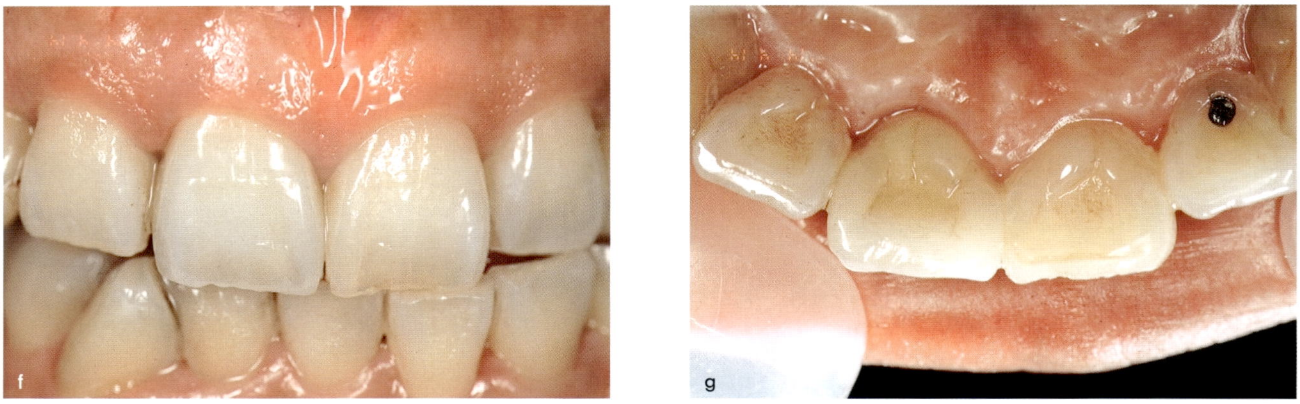

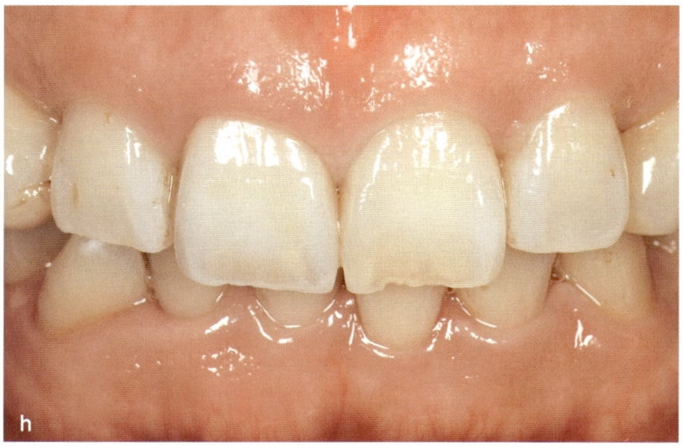

8-19f, g. 약 5개월 후. 순측, 구개측 모두 조화를 이루고 있다. 환자가 원하는 바를 듣고 aging을 표현하는 주황색 stain을 약간 적게 하였다(2014년 4월 14일).
8-19h. 약 5년 후. 치은도 안정되어 있다(2019년 4월 22일).

증례 75: 치근 간 거리가 길 때는 long contact(17년 경과)

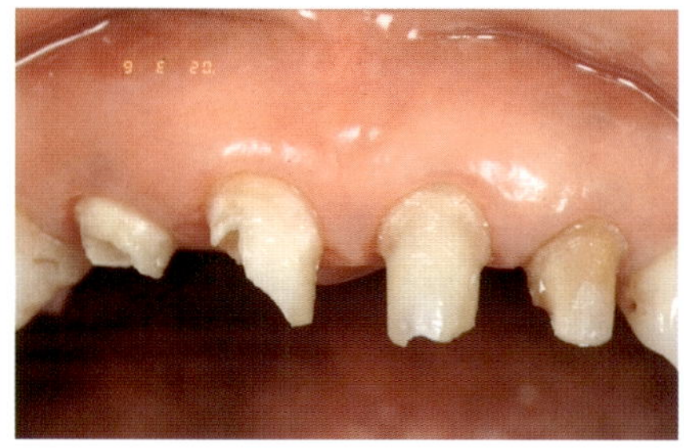

8-20a. 치관 붕괴를 동반한 환자가 심미적 개선을 요구하여 근관치료 후에 보철치료를 하는 데 주의할 점은 긴 치근 간 거리에 대한 배려이다(2002년 3월 6일).

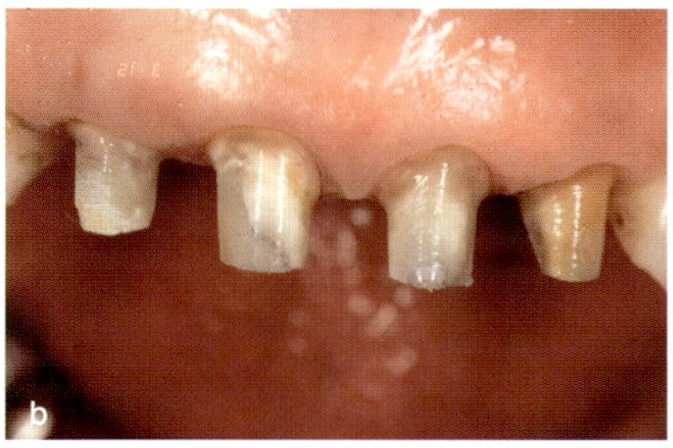

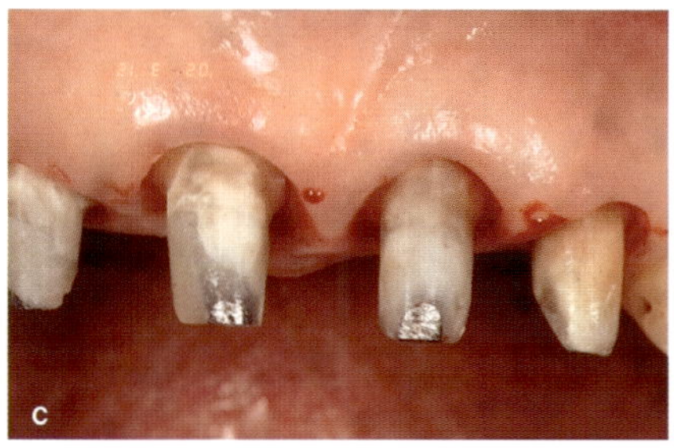

8-20b~e. 지대치를 형성하였다. 인상채득을 하였지만 치근 간 거리가 있어서 치은압배, 인상채득 모두 쉽게 시행하였다(2002년 3월 12일).
8-20f. 석고면도 명확하다.

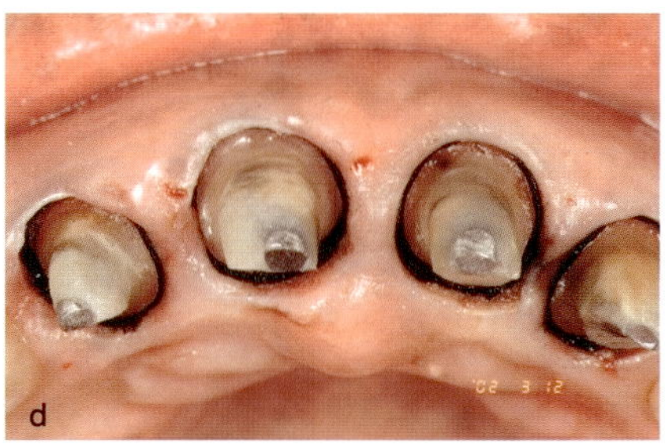

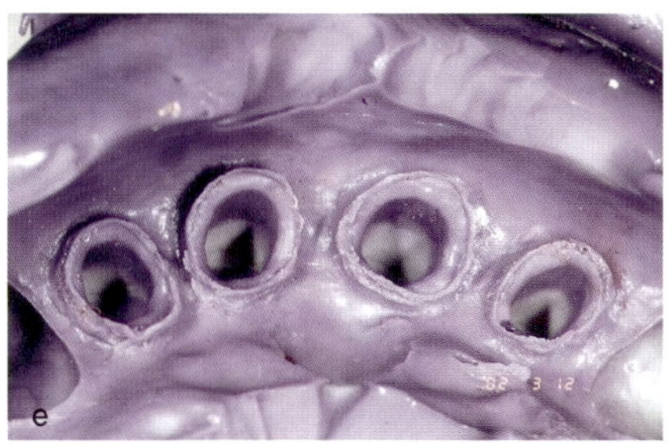

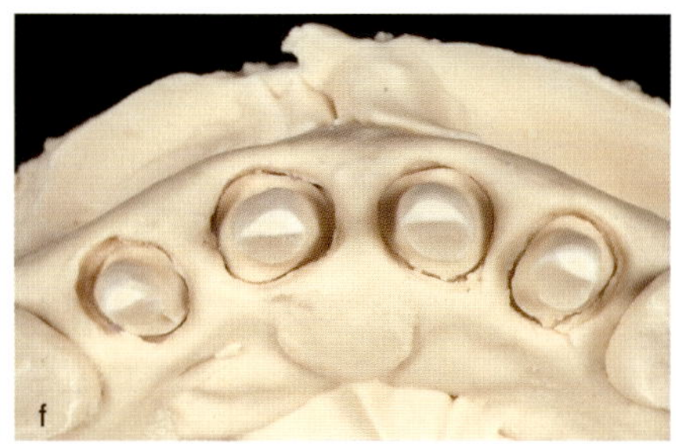

8-20g, h. Provisional restoration은 long contact로 만들었지만 최종보철물은 그것보다 약간 짧다. 특별히 주의하지 않고 최종보철물을 장착해 버렸다(2002년 3월 26일).

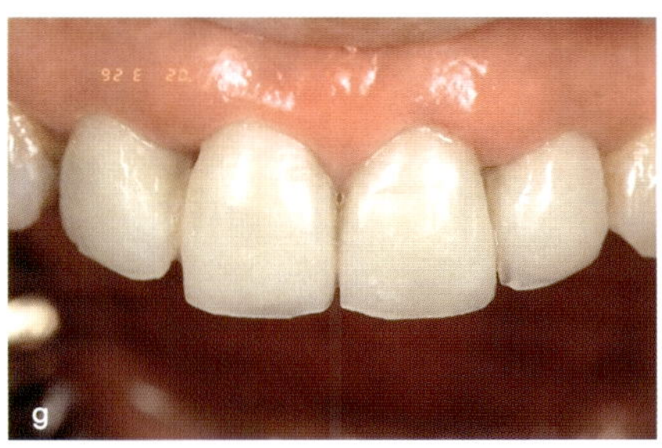

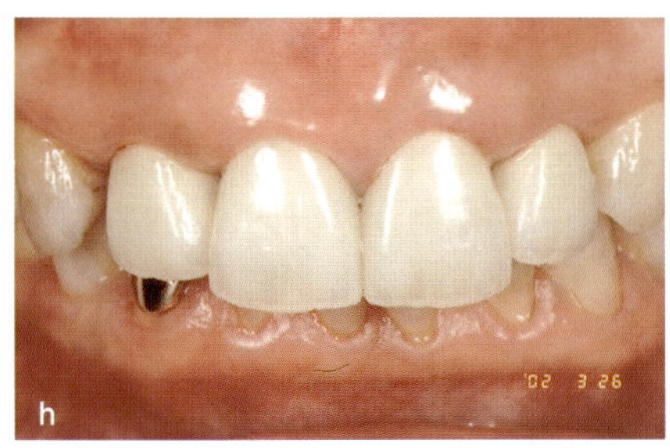

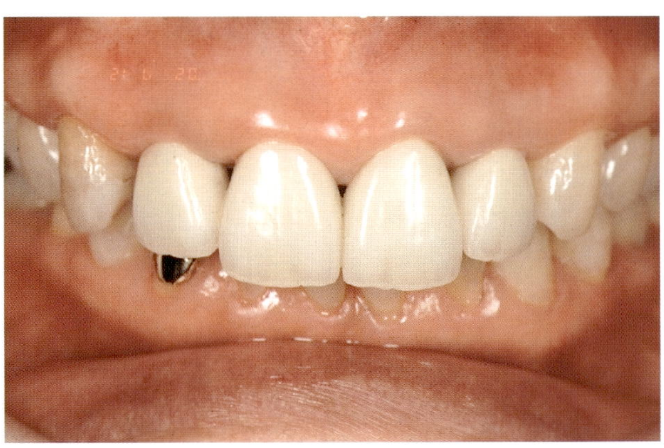

8-20i. 약 4개월 후. 환자는 블랙 트라이앵글을 신경쓰고 있지만, 점차 나을 거라고 설명하고 치간칫솔의 사용은 피하도록 지도하였다(2002년 7월 12일).

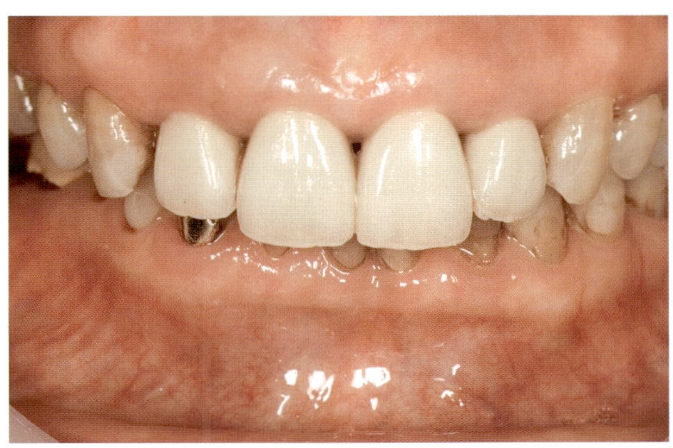

8-20j. 약 17년 후. 환자는 신경쓰지 않는 것 같지만, long contact를 주거나 조금 깊게 지대치를 형성했어야 했다고 성찰하고 있다(2019년 5월 10일).

증례 76: 임플란트 상부 구조에는 적극적으로 long contact를 응용해야 한다(11년 경과)

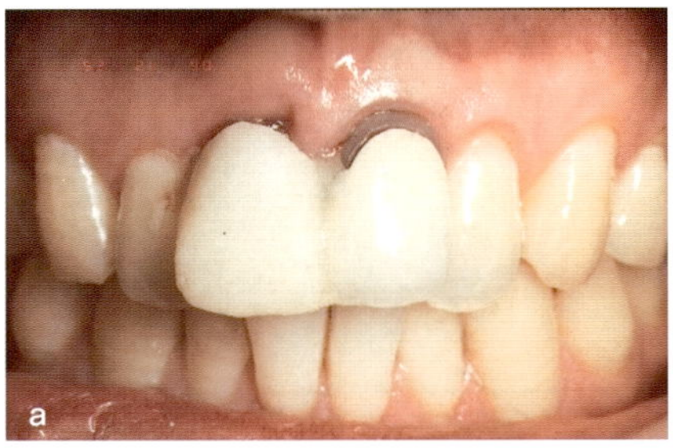

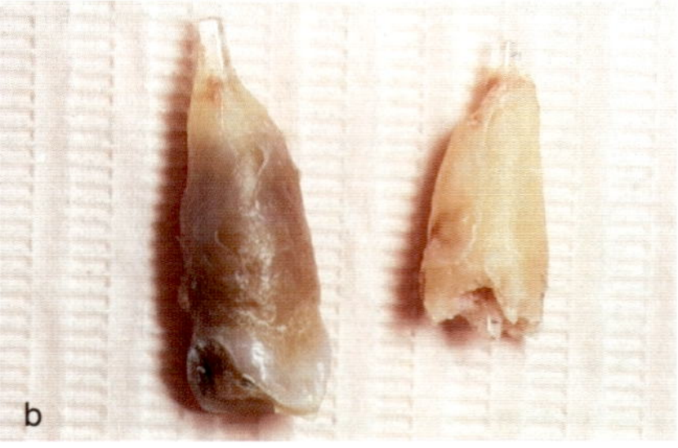

8-21a, b. 치근흡수에 의해 임플란트 치료를 희망한 환자의 발치를 하자, 방사선사진에서는 확인할 수 없었던 post가 존재하였다. 환자도 어렸을 때 다친 기록은 있으나, 기억은 없다고 했다(2006년 12월 25일).

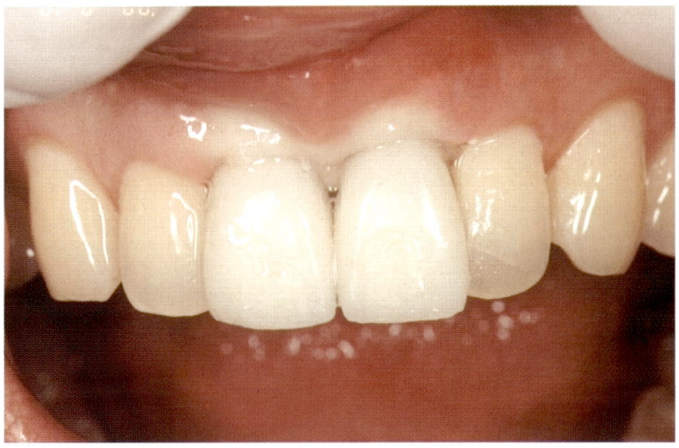

8-21c. 치은을 압박하여 임플란트 사이 유두 재건을 하고 있다(2007년 7월 17일).

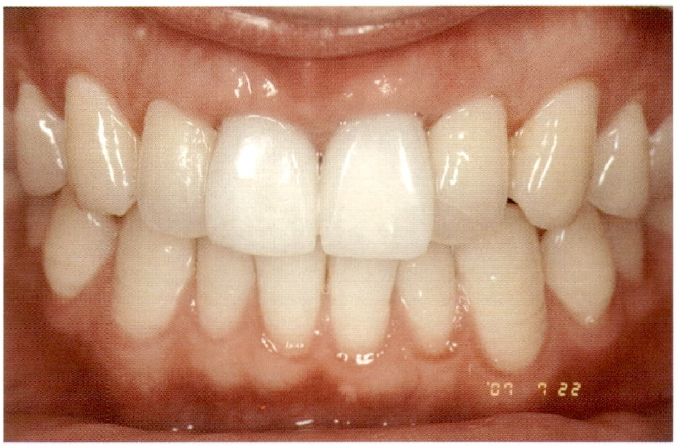

8-21d. 빈혈대는 없어지고 임플란트 사이 유두는 재건되었다(2007년 7월 22일).

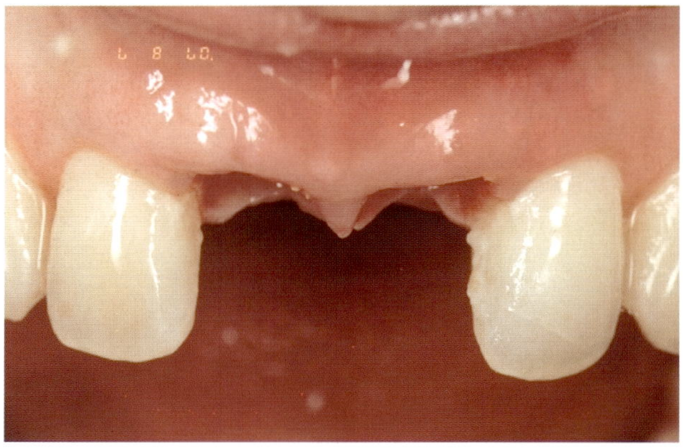

8-21e. 임플란트 사이 유두를 유지하면서 최종보철물의 인상채득을 한다(2007년 8월 7일).

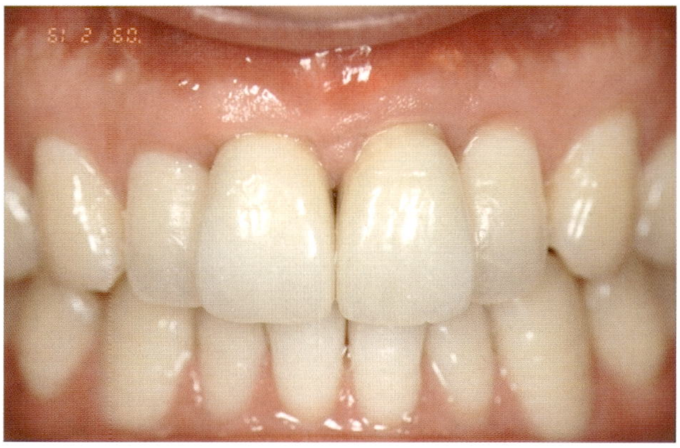

8-21f. 약 1년 반 후(2009년 2월 19일).

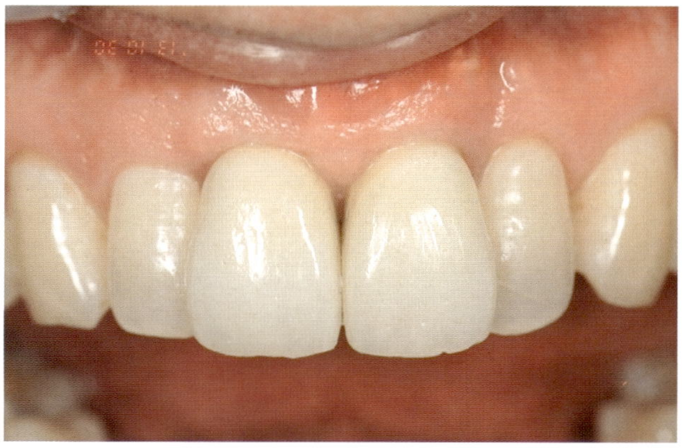

8-21g. 약 6년 후. 임플란트 간 유두는 유지되고 있다(2013년 10월 30일).

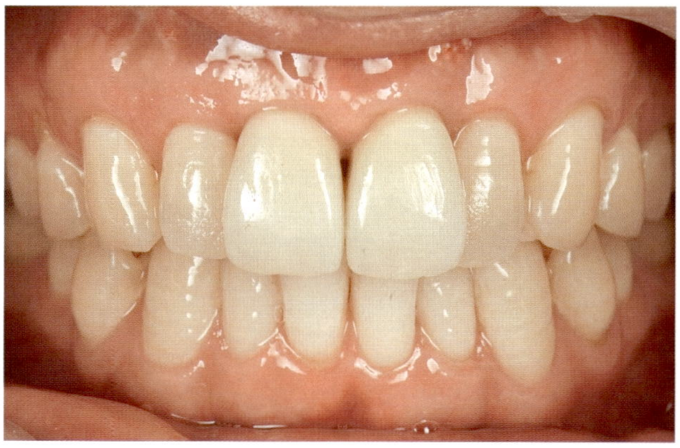

8-21h. 약 11년 후. Embrasure 공간의 그늘이 약간 늘어난 듯하여, 조금 더 적극적으로 long contact를 부여해도 좋았을 거라고 성찰하였다(2018년 4월 25일).

증례 77: 상악 전치부, 복수 임플란트는 연결해야 한다(16년 경과)

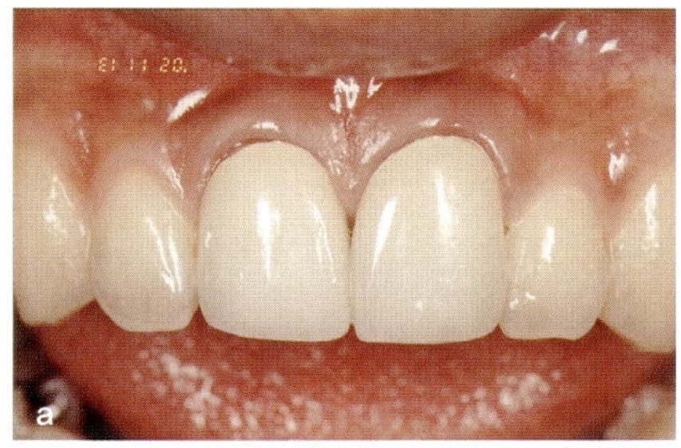

8-22a. 외상 후에 보철에 의해 치근흡수가 생긴 환자이다. 임플란트 치료를 희망하여 소개를 받아 내원하였다(2002년 11월 13일).
8-22b, c. 술후 약 2개월. 비교적 긴 long contact를 부여하였다(2003년 5월 20일).
8-22d. 약 2년 반 후(2005년 12월 12일).

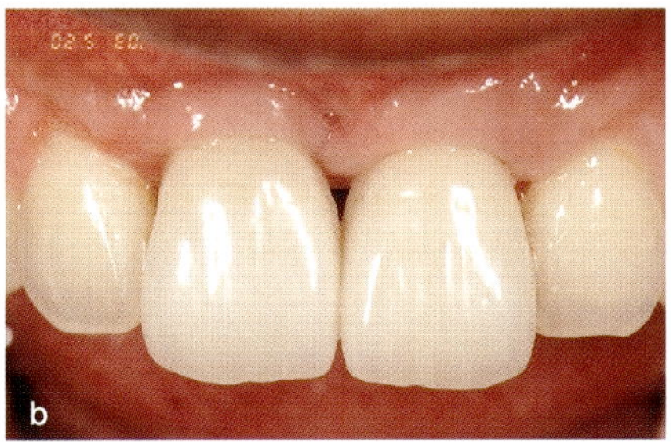

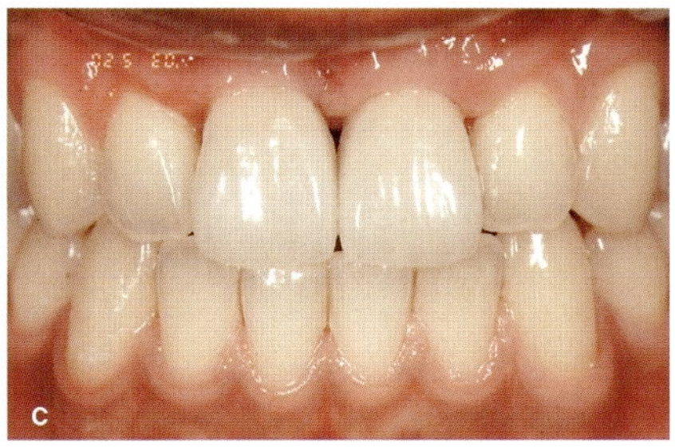

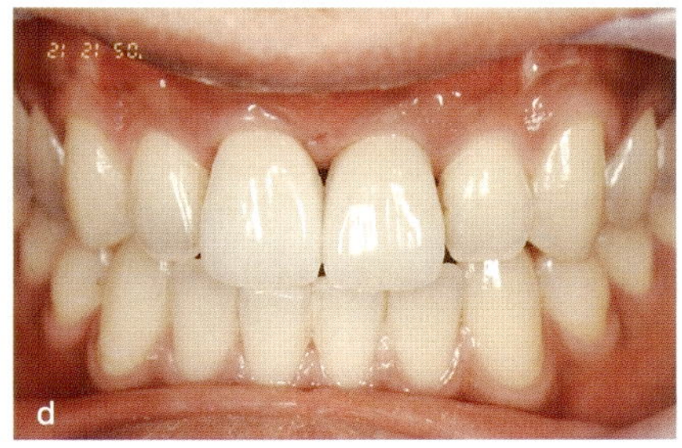

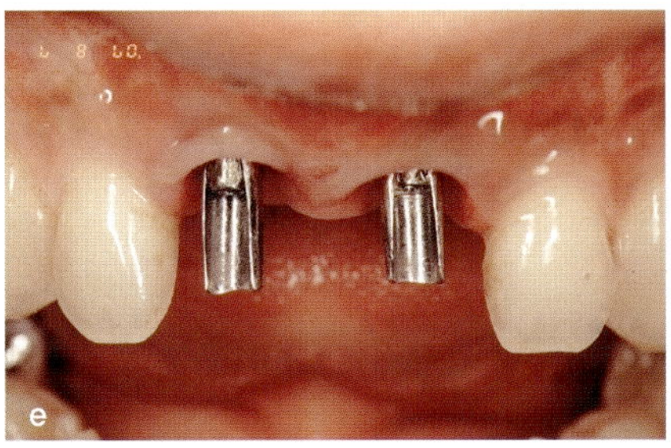

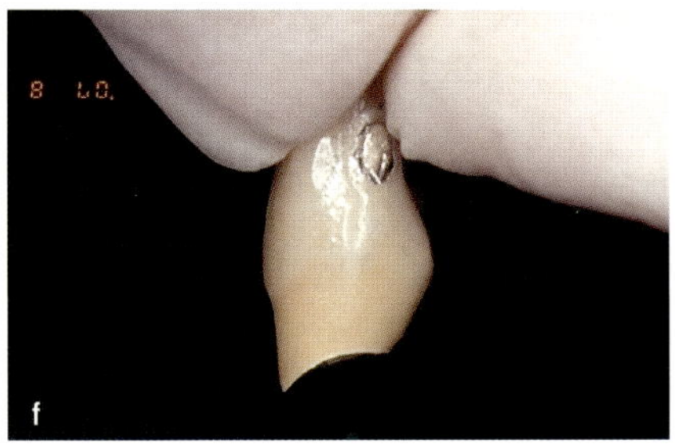

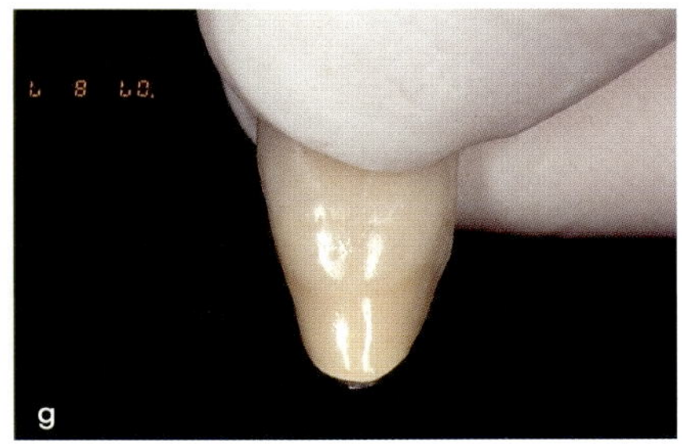

8-22e~g. 약 4년 반 후의 abutment와 상부 구조의 상태를 나타낸다. 임플란트 보철에서는 강도가 허락한다면 연조직 공간 확보를 위해 S shape profile을 강조해야 한다. 본 증례에서는 치은연하의 less-contour가 부족하다(2007년 8월 7일).

8-22h. 5년 후. 상부 구조의 느슨함과 함께 임플란트체가 압하되고 있는 것처럼 보였다(2008년 2월 17일).
8-22i. 9년 반 후(2012년 10월 30일).

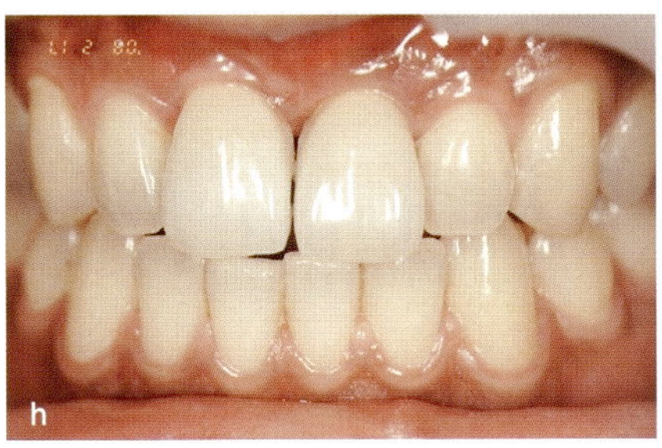

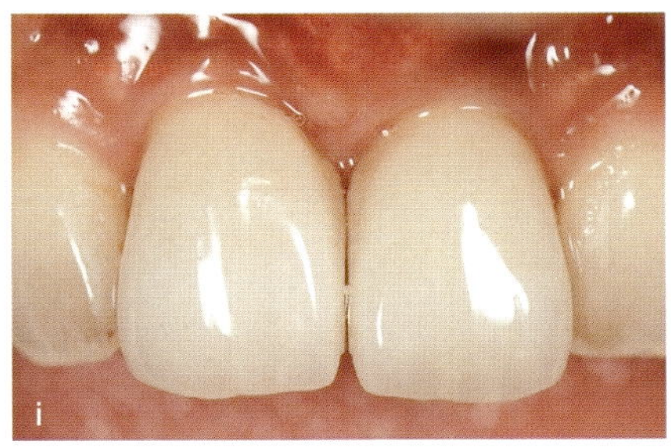

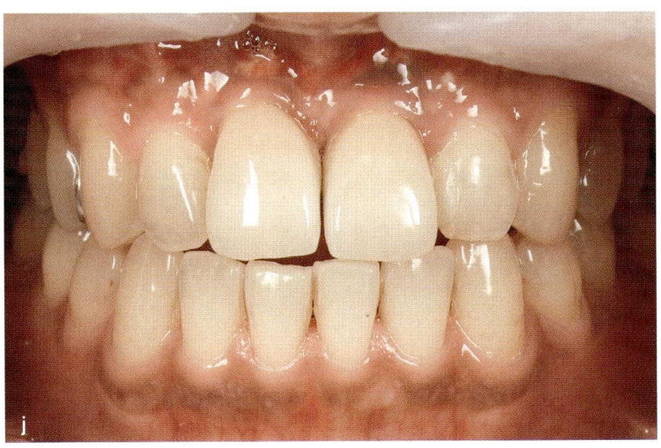

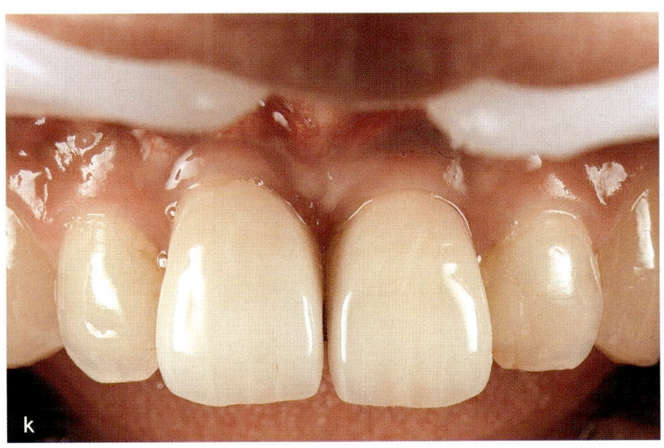

8-22j, k. 상부 구조를 장착하고 16년 후. 임플란트체 압하를 교합관계를 통해 알 수 있다. 장착 초기는 상부 구조를 연결하고 있었지만, '임플란트는 움직이지 않는 것'이라고 하여 인접면 연마를 위해 연결을 끊어버렸다. 이 조작이 실패였다고 후회하고 있다(2019년 1월 22일).

증례 78: 전치부 임플란트 치료(13년 경과)

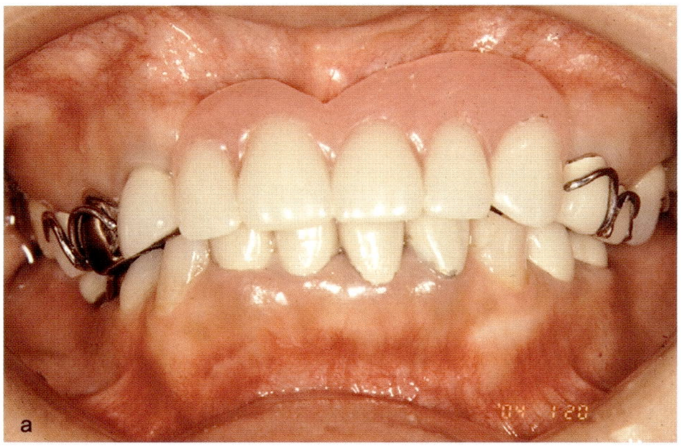

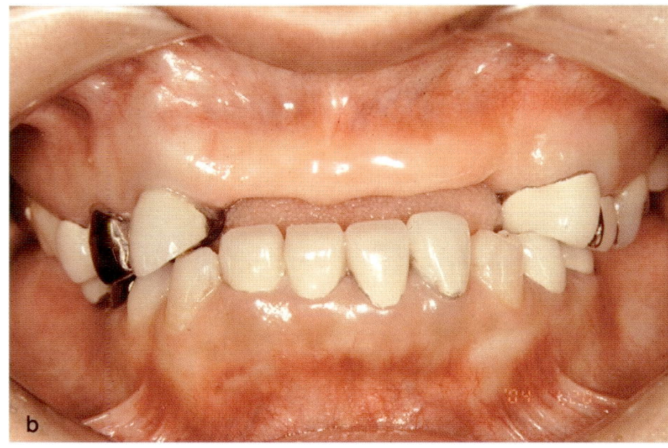

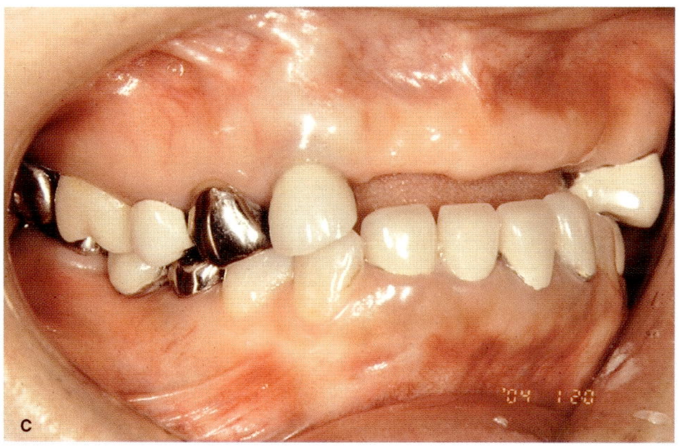

8-23a~e. 환자는 전치부의 removable denture의 심미성 개선 및 불량보철물의 치료를 희망하여 치과의사의 소개로 내원하였다. 특히 상악 전치부의 골결손이 커서 고정성 임플란트 치료를 원하였지만, 필자는 난증례로 판단하였다(2004년 1월 20일).

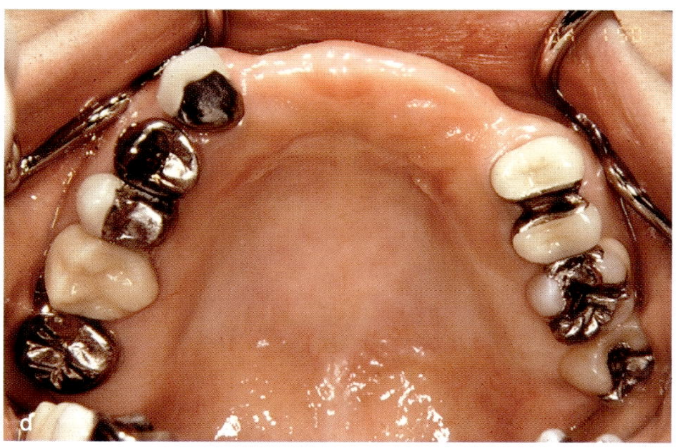

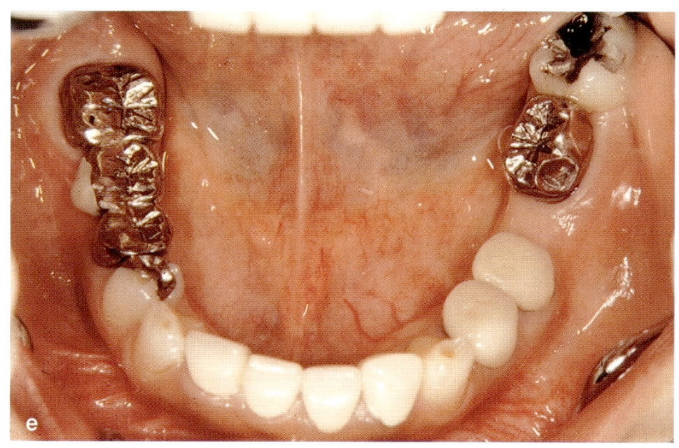

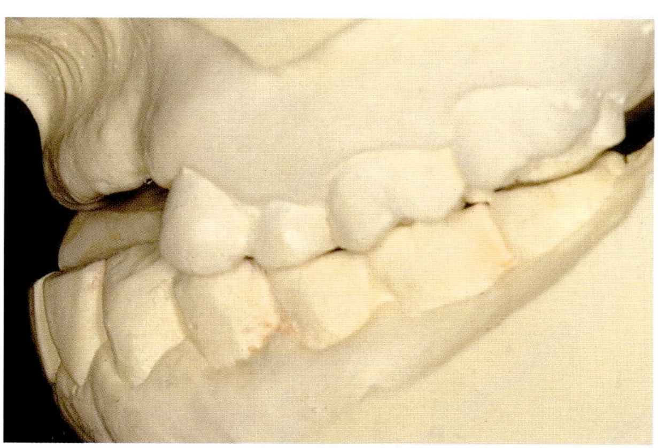

3-23f. 초진 시의 교합상태를 교합기로 마운트한 상태. 치조제 흡수가 현저하다는 것을 확인할 수 있다.

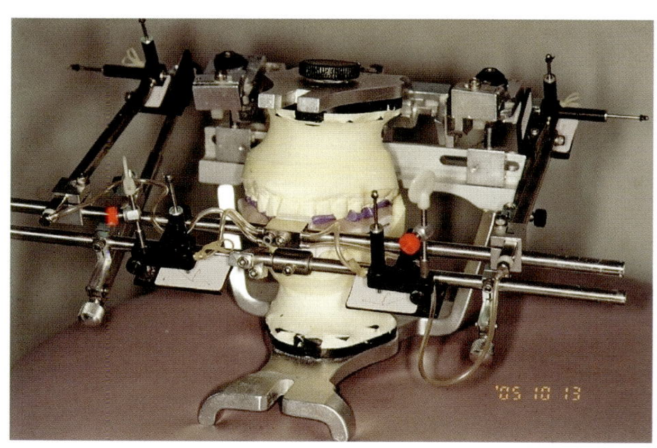

3-23g. 전조절성 교합기를 이용하여 최종보철물을 제작하였다.

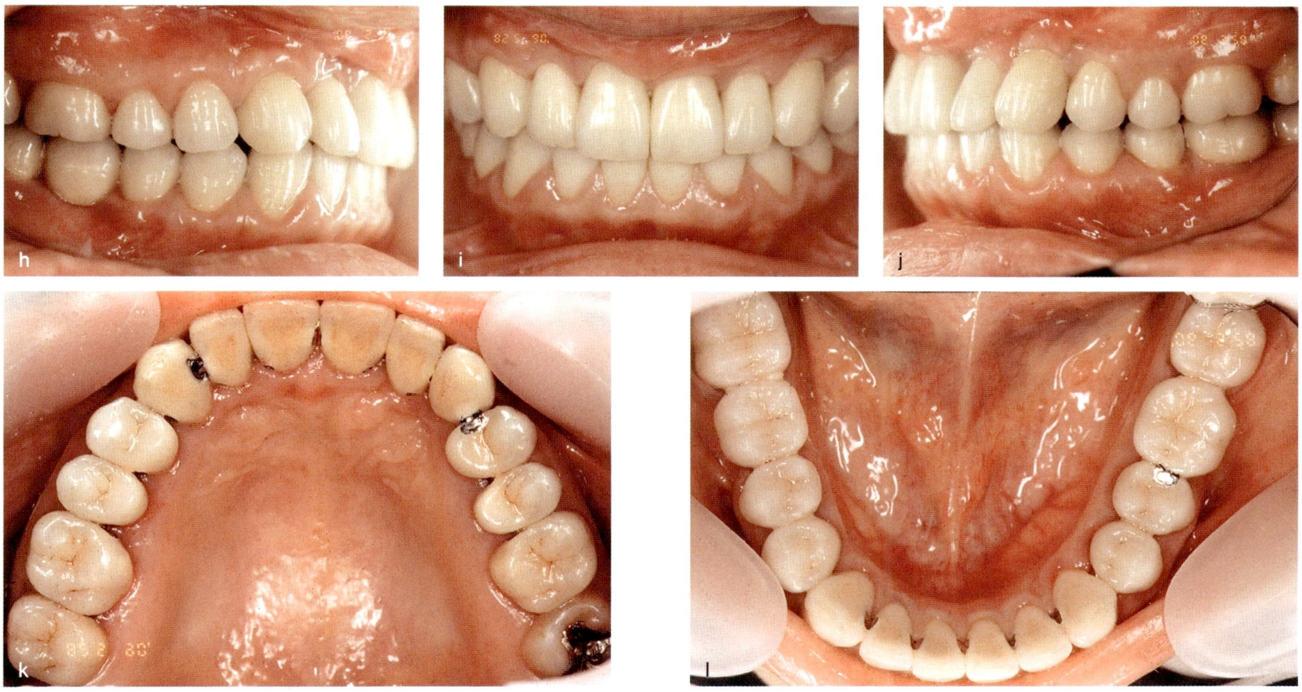

3-23h~l. 최종보철물을 장착하고 약 반년 후. 전치부는 #12~#23에 5개의 임플란트를 식립하였다. 임플란트 간 유두의 재생이 어렵다는 점 때문에 contact area를 long contact로 하고, 모든 임플란트 상부 구조는 이동을 방지하기 위해 연결하였다(2006년 5월 28일).

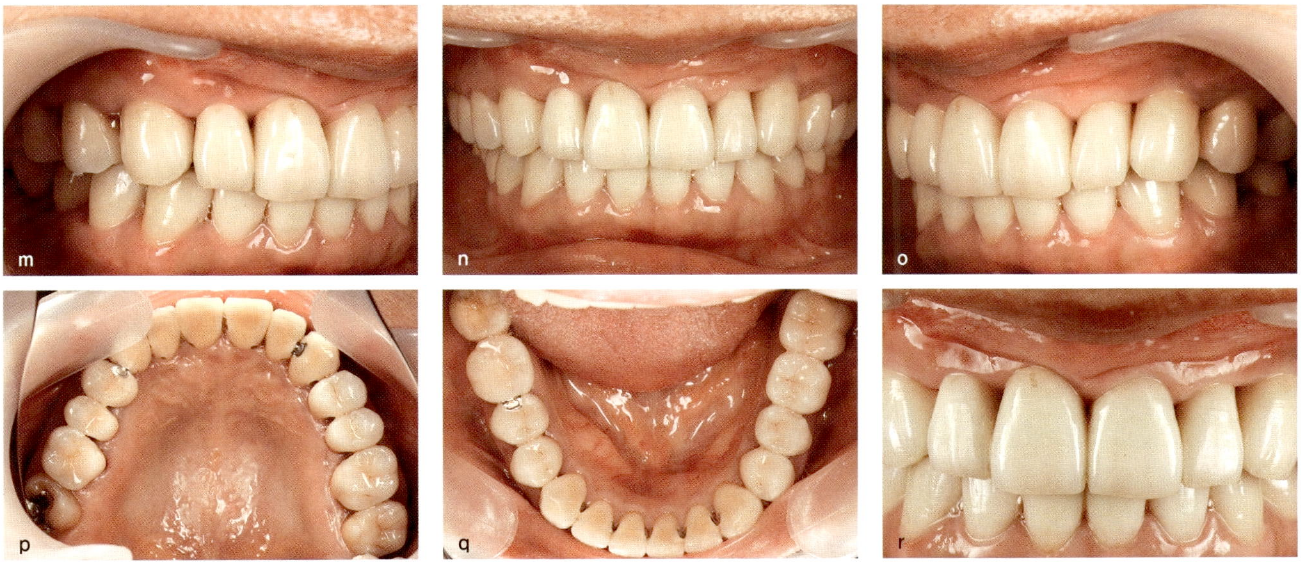

8-23m~r. 수술 후 약 13년. 이 시점에서 재치료 부위는 없지만 전치부의 임플란트 간 유두는 감소하고 있다. 임플란트의 점막 관통부에는 치근막이 없고, 치근활택술된 치근면과 같이 치조상 섬유장치가 결여되어 연조직을 장기간 유지하기는 곤란하다. 하지만 이 이상 long contact를 부여하는 것도 위생관리 면에서는 어렵다(2019년 3월 22일).

증례 79: 근첨 절제에 의한 ankylosis 및 치간유두 예측법(23년 경과)

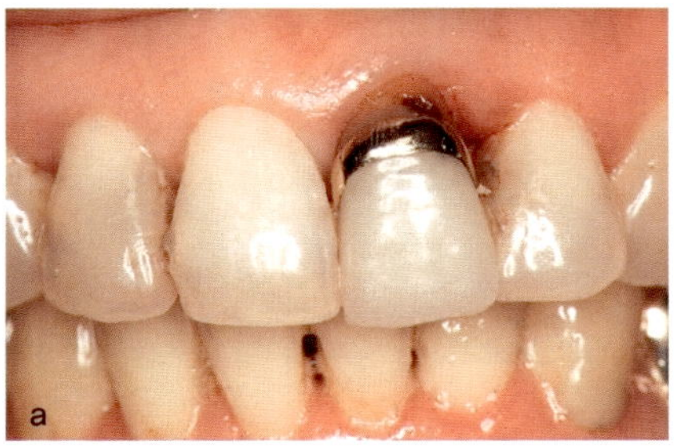

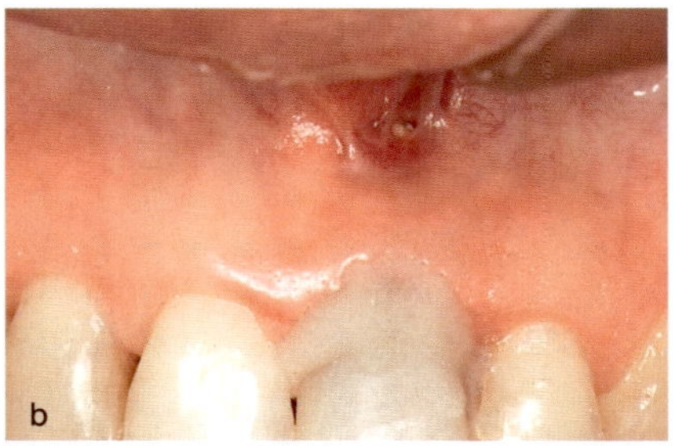

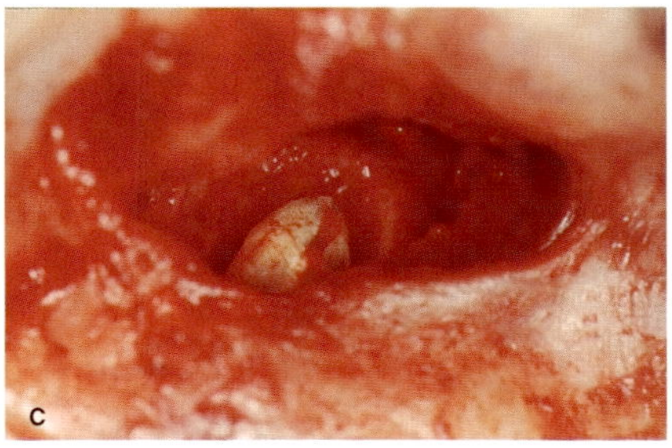

8-24a~c. 환자는 심미성 및 근첨부의 위화감 문제로 내원하였다. 근첨부는 노출되고, 이른바 sinus tract의 상태였다. 근첨 절제를 약간 하고 수직가압 근관충전을 병용하면서 근첨을 폐쇄하였다(1995년 12월).

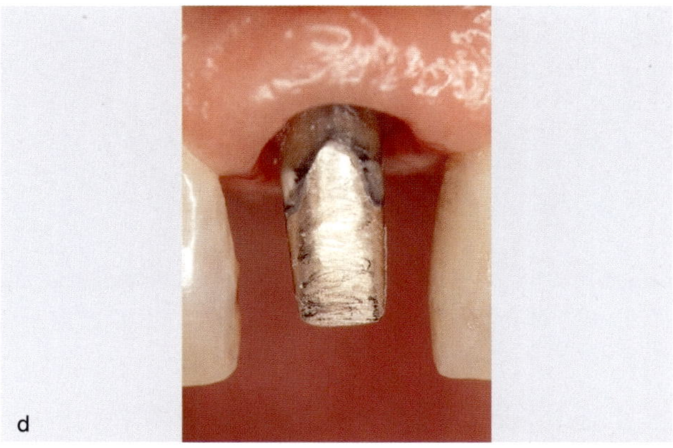

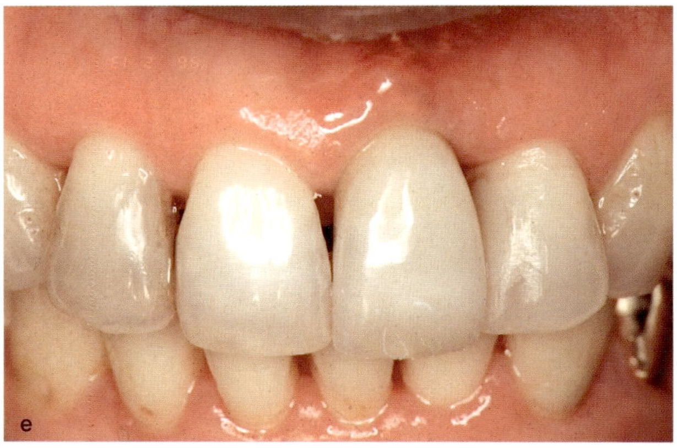

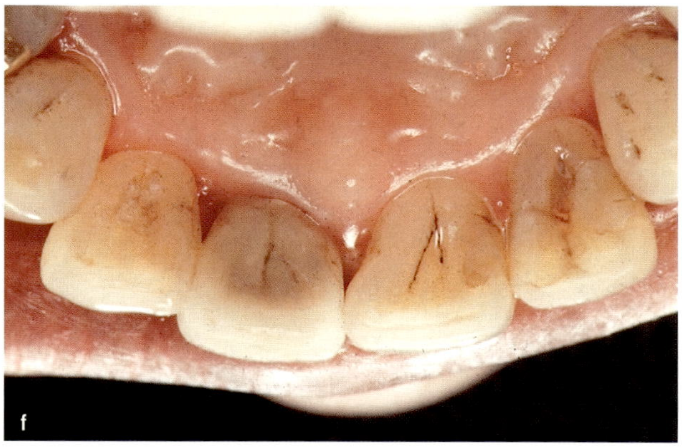

8-24d~f. 치은연하 형성 후 최종보철물인 메탈세라믹을 장착하였다(1996년 2월 13일).

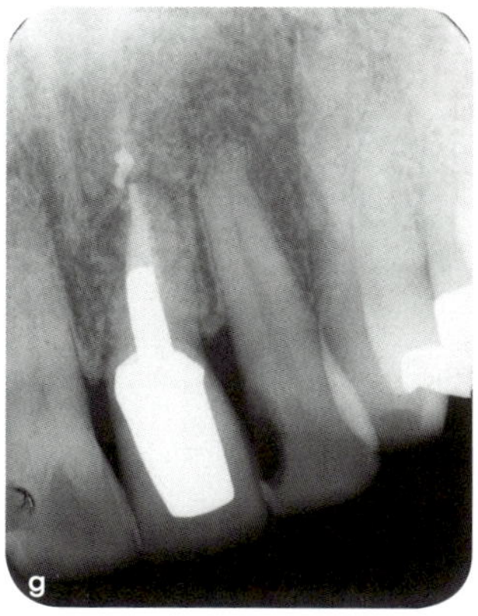

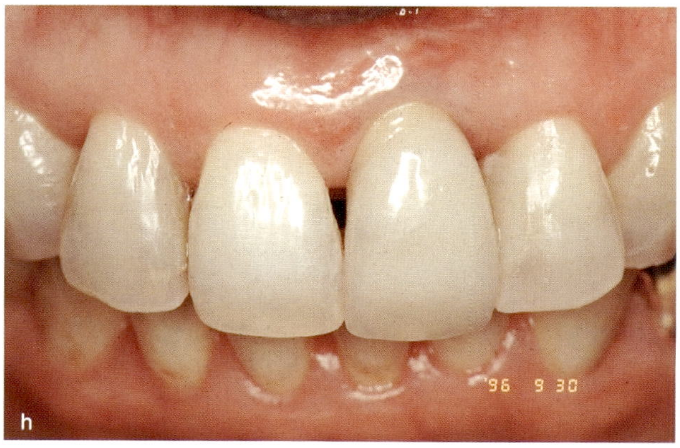

8-24g. 근첨 절제로부터 약 9개월의 상태로 근첨부에 병소는 없고, 구강 내 소견에서도 sinus tract이 소실되었다(1996년 8월 30일).
8-24h. 보철물을 장착하고 7개월 후의 상태이다. 치은퇴축은 장착 시보다 진행되었다. 당시에는 원인을 알 수 없었지만 지금 확인해 보니, 근첨 절제 시의 봉합 부위의 흉터가 변연치은을 근첨 방향으로 끌어당기는 힘이 되었음을 알았다(1996년 9월 30일).

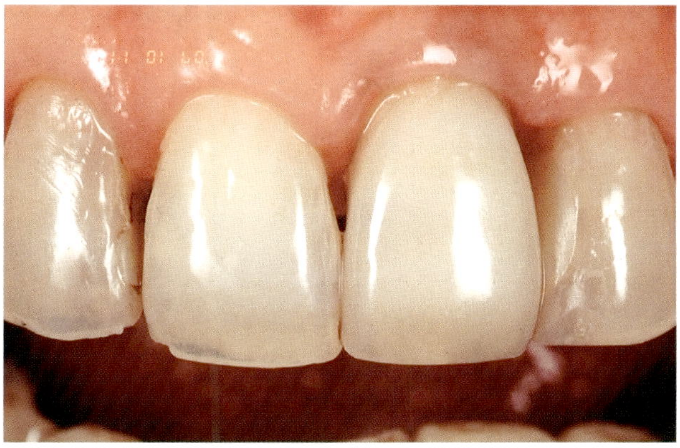

8-24i. 약 10년 후에는 당초의 의도에 따라 변연치은은 회복되었다(2007년 10월 11일).

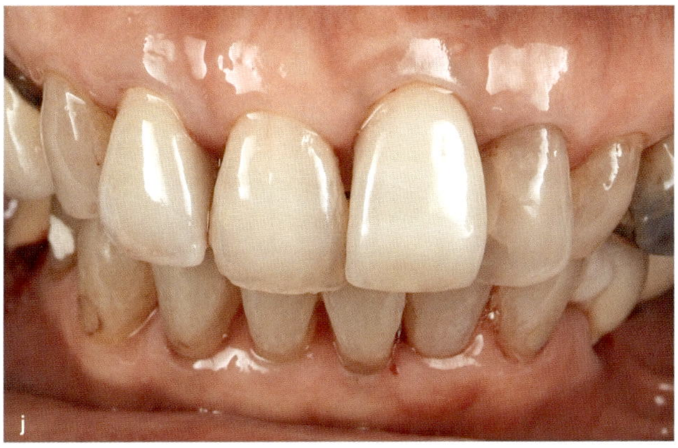

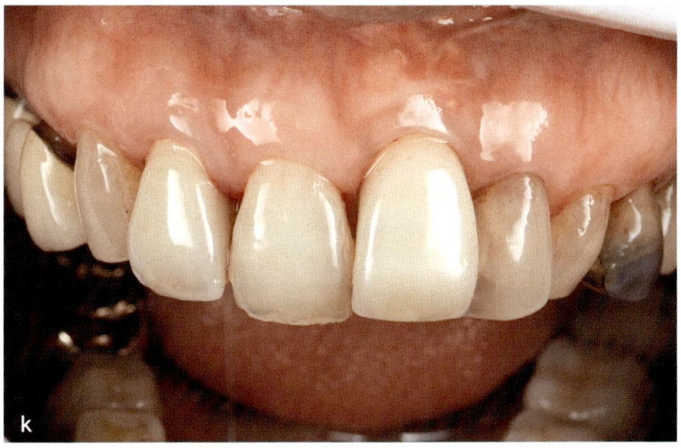

8-24j, k. 약 22년이 경과했지만, 절연의 위치를 좌·우로 비교해 보면 보철치료된 치아가 낮은 것을 알 수 있다. 원인은 근첨 절제 시의 치근막 제거에 의한 ankylosis, 즉 유착임이 명백하다(2018년 1월 22일).

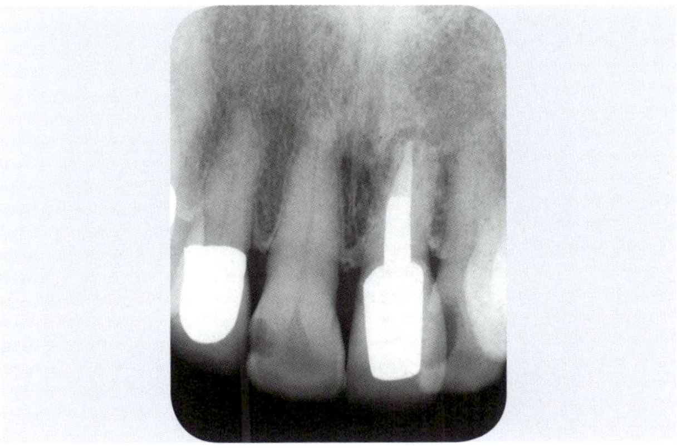

8-24l. 수술 후 23년의 치과 방사선사진의 근첨부에서도 #21의 근첨 부근에는 치근막이 없는 것처럼 보인다(2019년 5월 21일).

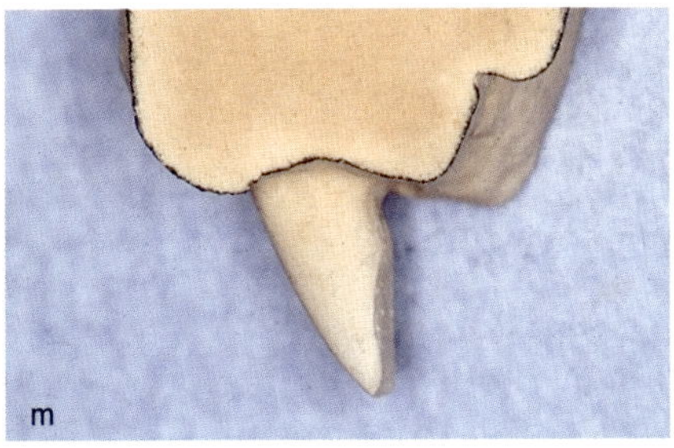

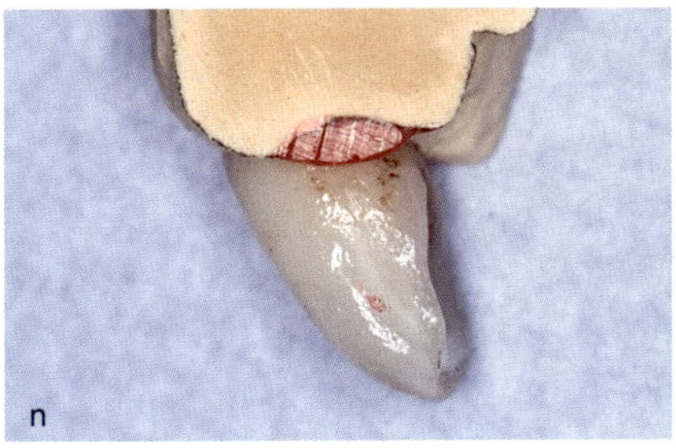

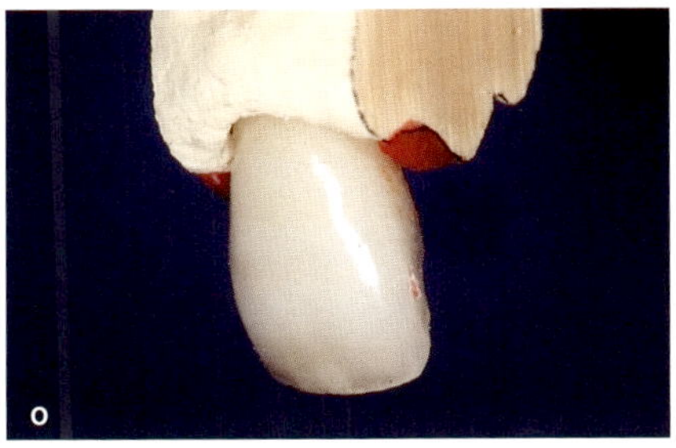

8-24m~o. 본 증례는 인상채득 시 치간유두부가 오목 상태로 되어 있어서, 일단 절단된 모형 위에 예상되는 형태로 wax up하여 인접면 형태를 결정하여 어느 정도 블랙 트라이앵글을 막았다.

09

Contents 9

심미적 Pontic으로서의 Ovate 형태

머리말

결손부에 대한 처치는 현재 임플란트 보철이 많이 행해지고 있지만, 아직도 브릿지에 의한 대응도 많이 행해지고 있다. 그러나 역사적 고찰이 중요하다[5,60,157,197,221]. 브릿지를 적응했을 경우 그 심미성은 중요해진다. Abrams가 보고[2,43]한 달걀과 같은 구면을 가진 ovate pontic은 점막과 접하기 때문에 자정성에 어려움이 있는 것처럼 보이지만, 실제로는 심미 및 위생관리 면에서도 뛰어난 pontic이다(그림 1, 증례 80).

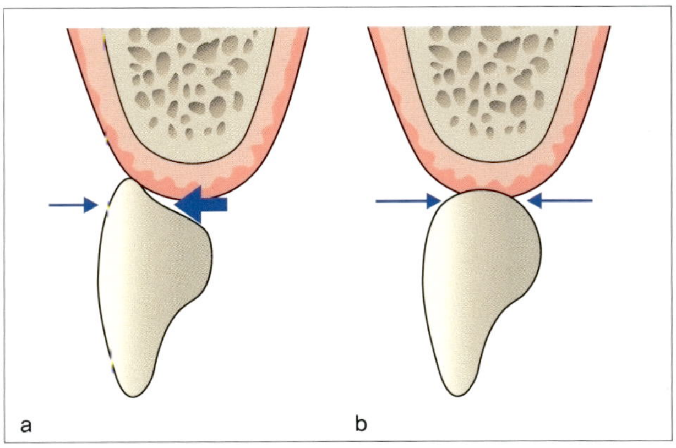

그림 1a, b. Ridge-lap pontic(a)와 ovate pontic(b)을 비교한 경우 ovate pontic은 오목면이 없으므로 청소 불량이 되기 어려운 장점이 있다.

1. Ovate pontic의 적응에 대해

역사적으로 보면 pontic의 형태는 기존의 치조제 형태에 맞추어 가는 것이었다고 할 수 있다[50,60,189,197]. 그러나 심미적인 결과를 얻기 위해서는 적절한 치아의 길이, 폭을 포함한 형태와 그에 조화를 이루는 연조직이 갖추어져 있어야 한다. Ovate pontic은 본래 발치 후에 골흡수 억제를 고려한 응용이 권장되었으나, 발치를 수반하지 않는 치조제 흡수 증례에서도 심미적인 결과를 얻기 위해 효과적이다. 단 발치 후 시간이 경과한 증례에서는 외과적으로 치조제의 재건이 필수적이다. 따라서 다음의 진단을 해 가면서 이식 유무를 검토해야 한다.

1) Ovate pontic으로의 진단

① 치조제 흡수가 적고 외과적 재건 조치가 불필요한가?

② 발치를 동반한 증례에서는 발치와에 이식재를 이식하여 치조제 흡수를 막을 수 있는가?

③ 이식재 혹은 연조직을 이용한 잇몸 재건이 필요한가?

2) 치조제 재건의 지표로서 Seibert, Allen의 분류를 참고한 경우(그림 2)[5,181]

치조제 재건의 지표로서 Seibert, Allen의 분류를 참고한 경우 난이도는 다음의 숫자가 커질수록 올라갈 것이다.

① 협설적인 폭경이 상실된 것

(Seibert Class Ⅰ, Allen Type B) – Buccolingual

② 근첨 방향으로의 높이가 상실된 것

(Seibert Class Ⅱ, Allen Type A) – Apical

③ ①+②의 복합형

(Seibert Class Ⅲ, Allen Type C) – Complex

3) 이식이 불필요한 경우 (주로 Preformed법)

치조제 조건이 좋고 이식이 필요 없는 경우에는 provisional restoration 장착 시에 전기 메스 혹은 다이아몬드 버를 이용하여 치조제에 계란 모양을 형성하고, provisional restoration에 옮겨 그 형태를 유지시켜야 한다. 점막에 한정하여 형성할지, 골까지 형성할지는 수술 전 진단이 필수적이다. 치주병 이외의 치근파절치, 외상치 및 전이치 등이 염

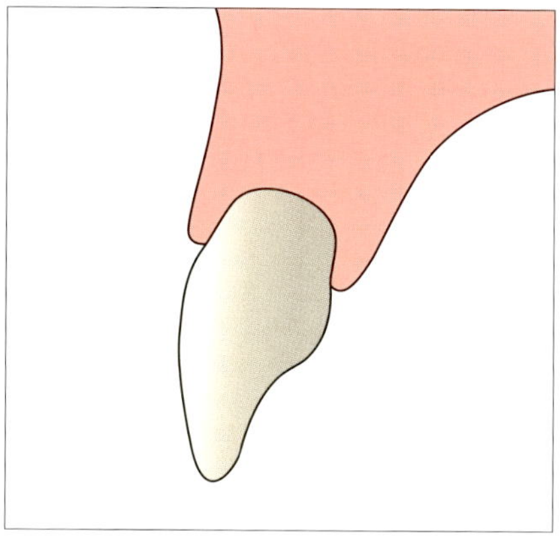

그림 2a. Ovate pontic은 보철물의 형태를 치조제에 맞추는 것으로부터 치조제를 보철물의 형태에 맞춘다는 발상의 전환이다.

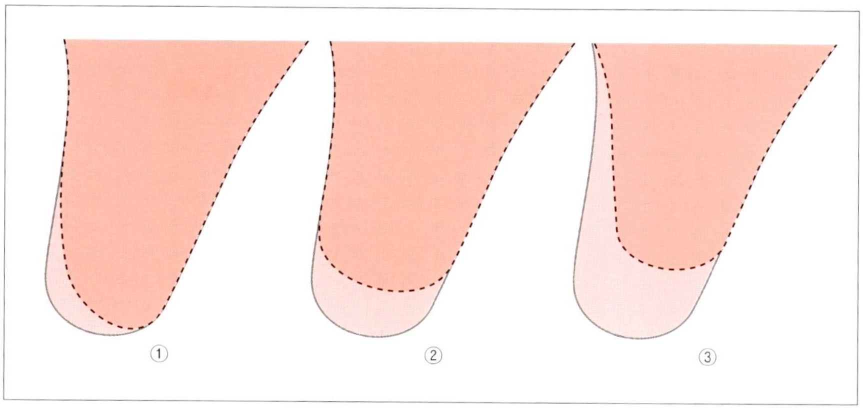

그림 2b. 치조제 형태의 분류(흡수 이미지를 점선으로 표시하였다). ①: buccolingual(협설적인 상실), ②: apical(근첨 방향으로의 높이 상실), ③: complex(①+② 폭도 높이도 상실).

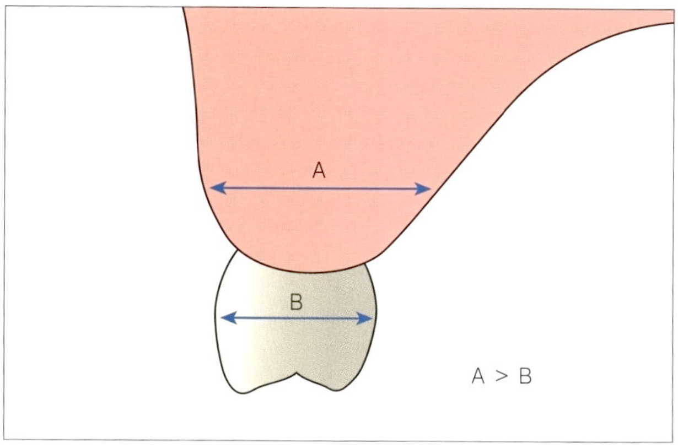

그림 3. 치조제 폭이 충분히 있는 경우 이식은 불필요하다. A: 치조제 관상 단면(coronal plane)의 폭, B: 보철물 pontic의 폭.

증이 적은 상태에서 발치된 경우는 잇몸이 유지되는 경우가 많다(그림 3, 증례 81).

4) 이식이 필요한 경우(주로 Postform법)

치주병이나 염증이 오래 지속된 치아를 발치한 경우 치조골이 상실되는 경우가 많으며, 이러한 경우에는 이식에 의해 심미성을 확보해야 한다. 이식재와 이식법은 여러 종류가 있어 시술자에 의해 자유롭게 선택이 가능하지만, 협설 및 근첨 방향 모두 결손된 증례는 난이도가 높다(증례 82).

2. Ovate pontic과 semi-ovate pontic, 그리고 치조제 점막과의 관계에 대해

Ovate pontic의 기저면 형태에는 완전한 계란형과 반란형을 생각할 수 있다. 완전한 계란형은 ovate pontic으로 호칭되지만, 반란형은 semi-ovate pontic 또는 개량형 ovate pontic으로 필자는 호칭해 왔다. 두 형태의 차이는 그림 4에 나타난 바와 같으며, ovate pontic에서는 치조제의 폭이 충분한 증례에 주로 응용되며, semi-ovate pontic은 치조제의 폭이 충분하지 않거나 본래 폭이 좁은 전치부 영역에 주로 응용된다. Ovate pontic의 임상적 특징은 다음과 같다.

① Ovate pontic, semi-ovate pontic 중 어떤 형태를 선택할지는 주로 교합관계와 치조제 폭에 의존하는 경우가 많으나, 어쨌든 기저면 형태가 볼록한 모양을 갖고 있다는 것에 변함은 없다.

② Ridge-lap 타입에서는 치은에 접하는 협설경이 작기 때

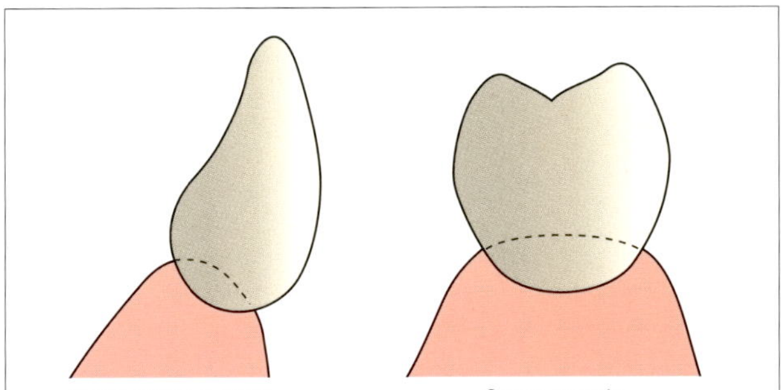

그림 4. 상악전돌 환자를 치료할 때도 ovate 형태는 유리하다.

문에 치아 사이의 깊이를 표현하기가 어렵지만, ovate pontic에서는 치간 인접면이 깊기 때문에 블랙 트라이앵글을 없애기에 용이하다.

③ 치조제의 폭이 충분한 증례에 ovate pontic을 응용한 경우 본래의 치아 크기를 재현하기 쉬워 심미성의 향상에 유리하다.

④ 일반론적으로 pontic은 본래의 치축을 의식해서 약간 근심경사 경향으로 설계하는 것이 심미적으로 유리하다.

⑤ 교합관계에 관해서는 상악 전치부의 수복에 있어서 상악 전치를 구개측으로 이동하는 상악전돌 환자는 ovate pontic이 응용하기 쉽고, 반대로 하악전돌 환자에서는 semi-ovate pontic을 응용하기에 용이하다.

3. Ovate pontic 조정의 타이밍

Ovate pontic의 조정에 관해서는 골보전 등의 복잡한 테크닉을 동반하므로[5,58,70,83,89,181] provisional restoration을 사용하여 구강 내에서 치조제에 ovate 형태를 부여하는 경우와 모형상에서 ovate 형태를 부여하는 것이 가능하지만, 여기에 더하여 구강 내에서 형태 부여 후에 모형상에서 수정하는 것도 가능함에 따라 필자는 다음과 같은 분류를 하여 증례별로 접근법을 바꾸고 있다(그림 5).

1) Preformed법

인상채득 전 provisional restoration을 이용하여 ovate 형태를 치조제에 성형하는 것으로 본래의 ovate pontic 방법이다. Provisional restoration으로 구강 내에서 형태를 결정하기 때문에 술후의 오류를 피할 수 있는 장점이 있지만, 구강 내에서의 직접 조정에 의해 chair time이 길어지는 경향이 있다. 발치 후에 응용한 경우 등은 발치와의 형태조절이 쉽다는 장점이 있는 반면, 골이식재를 사용한 경우는 상피의 치유 기간을 고려하면 치유과정 중 상피 압박 등으로 인한 주의가 필요하다. 처음부터 치조제 흡수가 적은 증례나 앞서 기술한 것처럼 이식을 동반하지 않는 발치 증례에는 적합하다. 기공 조작에서는 ovate pontic의 형태가 인상채득되어 있기 때문에 기공상의 조작은 간편하다(증례 83).

2) Postform법

인상채득 후에 모형상에서 pontic의 위치를 정한 후, 모형에 ovate pontic의 형태를 형성하여 보철물을 완성시키는 것이다(그림 6, 증례 84). 골이식을 실시했을 경우 점막의 조기 압박은 이식재의 유출을 야기하기 때문에 치유에 일정 기간이 필요하지만, 치유 기간 중에 미리 인상채득을 하고 기공 조작을 진행시켜 치료 기간을 단축할 경우에는 모형상에서 ovate pontic의 형태를 새겨넣고 최종보철물을 완성시켜서, 완성된 ovate pontic을 마취하에서 구강 내에 압박하는 방법이다(그림 7). 또한 교합관계를 확인하면서 pontic의 위치를 결정하는 경우에는 postform법이 적합하다. 특히 교합관계가 어려운 대형 보철에 적합하다. 그리고 가동 점막상에 ovate pontic을 설계하지 않는 것은 물론 치과의사와 치과기공사와의 연계도 중요하다.

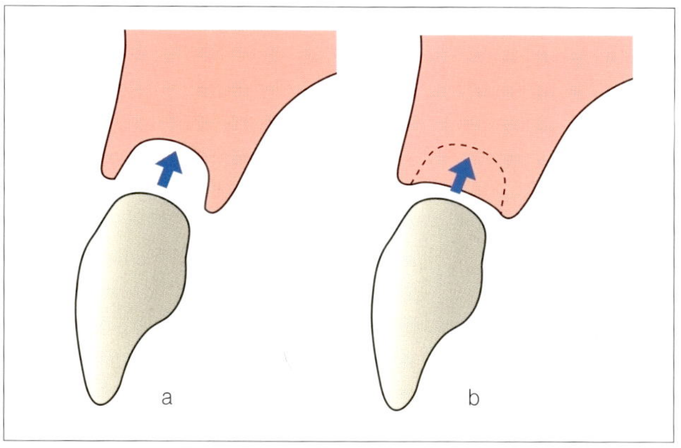

그림 5a, b. 구강 내에서 인상채득 전에 형성하였기 때문에 보철물 장착은 그 구멍에 들어감으로써 끝나는 preformed법(a)과 모형상에서 ovate 형태를 부여하여 보철물 장착 시에 압박 또는 절개에 의한 성형으로 보철물을 장착하는 postform법(b)이다. Postform법은 이식재가 유출되지 않는 장점이 있다.

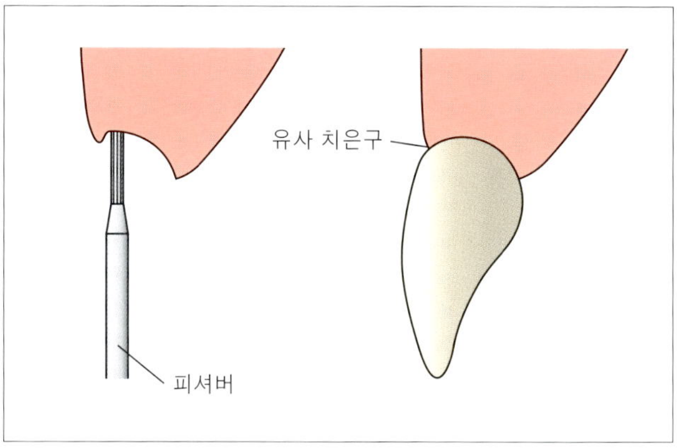

그림 6. 유사 치은구(pseudo sulcus)를 만들기 위해 피셔버 내지는 라운드 버로 순측 내면 조절을 이행한다(Odanaka의 방법).

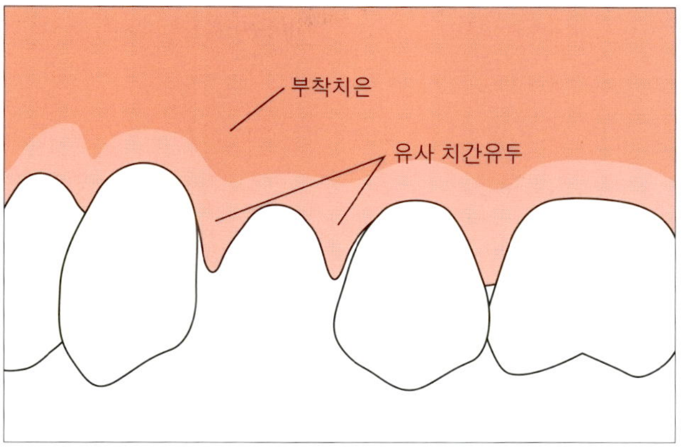

그림 7. 부착치은의 폭이 확보된 경우 의도적으로 만든 유사 치간유두는 안정되기 쉽다. 따라서 ovate pontic의 기저면은 가동점막 위에 설계하면 안 된다.

3) Preformed법+Postform법

많은 증례에 의해 provisional restoration으로 가볍게 압접한 ovate pontic 형태를 부여해 놓고, 인상채득 후 모형상에서 최종형태를 결정하는 것이 합리적이라고 생각된다. 따라서 preformed법+postform법의 조합이 보다 임상적이다.

4. Ovate pontic 제작·장착 시의 주의점

Ovate pontic은 모형상에서 약간 강하게 점막면에 닿도록 설계하는 것이 최종에는 심미적으로 완성되는 경향을 보인다. 따라서 구강 내에서 떠오르지 않도록 주의해야 하지만 다른 주의점도 포함해 다음에 열거한다.

① Ovate pontic의 최종형태는 점막에 약간 강하게 접촉시키는 편이 심미적이다. 접촉면이 불충분한 경우에는 도재의 재축성을 위해 환자의 내원 횟수가 증가하지만, pontic 기저면의 삭제·조정은 내원 횟수를 줄이는 장점이 있다(증례 85).

② 골전도를 주로 하는 아파타이트계의 과립을 사용하여 이식을 실시한 증례에서는 점막 삭제로 인한 이식재의 유출을 방지하기 위해 점막 압박과 보철물인 ovate pontic 기저면의 삭제 등으로 조정할 것을 권장한다.

③ 심미적인 관점에서 치조골삭제가 필요한 증례도 있다.

④ 강하게 점막을 압접하는 경우에는 마취하에 실시하고, 환자에게 긴 cotton roll 등을 물려 지대치의 마진이

확실히 seating되어 있는지 확인해야 한다. 교합조정은 seating 완료 후에 실시한다.

⑤ 임상에서 ovate pontic의 응용이 비교적 많은 상악 전치부에서는 약간 들떠 있는 상태에서도 임시접착하는 경우가 있다. 이는 단기간에 약간의 들뜸이 있더라도 맹출 방향 관계상 교합고경의 거상이 일어나지 않기 때문이다.

5. Ovate pontic과 점막면의 해부, 그리고 자정성

Ovate pontic에서는 점막면과 접촉이 있기 때문에 플라크의 침착이 우려되기 쉽지만, ovate pontic의 기저면과 점막면에 틈이 없고 접촉하고 있는 상태라면 플라크 침착은 일어나지 않는다. Pontic 기저면의 술후 변화에 관한 보고는 골의 증식을 중심으로 몇 가지 있는데[1,22,23,124,160,167,171,201,232] 상피의 조직학적 검증에서 세이노(清野)[82]는 압박에 의한 점막의 각화 경향이 약해진다는 것을 보고하였으며, 또한 획득 피막의 존재가 plaque retention의 첫 단추가 되어 그것을 조장한다는 보고도 많이 있다[18,118,119,173]. 거기에 점막면과 pontic 기저면을 접촉시키는 편이 plaque retention이 적다는 많은 보고[50,68,113,202,205,236]도 있는데, 이것들은 자연치의 plaque-free zone의 개념을 보고한 Saglie[170]와 통한다. 또한 플라크의 부착 정도를 고려했을 경우 pontic에 이용하는 소재는 중요하여[28,72,184] 도재가 유리하나[25,59,75,156] 생체친화성이 높은 지르코니아는 더욱 유리하다고 필자는 고찰하고 있으며, 여기에는 다른 의견도 있으나[75,156] 현재는 충분히 조정, 연마된 기저면이어야 한다는 것이 필수적이다[24,28,189]. 강하게 압접되어 각화된 점막 표면은 접합상피로 변화함으로써 호중구에 유주가 일어나 플라크의 침착이 일어나지 않는 환경으로 변화해 간다. 자정성은 상피와 밀접한 관계에 있는데[151,221] Atsuta 등의 연구[12]에서 발치로 인해 발치와가 막힐 때 접합상피는 각화 치은으로 변해 가지만 다시 임플란트를 식립하면 접합상피가 나타난다는 것을 보여 주었다. 이 연구결과는 각화 치은에 압력이 가해짐으로써 접합상피의 재출현을 나타내는 것이며, ovate pontic의 기저면에서 일어나는 현상을 나타내고 있다.

6. 브릿지와 임플란트 어느 쪽을 선택할 것인가

임상에서 상악 전치부 1치아 결손으로 브릿지를 선택할 것인지 임플란트를 선택할 것인지는 어려운 문제로 답을 얻기 어렵지만, 그 선택기준 중에서 임플란트를 선택하면 1~3년의 초기에 임플란트체가 움직일 가능성을 고려해야 한다(증례 86, 87). 또한 브릿지를 선택했을 때는 연결부 파손이라고 하는, 특히 강도 면에서 문제가 일어나기 쉽다는 점을 염두에 두어야 한다. 제시된 증례는 이들의 중간적인 생각으로 임플란트와 자연치를 느슨하게 하는 key & keyway로 연결한 것인데, 치아의 이동도 임플란트의 이동도 관찰되지 않는다(증례 88). 임상적으로 효과적이지 않을까 생각한다.

증례 80: Ovate pontic의 장기 증례(30년 경과)

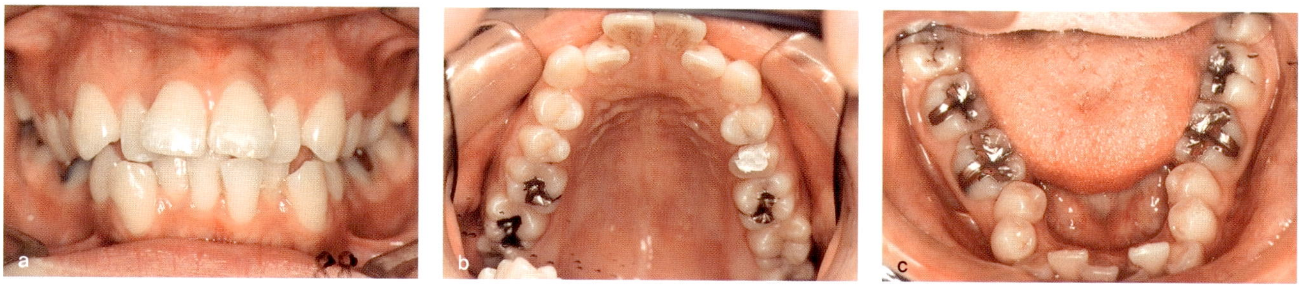

9-1a~c. 결혼식을 앞두고 상악 전치부의 심미 개선을 원한 환자이다. #11, #21의 overjet는 약 10mm였다. 시간적 제약으로 인해 상악은 #11, #21의 발치 후에 6 unit 브릿지, 하악은 1개 치아 발치로 결혼식 후에 교정치료를 하기로 하였다. 결과적으로 볼 때 하악은 발치만 하고 교정치료는 하지 않았다(1988년 11월 모일).

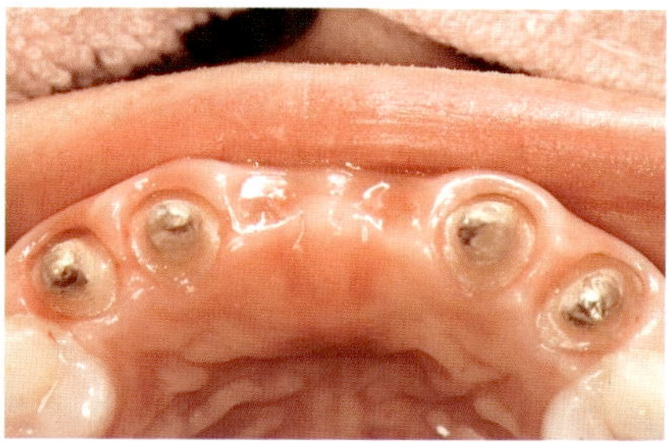

9-1d. #11, #21을 발치하고 측절치와 견치는 편의발수를 실시하여 지대치 형성을 하였다. 발치와에는 이식하지 않았다(1988년 11월 모일).

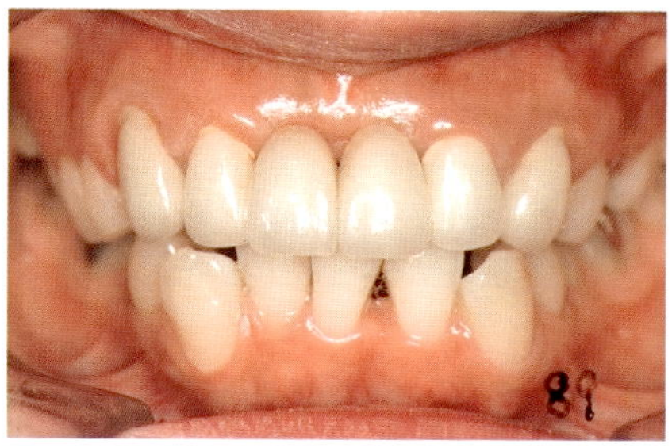

9-1e. 최종보철물을 장착하였다. S shape profile을 부여하고 연조직이 되돌아오는(크리핑) 것을 기대하였다. 하악은 #31 발치부에 삼각형의 공간이 생겼다(1989년 3월 모일).

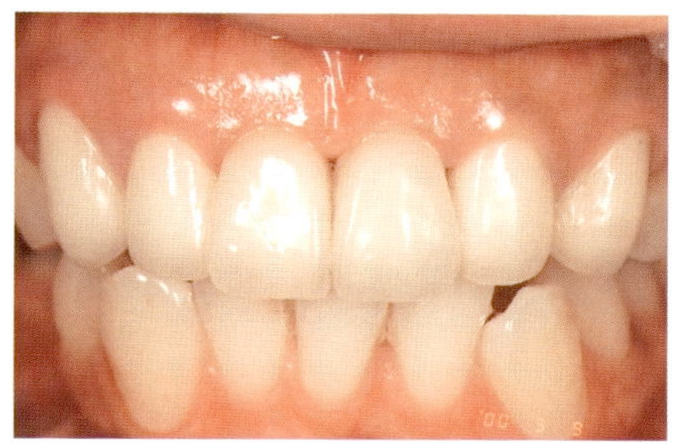

9-1f. 약 11년 후. 상악 브릿지 주위의 연조직은 S shape profile에 따라 크리핑되어 있다. 또한 #11, #21의 ovate pontic도 안정되어 있다. 하악은 결혼 후의 출산 등으로 결국 교정치료를 하지 못했지만, 삼각형 공간은 평행하게 되어 가고 있다(2000년 5월 9일).

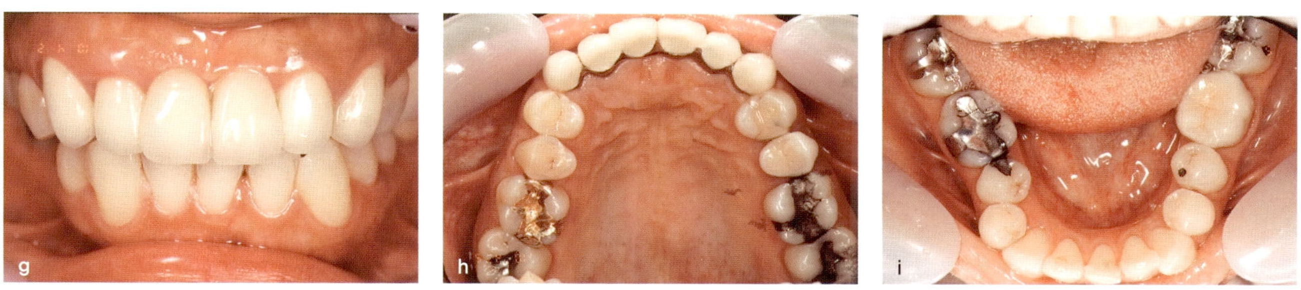

9-1g~i. 약 21년 후. 구강 내의 상태는 거의 안정되어 있다. 하악의 안장 모양 치열 개선을 위해 리콜 시에 disking(인접면의 법랑질을 약간 삭제)을 하였다(2010년 4월 2일).

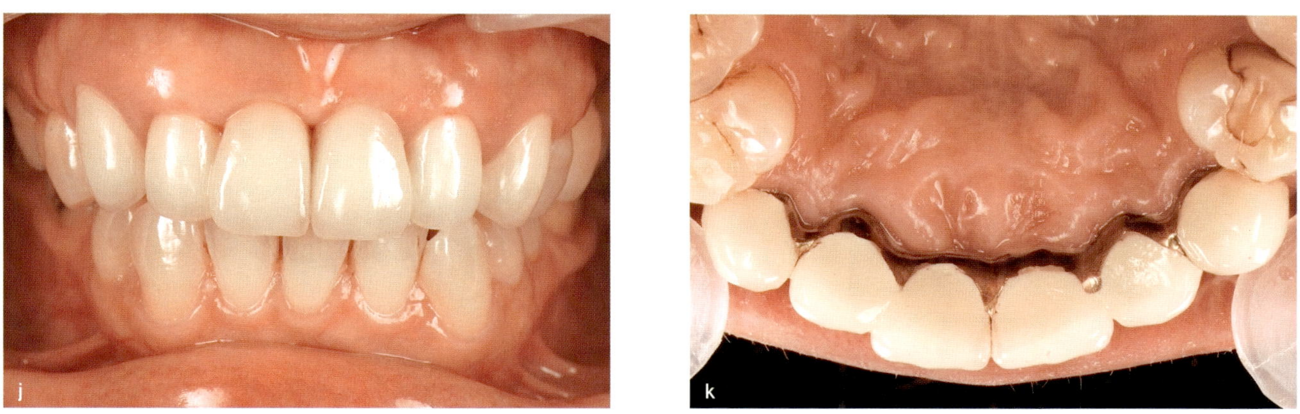

9-1j, k. 약 30년 후. Ovate pontic 주위에 큰 연조직 결손은 관찰되지 않는다(2019년 2월 19일).

증례 81: 이식이 불필요한 경우(19년 경과)

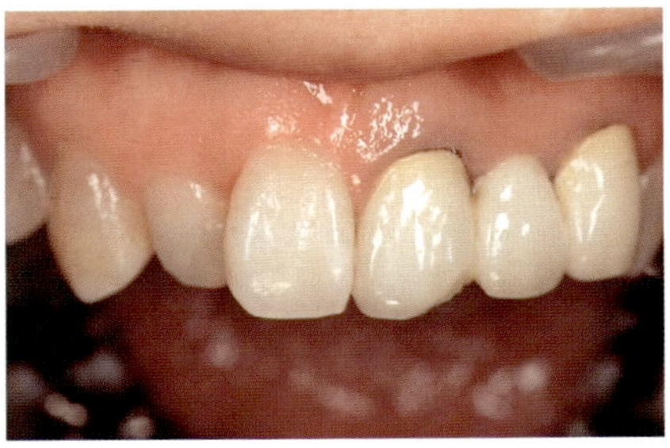

9–2a. 2000년 초진 시의 상태. 환자는 치료 후 몇 년 만에 파절된 #21의 치료를 한 이전 의사에 대해 불만을 토로하고 있었다. 환자는 해당 치아의 재치료를 하고 싶어 내원하였다.

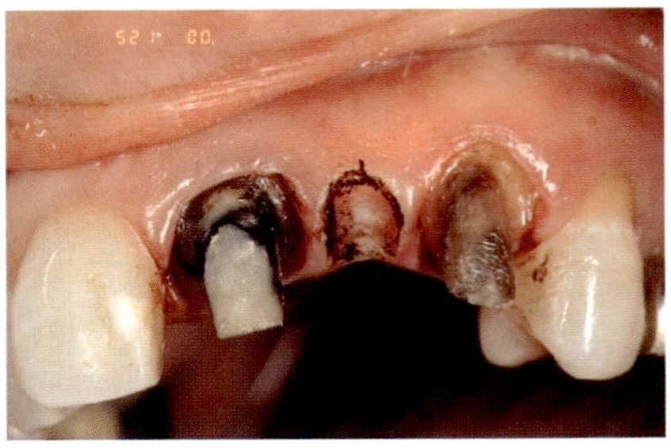

9–2b. (#21), #22, (#23)의 브릿지가 장착되어 있지만 결손부 치조제 상태도 문제가 없어서, 인상채득 직전에 ovate pontic이 들어가도록 전기메스로 pontic부를 조정하였다(2000년 1월 25일).

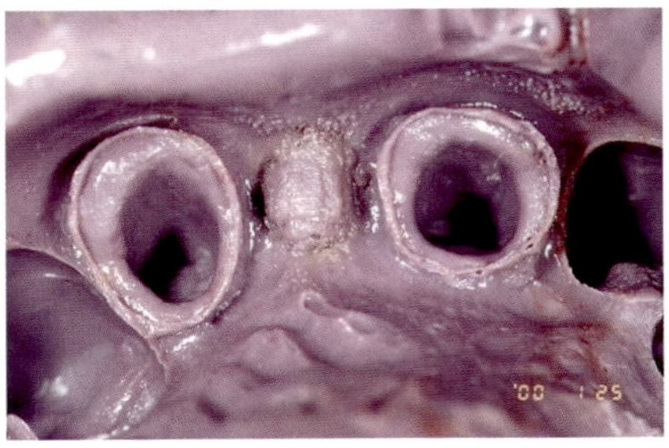

9–2c. 이어서 인상채득을 실시하여 pontic부의 인상이 채득되어 있지만, 석고 모형상에서 좀더 부드러운 면이 되도록 조정해야 한다.

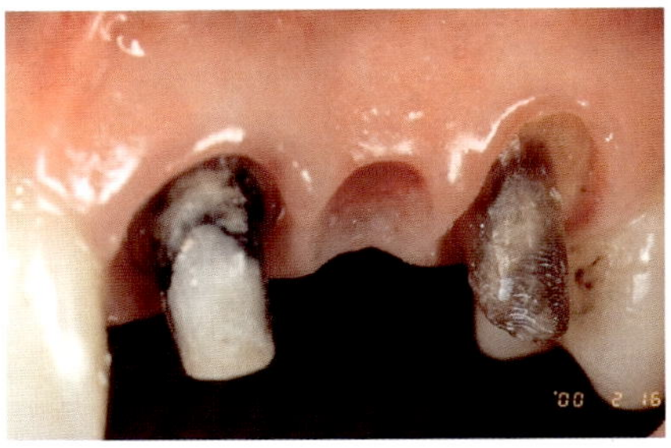

9–2d. 최종보철물의 임시접착 후 점막면 상태. 일반적으로 pontic부의 협측면은 접합상피로 구성되어 있어 혈관투과가 높은 붉은색이며, 각화 경향이 높은 구개측은 이렇게 혈관 구조가 적은 상태로 관찰된다.

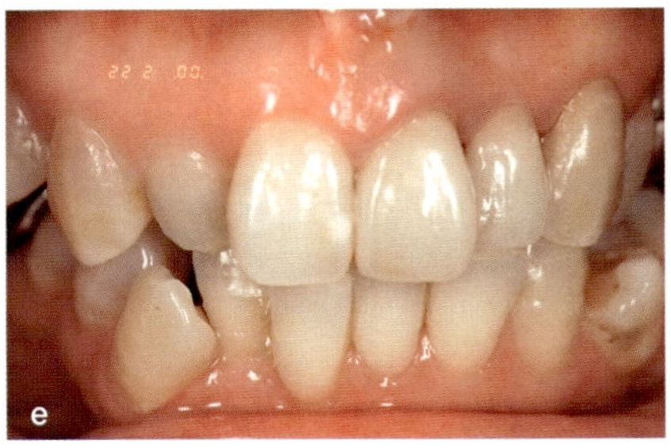

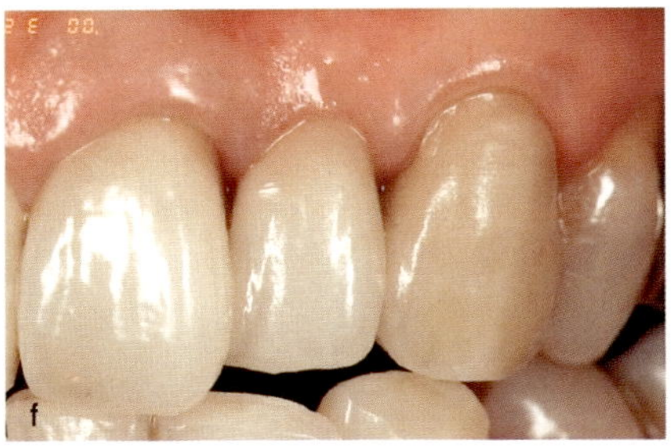

9–2e, f. 장착 후 1~2개월의 상태에서는 pontic부 인접에서는 치은의 완전한 성숙이 관찰되지 않는다.

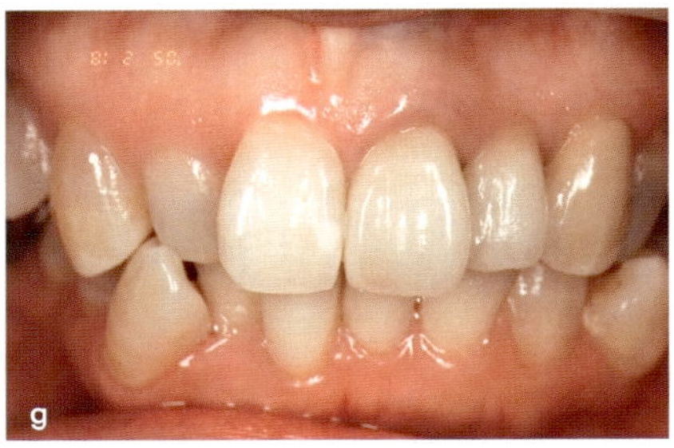

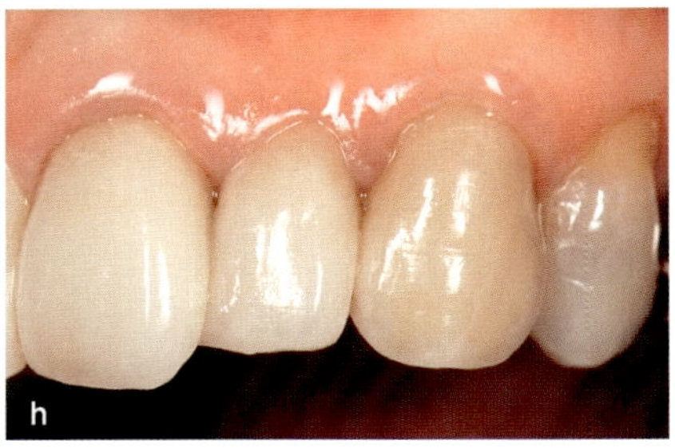

9–2g. 장착하고 5년 후. 변연치은에는 염증도 없고 안정된 상태이다. 초진 시 #21의 원심부는 전측방운동에 의해 파절을 일으켰으므로, 원심부에서 하악 전치가 간섭을 일으키지 않도록 고려하여 설계하였다(2005년 2월 18일).

9–2h. 6년 후의 치은은 안정되고, pontic 주위의 치은도 하부 고형 공간을 메운 상태가 되어 있다(2006년 2월 22일).

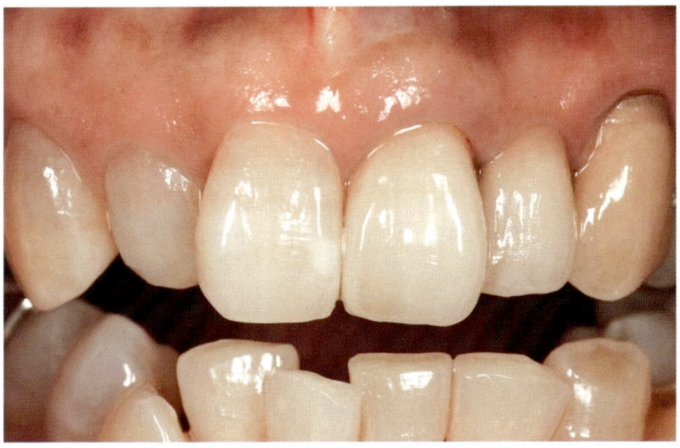

9–2i. 측방운동 시에 자연스러운 활주가 이뤄지고 있지만, #23 마진은 퇴축 경향을 보이고 있다. 교합의 영향이라기보다 치열 코너의 견치에 칫솔모 끝이 쉽게 닿는다는 점에 기인하는 것 같다(2017년 12월 1일).

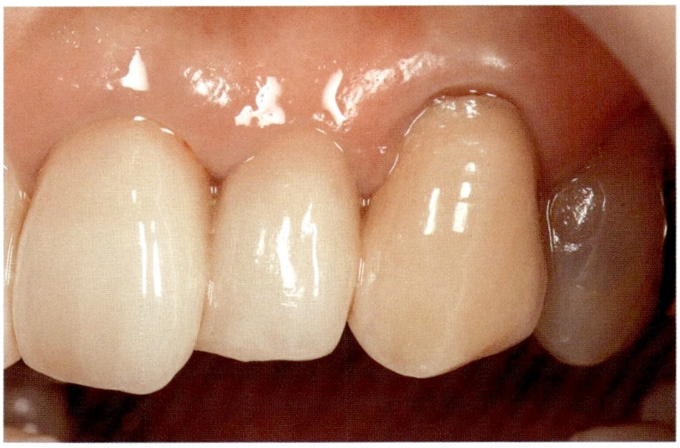

9–2j. 약 19년 경과. 앞서 기술한 #23의 치은퇴축 이외는 문제가 없고, 환자는 장기간 유지되고 있는 보철물에 대해 감사의 말을 전하고 있다(2019년 6월 10일).

증례 82: Ovate pontic, 이식 후에는 압박만 하고 절개하지 않는다(9년 경과)

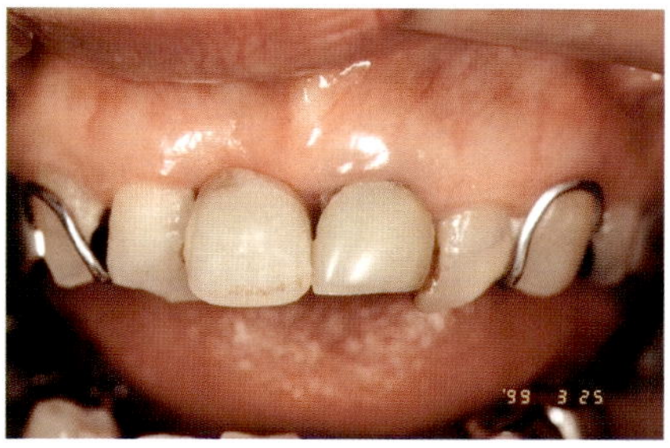

9–3a. 심미적 이유로 치료를 원한 환자이다(1999년 3월 25일).

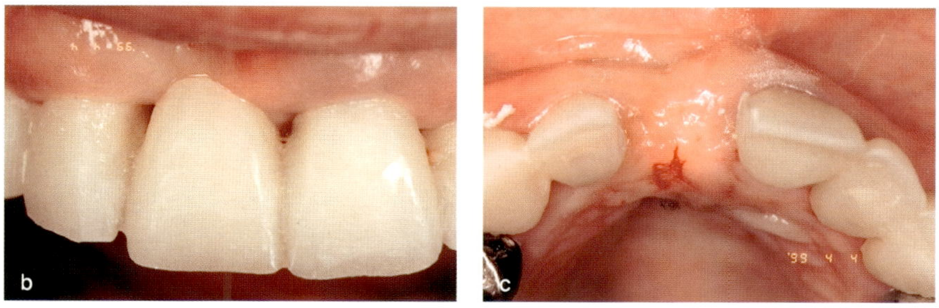

9–3b, c. #11이 결손되고 협측으로부터의 흡수가 관찰된다(1999년 4월 4일).

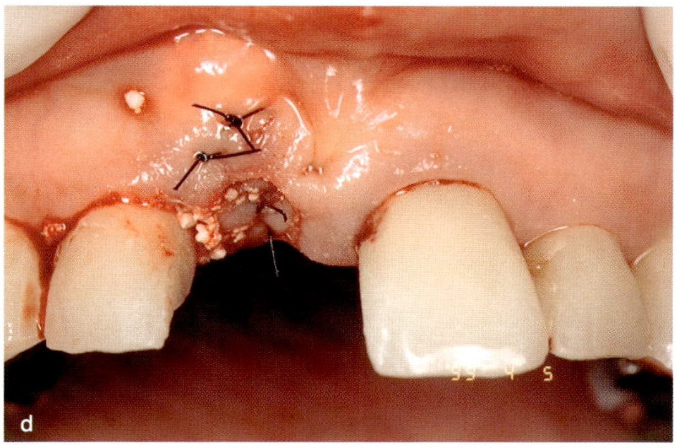

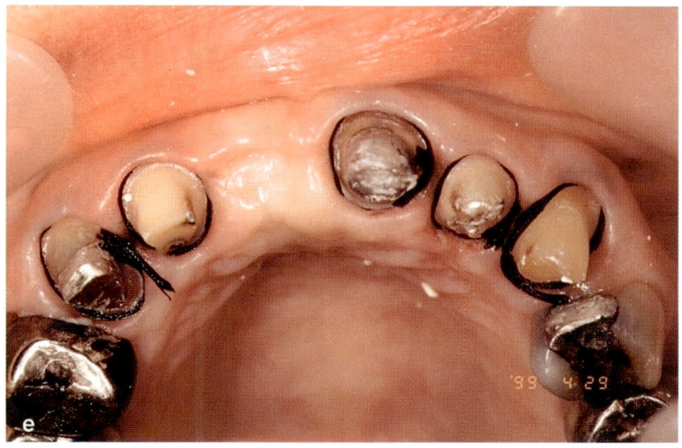

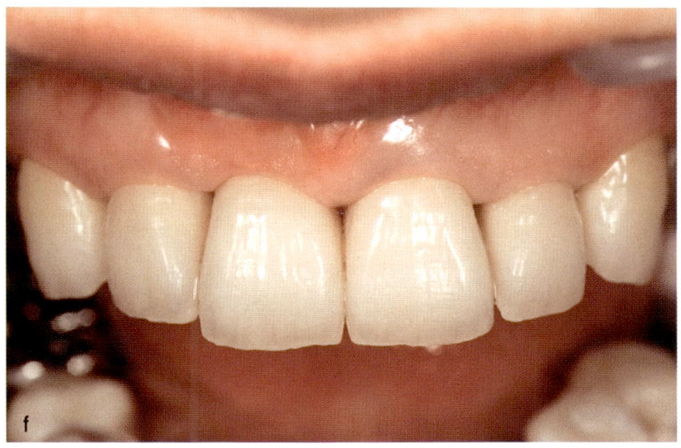

9–3d. 흡수 부위에 골이식을 하였다(1999년 4월 5일).
9–3e. 이식재 이식 후 약 1개월 후에 전치부의 인상채득을 하는데, 이식재의 유출을 피하기 위해 이 시점에서는 점막면에 ovate 형태를 부여하지 않는다(1999년 4월 29일).
9–3f. 이식재를 이식하고 나서 얼마 되지 않은 경우는 모형상에 ovate 형태를 부여하고 최종보철물을 제작하여, 그 후 구강 내에 ovate부를 가압하면서 보철물을 임시접착하였다. 임시접착 약 2개월 후(1999년 8월 6일).

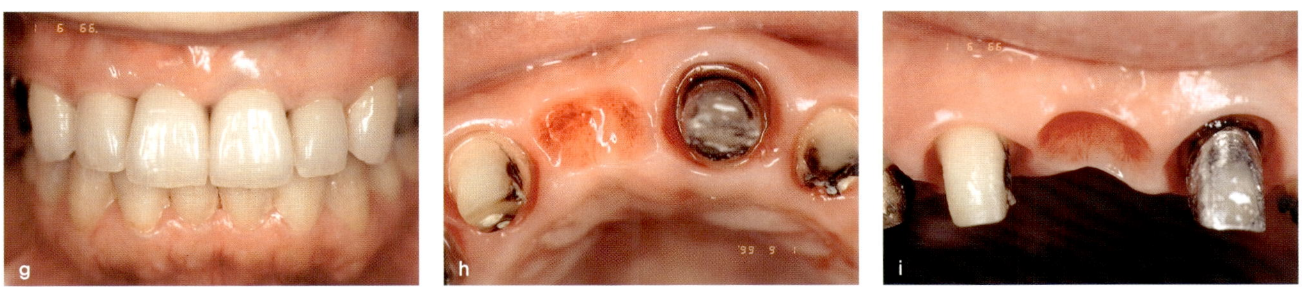

9–3g~i. 가압하여 임시접착 후 약 3개월. Pontic부는 적절하게 가압되고 협측의 볼륨도 유지되고 있다. 또한 pontic부에는 혈관을 수반한 접합상피가 관찰된다[82](1999년 9월 1일).

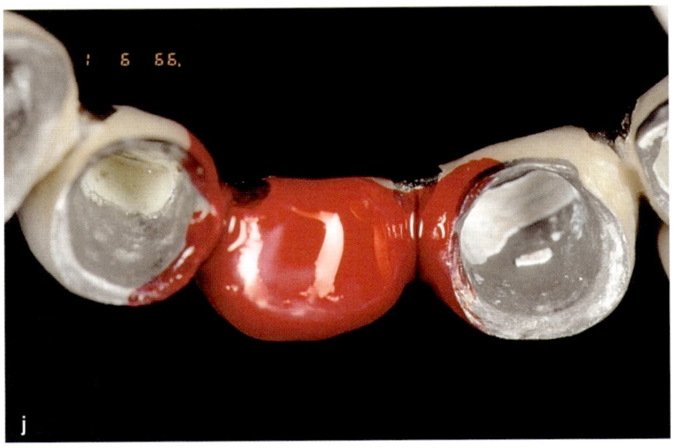

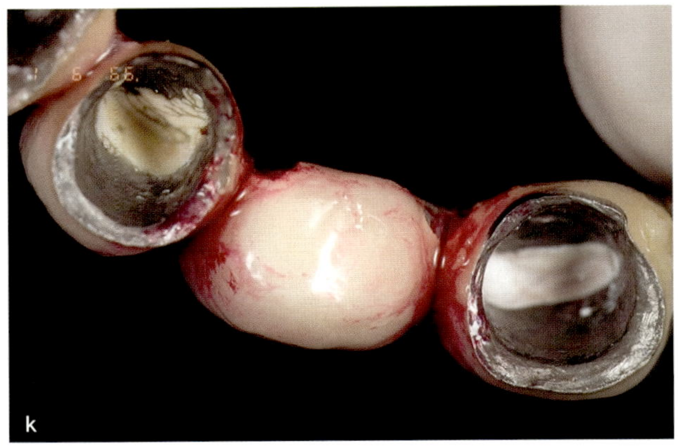

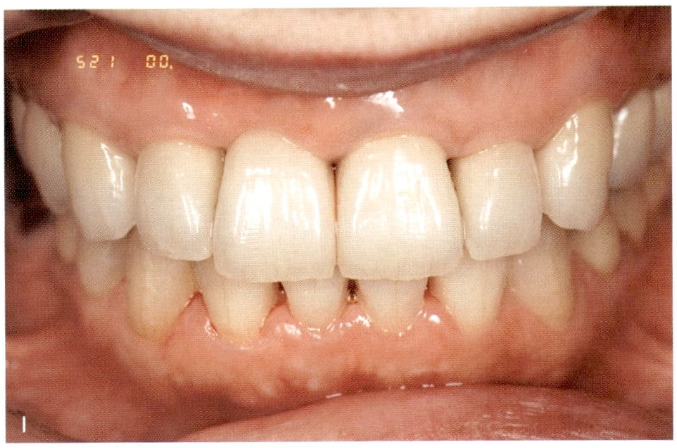

9-3j, k. 이때 pontic부를 염기성 푹신으로 염색하면, 점막접촉부는 접합상피의 역할로 플라크 침착이 없다는 것을 알 수 있다[184](1999년 9월 1일).

9-3l. 약 7개월 후(2000년 1월 25일).

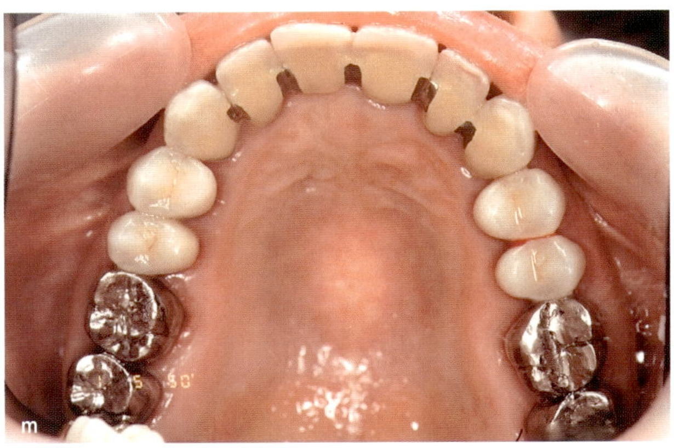

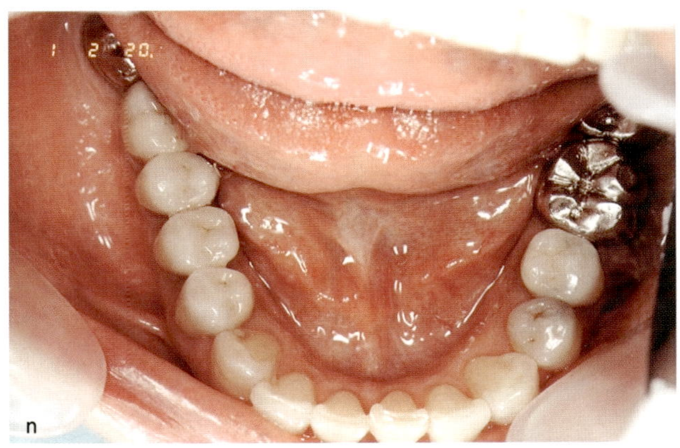

9-3m, n. 약 2년 반 후의 교합면을 나타낸다(2002년 2월 1일).

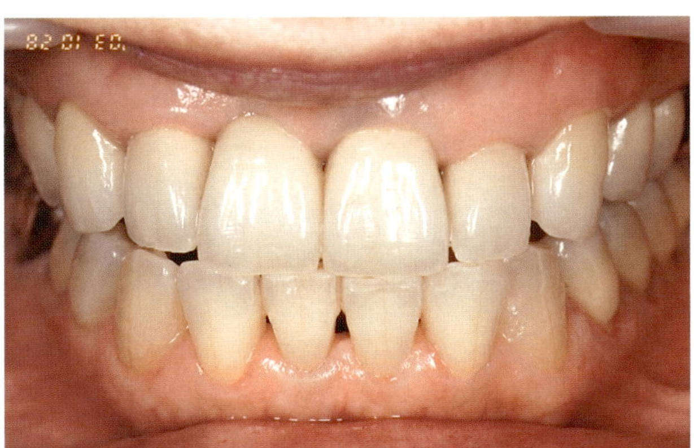

9-3o. 약 4년 후. 특별한 문제는 없다(2003년 10월 28일).

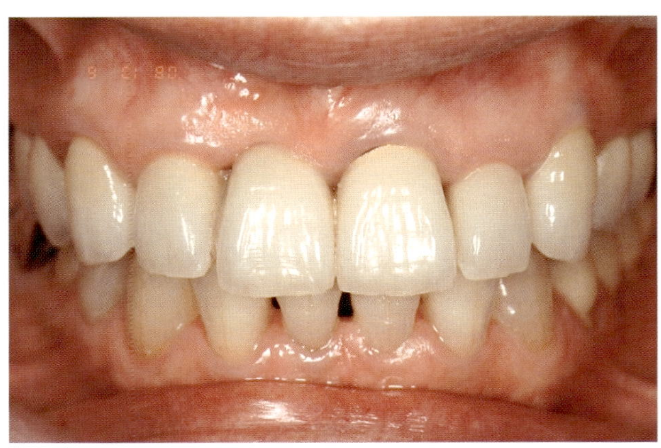

9-3p. 약 9년 후. #11, #12 사이의 납착이 파손되어서, #21으로의 과부하가 치은퇴축이라는 형태로 나타났다(2008년 10월 6일).

증례 83: Preformed법(14년 경과)

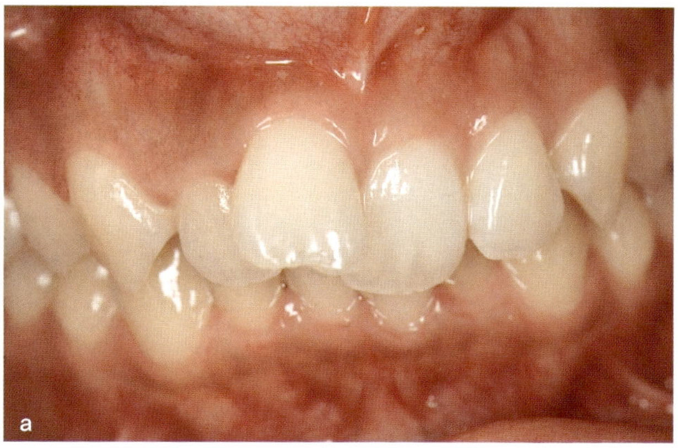

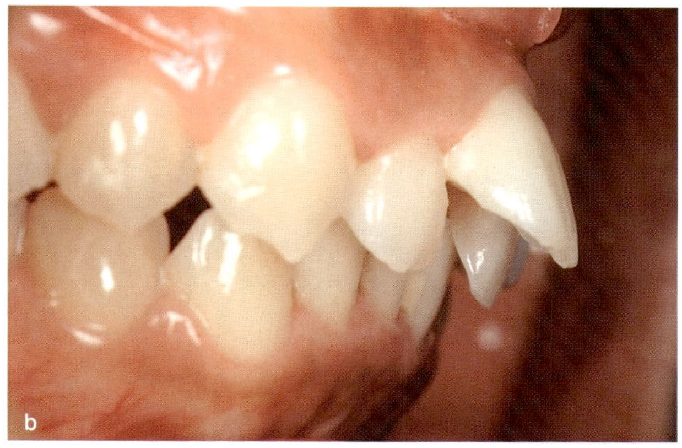

9-4a, b. 초진 시 #11에 약 12mm인 overjet를 개선하고자 환자가 내원하였다.
9-4c. 치료계획은 #11 발치 후 브릿지를 제작하기로 하였다. 지대치 형성 시 예상대로 #21에 치수노출이 생겼다. 또한 발치할 #11에 ovate 형상을 부여해 두고, provisional restoration 제작 후에 발치함으로써 관혈시간을 줄이면서 작업의 효율화를 도모해야 한다.

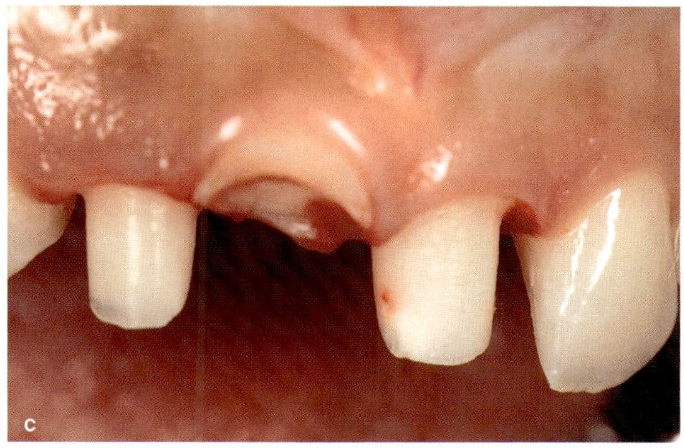

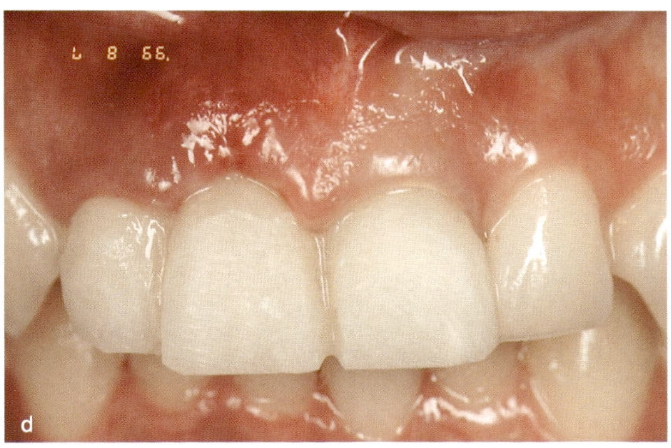

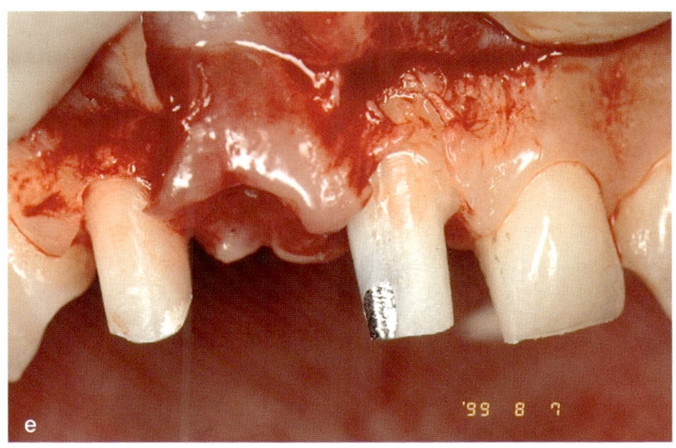

9-4d, e. Provisional restoration 제작 후 측절치의 치은 높이를 맞추기 위해 치은박리를 하였는데, 이때 이식재가 이식된 #11 상당부에는 절개선을 설정하지 않는 것이 누출 방지를 위해 중요하다. 이때 #12의 치조골을 삭제하는데, 치근막을 남기지 않으면 치은은 예상 외로 퇴축되므로 주의가 필요하다(1999년 8월 7일).
9-4f. 보철물 장착 시 이식재가 이식된 ovate pontic부에 의해 다소 들떴다고 하더라도 이식재 누출 방지의 관점에서 pontic부를 메스로 절개해서는 안 된다. 상악 전치부에서 치축 방향으로 들뜬 것은 교합고경을 올리지 않기 때문이다(1999년 8월 28일).

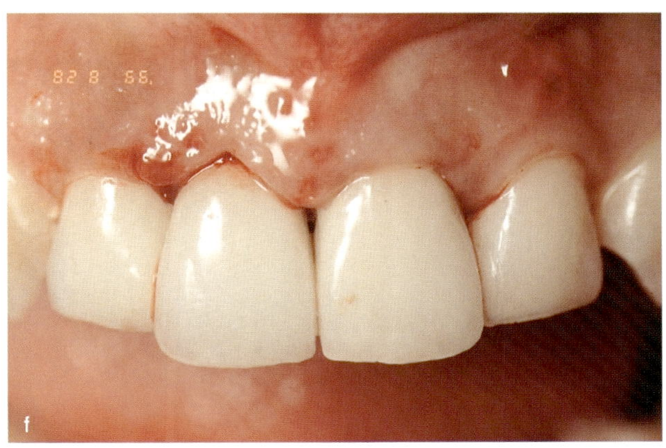

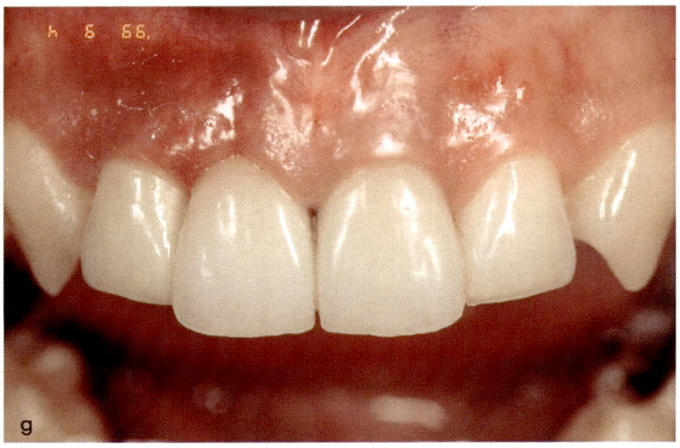

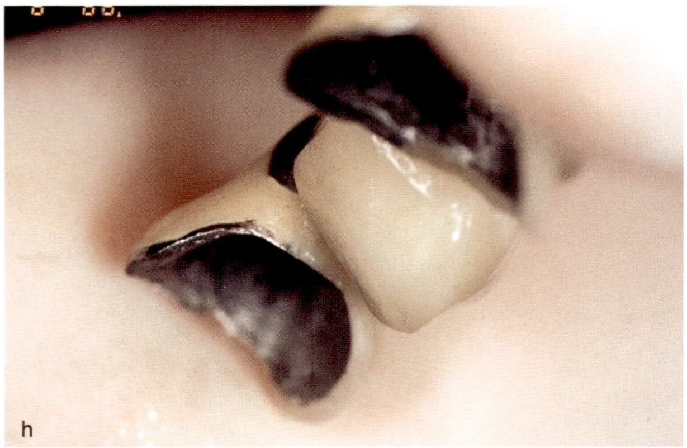

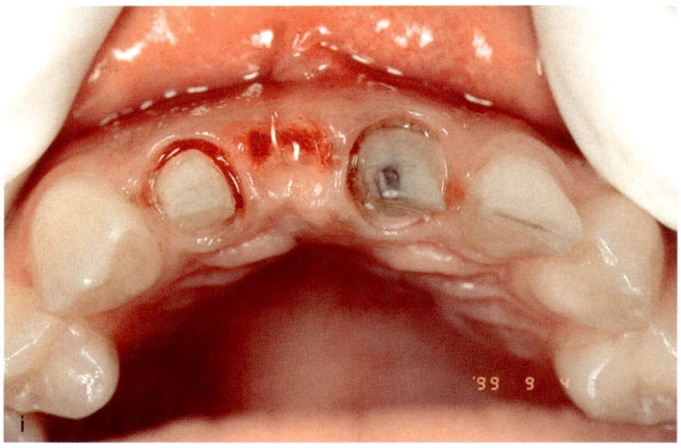

9-4g~i. 약 0.5mm 들뜬 상태로 임시접착 후 1주 후. 특히 9-4h의 #12 근심에 들뜸으로 인한 상피의 침입이 확인된다. 이 시점에 더 압박을 가함으로써 보철물을 정확한 위치로 seating 시킬 수 있다. 침입한 치은은 레이저 등으로 출혈 없이 간단히 제거할 수 있다(1999년 9월 4일)

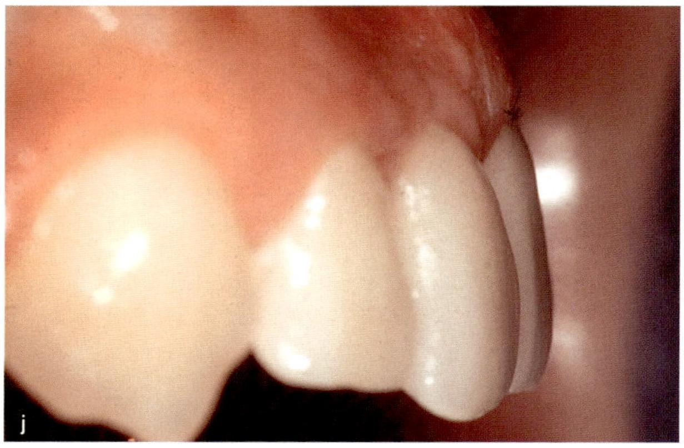

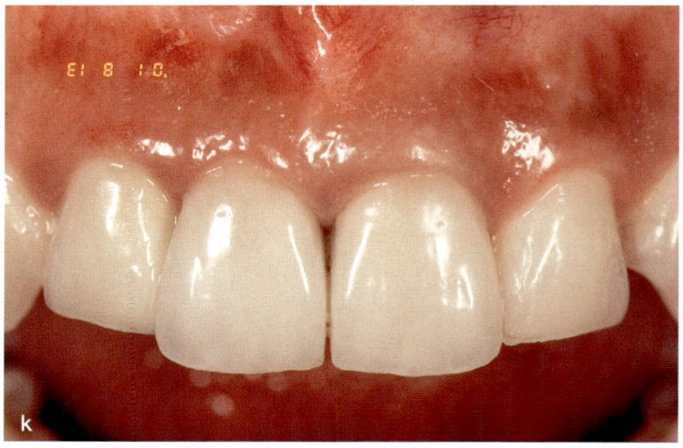

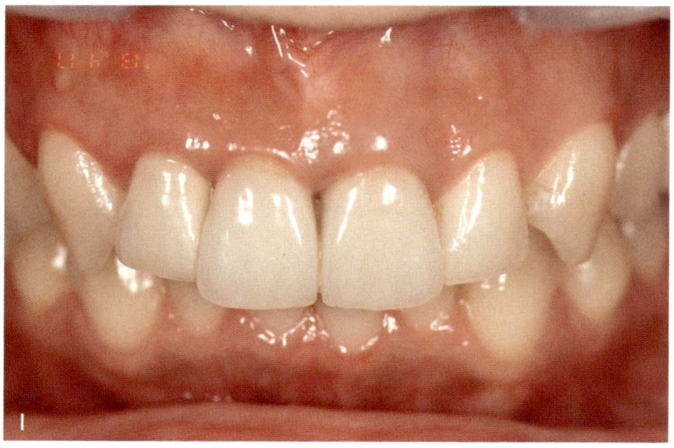

9-4j, k. 약 2년 후. 측방면 사진은 Nameta circle에 준하여 주위와 조화를 이루고 있다. 정면 사진도 양호하다(2001년 8월 13일).
9-4l. 약 14년 후. 정중의 치간유두는 약간 부족하여도 심미성에 커다란 문제는 없다(2013년 4월 17일).

증례 84: Postform법(23년 경과)

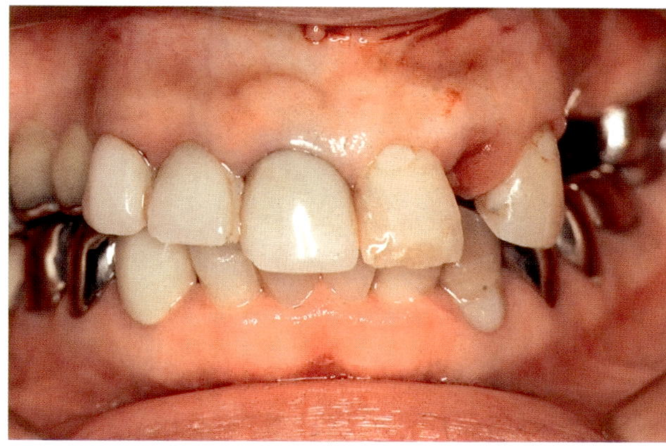

9-5a. 초진 시의 상태. #22는 잔존치근이며 보존 불가로 진단되었다.

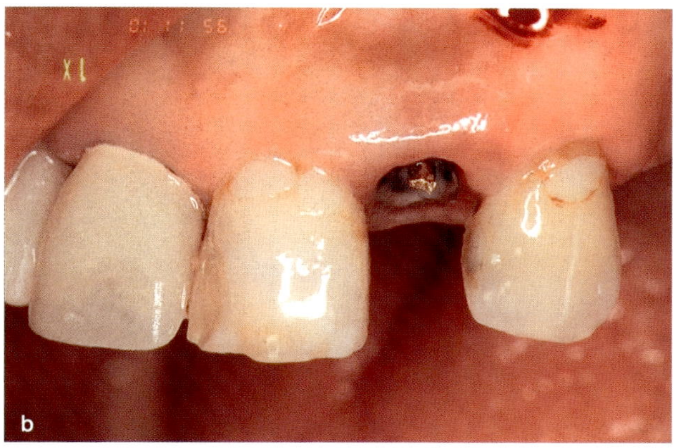

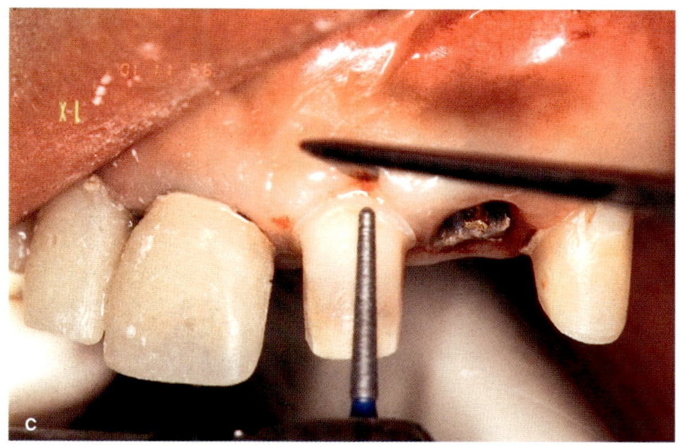

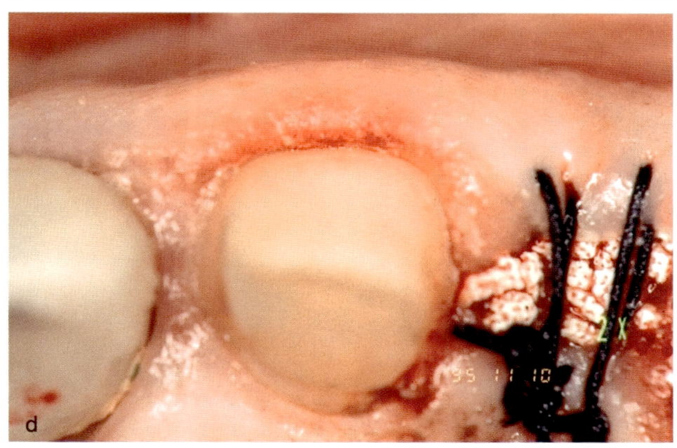

9-5b~d. Gingival protector를 이용하여 치은연하로 형성하였다. 잔존치근 발치는 provisional restoration 제작 후에 실시, 관혈하에서의 작업을 피해야 한다. 발치와에는 아파타이트 과립을 이식하여 치조제 흡수를 막아야 한다.

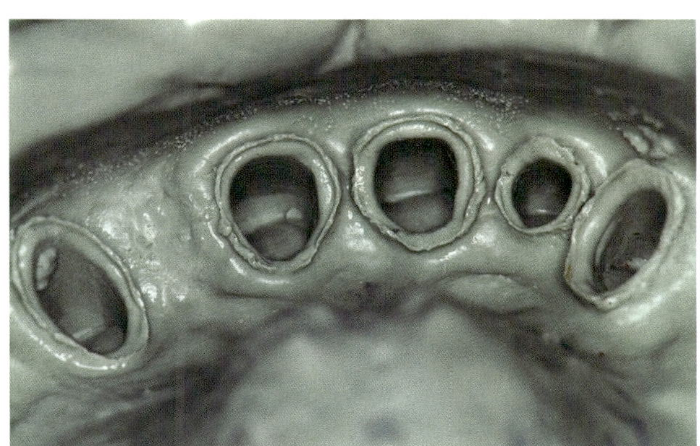

9-5e. 실리콘 인상재에 의한 인상면을 나타낸다.

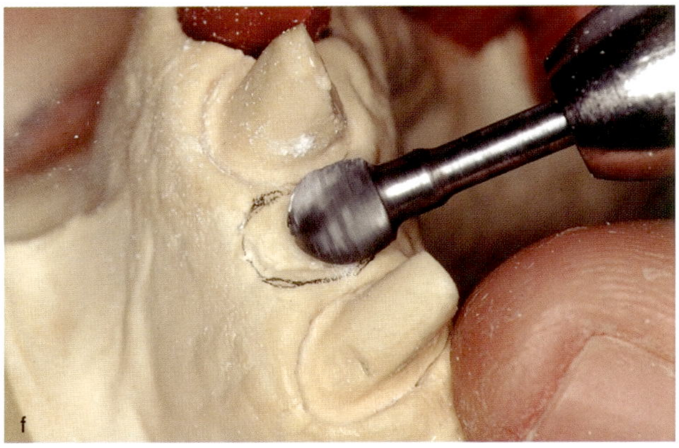

f

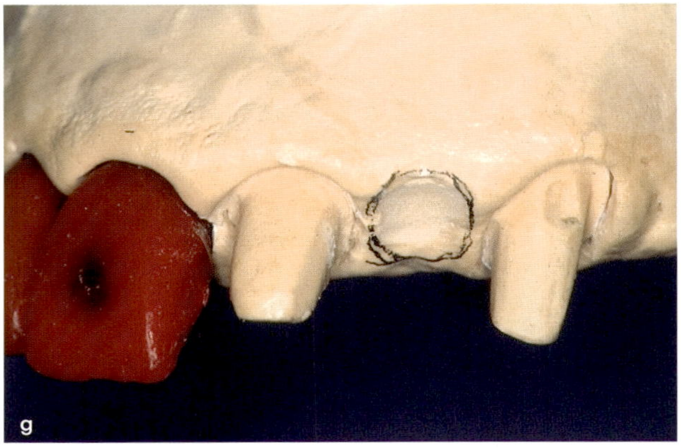

g

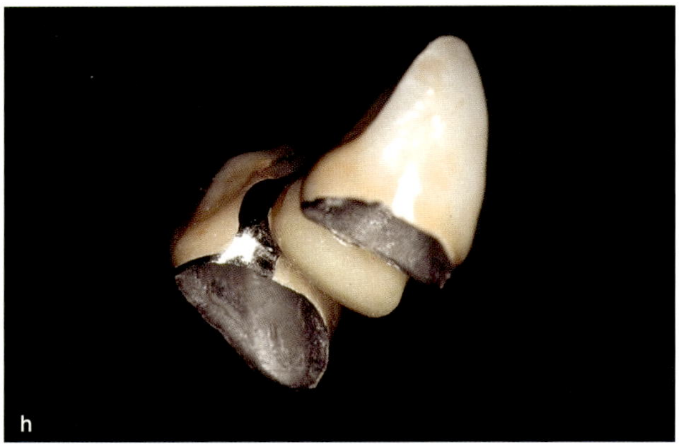

h

9-5f~h. Ovate pontic을 응용하는 증례에서 발치와에 이식재를 이식한 경우 모형상에서 pontic을 조정해야 한다. 구강 내에서 조기에 압박하는 것은 보충재의 누출을 야기하기 쉽기 때문이다.

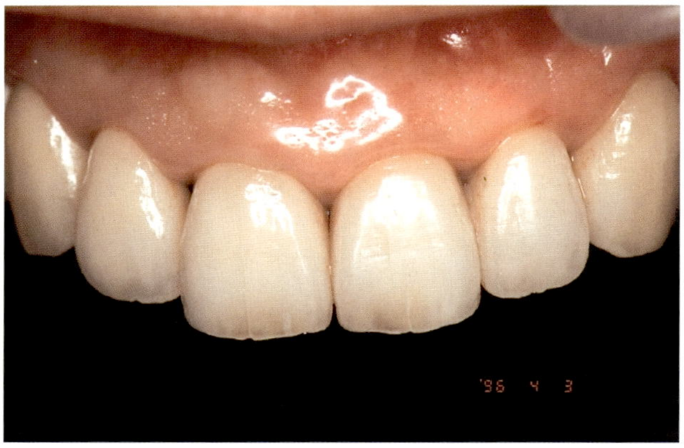

9-5i. 수술 직후(1996년 4월 3일).

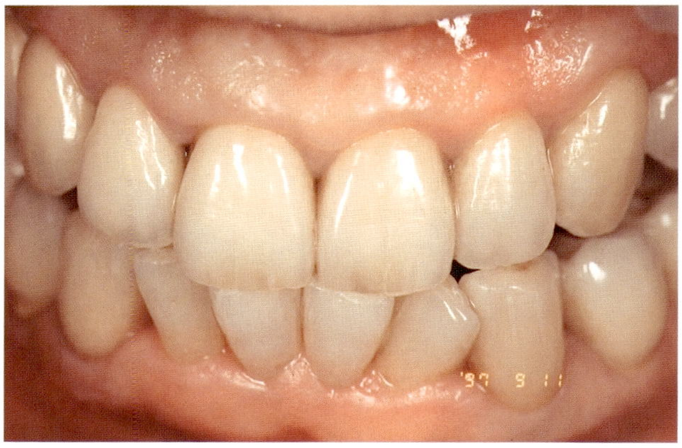

9-5j. 1년 후(1997년 9월 11일).

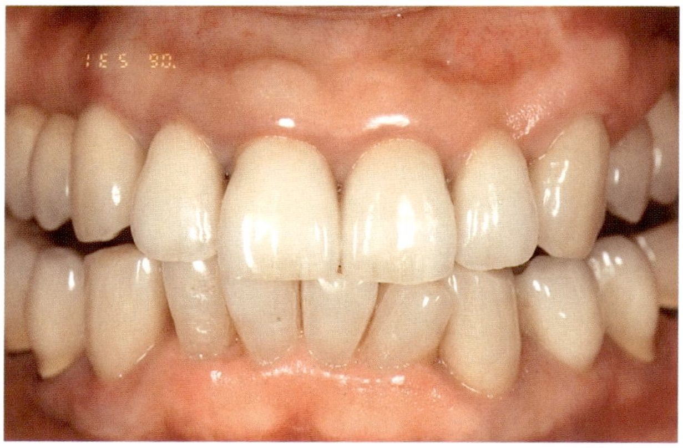

9-5k. 10년 후(2006년 5월 31일). 변연치은에 약간의 발적이 나타난다.

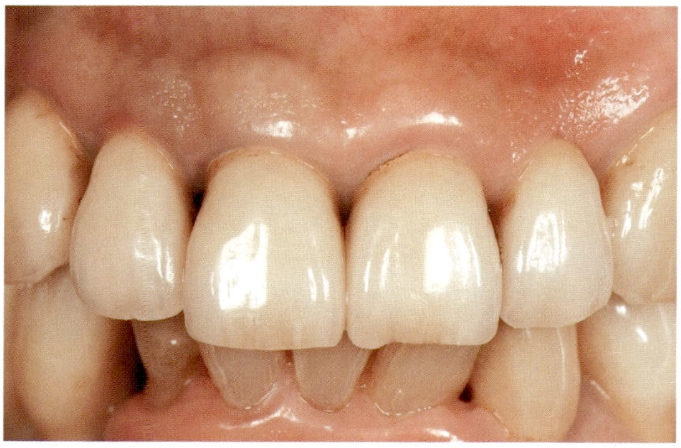

9-5l. 약 23년 후(2019년 11월 1일). 중절치 마진은 약간 노출되어 있지만, #22 ovate pontic의 심미성은 유지되고 있다.

증례 85: MTM 후에 ovate pontic 브릿지(9년 경과)

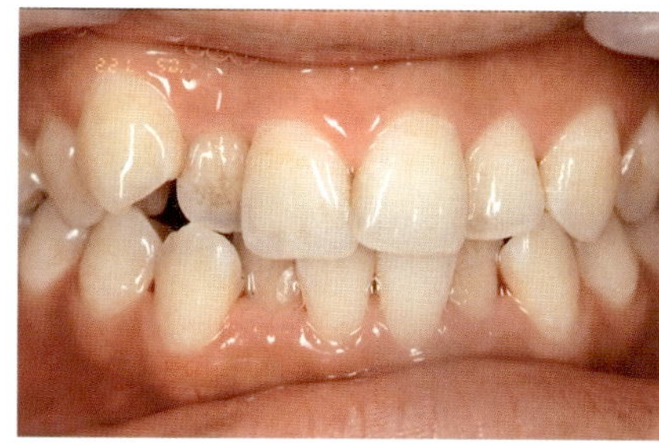

9-6a. 환자는 이른바 견치돌출(#13)에 대한 심미 개선을 주소로 내원하였지만, 치료 기간을 고려하여 #12의 발치와 MTM을 선택하였다(2005년 7월 22일).

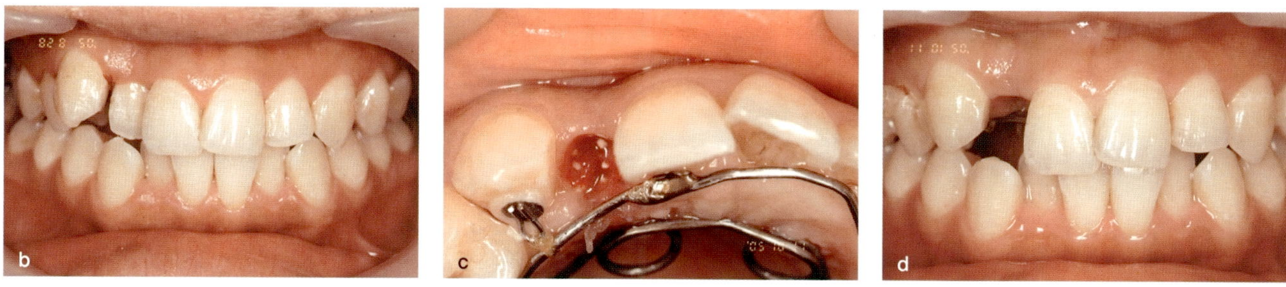

9-6b~d. 약 2개월 반에 걸쳐서 약간의 확대와 견치 정출을 위한 MTM을 실시하였다. 9-6d는 MTM 및 #12 해당 부분의 이식이 끝난 상태이다(2005년 10월 11일).

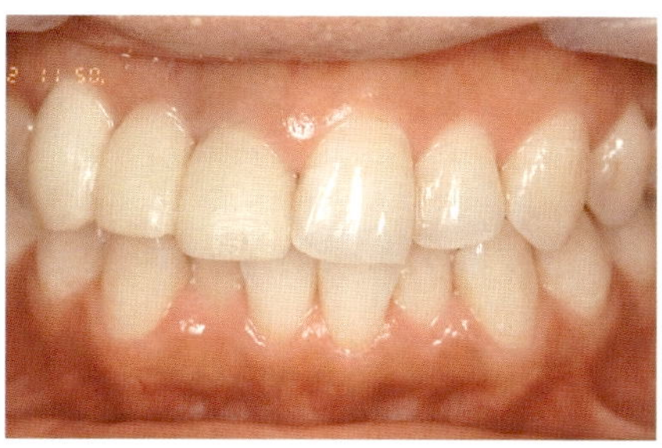

9-6e. Provisional restoration을 제작하였지만, 약간 바깥쪽으로 열린 모양으로 되어 있다(2005년 11월 2일).

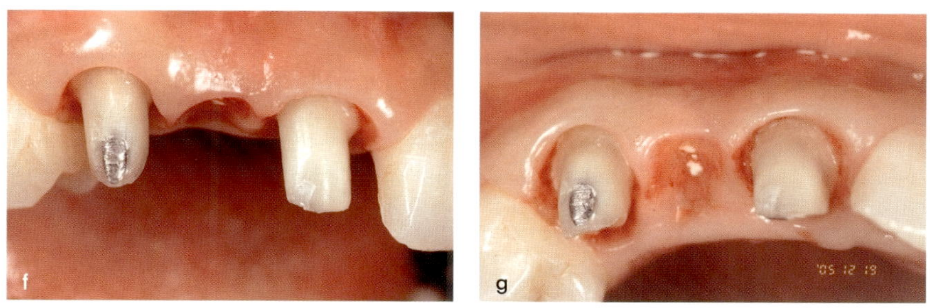

9-6f, g. 지대치의 상태와 ovate pontic 점막면을 나타낸다(2005년 12월 19일).

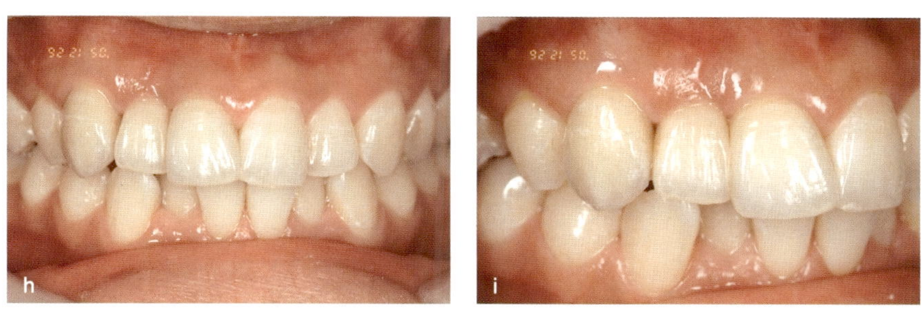

9-6h, i. 초진으로부터 약 5개월 후에 최종보철물이 장착되었다(2005년 12월 26일).

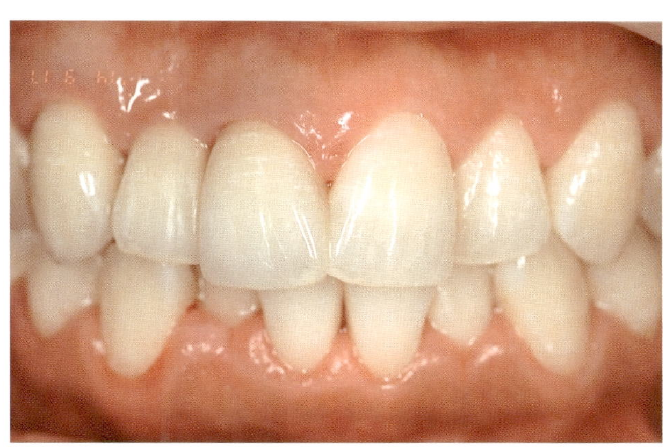

9-6j. 수술 후 약 9년. #11, #12 사이는 약간 겹치게 되었는데 대칭적으로 큰 문제는 없다(2014년 9월 17일).

증례 86: 브릿지의 납착은 중요하다(6년 경과)

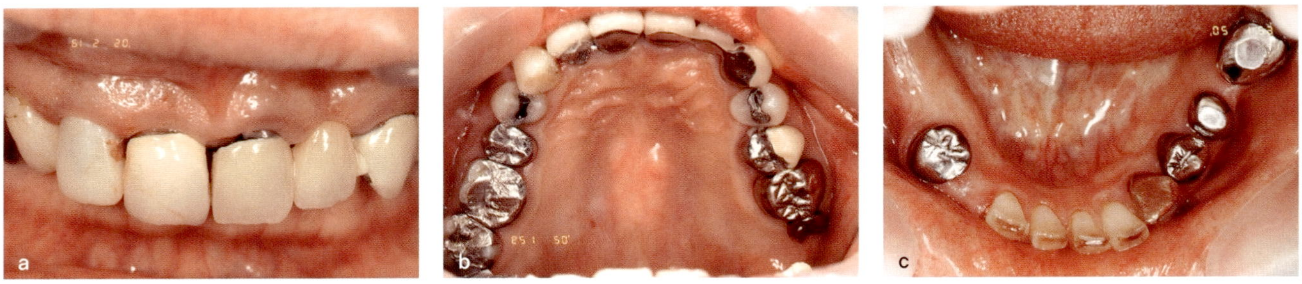

9-7a~c. 환자는 전치부의 심미 개선을 원하여 내원하였는데 클릭음을 동반한 TMD의 문제가 있었다. 이런 deep overbite의 증례는 전방운동 시의 관절두의 급격한 하강을 초래하므로, 절치로각을 완화할 필요가 있어 anterior guidance의 변경도 포함하여 전악 치료를 하였다(2002년 2월 19일, 2002년 1월 29일).

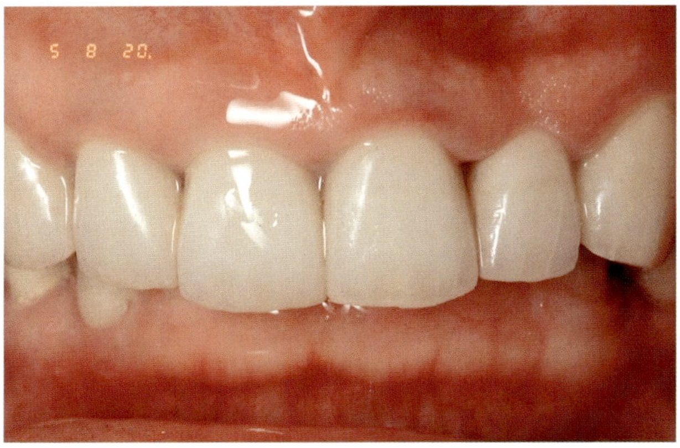

9-7d. Anterior guidance를 포함하여 치료를 하였다. 교합고경을 바꾸지 않아서 정면 사진에서는 deep overbite처럼 보이지만, 구개 측면에서 느슨한 guidance를 부여하고 있다(2002년 8월 5일).

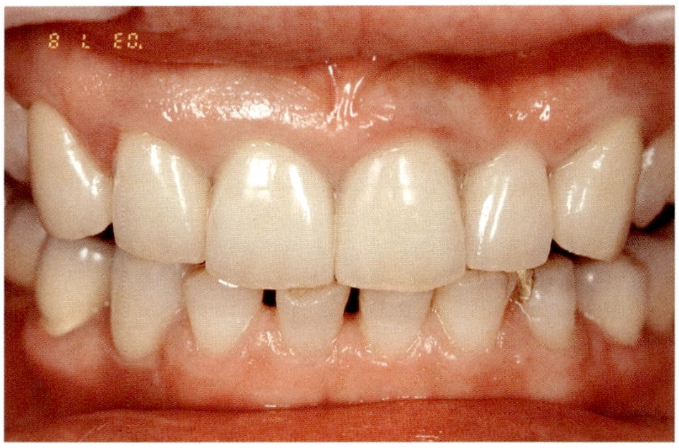

9-7e. 1년 후. Anterior guidance가 변화하지 않도록 6전치는 모두 연결되어 있지만, #22는 ovate pontic이다(2003년 7월 8일).

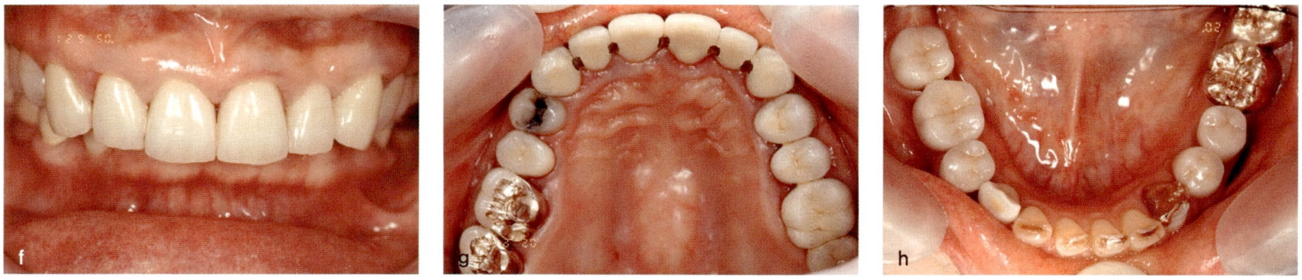

9-7f~h. 약 3년 후. 클릭음도 없어지고 안정되어 있다(2005년 6월 21일).

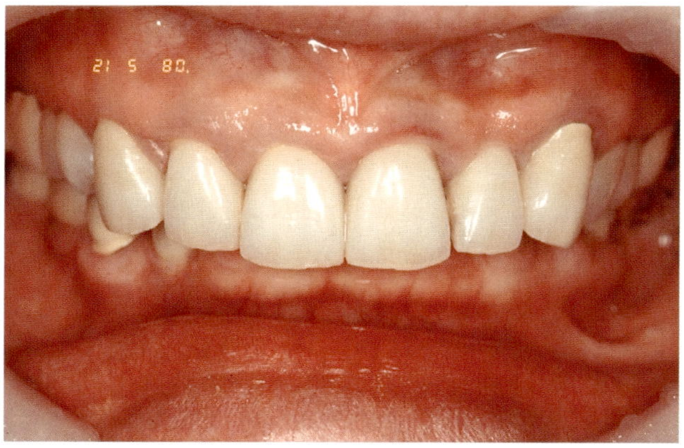

9-7i. 약 6년 후. #23의 치은퇴축이 신경쓰여 조사해 보니, #21, #22 사이의 납착이 떨어져 있음이 판명되었다. 수리를 했음에도 불구하고 결국 몇 년 후에 #23은 발치하게 되었다. 교합을 안정시키기 위한 연결은 단단하게 이뤄져야 한다. 크게 반성한 점이다(2008년 5월 12일).

증례 87: 역시 임플란트는 움직인다(11년 경과)

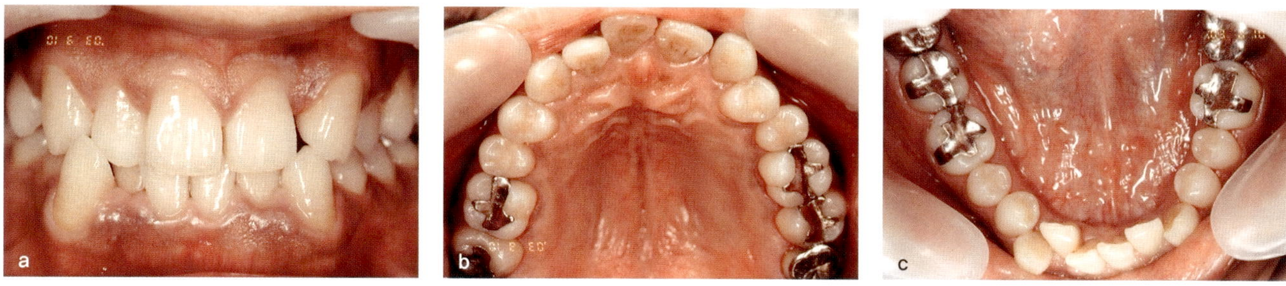

9-8a~c. 환자는 방치되어 있던 결손부(#22)의 치료를 희망하여, 교정치료 후에 임플란트 보철을 하기로 하였다(2003년 9월 19일).

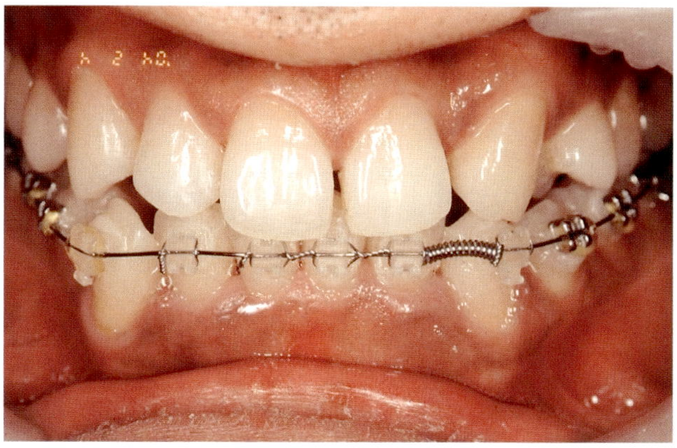

9-8d. 상·하 치열의 확대를 실시하여 임플란트 공간을 만들고 있다(2004년 2월 4일).

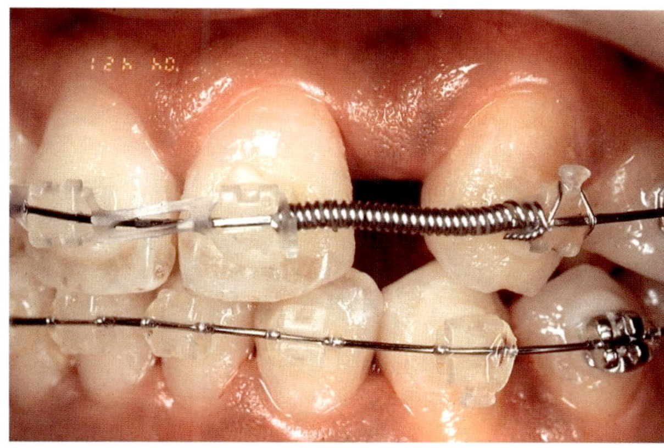

9-8e. 공간 확대 중이다(2004년 4월 21일).

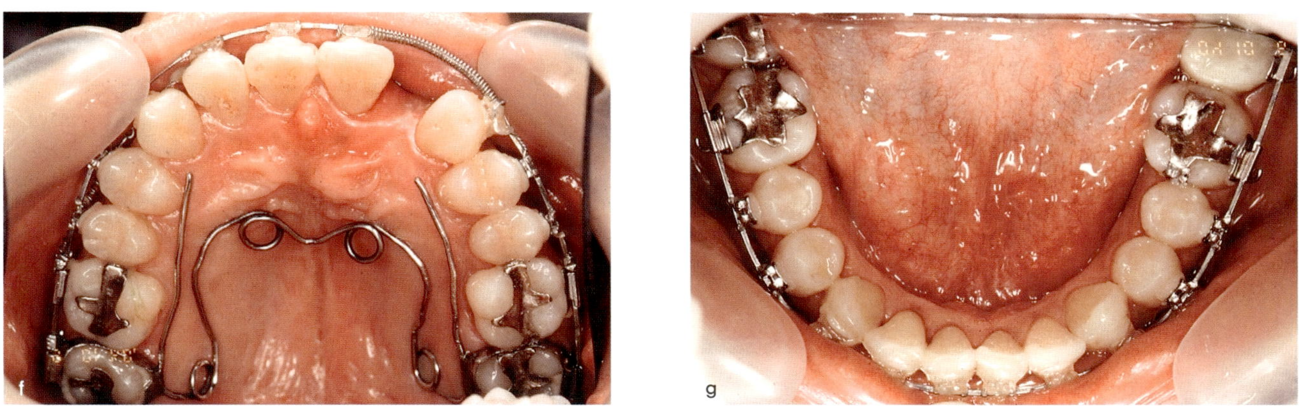

9-8f, g. 약 1년 후 공간이 확보되었다(2004년 10월 6일).

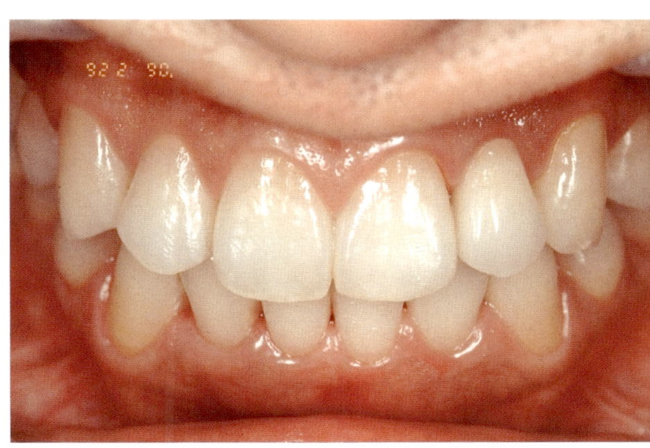

9-8h. #22에 임플란트 최종 상부 구조 장착 이후 약 반년 후의 상태이다(2006년 2월 26일).

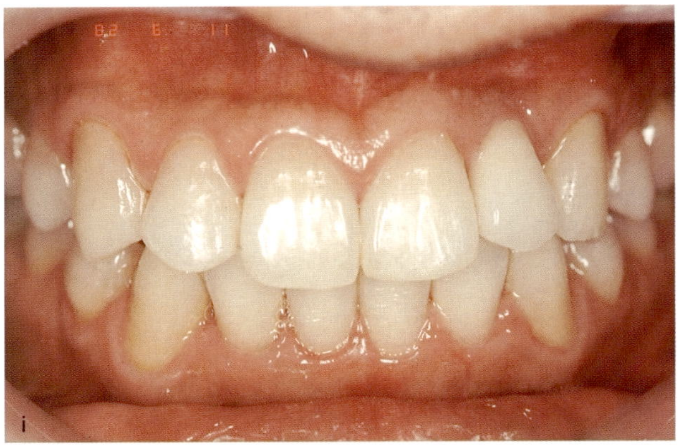

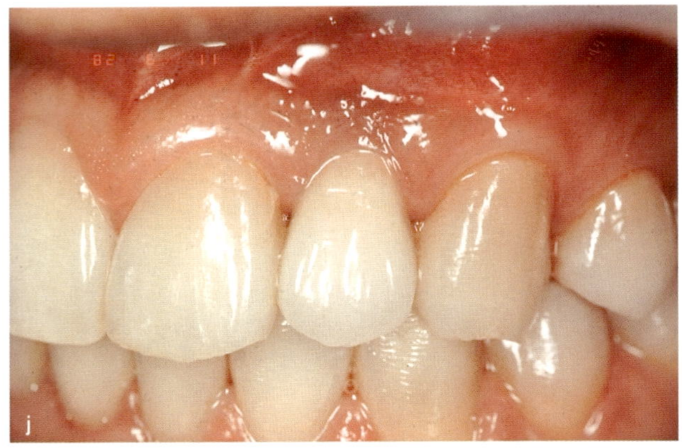

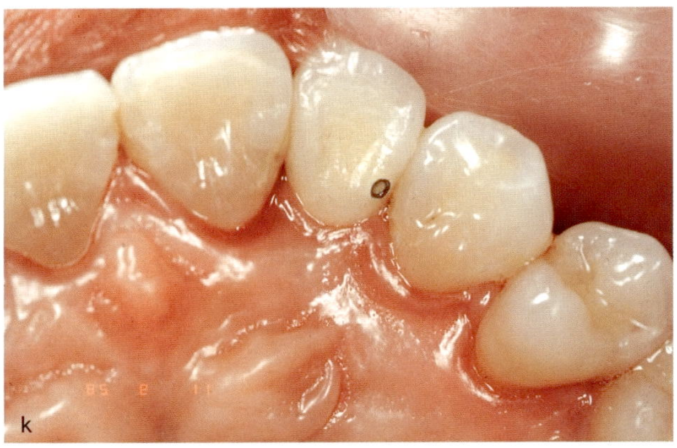

9–8i~k. 약 6년 후. 임플란트는 순측 방향으로 약간 이동하고 있다(2011년 9월 28일).

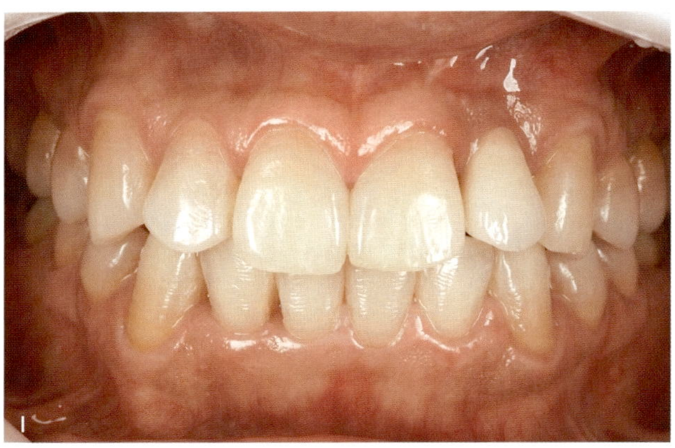

9–8l~n. 11년 반 후. #22의 임플란트는 순측으로 더 이동하고 하악 치와의 접촉이 없어졌다. 임플란트가 움직이는 것을 고려하면 ovate pontic에 의한 브릿지 보철이 유리하다(2017년 3월 25일).

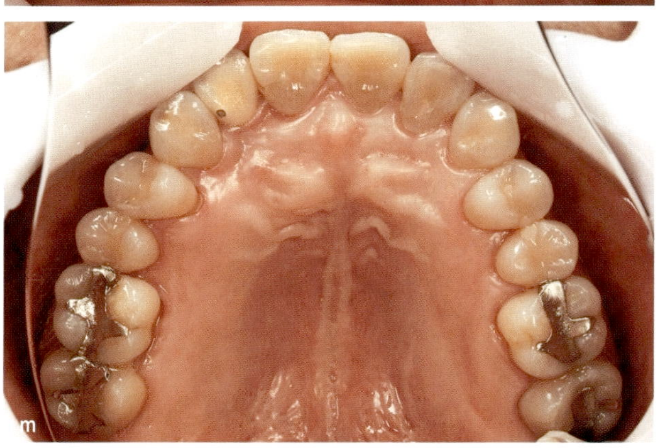

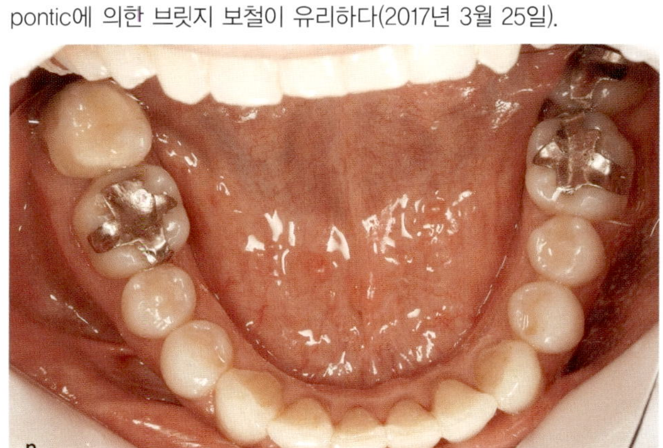

증례 88: 전치의 임플란트에 압하 방지를 위한 느슨한 key & keyway를 이용한다(12년 경과)

9-9a. 초진 시 #11이 결손되어 있다. #22는 치관파절로 환자는 상악 4전치의 치료를 희망하였다(2007년 5월 23일).
9-9b. 전치에서는 잔존골이 충분해서 #11에 임플란트를 식립하고, 4전치는 메탈세라믹으로 수복하였다.

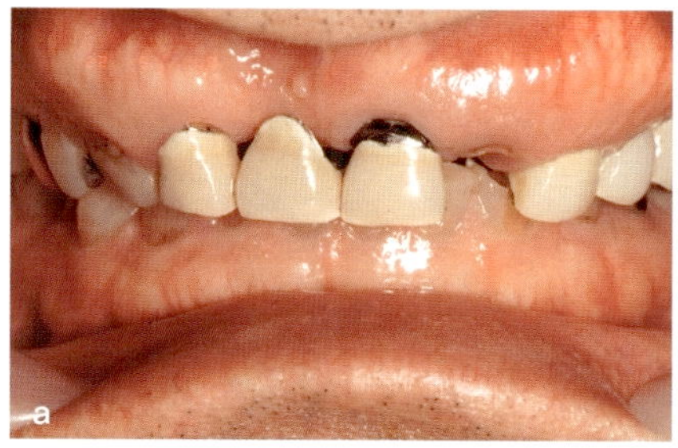

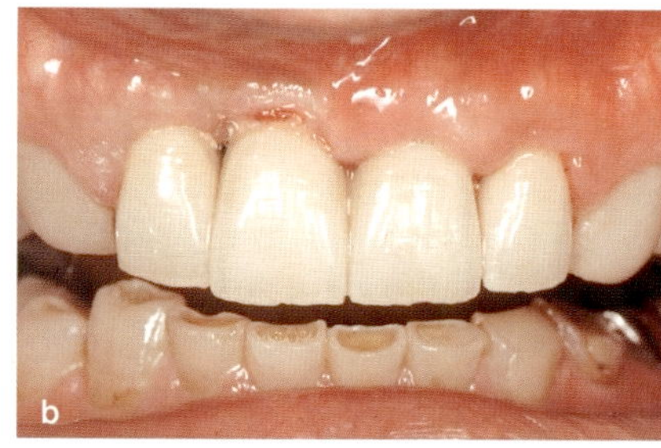

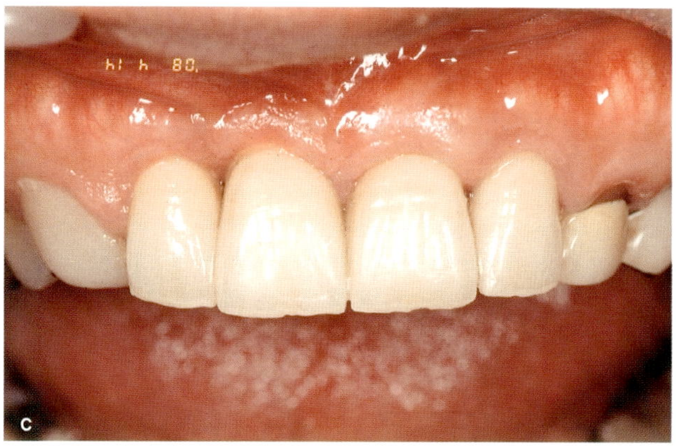

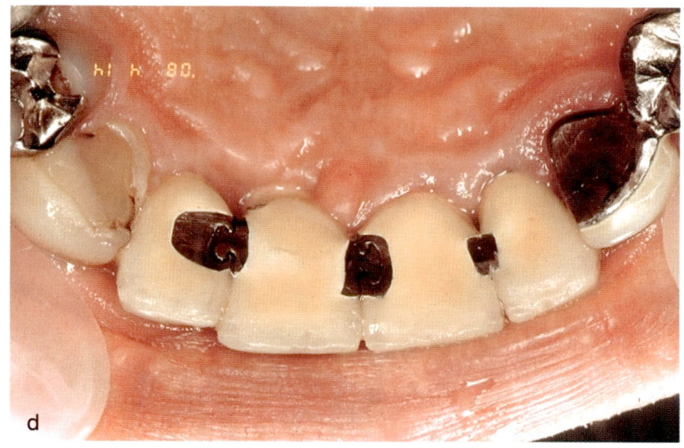

9-9c, d. 잔존골량이 충분하여 임플란트 주위 연조직도 안정되어 있다. 하지만 교합력도 강해 전치의 임플란트는 이동하기 쉬우므로, 임플란트 상부 구조와 자연치의 보철물은 key & keyway로 연결하기로 하였다(2008년 4월 14일).

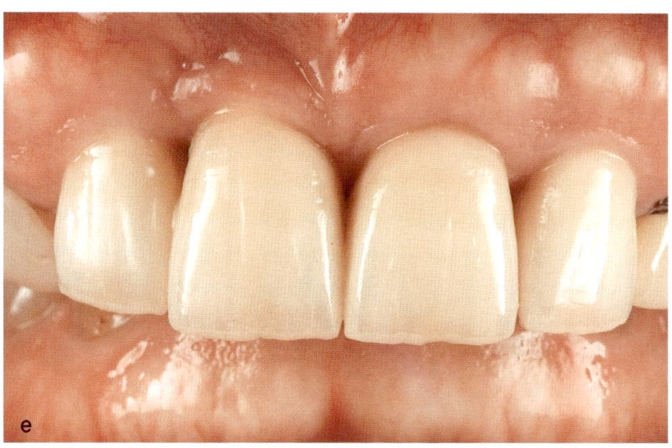

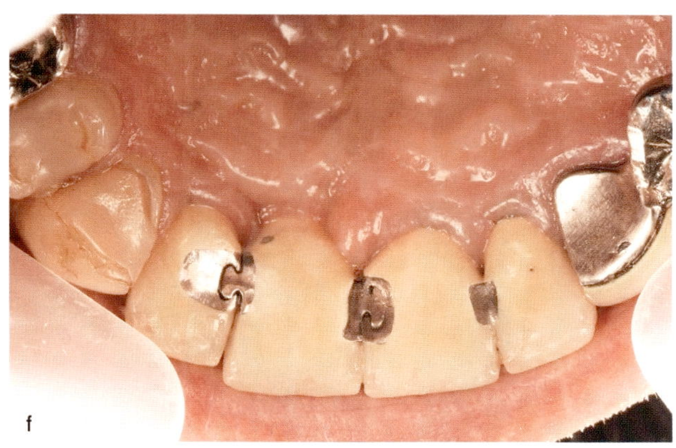

9-9e, f. 환자는 리콜에 응하지 않아 약 10년 만에 내원했다. 술자로서는 술후를 걱정했지만 임플란트 이동이 없어 안심했다. 여기에 설치한 key & keyway는 의도적으로 느슨하게 했다. 너무 타이트하게 하면 자연치 혹은 임플란트의 압하가 일어났을 때 원래 위치로 돌아갈 수 없게 되어 버리기 때문이다. 압하 방지만으로 성공했다는 것은, 전치부 임플란트의 이동이 주로 압하라고 결론지을 수 있다(2018년 7월 20일).

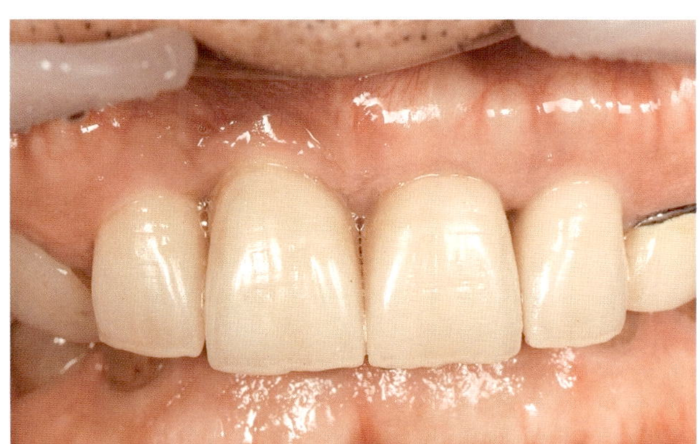

9-9g. 최근에는 리콜에 응하게 되어 12년 후에도 안정되어 있다(2019년 10월 29일).

Contents 10

치은을 낮추지 않는 심미수복에서의 유지보수

머리말

건전치은 확보 후에 이뤄지는 심미수복에서 치은이 내려가는 이른바 치은퇴축이 일어나지 않도록 하는 것이 매우 중요하다. 일반적인 유지보수는 치주치료의 흐름과 같아, 치은을 당기고 치은이 내려가는 방향으로 흐르는 경향이 있다. 그러나 심미수복에서의 그 흐름은 정반대로, 현존 치은을 유지하는 방향으로 생각해야 한다. 즉, 유지보수라고 하면 치주치료의 유지보수를 상상하기 쉽지만, 필자가 추천하는 유지보수는 치주치료 후의 유지보수와는 분명하게 다르다(증례 89).

1. 유지보수를 위한 칫솔질 압력

칫솔질하는 방법은 중요한데 칫솔질할 때 힘을 주는 방법, 즉 칫솔질 압력은 수복치아뿐만 아니라 자연치에서도 그 수명을 좌우하는 중요한 요소이다(그림 1~3)[71,81,90,91,97,225,227].

강한 압력의 칫솔질로 인해 다음과 같은 문제들이 발생한다.

① 치은퇴축에 의해 마진이 노출되고 심미성이 손상됨과 동시에 마진부의 2차 우식 외에도 상아질의 우식 위험이 커진다(그림 4~6, 증례 90).

② 치은의 과도한 각화를 초래해 방어 메커니즘에 관계되는 백혈구의 유주를 감소시킨다(특히 인접면에서 치간칫솔의 사용으로 인한 각화는 자정작용을 저하시키는 원인이 된다)(증례 91).

③ 자연치드 법랑질에 물결 모양의 결손을 일으켜 상아질 노출로부터 abfraction과는 다른 양상의 충치 증상을 발생시키기 쉽다(그림 7, 8).

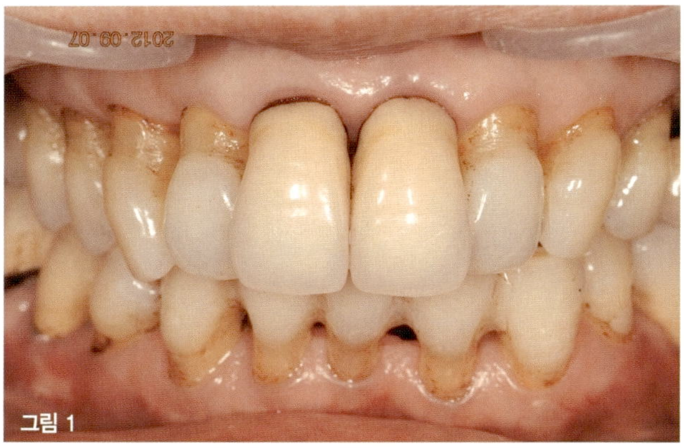

그림 1

그림 1~3. 모 치과의원에서 치주치료한 후의 환자 상태. 강한 압력의 칫솔질로 치주조직 전체가 각화 경향을 보이고 있다.

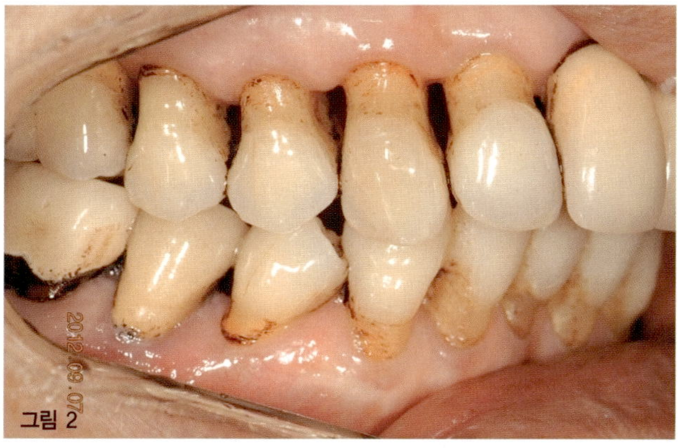

그림 2

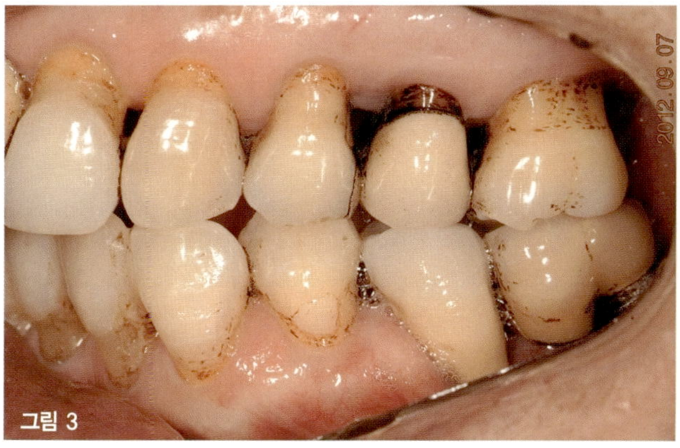

그림 3

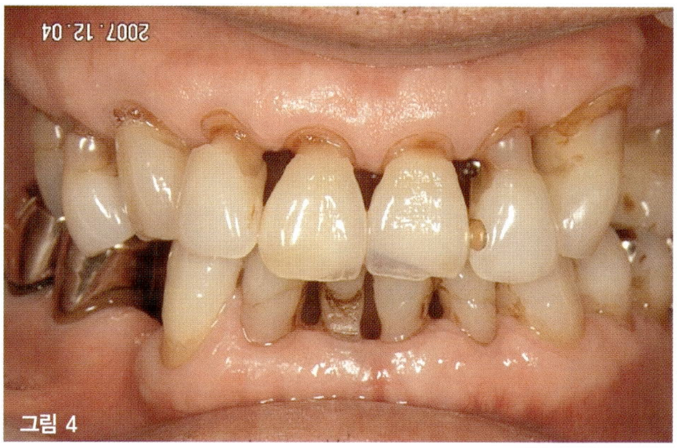

그림 4

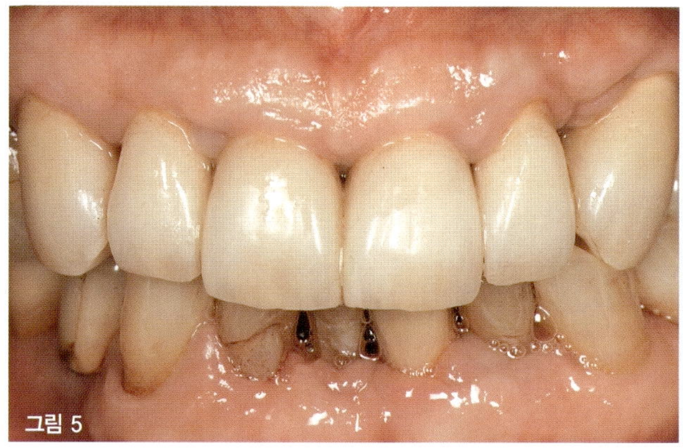

그림 5

그림 4, 5. 환자는 이전 의사의 지시에 따라 매일 밤 30분간 양치를 하였다. 모래시계 모양의 상악 전치는 차례로 파절되어 메탈세라믹으로 수복하게 되었다. 밤에 양치시간을 3~5분 이내로 하고, 가벼운 힘으로 닦도록 다시 지도하였다. 그림 5는 보철 처치 약 11년 후의 상태이다(2019년 11월 15일).
그림 6. 상악 전치에 마진 노출이 두드러진 이 환자는 약 300g의 압력으로 이를 닦았다. 하악 전치의 치은도 모두 cleft 형태로 되어 있다.

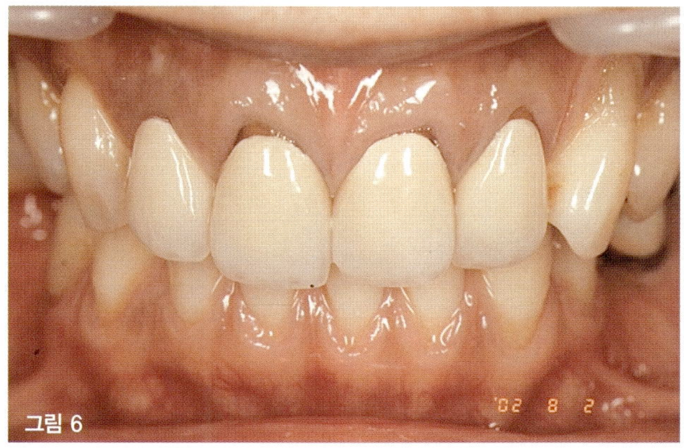

그림 6

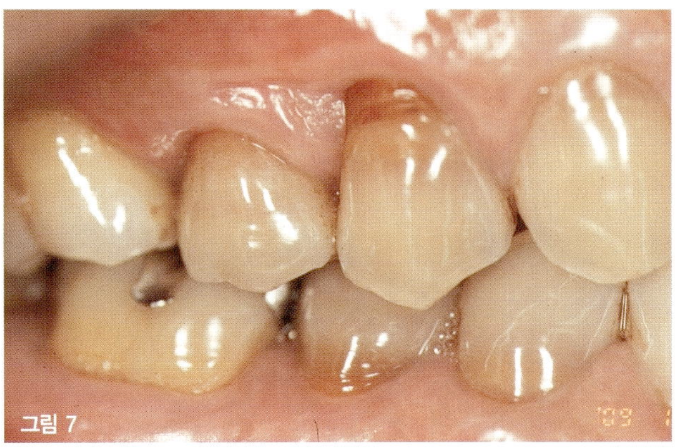

그림 7

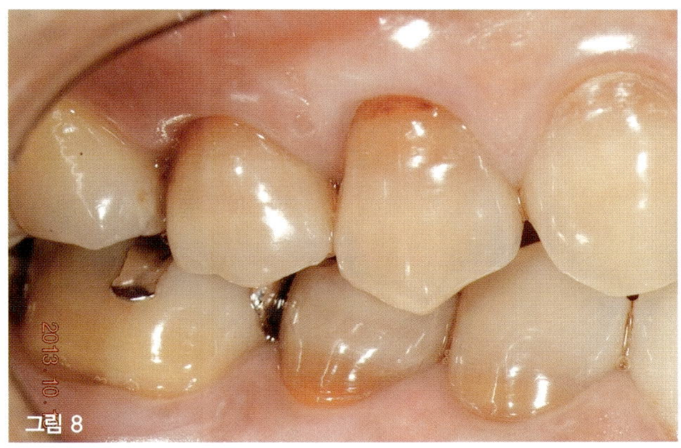

그림 8

그림 7, 8. 환자는 노출된 법랑질의 색이 신경쓰여 같은 부위를 장시간 닦았기 때문에 치은이 퇴축되어 찬물에 통증을 느꼈다. 환자에게 칫솔질을 너무 많이 했다고 설명했더니 처음엔 믿지 못했으나, 압력을 약하게 하고 닦는 시간을 줄임으로써 치은이 회복되자 겨우 믿어 주었다(그림 7의 치은에 가로로 난 홈을 주목).

2. 칫솔질 압력 지도에 대해

환자에게 '잘 닦으세요.', '깔끔하게 닦으세요.' 등으로 격려하는 것은 오히려 칫솔질 시의 과도한 힘을 조장시키는 것으로 이어질 수 있으므로 주의가 필요하다. 즉, 어느 정도의 힘으로 닦는 것이 좋은지를 구체적인 수치로 나타내는 것이 중요하다고 필자는 생각한다. 본원에서는 베테랑 치과위생사의 칫솔질 압력을 참고로 약 100g의 압력으로 닦도록 권장하는데[90,91,97], 이를 위해 환자에게는 요리에 사용하는 쿠킹 저울 위에서 칫솔질 스트로크를 실시하게 하여 그 중량을 압력으로 하여 지도하고 있다(그림 9). 쿠킹 저울상에서는 수치가 제각각이 되지만 환자에게는 그 수치가 100g

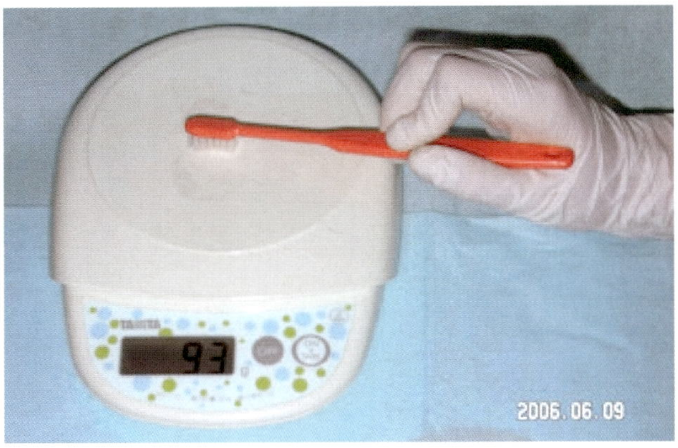

그림 9. 칫솔질 압력의 측정 방법. ① 저울 위에서 구강 내 칫솔질을 재현하게 한다. ② 평균치를 본다. ③ 100g 정도가 되도록 저울 위에서 칫솔질한다.

이 되도록 연습하게 한다. 보통 200~300g을 나타내는 환자의 경우가 많고, 처음부터 100g 이하로 칫솔질하는 환자는 드물다.

이와 같이 환자 지도에는 구체적인 목표 수치를 부여하는 것이 효과적이다. 동시에 좌·우에서 나타나기 쉬운 칫솔질 습관을 간파하여 지도하는 것도 중요하다(증례 92, 93).

3. 자연치와 보철물에서 나타나는 치은퇴축의 차이

자연치에서는 주로 법랑질에, 세라믹 수복물에서는 주로 세라믹에 접합상피가 헤미데스모좀을 동반하여 변연치은을 부착시키고 있다. 접합상피의 부착력은 25g압의 프로빙으로, 부착의 약 절반의 폭이 벗겨지는 것을 감안하면(Contents 3 참조) 결코 강하다고는 생각할 수 없다. 칫솔질의 힘은 이 부착 상태에 대해 변연치은을 통해 2차적으로 파동을 주므로, 일상적으로 강한 힘이 가해지는 것은 부착의 안정을 저해하기 쉽다고 생각된다.

그런데 강도 200g으로 칫솔질을 했을 경우 자연치와 세라믹 수복물 중 어느 쪽이 치아의 퇴축을 일으키기 쉬운지를 생각해 보면, 수복치아가 퇴축을 일으키기 쉬울 것으로 생각된다. 그림 10, 11은 칫솔질 압력이 강한 환자이지만 자연치와 비교하면 분명히 메탈세라믹 쪽 치은에 퇴축이 일어나고 있는 것이 관찰된다(레진은 변연치은과의 부착력은 약하고, 플라크도 부착되기 쉽다)(증례 94). 따라서 인공물인 메탈세라믹이 접합상피의 부착력이 약할 것으로 추측된다.

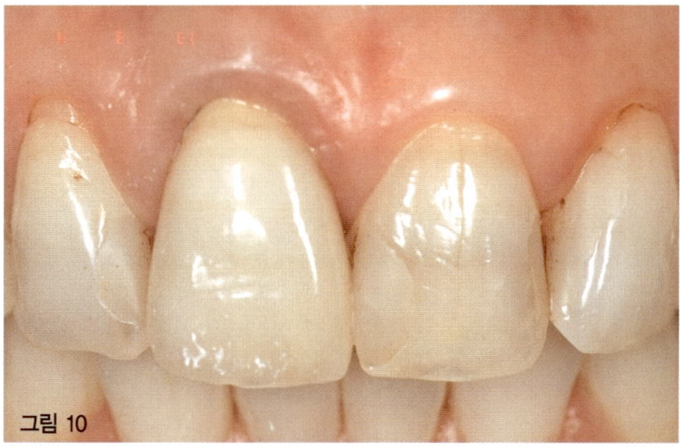
그림 10

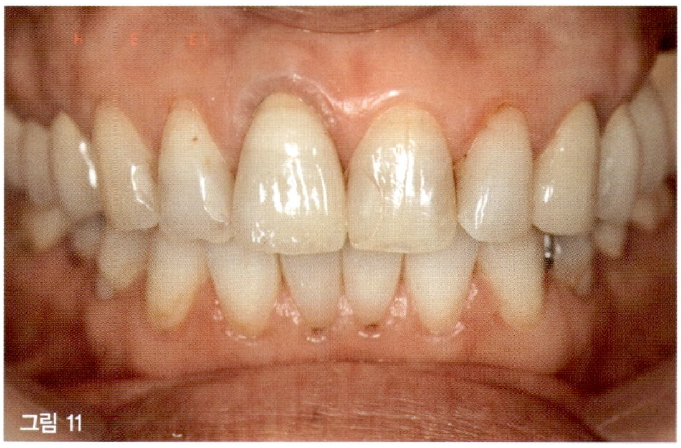
그림 11

그림 10, 11. 환자는 언제나 강한 힘으로 칫솔질을 하고 있어, 좀처럼 힘이 개선되지 않았다. 필자가 치료한 #11의 메탈세라믹은 자연치와 비교하여 확실히 치은퇴축 속도가 빠르다는 것을 알 수 있다. 그림 10의 전체 형태에서 이렇게 상아질이 노출된 환자에게서는 치경부 우식이 많다는 것도 알 수 있다.

그러나 100g 정도의 칫솔질 압력을 엄수하고 있는 환자에게는 자연치와 세라믹 수복물의 차이가 확인되지 않는 경우가 많으며, 이 점에서도 100g 정도의 칫솔질 압력이 치은퇴축을 방지하기 위해 임상적으로 유용하다고 생각된다.

4. 기공 조작 시의 주의점

일반적으로 치과기공사에게 치간칫솔을 주고 기공물 제작 의뢰를 하는 치과의사가 있는데, 필자는 그 방침에는 기본적으로 동의하지 않는다. 이러한 의뢰의 대부분은 인접면 바로 밑 등의 주로 embrasure 공간을 청소하는 것에서 나온 발상인데, 본래 구강 내에 그러한 공극이 존재하는지를 성찰해 주었으면 한다. 왜냐하면 자연치는 협설측에서의 접촉 부분이 작아, embrasure가 터널 모양으로 존재하지 않기 때문이다. 즉, 터널 모양의 embrasure는 술자의 의도, 주로 강도 면에서 접촉 부분을 협설적으로 길게 유지하도록 하고 있기 때문이다. 이 상태를 개선하려면 치관의 장축 방향으로의 연결, 혹은 납착 면적을 늘리는 것이 중요하며, 우선 장축 방향으로의 영역을 확보할 수 있는지를 진단해야 한다(이런 점에서 치은연하 마진은 유리하다). 시술자의 선입견으로 보철물을 설계하는 일은 절대로 있어서는 안 된다(그림 12, 13).

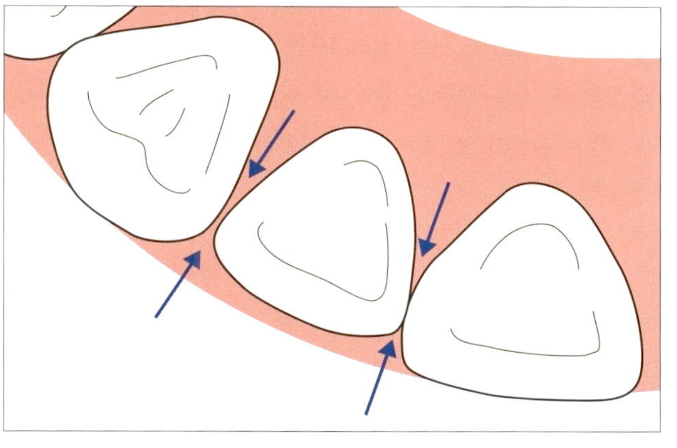

그림 12. 자연치와 같이 협설적으로 contact area를 좁히고, embrasure 공간을 넓힘으로써 청소성이 향상된다.

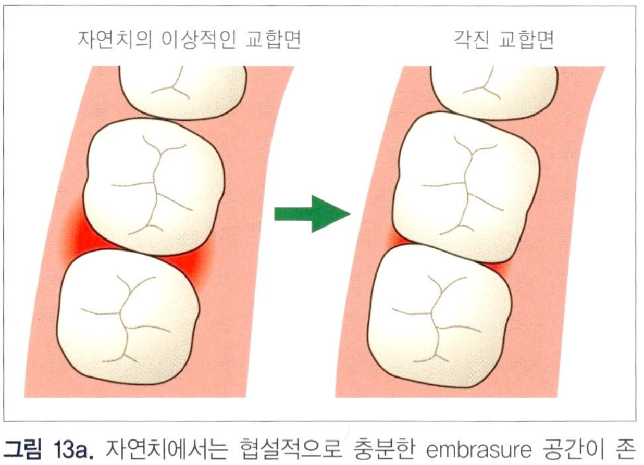

그림 13a. 자연치에서는 협설적으로 충분한 embrasure 공간이 존재한다.

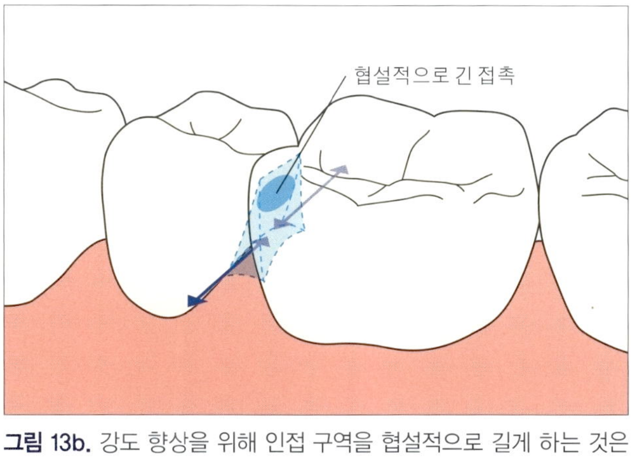

그림 13b. 강도 향상을 위해 인접 구역을 협설적으로 길게 하는 것은 청소성의 저하로 이어지니 주의해야 한다.

5. 치주질환자와 보철 후의 건전치은에 대한 유지보수는 같지 않다

심미수복을 하기 위해서는 병적 치은의 건전성을 확보한 후 최종보철물을 장착하는 것은 당연하다. 따라서 치주병 환자에게 권장되는 칫솔질법과 다른 것도 당연하다. 예를 들어, 수복 후의 치은에서 치은구부터 tapered 가공된 칫솔모 끝을 삽입하는 것은 접합상피의 박리를 빈번하게 초래하여 조기 치은퇴축을 야기할 가능성이 있어 바람직한 칫솔질법으로 보기 어렵고, 치간칫솔을 자주 사용함으로써 치간유두를 상실하는 것도 심미수복의 의미와 배치된다. 물론 치주병에 걸린 환자에게는 치주포켓에 대해 tapered 가공된 칫솔을 활용하는 것이나 치간칫솔을 활용하는 것이 효과적이다. 치과의사, 치과위생사는 치료의 목적과 해부학적 환경을 고려하여 환자의 상황에 따라 칫솔 종류를 처방하는 것이 매우 중요하다(증례 95).

6. 인상채득 후의 주의점

인상채득에 의해 치주조직에 손상이 가해지는 것은 Contents 7에서 기술한 바와 같다. 따라서 인상조작 후의 칫솔질 압력은 치은을 보호하기 위해 매우 중요하다. 인상조작 후 치은의 취급은 인상 시의 침습도에 따라 고려해야 한다. 침습의 정도에 따라 필자는 다음 세 가지를 권장하고 있다.

① 통상적인 칫솔질을 계속함
② 부드러운 칫솔을 사용함
③ 칫솔질을 중지하고 클로르헥시딘으로만 양치질함

그러나 많은 증례에서 보철물 장착까지는 ③의 칫솔질 중지와 클로르헥시딘 사용으로 대응하고 있다. 또한 그 기간은 보철물 장착 후 반년 이상 지속되는 경우도 있다(증례 96, 97).

7. 흡연에 의한 영향

접합상피형 크리핑은 주로 보철물의 형태에 의존한다고 기술하였지만, 그 외에 외적 요인으로서 흡연에 의한 영향도 들 수 있다. 어디까지나 임상적 관찰에서의 의견이지만, 비흡연자와 비교하여 크리핑에 필요한 시간이 길다는 느낌이 든다. 건강상의 이유도 포함하여 흡연에 대한 배려를 촉구하는 것이 중요하다(증례 98, 99).

증례 89: 정직하게 부드러운 칫솔질을 하고 있다(8년 경과)

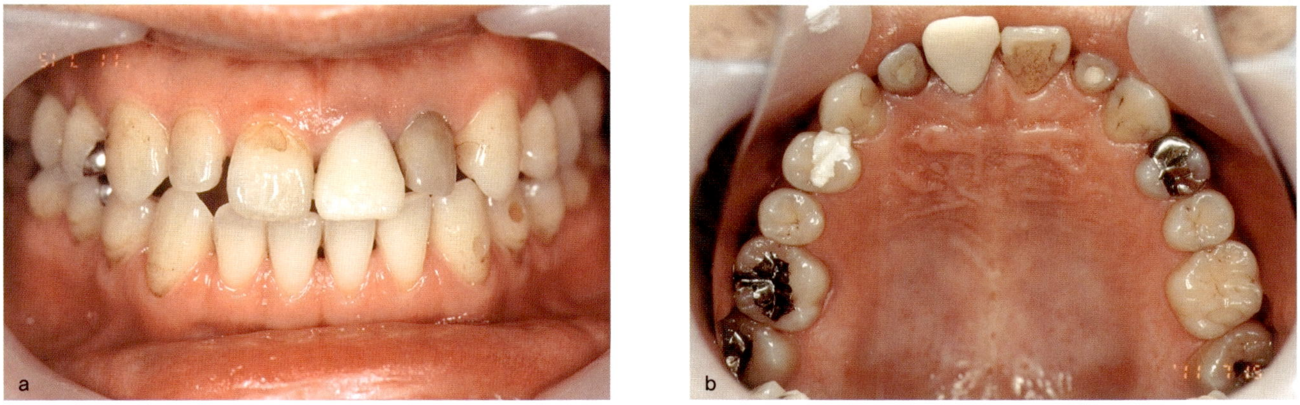

10–1a, b. 미디어에 나올 기회가 많아진 대학교수가 심미 개선을 주소로 내원하였다(2011년 7월 15일).

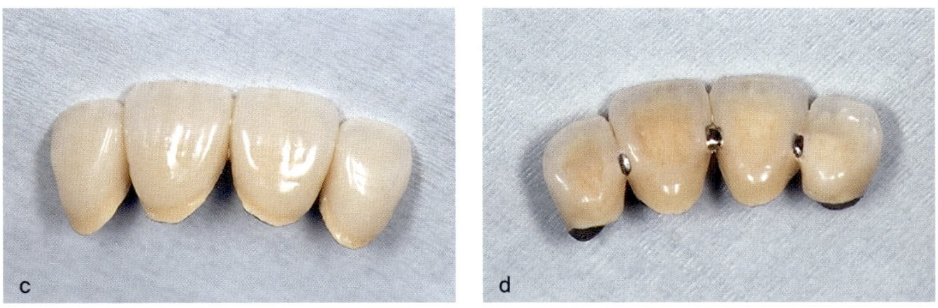

10–1c, d. 좌·우의 균형을 위해 4전치를 수복하기로 하고, spaced arch임을 감안하여 연결 수복하였다.

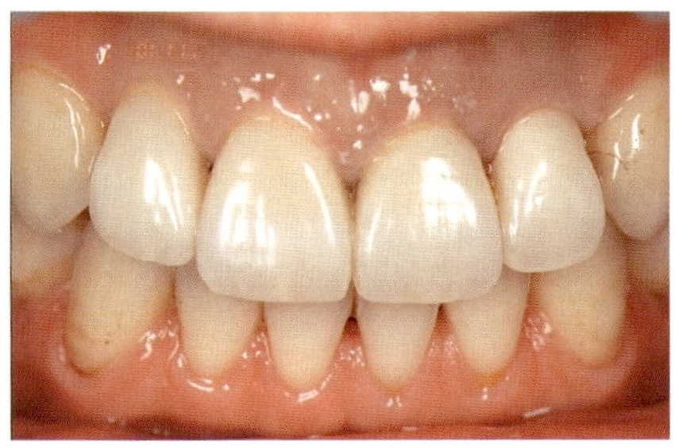

10–1e. 치은의 안정을 보기 위해 수복물 완성 후 임시접착하였지만, 이미 치은의 상태는 안정되고 적절한 칫솔질을 하고 있다고 추측되었다(2011년 10월 7일).

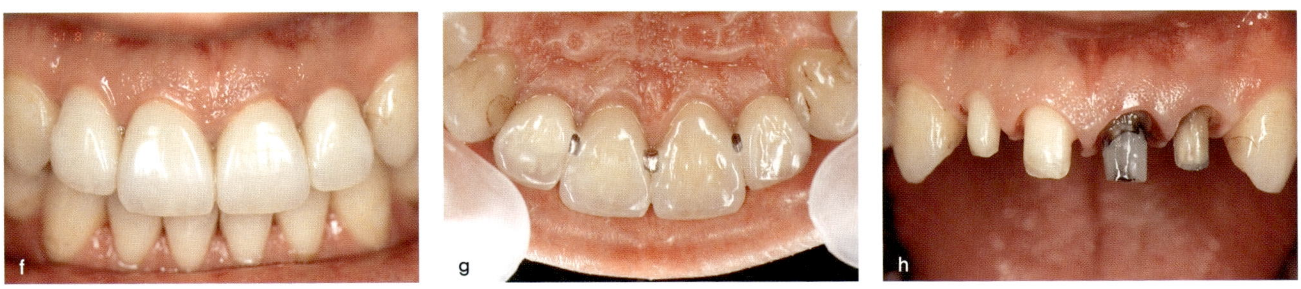

10–1f~h. 약 10개월의 임시접착 후 치은 및 지대치를 점검했는데 문제가 될 것 같은 점은 없어서 곧바로 최종 합착을 이행하였다(2012년 8월 17일).

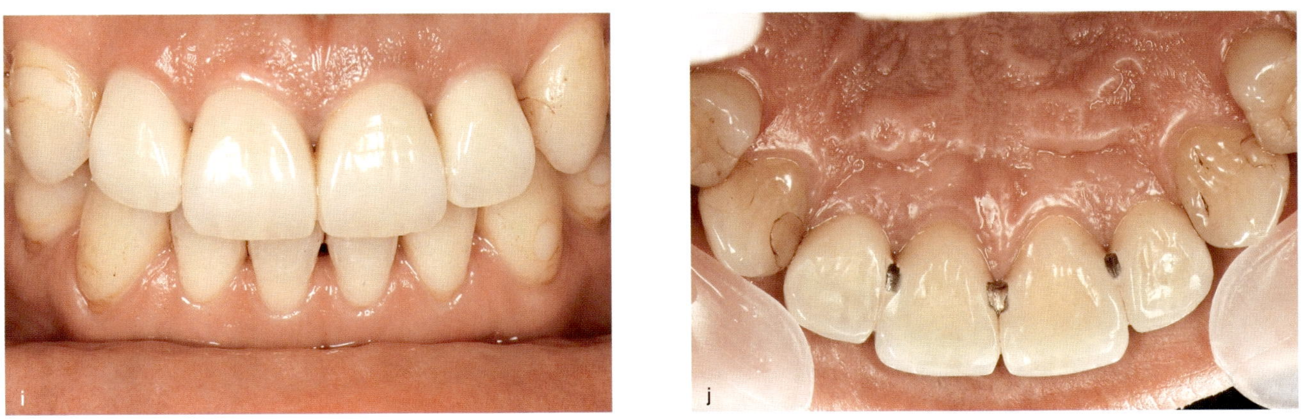

10–1i, j. 약 8년이 경과하여도 부드러운 칫솔질을 계속하여 예후가 양호하다(정면 사진: 2019년 8월 7일, 구개 측면 사진: 2019년 2월 6일).

증례 90: Over brushing(19년 경과)

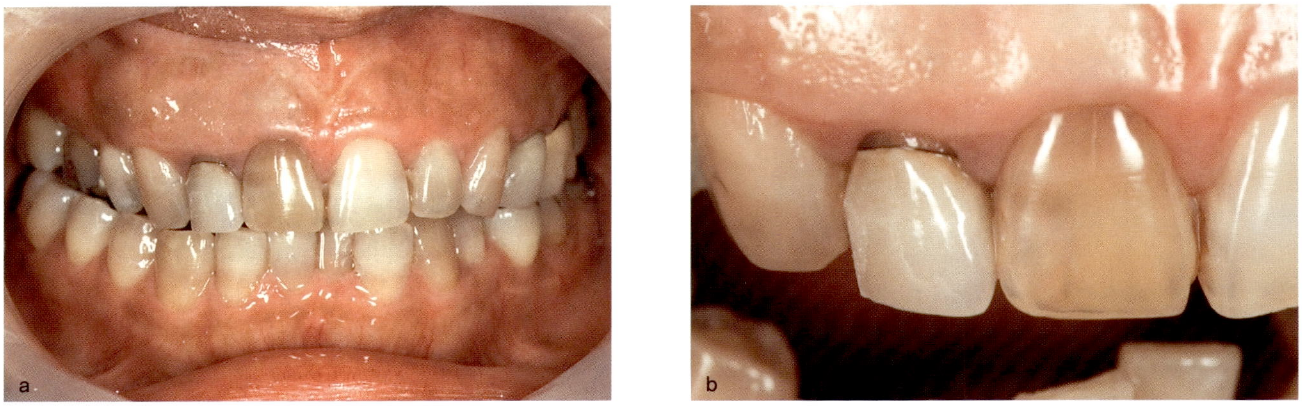

10-2a, b. 초진 시, 환자가 #12 치경부의 마진 변색을 신경쓴 over brushing 때문에 인접 치간유두에 칫솔질 자국으로 난 가로 홈을 확인하였다.

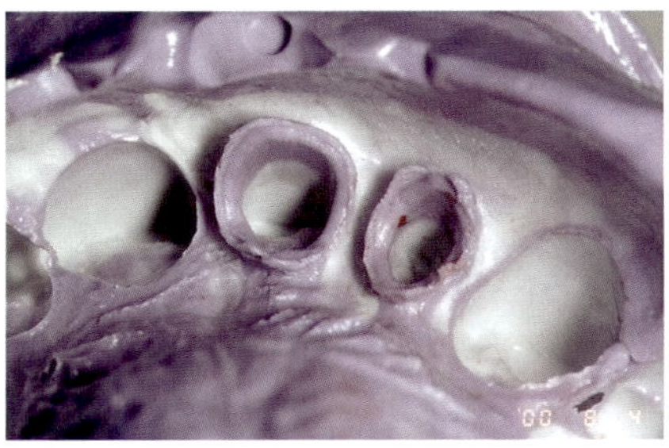

10-2c. 퍼티(putty) 1회법에 의한 인상면을 나타낸다.

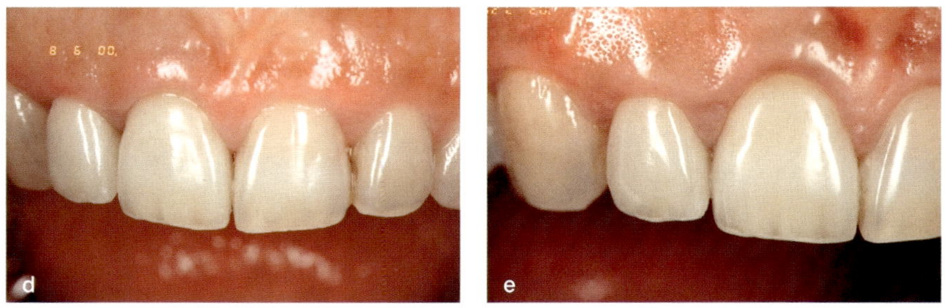

10-2d, e. 술후 및 약 3년 후. 아직 over brushing의 습관이 남아 있다는 것을 가로로 난 홈을 보고 알 수 있다.

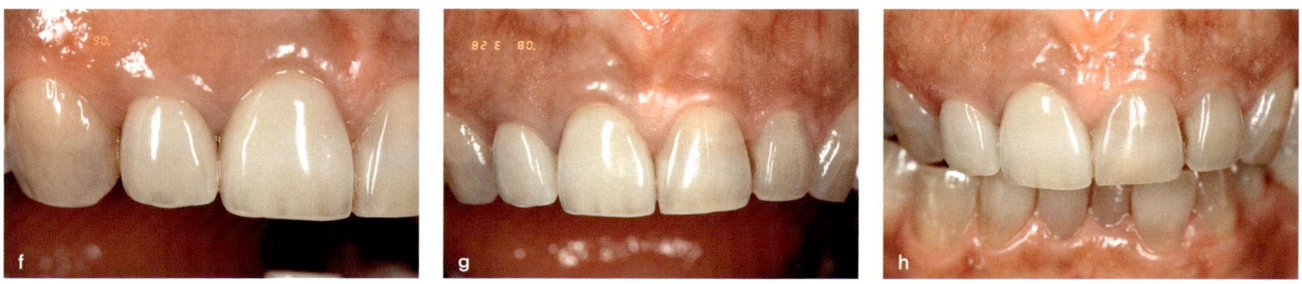

10-2f~h. 6년 후, 8년 후, 14년 후. Over brushing의 가로 홈의 영향은 관찰되지 않았다.

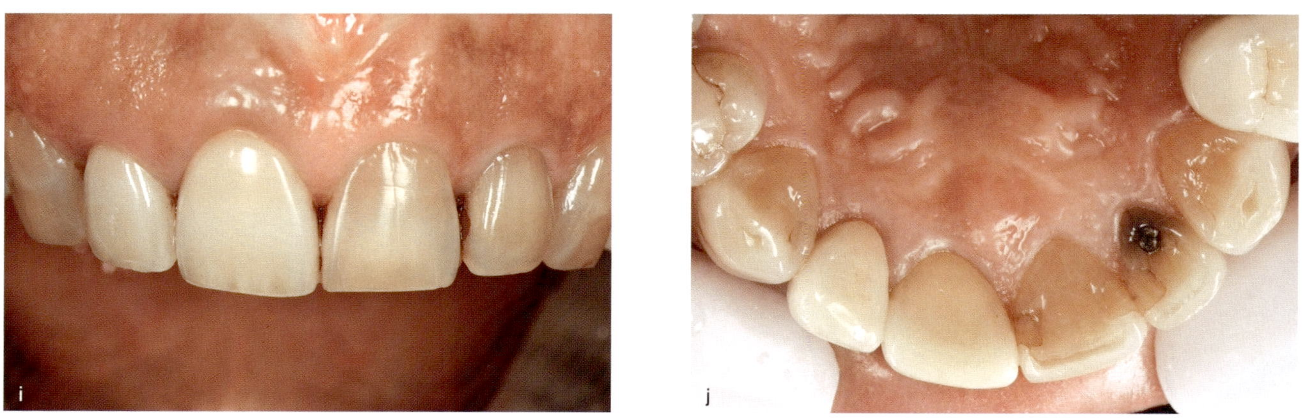

10-2i, j. 19년 후. 인접 치아의 연령에 따른 변색으로 shade의 mismatching이 일어나고 있지만, 기능적인 문제는 없다(정면 사진: 2019년 8월 28일, 구개 측면 사진: 2018년 1월 30일).

증례 91: 치은이 두꺼운 환자, 칫솔질 압력, 리콜 흥미 없음(6년 경과)

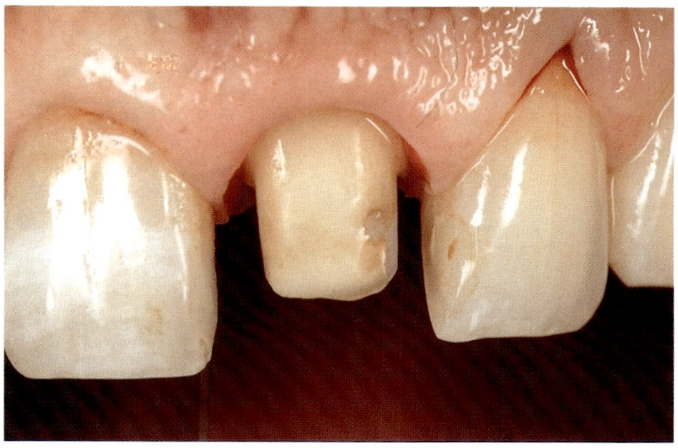

10-3a. #21에 메탈세라믹을 위한 지대치를 형성하였다. #22 자연치의 치은퇴축은 칫솔질 압력이 강하다는 것을 나타낸다(2003년 1월 17일).

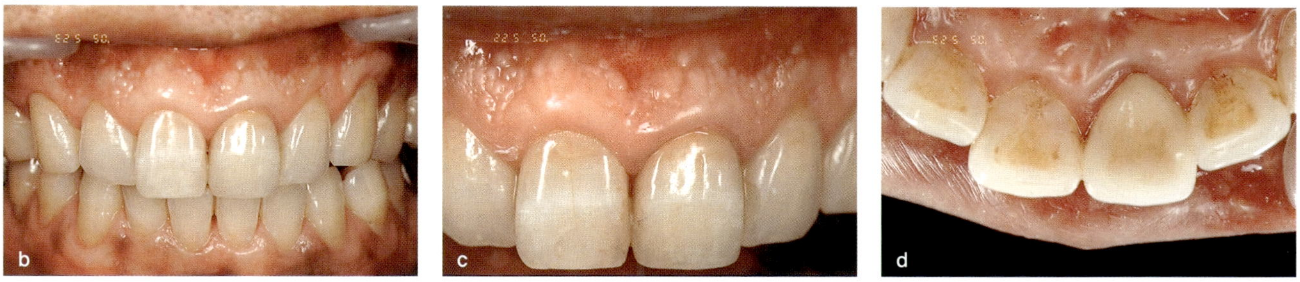

10-3b~d. 최종보철물 장착으로부터 2년 3개월 후. 치은이 두꺼운 타입이므로 큰 문제는 없어 보인다(2005년 5월 23일).

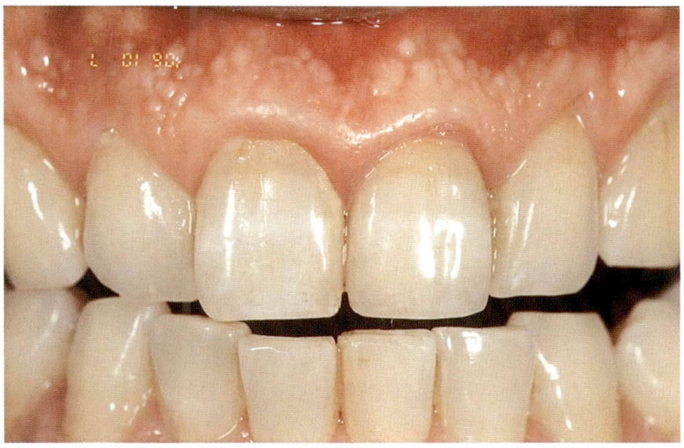

10-3e. 3년 8개월 후. 플라크 컨트롤은 좋지 않다(2006년 10월 7일).

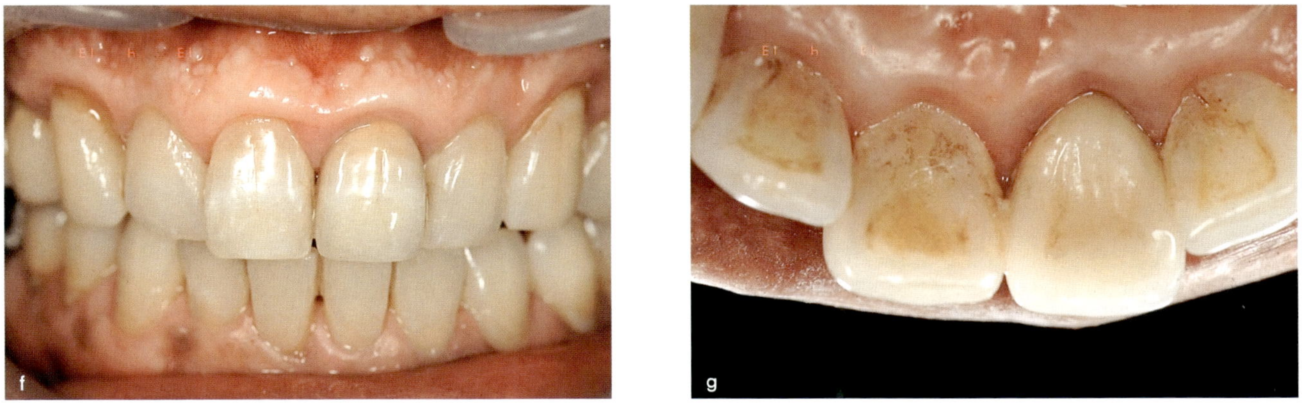

10-3f, g. 약 6년 만의 내원으로 수술 후 10년 2개월이 경과하였다. 칫솔질 압력이 강해서 자연치, 보철치아 모두 2중 유두를 수반하여 치은퇴축하고 있어 압력의 강도를 예상할 수 있다. 구개측도 플라크의 부착이 현저하지만, 플라크가 부착되기 어려운 포셀린 면은 자연치보다도 부착량이 적다(2013년 4월 13일).

증례 92: 인상채득 후에는 압배사에 의한 손상으로 치은퇴축을 일으키기 쉽다(4년 경과)

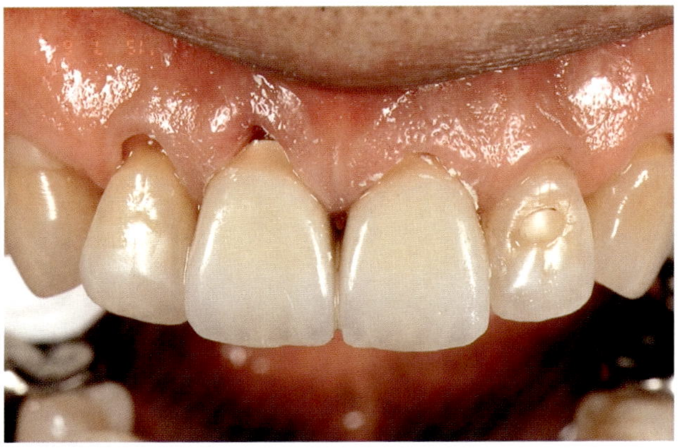

10-4a. 인상채득 후에는 압배사에 의한 손상이 있으므로 치은퇴축을 일으키기 쉽다. #11, #21에 메탈세라믹을 장착한 환자인데, 특히 오른쪽 치은의 퇴축이 현저하다. 이후 클로르헥시딘으로 가글하고, 전치부 칫솔질은 약 3개월 중지했다(2015년 7월 6일).

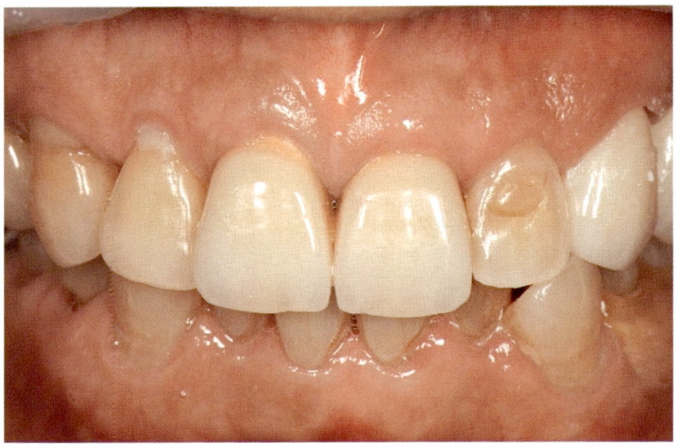

10-4b. 약 4년 정도 후, 칫솔질에 주의함으로써 치은퇴축은 회복세를 나타내게 된다. 그러나 #12, #22을 보면 오른쪽을 강하게 닦는 버릇이 있음을 알 수 있다(2019년 5월 29일).

증례 93: 칫솔질 습관을 알아차려도 바로잡기는 어렵다(11년 경과)

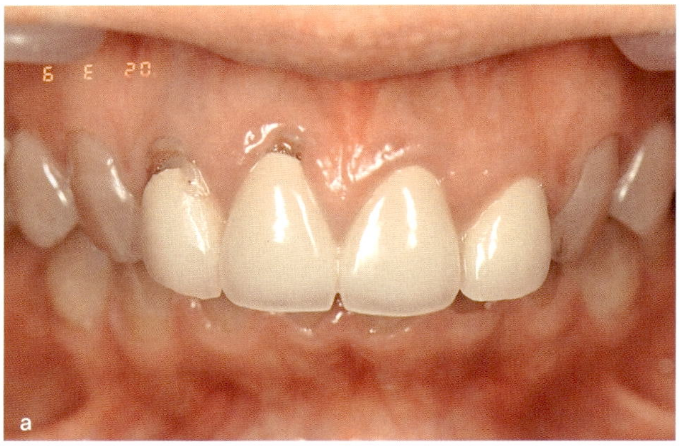

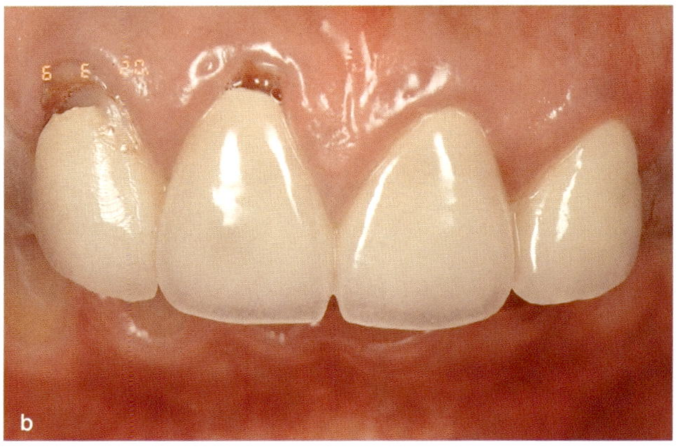

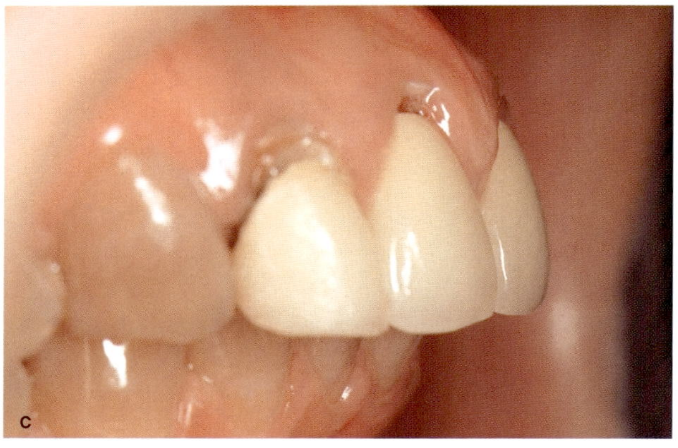

10-5a~c. 상악 4전치의 만성 근첨성 치주염 및 심미 개선을 위해 내원한 상악전돌 환자다. 치은은 특히 오른쪽이 퇴축 경향을 보이고 있다(2002년 3월 9일).

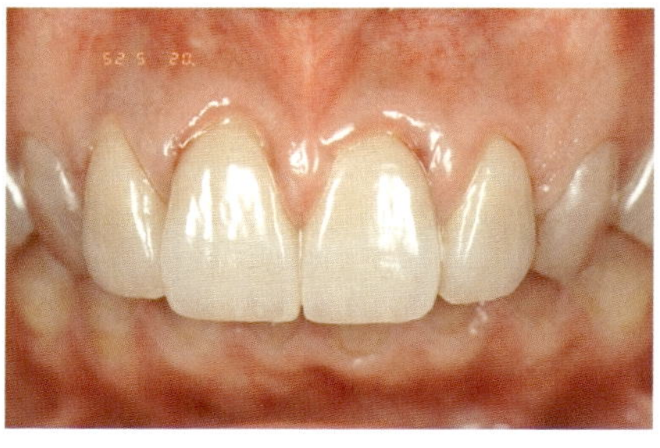

10-5d. 전기메스로 치은절제를 실시하여 인상채득한 결과, 특히 #11, #21에 발적이 관찰된다. 또한 치은의 대칭성을 얻기 위해 퇴축 경향이 있는 오른쪽에는 강하게 S shape profile을 부여하였다(2002년 5월 25일).

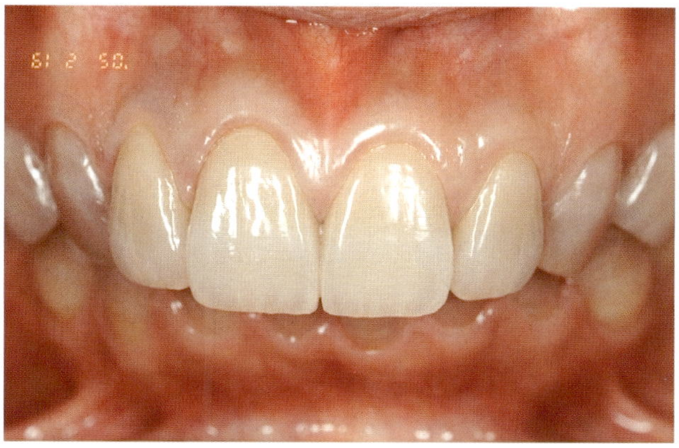

10-5e. 수술 후 약 3년. 계획대로 치은은 S shape profile의 모양새가 되어, 좌우 대칭성이 확보되어 있다(2005년 2월 19일).

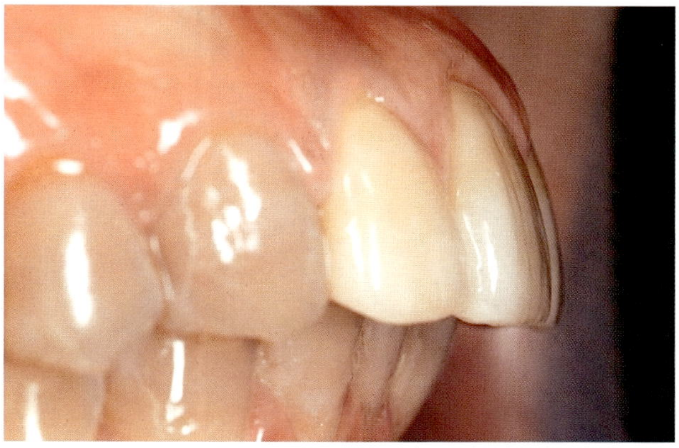

10-5f. 충분하다고는 할 수 없지만 전돌감도 개선되고, 하악 전치와는 기능적인 접촉을 하고 있다(2005년 3월 19일).

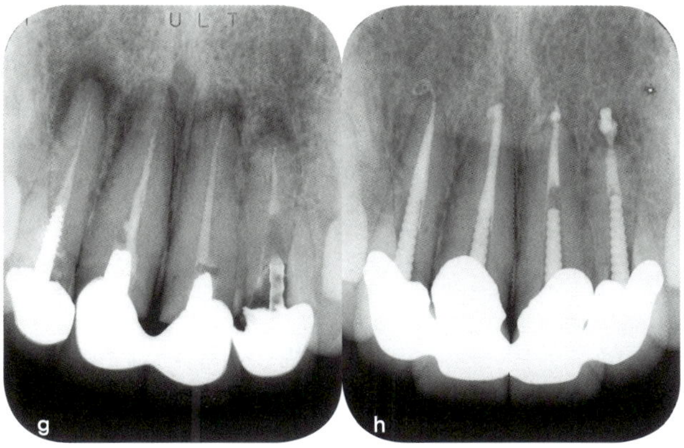

10-5g, h. 만성 근첨성 치주염 처치 후, 티타늄 포스트로 축조하였다(g: 2002년 3월 9일, h: 2005년 2월 19일).

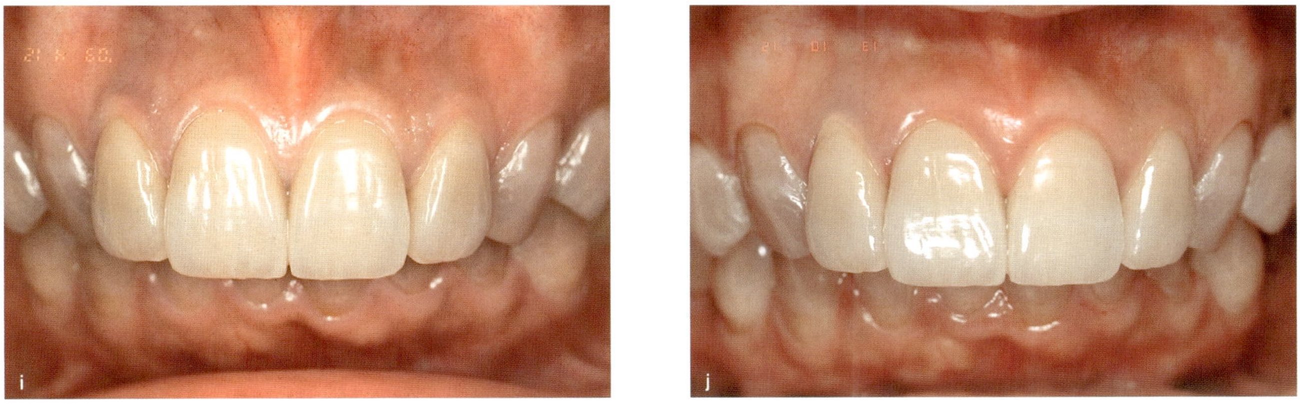

10-5i, j. 7년 후와 11년 후의 치은 상태를 비교하면 확실히 우측 치은에 퇴축 경향이 보인다. #12도 마찬가지이지만, 자연치인 #13에도 약 1mm의 치은퇴축이 일어나고 있다. 환자는 칫솔질을 할 때 우측을 강하게 닦는 습관이 있다. 정중부의 발적은 상악전돌 특유의 구순 불완전폐쇄에 기인하고 있다. '아이우베 체조'를 실시해야 하지만, 이 시점에서는 진단하지 않았다(i: 2009년 4월 12일, j: 2013년 10월 12일).

증례 94: 재료의 차이에 의한 교모와 플라크 부착(18년 경과)

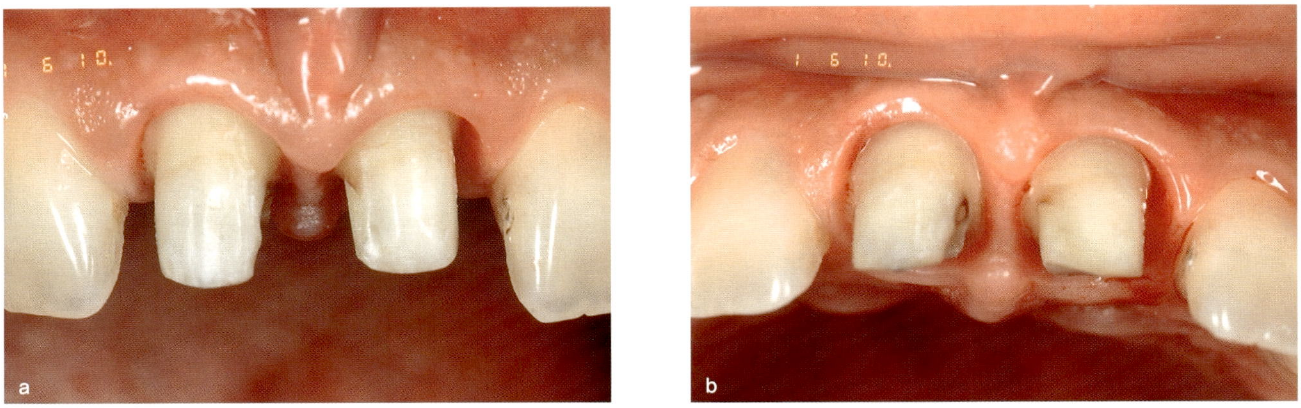

10-6a, b. 근관치료 후 #11, #21의 치은연하 형성을 실시하여 최종보철물인 경질레진관의 인상을 채득하였다. 치은연하로 붉게 보이는 것은 접합상피이며, 마진은 접합상피 내에 설정하였다(2001년 9월 1일).

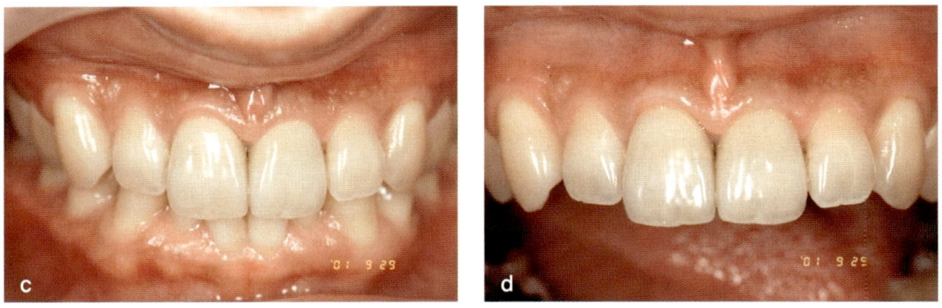

10-6c, d. 레진 크라운이 장착되었다(2001년 9월 29일).

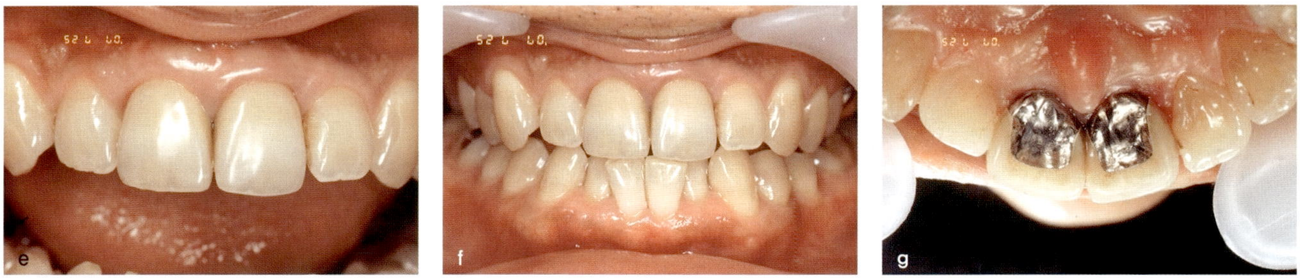

10-6e~g. 약 6년 후. 10-6d와 비교했을 때 측절치를 기준으로 관찰하면 절연의 길이가 감소되어 있다는 것을 알 수 있다. 경질레진관은 metal backing이 없으면 교모되기 쉽다고 할 수 있다(2007년 7월 25일).

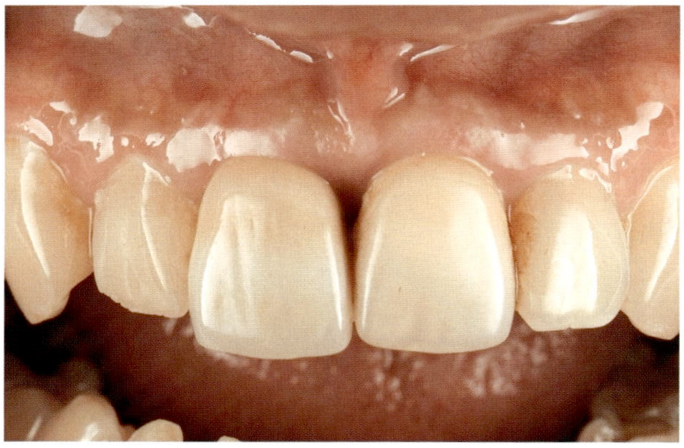

10-6h. 나중에 #11 절연이 파절되어 #11만 메탈세라믹으로 바꿨다. 사진은 다시 만들고 약 3년 후이지만, 교모가 잘 일어나지 않는 메탈세라믹 절연과의 사이에 이미 길이의 차이가 생겼다. 또한 정중 인접면을 관찰하면 경질레진관의 #21에는 플라크의 부착이 확인되지만, 메탈세라믹에는 확인되지 않는다. 이상으로 보아 메탈세라믹의 물성이 우수함을 알 수 있다(2018년 9월 25일).

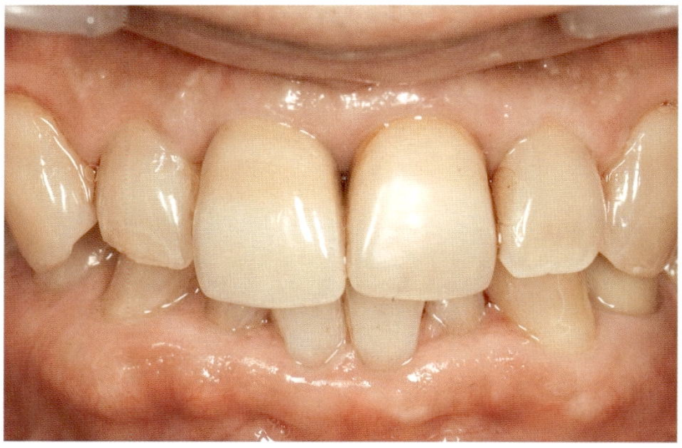

10-6i. #21 경질레진관은 18년 경과하고 #11은 약 4년 경과되었지만, 손색없다는 견해도 있다(2019년 5월 17일).

증례 95: 다른 병원에서 치주치료한 후의 보철(17년 경과)

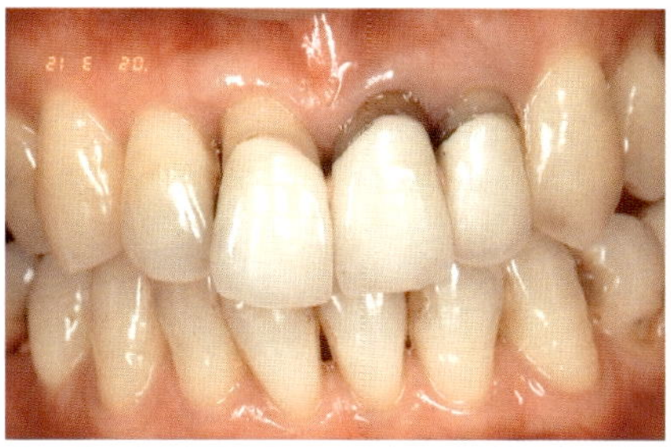

10-7a. 환자는 타원에서 치석을 제거하고 그 후에 본원을 방문했다. 치석 제거 후, 심미 치료를 원하였으나 치은의 퇴축 상태에서 다소 강한 치근활택술이 이루어져 온 것으로 추정된다(2002년 3월 12일).

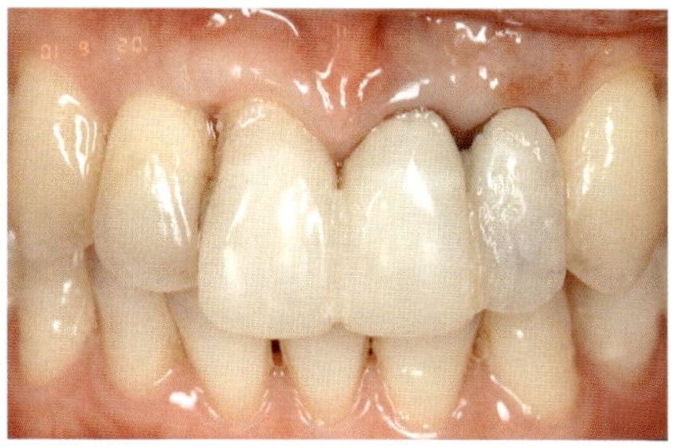

10-7b. 치은은 롤 모양으로 퇴축되어 있었기 때문에 칫솔질 압력의 강도도 치은퇴축을 설명해 주는 요인이라고 생각하여 칫솔질 압력을 줄이도록 지도하였으나, 환자는 여러 종류의 칫솔로 닦고 있었던 것으로 밝혀졌다(2002년 6월 10일).

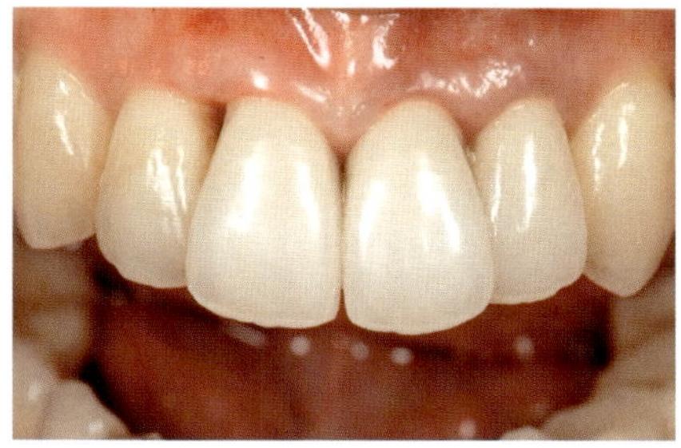

10-7c. 치은퇴축의 영향으로 마진은 치은연하로 깊이 설정할 수 없었다. 최종보철물인 메탈세라믹을 장착하였다(2002년 7월 16일).

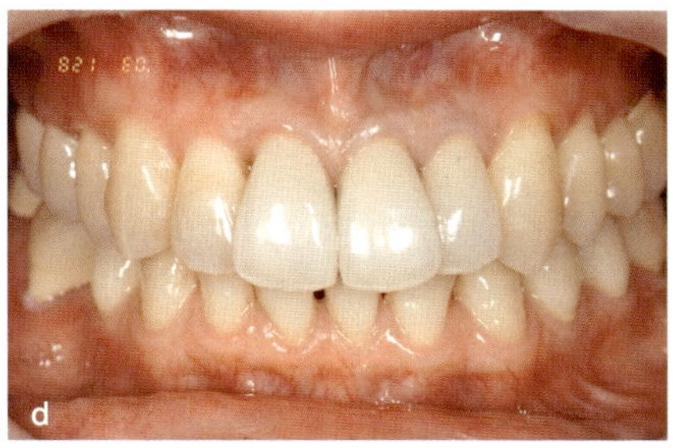

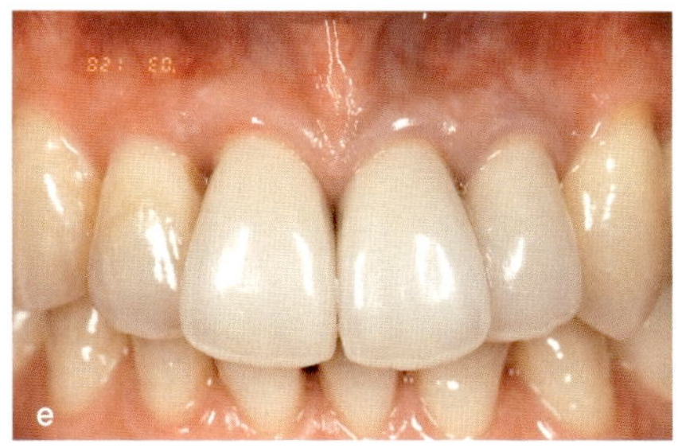

10-7d, e. 약 반년 후, 환자는 성실하고 정확하게 칫솔질 압력을 약화시키려고 노력하고 있었다. 치간유두는 재생되고 있다(2003년 1월 28일).

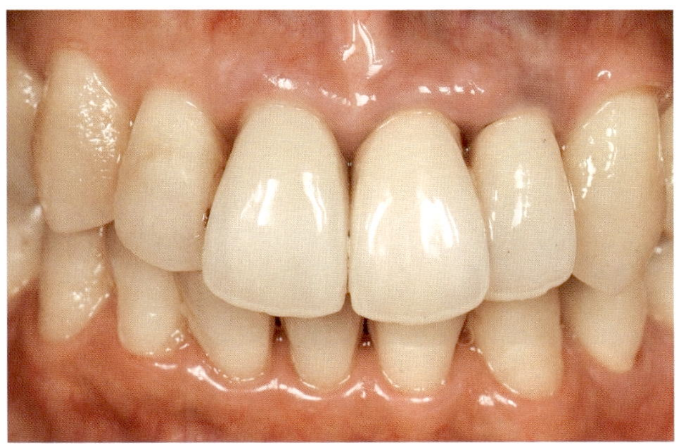

10-7f. 약 17년 후. 치은퇴축이 있어 치료 직후에 기대한 치은 크리핑은 확인되지 않는다. 다시 칫솔질 압력을 약화시키도록 지도하였다(2019년 9월 25일).

증례 96: 인상채득 후, 강한 칫솔질로 인한 치은퇴축(3년 경과)

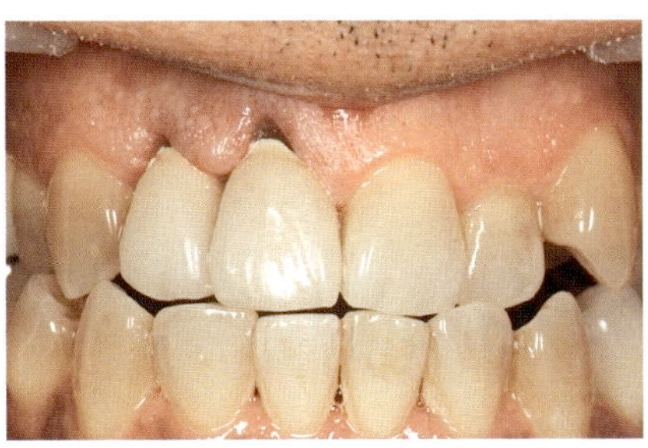

10-8a. 환자가 인상채득 후의 발적을 염증이라고 생각하여 과도하게 칫솔질을 한 결과, 치은이 크게 퇴축하였다.

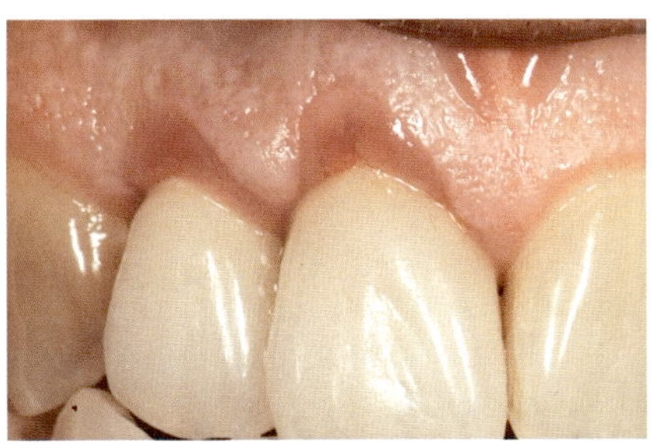

10-8b. 칫솔질을 중지하도록 하고 클로르헥시딘 가글[14,195]을 3개월 이상 지속한 결과, 치은이 회복되었다. 회복한 치은은 접합상피의 투과에 의해 붉은빛을 띠고 있다.

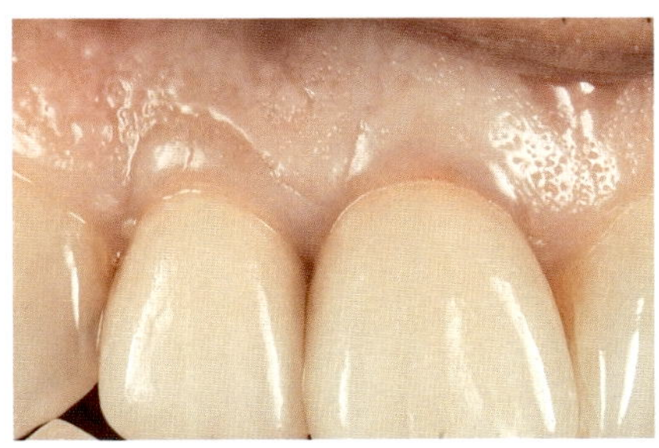

10-8c. 치은은 3년 후에 거의 회복하여 각화되어 있지만, 재생부에 경계가 관찰된다.

증례 97: 인상채득 시의 손상을 회피하기 위해 3개월간 보철 부위의 칫솔질을 중지(1년 경과)

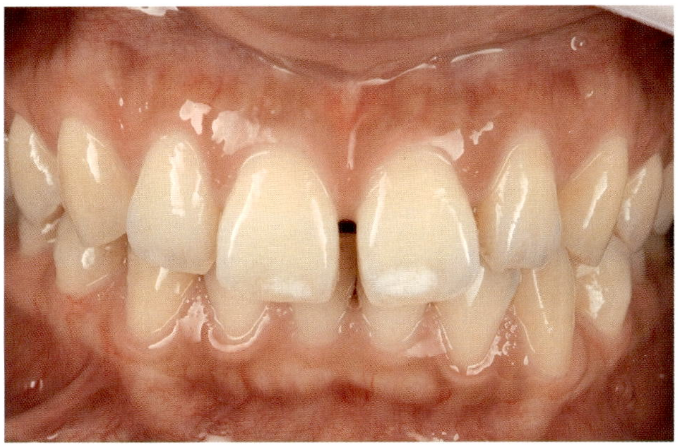

10-9a. 환자는 정중이개의 심미 개선을 주소로 내원하였다(2016년 10월 25일).

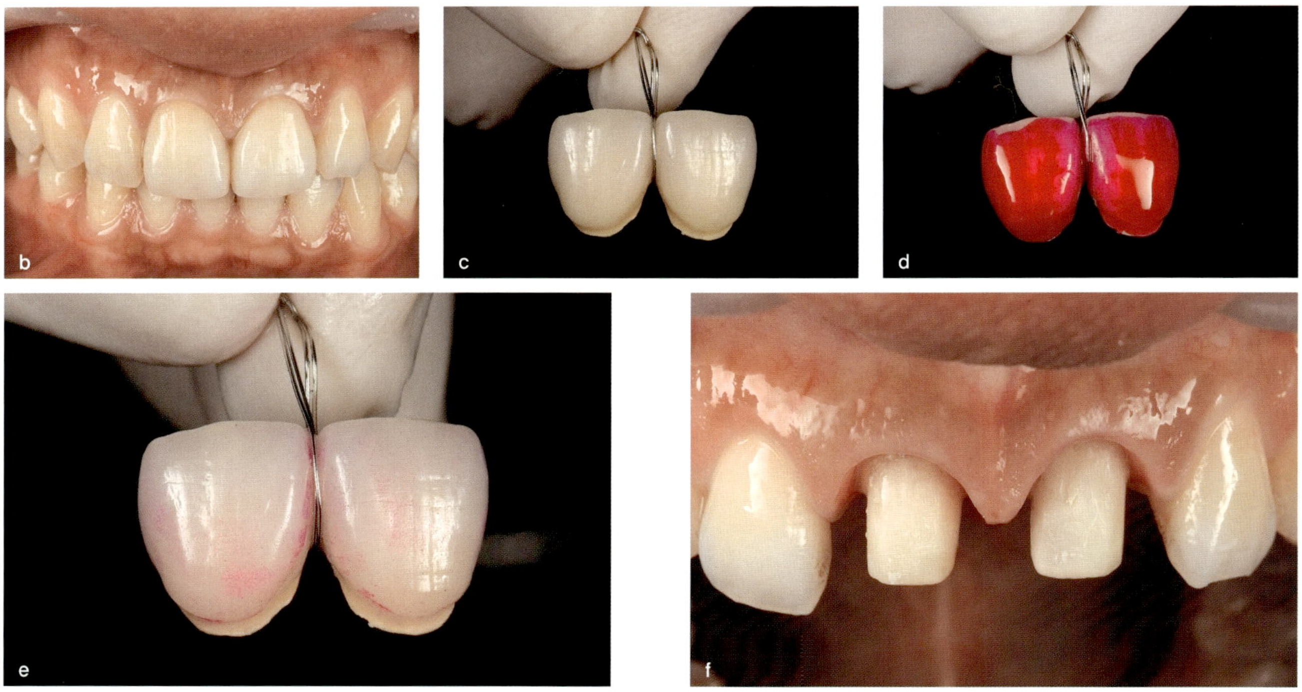

10-9b~f. 인상에 손상이 있었으므로 최종보철물을 가착하고 약 3개월간 전치부에 칫솔을 대는 것을 금지하여 클로르헥시딘만으로 가글을 하였다. 사진은 양치 종료 직후의 상태이다. 칫솔을 대지 않은 영향을 보기 위해 가착한 메탈세라믹을 염색하여 치은연하의 플라크 침입을 관찰하였지만, 치은연하 부분에는 플라크가 전혀 부착되지 않은 것으로 밝혀졌다. 또한 지대치 주위에도 염증이 관찰되지 않는다(2017년 2월 24일).

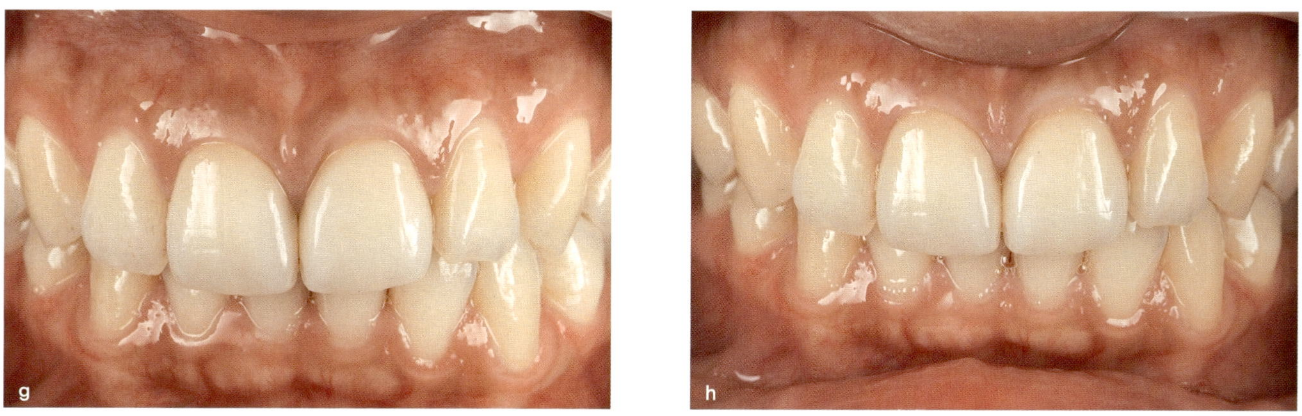

10-9g, h. 약 1년 후, 1년 반 후. 아직 기간은 짧지만 치간유두는 샤프하게 솟아 있다(g: 2018년 2월 16일, h: 2018년 7월 17일).

증례 98: 재생치은과의 경계, 치은연상, 치은연하의 단계: 장착 후 강한 칫솔질, 자연치와 비교하여 접합상피 내 마진은 치은퇴축을 일으키기 쉽다(4년 경과)

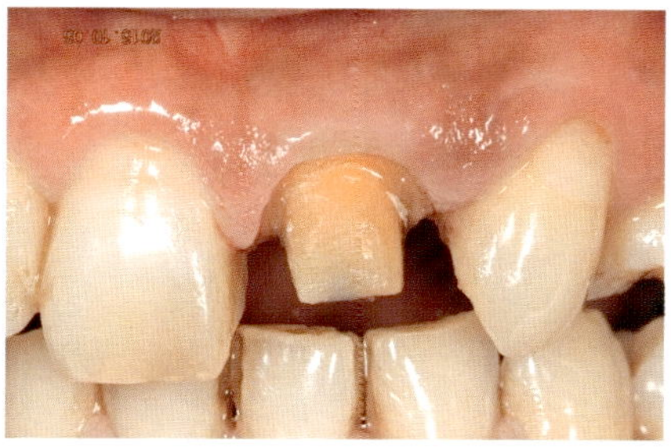

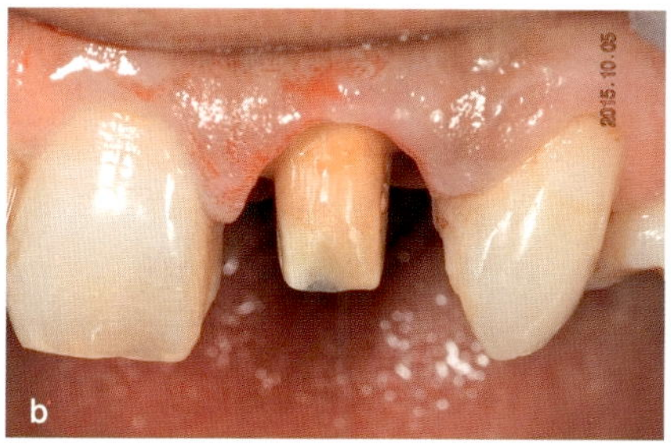

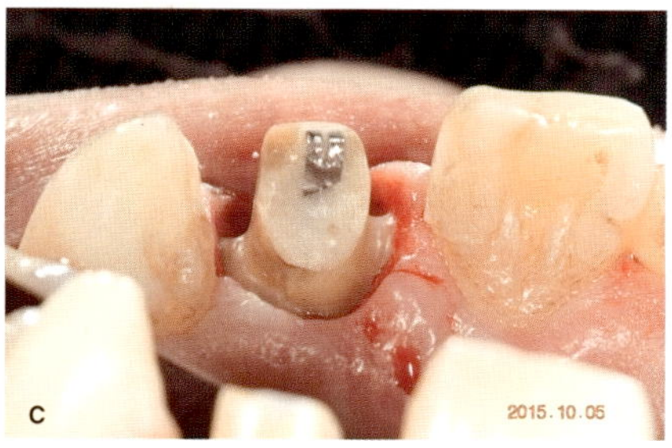

10-10a. 치은연하 절삭량을 일정하게 하기 위해 일단 치은정연에서 형성을 멈춰야 한다(2015년 10월 5일).

10-10b, c. 10-10a의 기준에서 치아 전체 둘레의 치은연하 삭제량 1mm를 목표로 한다(2015년 10월 5일).

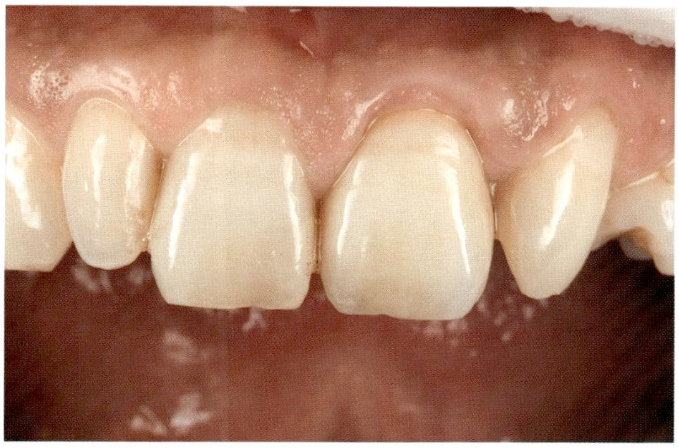

10-10d. 최종보철물을 장착하고 약 1년, 치은이 두꺼운 환자임에도 불구하고 치은퇴축이 보철 부위에 현저하게 확인된다. 다시 칫솔질 지도를 한 결과, 강한 힘으로 칫솔질하고 있음을 알 수 있었다. 이 좌·우 차이에서 접합상피성 부착 부분이 많은 것은 당연히 치은퇴축을 야기하기 쉽다는 것을 알 수 있다. 따라서 환자에게 보다 섬세하게 유지관리를 하도록 설명해야 한다(2016년 9월 16일).

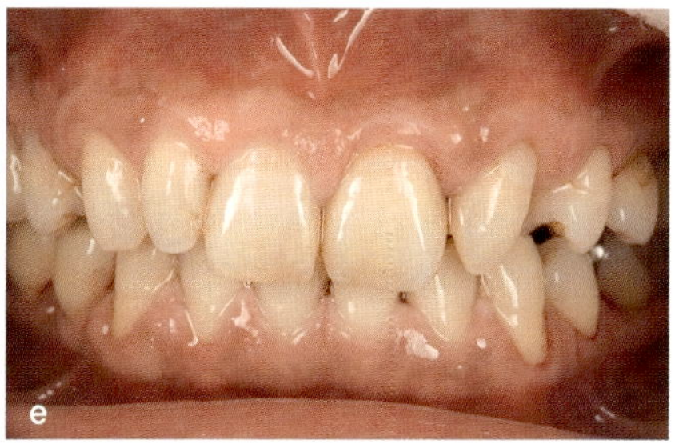

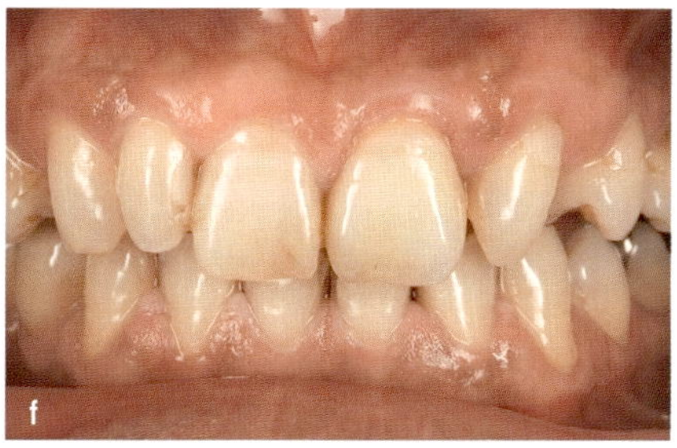

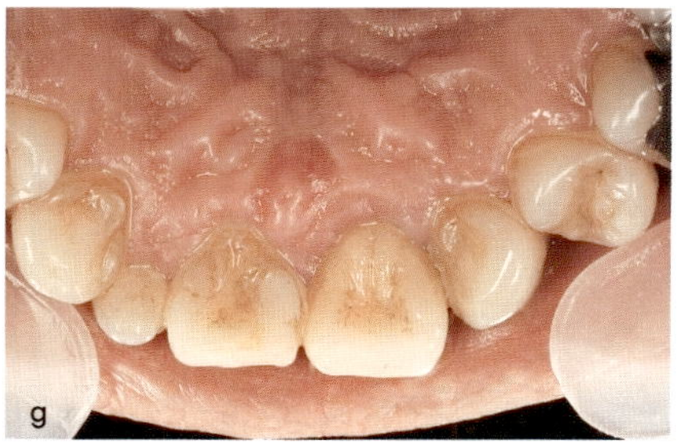

10-10e~g. 다시 칫솔질 지도를 한 후, 환자는 섬세하게 칫솔질을 하게 되어 치은퇴축의 개선 및 치은의 볼륨 증가가 관찰된다(e: 2018년 4월 3일, f, g: 2019년 4월 9일).

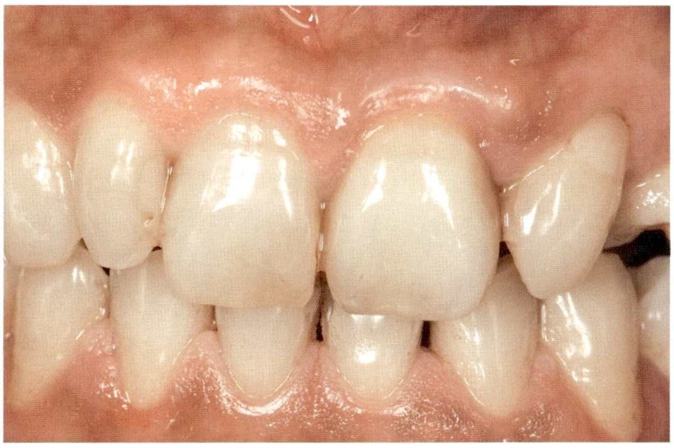

10-10h. 한번 퇴축한 치은(10-10d)과 재생한 치은을 비교하면 그 경계를 알 수 있다. 또한 본 증례는 흡연자이기 때문에 그 재생은 늦어졌다(2019년 10월 25일).

증례 99: 흡연은 크리핑을 늦춘다(1년 경과)

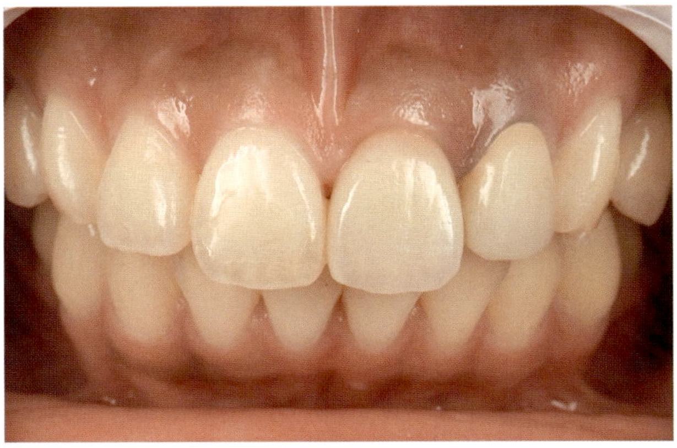

10-11a. 환자는 교정치료 후 #21의 보철 처치를 하였지만, 심미적 결과에 만족하여 #22도 메탈세라믹으로 치료하기로 하였다(2016년 8월 6일).

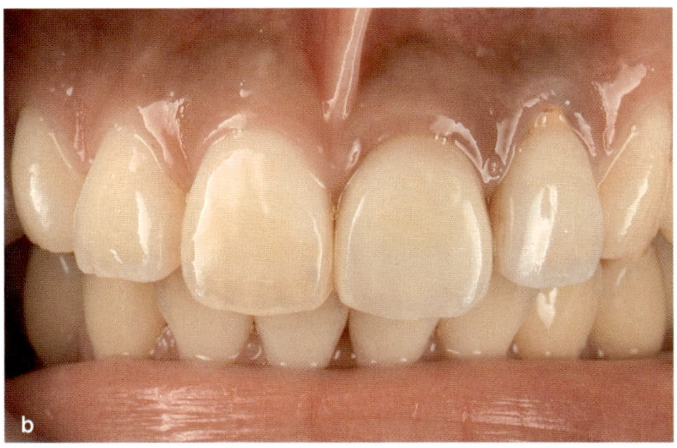

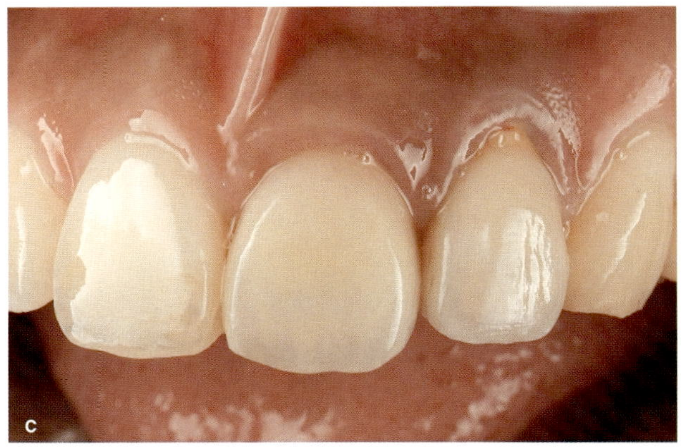

10-11b, c. 최종보철물을 장착하고 약 1개월, 치은의 크리핑은 일어나지 않는다(2017년 1월 28일).

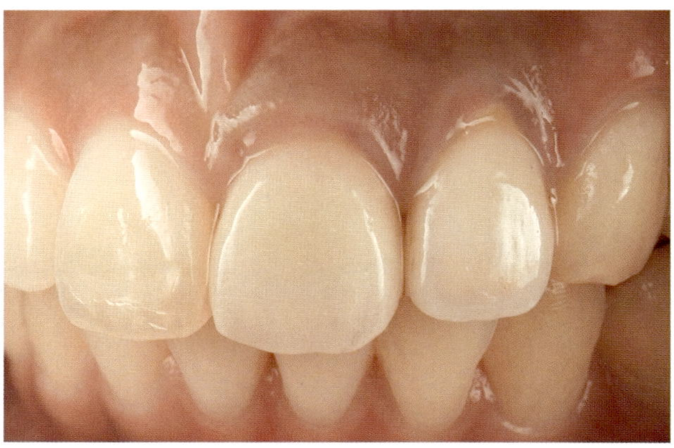

10-11d. 약 4개월 후. 아직 회복이 관찰되지 않는다(2017년 4월 8일).

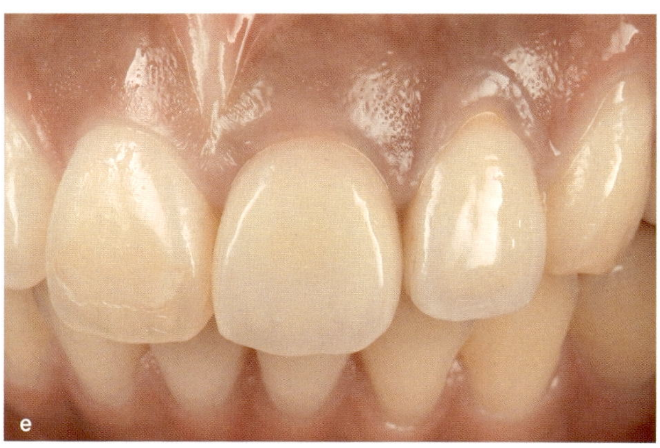

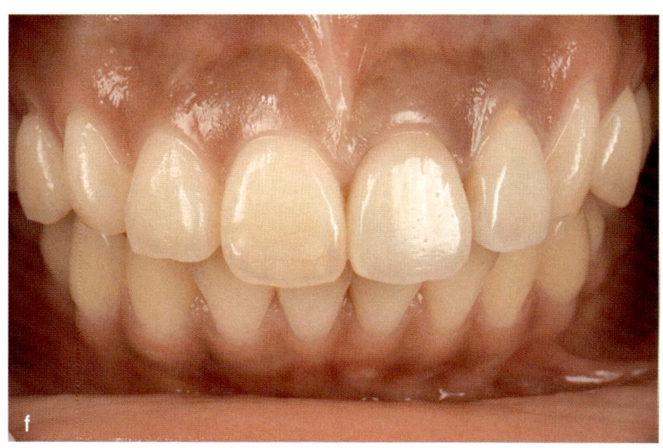

10-11e, f. 장착 후 1년. 아직 치은의 크리핑이 완전하지 않다. 환자의 흡연이 크리핑의 속도를 늦추고 있다고 생각된다(2017년 12월 8일).

11 Contents Express

필자들의 연구

1. 지대치 형성의 접합상피에 대한 영향을 분자생물학적 관점에서 고찰하다

1) EMPA 및 *E-cadherin*에 의한 Ca의 동향분석

지대치 형성을 치은연하로 실시함으로써 치질, 축조 재료 혹은 기구들의 마모로부터 오는 절삭편 등이 생체 내에 침입할 가능성이 있다. 이물질 침입은 생체의 배제 메커니즘 작용으로 모두 배제된다고는 할 수 없다는 것은 금속 보철물에 의한 치은 변색 등의 관찰로부터 추측할 수 있다. 이물질 침입에 의해 생체는 우선 발적된다. 발적은 세포끼리의 결합을 약화시킨다는 점에서, 세포끼리 결합시키는 *E-cadherin*의 동향은 흥미 있는 부분이다. 또한 *E-cadherin*은 칼슘(이하 Ca로 약칭) 유래의 리간드(ligand)라는 점에서 Ca의 동향도 신경이 쓰인다(증례 100, 101).

이에 Ca의 동향을 보기 위해 지대치 주위의 비탈회 절편을 제작하여 EPMA에서 Ca의 존재 부위를 관찰함과 동시에 면역염색으로 *E-cadherin*의 존재 부위를 관찰하였다. 절편 제작 시, 치아의 존재는 박층절편을 제작할 때 방해가 되어 대부분은 탈회 조작을 가해 버리기 때문에 Ca의 동향을 파악하기 어려운 면이 있다. 필자(공동연구자: Hirota Kazuo)는 필리핀원숭이에서 지대치 형성된 치주조직만을 박리절제하여 관찰한 결과, 흥미 있는 결과를 얻었다. EPMA의 원소분석을 통해 구강상피(중층편평상피)를 형성하는 부위에는 *E-cadherin* 유래로 생각되는 Ca이 많이 존재한다는 것을 면역염색과의 비교를 통해 알 수 있었으나 이 부위와 다른 마진 설정 부위, 즉 접합상피 부근에도 Ca이 많이 존재하였다. 이 결과를 통해 세포접착 이외의 Ca이 마진 부근에 존재하는 것을 알 수 있었다. 체내의 Ca은 엄밀한 농도구배로 균형이 유지되었으며, 마진 국소에서 Ca의 존재는 면역적인 문제를 시사하는 것으로 생각되었다. 어쨌든 비탈회 절편을 EPMA와 면역염색에 동시에 제공하는 것은 유의미했다(그림 1, 2).

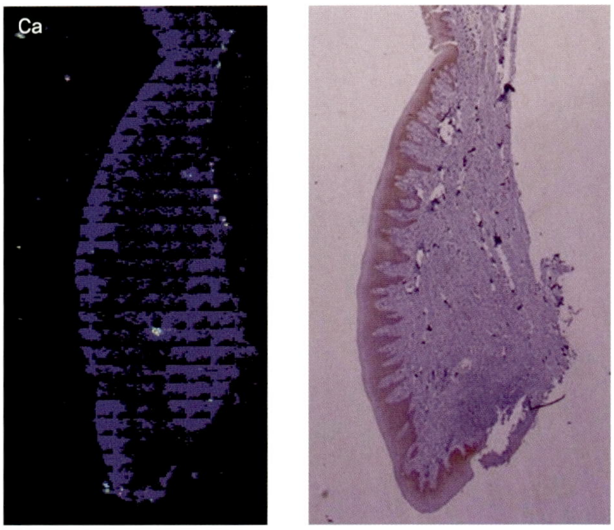

그림 1. 필리핀원숭이(*Macaca fascicularis*)의 상악 소구치부 절편. 왼쪽이 EPMA 분석, 오른쪽이 면역염색이다. 두 그림 모두 같은 시료이지만 아래쪽이 치은정으로, 오른쪽이 치아 방향이고 왼쪽이 자유면이다. 협측면(자유면)에서 치은구에 걸쳐 상피각을 가진 유극층에서 EPMA 분석으로 파란색의 Ca이 일부에만 있고, *E-cadherin* 면역염색에서 갈색의 양성반응을 나타내고 있음을 알 수 있다. 그러나 마진 설정 위치에 해당하는 부분에서 EPMA 분석으로는 Ca이 일부에만 있는 것을 확인하고 *E-cadherin*에 의한 세포접착은 관찰되지 않으므로, 이 Ca이 치은고유층 안의 세포외기질로 존재하는 자유롭게 움직일 수 있는 Ca임을 추측할 수 있다.

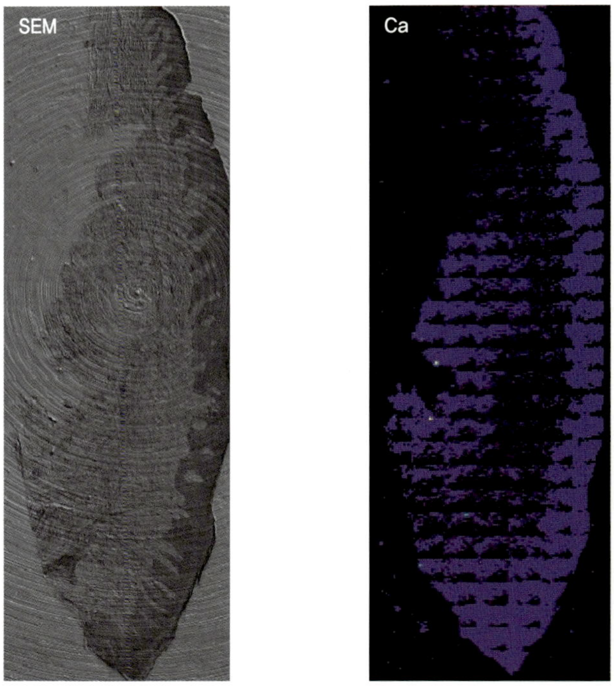

그림 2. 필리핀원숭이 상악 제1대구치의 변연치은부. 마진 설정 위치에 있는 접합상피 부근을 관찰하면 역시 Ca이 집적되어 있는 곳이 많다는 것을 알 수 있다.

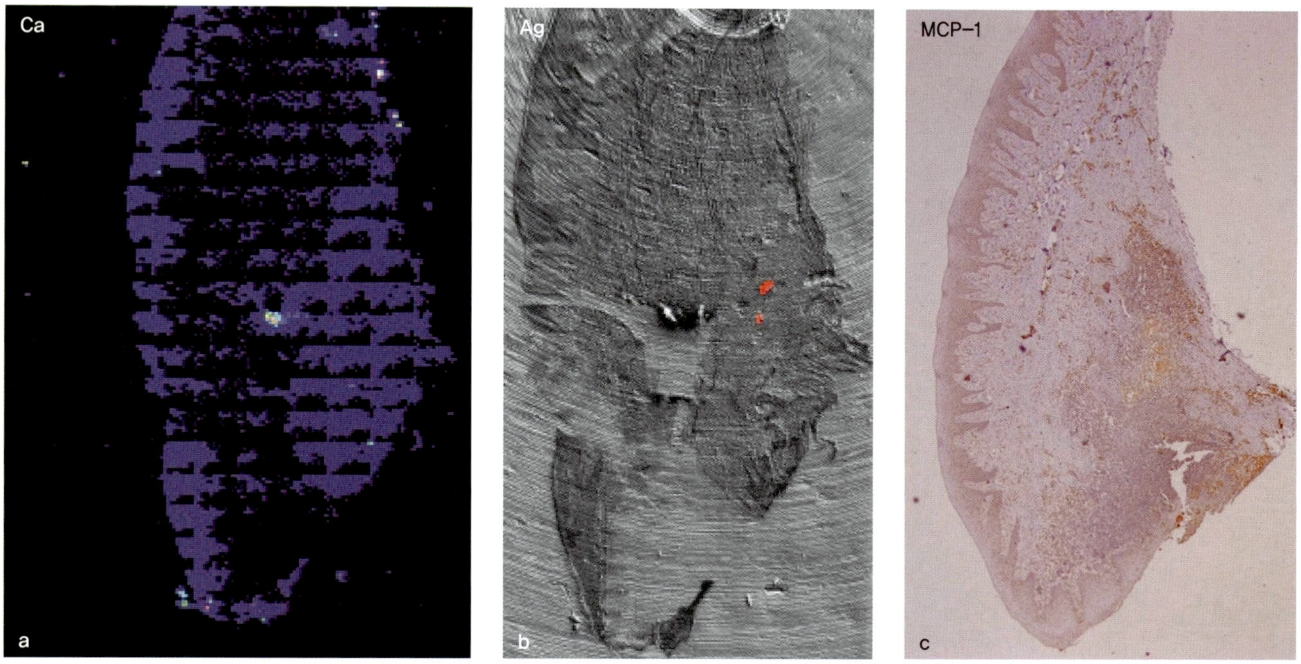

그림 3a~c. 지대치 형성된 필리핀원숭이의 상악 좌측 제1소구치의 절편(아래 방향, 치은정연). a, b는 EPMA에 의한 Ca(전체가 짙은 파란색) 및 Ag(붉은색)을, c는 MCP-1에 의한 면역염색을 나타낸다. b의 중앙부 붉은색은 Ag을 나타내고 있는데, 이것에 호응하듯이 a의 Ca, c의 MCP-1 반응을 확인할 수 있다.

2) 마진 부근에서의 이물질 반응

지대치 형성 시에 접합상피 부근에서 관찰되는 이물질로는 금속이 예상되는데[153,233], 박층절편에서는 연조직과의 경도에 차이가 있으므로 절편 제작 시 금속이 소실되어 버릴 가능성이 높다. 따라서 통상보다 두꺼운 절편을 제작하여 EPMA에서 분석한 결과, 지대치에 사용한 금속과 같은 은(이하 Ag라 함)이 석출되었다. 또한 같은 부위의 Ca의 관찰, 나아가 단구, 대식세포의 유주[134,135]를 보기 위해 MCP-1에 의한 면역염색을 실시했는데 흥미로운 결과를 얻을 수 있었다.

여기에서 석출된 Ag이 존재하는 장소에는 Ca 및 단구, 그리고 탐식능을 가진 대식세포가 존재하는 것을 알 수 있었다. 즉, 염증 부위에 Ca이 존재한다는 것을 보여 준다. 염증 부위에 Ca이 존재한다는 것은 이미 보고되어 있고, 흥미로운 결과였다. 따라서 염증 징후를 측정하는 지표로서 Interleukin-6(이하 IL-6으로 약칭)을 이용한 면역염색도 같은 부위에 대해 실시했다. 그러나 염증이 그 시점에서 일어났는지 아닌지의 경향을 나타내는 IL-6의 면역염색은 음성이었다. 가설을 전개해 보면 '지대치 형성에 의해 이물질이 침입하고, 그 시점에서는 급성 염증이 일어나 만성 염증이 되었지만, 시간의 흐름에 따라 이물질 피포화의 방향으로 상피 하부에서 반응이 일어나는 것은 아닐까.'라는 점이다. 임상적으로는 변연치은에 있는 금속 보철물에 의한 치은 변색이 발적을 동반하지 않고 있는 상황이 아닐까 생각된다. 어떻든 물질을 절삭함으로써 대기 중에서는 분진이 되는 것이, 치은연하 지대치 형성 시에 미세한 이물질이 되어 치은고유층 안으로 들어가는 것이 염증의 발단이 된다는 것이다(그림 3~6).

3) Ca의 동향에 대해 고찰하다

염증이 발생함에 따라 세포외기질이 존재하는 치은고유층, 특히 접합상피 부근에 Ca이 많이 집적한다는 것을 알 수 있었지만 이들 Ca이 어디에서 유래하는지를 생각해야 한다. '치주조직의 염증=치조골의 흡수'라는 것을 생각하면 대부분은 근방의 골 유래라고 보아도 틀림없을 것이다. 다만 가능성이 있는 것은 혈액 유래인 것, 경우에 따라서는 상피 유래일 가능성도 있을지 모르지만 그 양은 매우 적을 것으로 추정된다. 유래 다음으로 고찰하고 싶은 것은 그 운명이다. 즉, 단순하게 제거되는지, 혹은 어떤 형태로든 재흡수되는지이다. 재흡수에 관해서는 골재생에 기여하는 것도 생각할 수 있고, 배제에 관해서는 치은구로 배출되는 것도 생각할 수

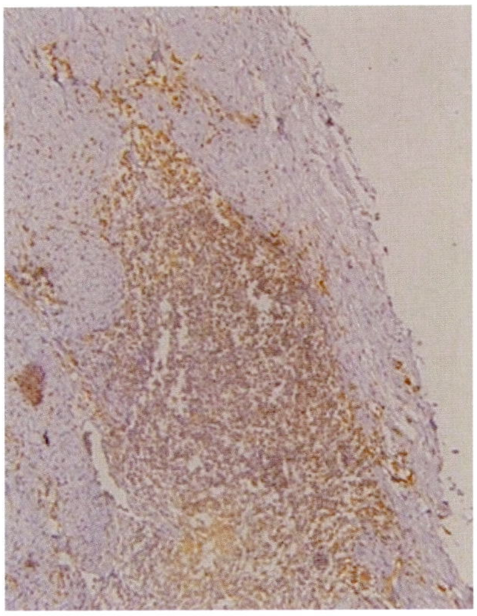

그림 4. 그림 3c의 MCP-1 면역염색을 확대하면, Ag에 호응하는 부위에 명백한 다갈색의 양성 소견을 보인다.

있다. 이는 추측의 차원을 넘을 수 없지만, 치은구로 배출된 경우 치은연하 치석의 형성에 관여하고 있을 가능성이 있다고 생각된다. 다음으로 그 가설의 근거에 대해 말하고 싶다.

4) 치은고유층에 집적되는 Ca으로부터 치은연하 치석 형성의 메커니즘을 찾다

① 염증층에서 관찰되는 Ca이 의미하는 것

치은연하 치석의 형성에 관해서는 아직도 불명확한 점이 있고, 그 형성 메커니즘은 해명되어 있지 않다. 필자 등의 실험을 통해 형성 메커니즘의 일부분을 염증층에 집적한 Ca이 담당한다고 생각하는 것에 큰 위화감은 없다고 추측하고 있다. Lindhe[104]는 치은연하 플라크에 대해서, 타액 중의 세균이 치은연하 플라크에 부착될 가능성은 극히 적고 불가능하

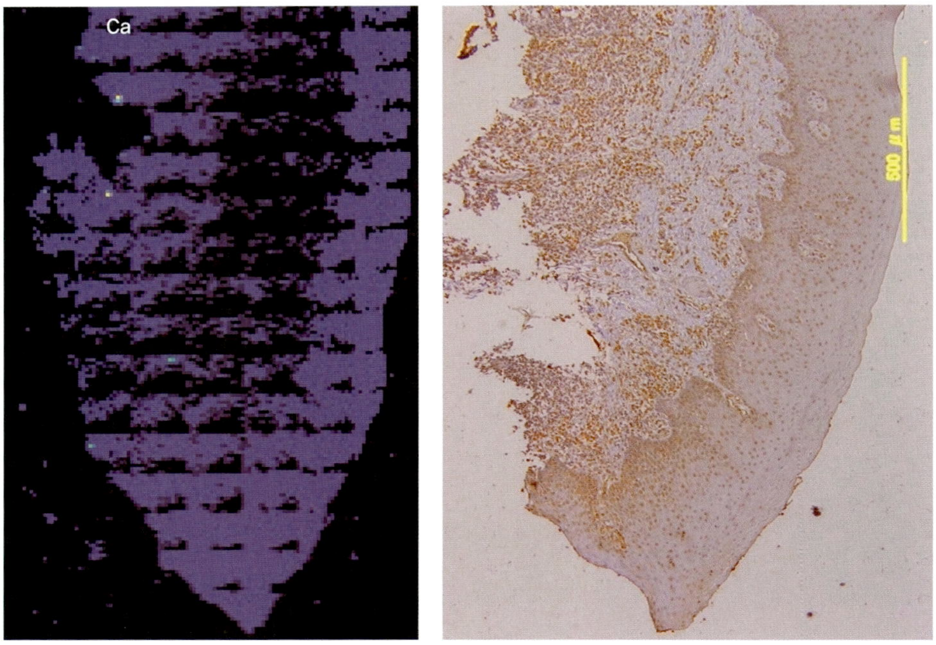

그림 5a, b. 같은 처치를 한 우측 제1대구치에서도 마찬가지의 소견을 보인다. MCP-1의 양성 반응과 Ca이 유사 분포를 보이고 있다(아래 방향, 치은정연).

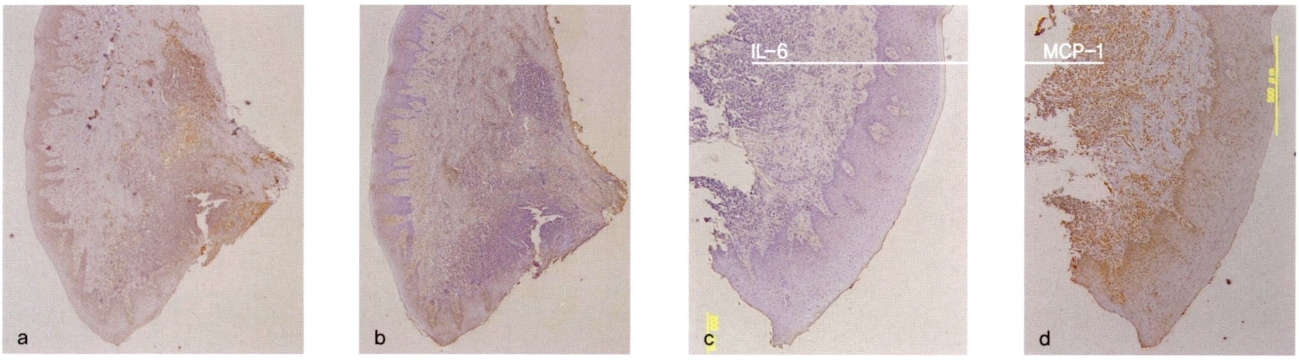

그림 6a~d. MCP-1 양성의 동일 부위를 IL-6으로 면역염색하여도 음성이었다.

다는 점, 또한 치은연하 치석의 석회화의 핵 형성은 세균만으로는 불가능한 점, 그리고 석회화 과정의 개시에 대한 가설은 있지만 불분명하다는 것을 말하고 있다. Kato[77]도 마찬가지로 석회화의 메커니즘은 완전히 해명되어 있지 않다면서도 치은연하 치석의 석회화에는 치은구 삼출액이 강하게 관여하고 있음을 기술하고 있다. 이상을 통해 치석의 주성분인 Ca, 인(이하 P로 약칭) 등이 구강 내에서 침입하고 있다고는 생각하기 어려워진다. 필자와 Hirota가 실시한 비탈회 절편(앞에서 설명함)에서는 이물질을 배제하는 단구 유래의 대식세포 근방에서 Ca의 집적을 확인하였다. 즉, 치은연하, 특히 염증이 관찰된 접합상피 부근에 Ca이 관찰되는 것은 치은연하 치석 형성의 초기 활동이라고 생각된다.

② 치은연하에 서식하는 그람음성균의 특징

그람음성균은 LPS(리포 다당)를 생성하는 것으로 널리 알려져 있다. 그리고 LPS는 대식세포를 활성화하는 것으로 알려져 있다[3,19]. 즉, 그람음성균의 LPS가 대식세포를 활성화하여 대식세포 주위에 Ca이 집적하게 된다. 반면에 LPS를 포함하여 endotoxin은 상아질에는 침투하지 않는다는 보고[61,136] 및 그것들은 치은연하 치석의 표층에만 부착되어 쉽게 제거된다는 것에 의해[25,33,122,126,137,140,142,144,152], 임상에서는 치근활택술을 포함한 치은연하 치석 제거에 있어서 치근막의 재생을 고려하여 고찰함과 동시에 치은연하 치석 본체에 대한 검토가 중요하다. 다음 항목에서 치은연하 치석 형성의 메커니즘에 대해서 검증하고자 한다.

③ 치은연하 치석의 성분인 인산칼슘염에 대하여

치은연하 치석의 인산칼슘염 성분을 보고한 Mishima[123]에 따르면, 주성분은 hydroxyapatite와 whitlockite라고 한다. 또한 흑색 담석은 담낭, 담도에 형성되는 담석인데, 그 인산칼슘염의 성분을 분석한 Nakadate[128]는 그 주성분을 마찬가지로 hydroxyapatite와 whitlockite라고 보고하고 있다. 흑색 담석은 체내에서 형성되는 것을 감안했을 때 이 성분의 공통점은 치은연하 치석이 외부로부터 직접 통하지 않는 장소에서 형성되었을 가능성을 시사하고 있다.

④ Ca, P는 어디에서 유래하는가

Ca은 치주병의 경우 주로 근방의 골에서 유래된 것으로 생각되는데, 구강점막은 소장점막과 유사한 구조를 가진 중층편평상피이며 소장점막에서 이루어지는 경세포 칼슘 흡수가 칼슘 채널(TRPV5나 TRPV6 등)을 통해 세포 내로 유입된다는 것을 알고 있어, 비슷한 움직임을 생각할 수 있다. 필자의 연구진이 실시한 실험에서도 상피에는 많은 Ca이 포함되어 있으며, 상피 유래의 Ca도 대식세포 주위에 모일 가능성이 있다. 또한 혈행성 Ca의 존재도 중요하다. P에 관해서는 세포막 또는 골 유래 등을 생각할 수 있지만, 더 심도 있는 연구가 필요할 것이다.

⑤ 치은연하 치석은 생체에게 이물질인가?

왜 치석은 탐식되지 않는지, 혹은 잘되지 않는지 하는 의문이 일어, 비글견의 전치부에 인공적인 치석(인산칼슘염과 레진에 의함)을 부착하여 관찰한 결과 치은연하 부분에서는 탐식과 흡수가 일어나고 있는 것 같았다. 관찰할 수 있었던 것은 인공치석의 일부 소실과 치근면으로부터의 박리였다. 이 박리는 탐식의 도중 단계로 여겨지지만, 흥미롭게도 박리된 치근면부에는 골면의 하우쉽와(Howship's lacuna) 같은 치근면의 흡수가 관찰되었다. 분명 이 흡수와는 파골세포에 의한 것으로 생각된다. 그러나 이 실험은 시작부터 실수를 범했다. 인공치석을 부착시키기 위해 치근활택술을 했기 때문이다[139,185]. 치은연하 치석은 치근활택술된 면에 부착되는 메커니즘이 아니라고 필자는 생각한다. 이 시작은 틀렸다 하더라도 치근 주위에 이물질 배제기구가 존재한다는 것은 확인할 수 있었다.

그렇다면 왜 치은연하 치석은 탐식, 흡수되지 않는 것일까? 앞에서 서술한 것처럼 생체 내에서 합성되는 요소가 강하다고 하면 통념대로 바이오필름이 나쁜 것이고, 그 안의 치석 자체의 독성은 낮으며, 생체친화성이 높을지도 모르고, 혹은 흡수되지 않는 리간드를 발생시킬 가능성도 있을지 모른다. 그러나 앞서 말한 비글견 실험을 보면 이물질에 대해 치근 주위에는 정상적인 생체 방어기구로서의 흡수, 배제라는 것이 존재하는 것은 확실하며, 임상에서 치은연하 치석이 흡수되지 않는 것과 상반된 결과를 보였다(그림 7).

⑥ 치은연하 치석은 사람의 흡수 치조골에서 유래한다

이상으로부터 치은연하 치석은 염증에 의해 단구에

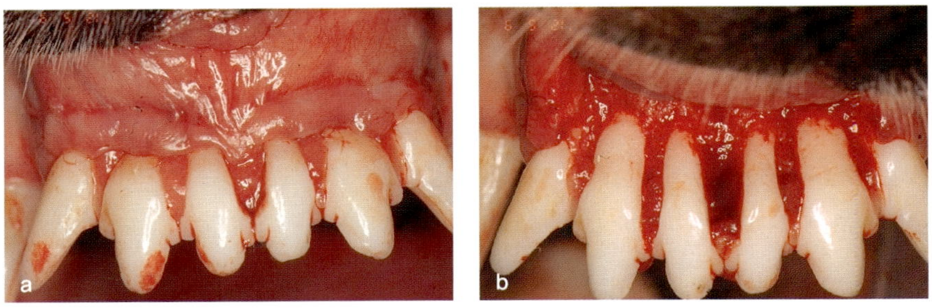

그림 7a, b. 비글견의 플랩을 열고 치근활택술을 하였다.

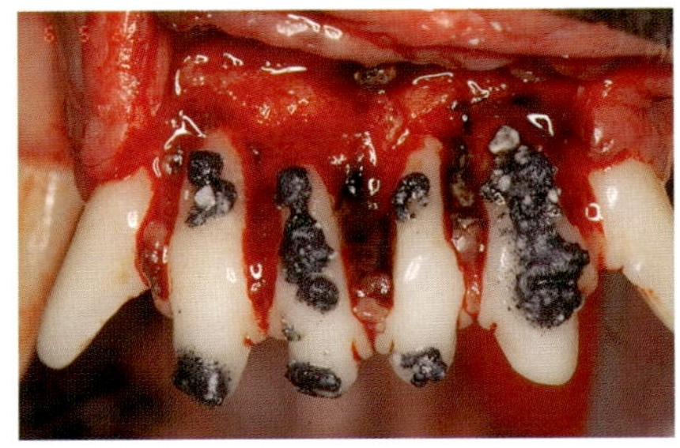

그림 7c. 인공치석을 치은연하에 부착시켰다.

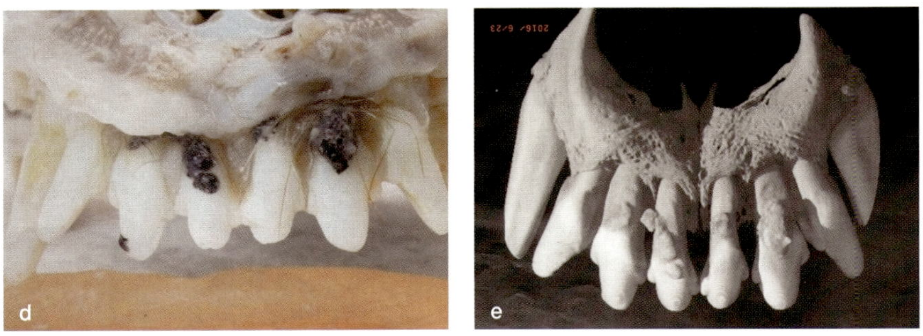

그림 7d, e. 비글견이 죽은 후, 마이크로 CT 촬영을 하였다.

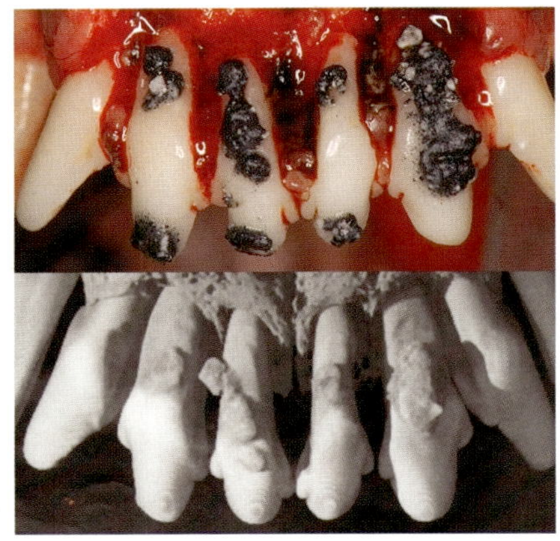

그림 7f. 탐식, 흡수가 일어나고 있는 것 같은데, 흡수는 치근면까지 미치고 있었다. 이는 대식세포의 통상 역할이라고 생각된다.

서 분화한 대식세포 주위에 모인 Ca이 치면으로 방출됨으로써 형성된다고 생각한다. 즉, Ca은 주로 그람음성균이 방출하는 LPS에 의한 대식세포의 증가와 대식세포계의 파골세포의 증가에 의한 치조골흡수에 의해 접합상피 부근에 집적된다. 접합상피 내의 Ca이 세포분열에 의한 딸세포와 마찬가지로, 치면 방향으로 움직인다고 생각된다. 이 결과, 치면에는 세균 유래가 아닌 인산칼슘염이 부착됨과 동시에, 그 전에는 치조골흡수가 일어날 수 있다.

5) 치은염과 붉은 띠(red band)의 차이

염증 징후에 발적이 있는 것은 세동맥의 확장이 주된 원인으로 여겨진다. 붉은 띠(red band), 즉 치은연하 마진에서 관찰되는 변연치은의 발적은 염증의 발적만이 원인이 아님을 이전에 서술한 실험 결과로부터 추측할 수 있다. 전항의 Ca 유래에서도 말하였지만, 대식세포 주위에는 상피를 결합시키는 *E-cadherin*으로부터의 Ca 유입도 충분히 생각할 수 있다. 상피에서 Ca이 없어지면 상피는 상피 간 결합을 잃기 때문에 팽윤하여 발적한다고 생각한다. 염증의 발적과 명확히 선을 그을 수는 없지만, 상피 중의 Ca을 잃으면 발적할 가능성이 매우 높아진다는 것이다(증례 102).

6) 접합상피 내 마진을 검증하다

치은연하 1mm로 마진을 설정하는 것은 접합상피 내 마진이 된다. 1), 2)항에서는 접합상피 부근에 염증이 일어나기 쉽다는 것을 분자생물학적으로 제시했다. 그리고 그것은 이물질 침입이 염증의 발단이 되었을 가능성이 높다는 것도 검증했다. 따라서 지대치 형성이 섬세하거나 꼼꼼하게 이루어짐으로써 이물질의 침입을 막을 수 있으면 염증을 억제할 수 있다고 생각된다. 필자는 이러한 개념하에 적극적으로 접합상피 내에 마진을 설정해도 임상상 생체에 미치는 영향은 극히 적다고 생각한다.

그런데 접합상피는 중층편평상피를 신체의 갑옷이라고 한다면, 갑옷 안에 있는 간엽조직의 특징을 나타내고 있는 것이다. 다음 장에서는 상피와 간엽계조직 사이에 이뤄지는 '간엽상피 전환'이라는 관점에서 접합상피를 검증해 보고자 한다.

2. 상피간엽 전환으로 본 치주조직

치아의 발생 과정에서 상피조직과 간엽조직 사이에 상호작용이 이루어져, 구강을 구성하는 치아 및 치주조직이 완성된다. 그러나 상피와 간엽조직의 교환은 치아의 발생 후에도 계속되고 있다. '1. 지대치 형성의 접합상피에 대한 영향을 분자생물학적 관점에서 고찰하다'에서, 치은구의 성립은 환경 의존적으로 간엽조직에서 방출되는 케라토하이알린 과립에서 접합상피가 외배엽계의 각화조직으로 전환한다고 말하였다. 이 현상은 간엽상피 전환이다. 이 반대의 전환은 상피간엽 전환이라 불리며 상피 암화(canceration)의 표현형이다. 이 장은 일견 치과의료와는 관계없는 것 같지만, 치아의 발생과 암화에는 몇 가지 공통점이 있어 사견을 포함하여 논의를 전개하고자 한다.

1) 간엽상피 전환으로 본 접합상피의 특이성

변연치은의 내면, 즉 결합조직성 부착부에 이르기까지는 치은구와 접합상피가 존재한다. 치은구는 무균조건하 실험동물에는 존재하지 않는다고 알려져 있으므로, 임상적으로 관찰되는 치은구는 구강세균의 침습으로 부차적으로 나타나는 염증에 대한 하나의 저항조직으로 볼 수 있다. 이는 접합상피가 간엽계조직 유래의 딸세포(daughter cell)에서 지속적·항상적으로 파생되면서도, 외배엽조직으로 변화하는 특이성, 즉 간엽상피 전환이라고 바꿔 말할 수 있다. 치은구 형성처럼 환경 의존적으로 각화를 나타내며 상피간엽 전환의 반대 패턴이라 할 수 있는 외배엽조직으로의 전환이 관찰되는 특이성을 치주조직은 갖추고 있게 된다. 일반적으로 상피성 암화에서 관찰되듯이 상피세포가 간엽세포로 전환되는 상피간엽 전환이 일어난 경우 세포의 극성은 물론 세포끼리의 접착도 상실되어, 세포 자체의 이동이 일어나기 쉬워지는 동시에 세포간극에는 세포외기질의 교환 이동 등이 일어나 바인딩(결합)하는 리간드(특정 수용체에 특이적으로 결합하는 물질, chemical mediator)뿐만 아니라 혈장이나 호중구 등이 활발히 침투하는 환경을 구축하게 되어 암의 악성도를 증가시킨다. 앞에서 말한 치은구 형성(치은구의 각화)과는 역행하는 캐스케이드 현상(cascade)이라고 할 수 있다.

2) 상피간엽 전환에서 본 치주병의 치유 형태

치주치료의 치유 단계에서 포켓이 소실되어 가는 것의 조직적 의의를 고찰해 보면, 각화상피의 감소에서 접합상피로의 전환이라는 현상이 일어나고 있는 것이다(주 1). 즉, 상피간엽 전환으로 파악할 수 있다. 그러나 이때 암화로 볼 수 있는 세포의 극성이 상실되거나 세포끼리의 접착이 상실되는 일은 없고, 오히려 세포에서 접합상피 기저판에 극성을 가지고 배열하고, 그 세포끼리도 *E-cadherin*을 동반한 강한 세포결합이 되어 조직이 수복된다(일반적으로 치주병에서는 출혈이 많다는 점에서, 치주병에서의 치아와 접하는 내연상피를 각화하지 않았다고 생각하는 치과의사가 많다는 것도 알고 있지만, 임상 현장에서 치주병에 걸린 치아를 발치했을 경우 출혈하는 것은 근첨부 부근뿐이고, 내연상피는 각화되었기 때문에 치주병에 걸린 치아를 발치할 때의 지혈 조작은 매우 간단하다)(주 2). 정리하면 치주병에 걸리면 이른바 상피를 동반한 down-growth가 일어나, 접합상피와 같이 대사기능을 잘 갖지 않는 각질조직의 형성과 대사 부족으로 인한 조직파괴, 궤양 형성이 근첨 방향에서 일어남으로써 프로빙 시 많은 출혈을 동반한다.

주 1: 접합상피는 '1. 지대치 형성의 접합상피로의 영향을 분자생물학적 관점에서 고찰하다'에서 말한 바와 같이 치석을 포함하여 다양한 물질에 부착하는 성질을 갖추고 있다. 당연히 한번 벗겨진 치근면에 재부착하기 때문에 BOP(bleeding on probing)가 일어나지 않게 된다. 여기서는 재부착에서 일어나는 결합조직성 부착에 대해서 할애하지만, 결합조직성 부착에 대해 논의하는 경우 전제조건으로 치근막의 유무를 먼저 정의할 필요가 있음을 잊어서는 안 된다[56,139,185].

주 2: 치주병과 치은염의 차이점
이 두 가지의 차이는 변연치은이 발적되었는지 아닌지에 큰 차이가 있다는 것은 주지의 사실이다. 즉, 치은염에서는 변연치은이 발적되는데도 불구하고, 치주병에서는 변연치은의 발적이 관찰되지 않는다. 둘 다 염증이지만 치주병의 염증 징후인 발적은 상피가 이물질 배제기구로 down-growth한 근첨 근처에서 궤양을 형성하여 발적하고 있으며, 육안으로 보이는 부위에서의 발적은 관찰되지 않는다는 특징을 잊어서는 안 된다.

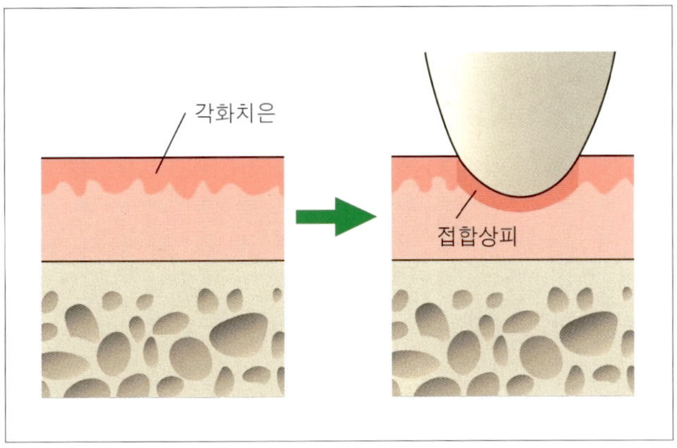

그림 8. 무치악 잇몸에 ovate pontic을 놓음으로써 그 바로 밑에는 접합상피가 파생되어 간다.

3) Ovate pontic 하부와 임플란트 점막관통부

필자는 1998년에 임상적 관찰로부터 ovate pontic 하부에는 접합상피와 같은 헤미데스모좀 결합이 예측 가능함을 지적하였다(그림 8). 후에 이 사실을 확신시킨 Atsuta 등의 실험[12]은 매우 흥미로웠다. Atsuta 등은 상피의 신전에서 보이며, 특히 접합상피에 부분적으로 존재하는 lamin-5(현재의 laminin-332)를 이용하여, 발치와의 상피화와 임플란트 식립 후 점막관통부에서의 출현을 관찰하였다. 그 결과 발치와의 치유에 따라 소실되는 laminin-5도 임플란트를 재식립함으로써 다시 점막관통부에 부분적으로 존재함을 밝혀냈다. 이 실험계에서 ovate pontic 하부에도 laminin-5를 동반한 접합상피가 존재하는 것이 명확해졌다고 필자는 고찰하고 있다. 그리고 Atsuta 등의 이 실험은 구강 중층편평상피에서의 상피간엽 전환 및 간엽상피 전환을 시사하는 것이라고 이해할 수 있다. 이러한 관점에서 매우 가치 있는 실험이라 할 수 있다.

4) 치아의 특이성

구강점막, 특히 치주조직에는 상피조직과 간엽조직을 넘나드는 분화능이 갖추어져 있음을 알 수 있다. 필자는 그것을 뒷받침하는 의견으로, 치아는 하나의 장기이면서 상피조직(법랑질)과 간엽조직(특히 상아질)을 가지고 있는 '특이한 장기'라는 것이 이러한 분화를 촉진한다고 고찰하고 있다. 발생학적으로는 외배엽성의 상피조직적인 법랑질과 간엽세포에서 분화하는 상아질에 의해 치아의 표면이 덮여 있다는 양면성을 가지고 있다.

5) 치아의 발생에서의 상피간엽 상호작용

Ten Cate[129]는 치아의 발생 과정에서 상피-간엽 간의 상호작용을 흥미로운 현상이라 하고 있다. 치아의 발생의 개략은, 새궁(branchial arch)의 상피대 일부가 이를 지탱하는 조직인 외배엽성 간엽(ectomesenchyme)조직에 침투하여 법랑이기를 형성하고, 법랑이기 근첨 방향으로 집합한 미분화 간엽세포(치유두)가 상아질, 치수를 형성하여 Hertwig 상피초 사이에서 침입한 간엽계세포가 상아질 표면에 배열하여 상아질아세포를 형성한다는 것이다. 이 발생 과정에서 외배엽성 간엽이라는 조직의 상피간엽 상호작용을 볼 수 있는데, 특히 이 용어가 나타내는 바와 같이 치아는 발생학적으로 치주조직도 포함하여 이 특수한 외배엽성 간엽의 흐름을 이어받고 있는 것은 매우 흥미롭다. 근첨 절제 후, 수년이 경과한 시점에 근첨이 재생되는 경우가 있는데 이것도 간엽계세포의 흥미 있는 기능이다(그림 9).

이와 같이 상피간엽 전환은 상피세포가 간엽계세포의 형질을 획득하는 현상으로, 발생과 기관형성의 여러 국면에서 관찰되고 있음이 이전부터 나타나고 있으며[200], 암세포가 악성도를 증가시켜 침윤·전이되어 가는 변화는 치주조직에서의 발생과 기관형성과정에서 알려진 EMT와 유사점이 있다.

〈참고 1: 상피간엽 전환 (epithelial to mesenchymal transition: EMT)이란?〉

상피세포가 이동능을 가진 간엽세포로 전환하는 가역적인 변화로, 배아 발생과 기관형성과정의 하나이다. 이 현상은 발생 시뿐만 아니라 창상치유, 종양세포의 전이 등에서도 일어난다고 여겨지고 있으며, EMT에 관련된 단백질은 암의 바이오마

#46 근심근파절 후 약 20년 경과하여 치근이 재생하고 있는 증례

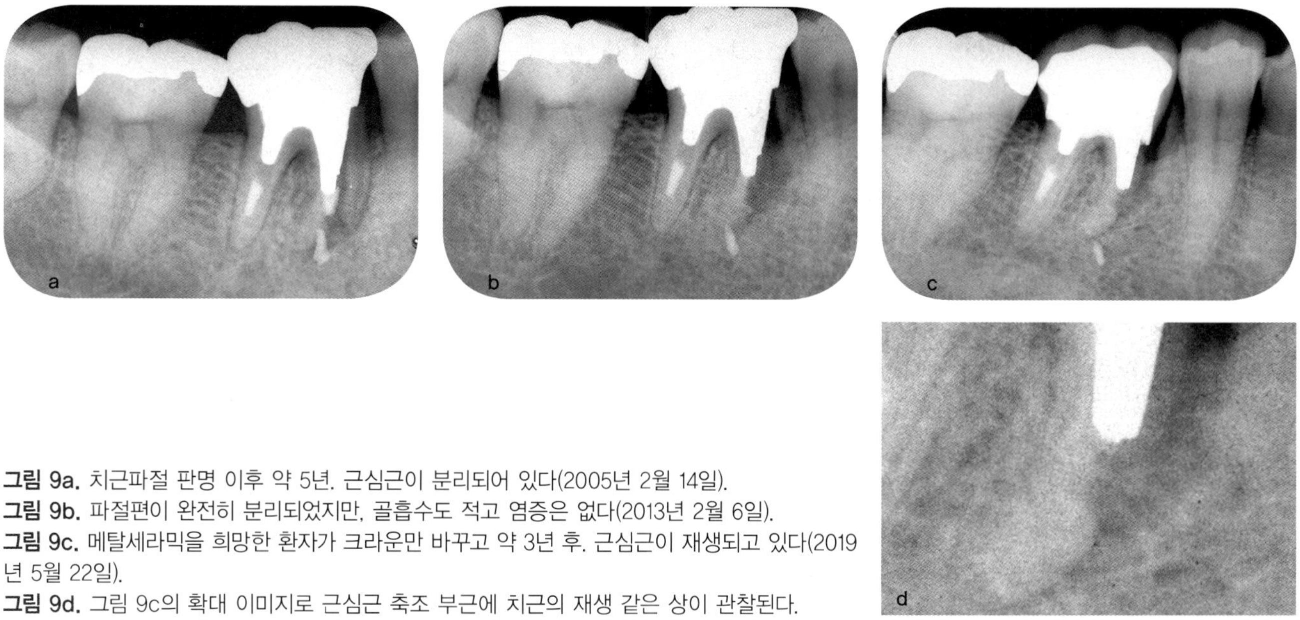

그림 9a. 치근파절 판명 이후 약 5년. 근심근이 분리되어 있다(2005년 2월 14일).
그림 9b. 파절편이 완전히 분리되었지만, 골흡수도 적고 염증은 없다(2013년 2월 6일).
그림 9c. 메탈세라믹을 희망한 환자가 크라운만 바꾸고 약 3년 후. 근심근이 재생되고 있다(2019년 5월 22일).
그림 9d. 그림 9c의 확대 이미지로 근심근 축조 부근에 치근의 재생 같은 상이 관찰된다.

커로서도 주목받는다.

〈참고 2: 상피세포와 간엽세포의 상호작용〉

신장, 간 및 치아의 발생 과정에서는 상피세포와 간엽세포의 상호작용이 장기 형성과 관계되어 있다(상피간엽 상호작용). 반대로 간엽세포에서 상피세포로 변화하는 간엽상피 전환은 신장의 네프론 원형이 되는 신소포의 형성 과정으로 볼 수 있다. 또한 치은연하의 영역에서 접합상피에서 치은구로 전환하는 것도 이 간엽상피 전환에 상당한다고 필자는 생각하고 있다. 어쨌든 상피간엽 전환, 간엽상피 전환, 그리고 상피간엽 상호작용은 세포에 내재된 발생 프로그램이라 할 수 있다[182].

〈참고 3〉

EMT는 다단계의 형질 변화이며 불균일한 암세포 집단에는 EMT의 여러 단계에 있는 세포가 혼재되어 있다고 생각한다. Partial(incomplete) EMT나 full(complete) EMT라는 표현이 이용되기도 한다. EMT에서 상피세포의 성질을 규정하는 분자인 *E-cadherin*의 발현 저하가 주요 지표 중 하나로 여겨지고 있다. *E-cadherin*의 발현 저하는 암세포의 침윤능 획득으로 이어져 예후 불량과의 관련성도 나타나고 있다. 또한 다양한 암조직에서 *E-cadherin* 유전자의 변이나 후생유전학적인 제어에 의한 발현 저하가 관찰되고 있다. 치은구와 접합상피의 상피간엽 전환도 *E-cadherin*이 크게 연관되어 있다[200].

증례 100: 10년 후에 일어난 변연치은의 발적에 Nd:YAG 레이저로 대응(24년 경과)

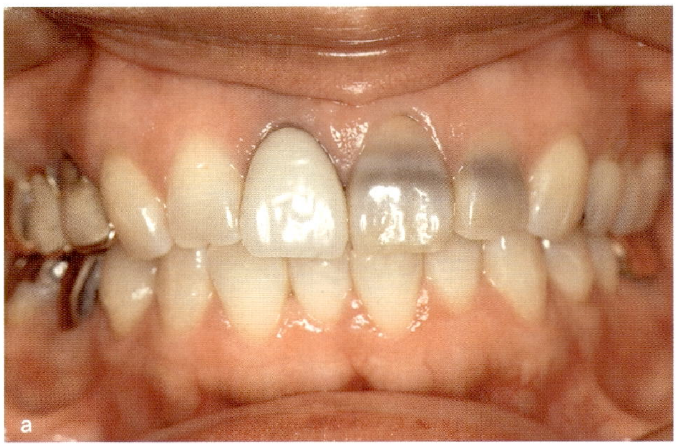
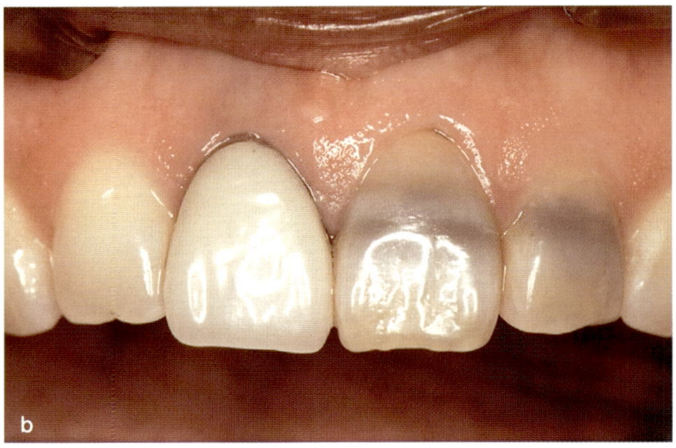

11-1a, b. 변색치의 치료를 희망한 환자이다(1992년 10월 4일).

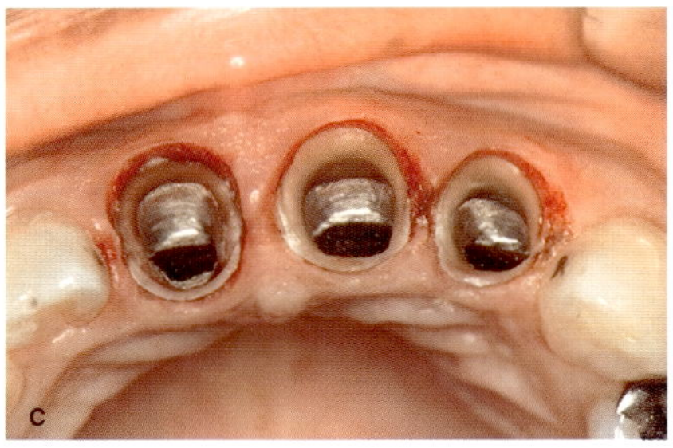
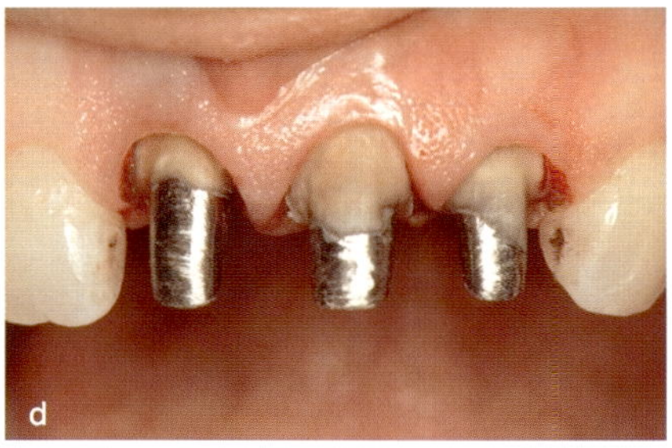
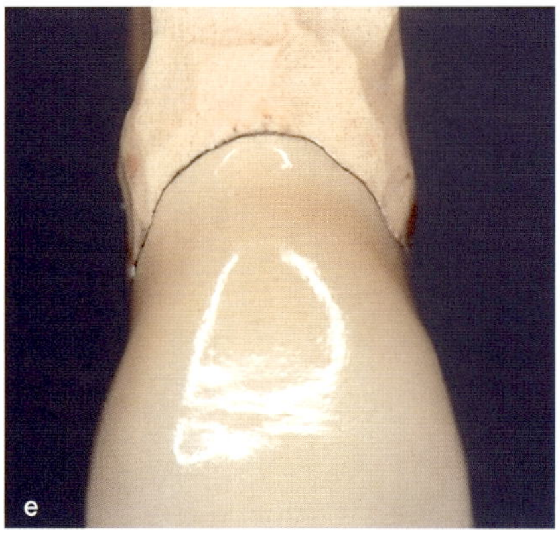
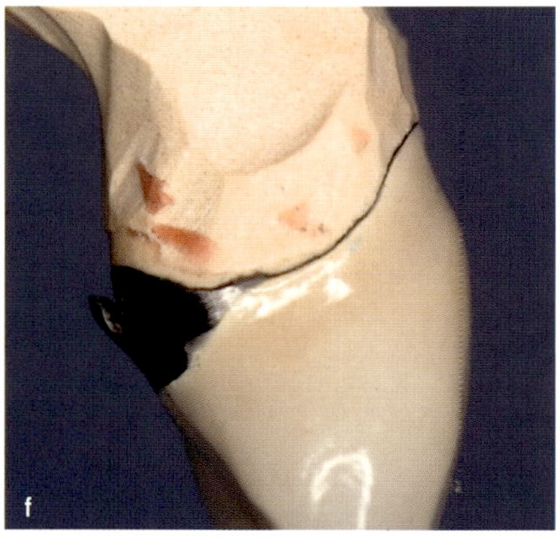

11-1c~g. 치은연하 형성을 실시, 최종보철물을 장착하였다. 현재는 순측면에 S shape profile을 부여하지만, 당시는 인접면에도 S shape profile을 부여하도록 하였다(1992년 12월 23일).

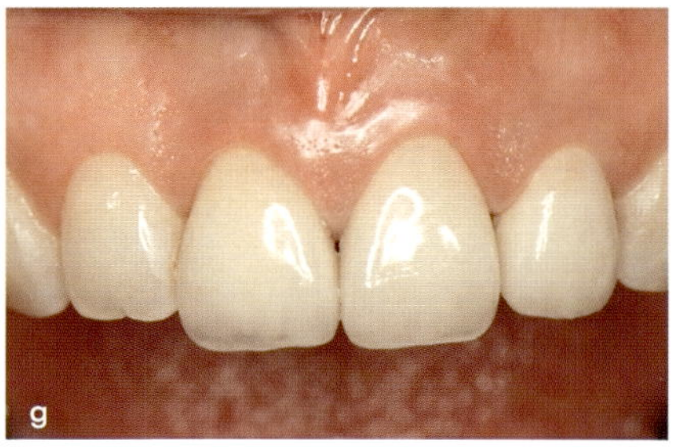

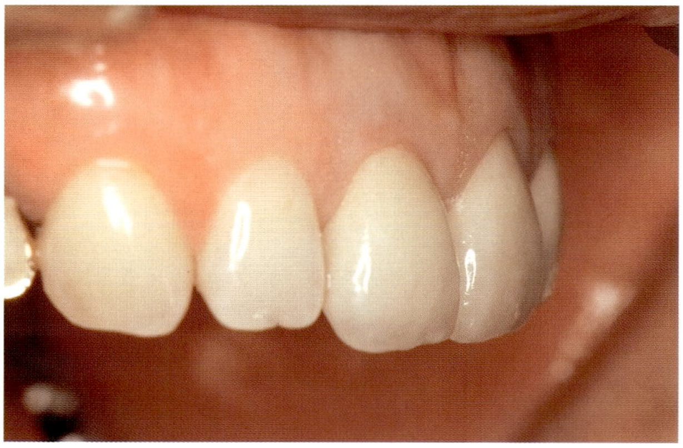

11-1h. 약 1년 후의 측방면(1993년 11월 9일).

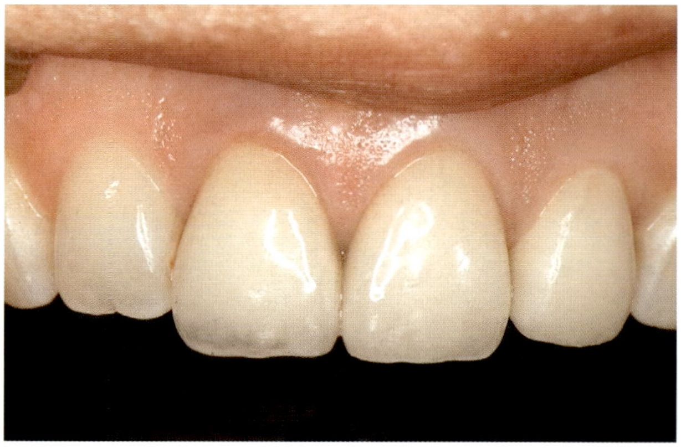

11-1i. 약 2년 후의 정면 사진(1994년 12월 5일).

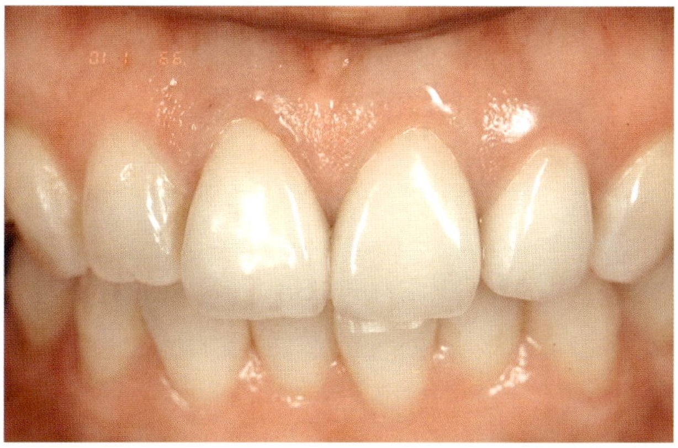

11–1j. 환자는 5년 만에 내원하였다. 칫솔질의 영향과 치은연하 형성 특유의 염증이 관찰된다. 금속 보철물에 의한 치은 변색이 원인으로 생각된다(1999년 1월 10일).

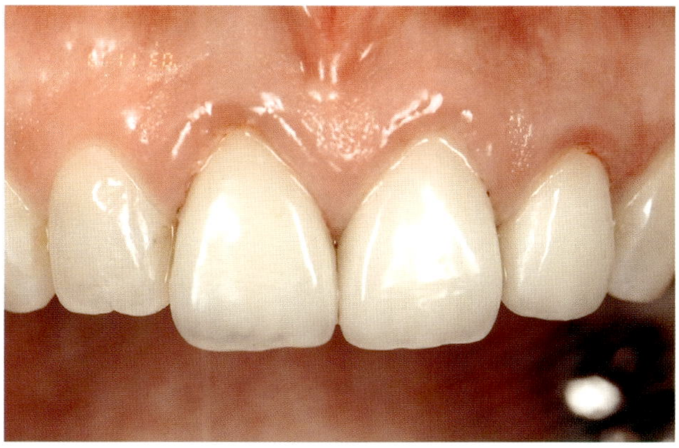

11–1k. 술후 11년. 변연치은에 발적이 관찰되었다. 통원하기를 꺼려하는 환자였지만, 염증을 막기 위한 레이저 조사(Nd:YAG 레이저)를 위해 여러 번 내원하게 하였다(2003년 11월 18일).

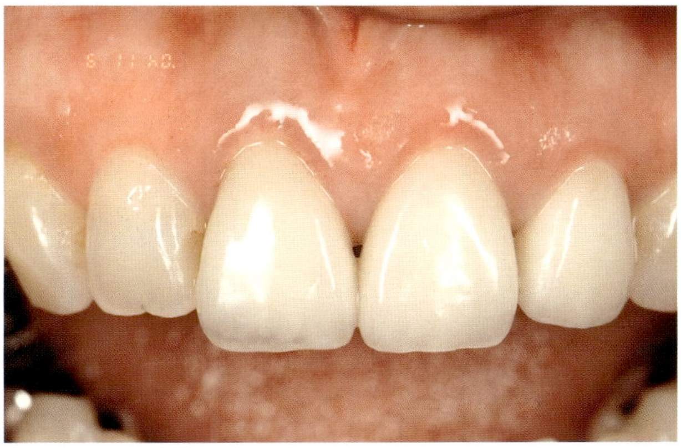

11–1l. 레이저 조사를 하고 약 1년 후. 치은퇴축은 관찰되지만 발적은 감소하였다(2004년 11월 9일).

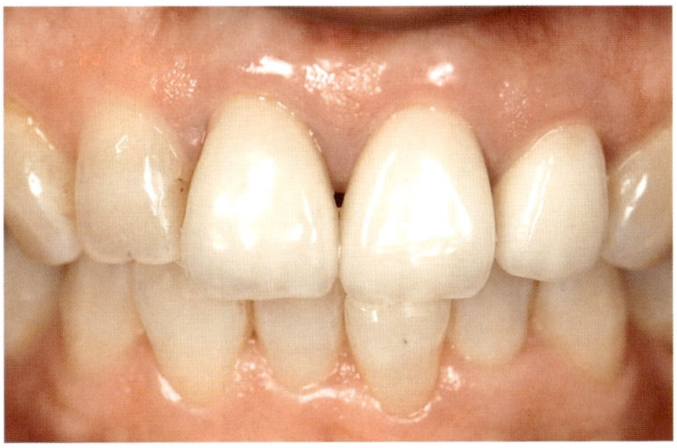

11–1m. 보철물 장착 약 19년 후. 발적, 치은퇴축의 개선이 관찰된다(2011년 8월 22일).

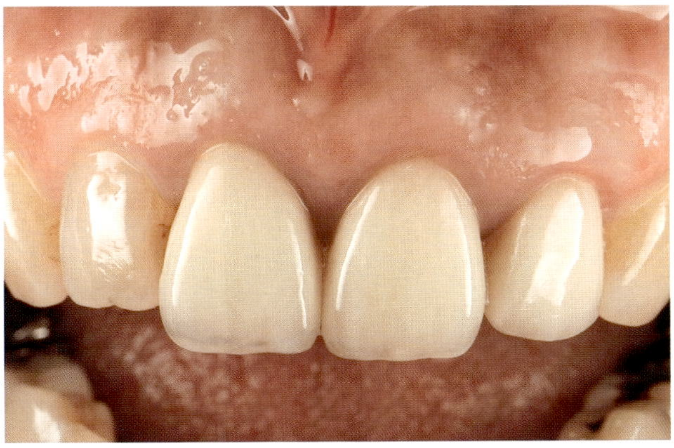

11–1n. 약 24년 후. 11–1e에서 부여한 전체 둘레의 S shape profile에 문제는 없는 것 같다(2017년 1월 20일).

증례 101: 금속 보철물에 의한 치은 변색에 Nd:YAG 레이저를 조사(15년 경과)

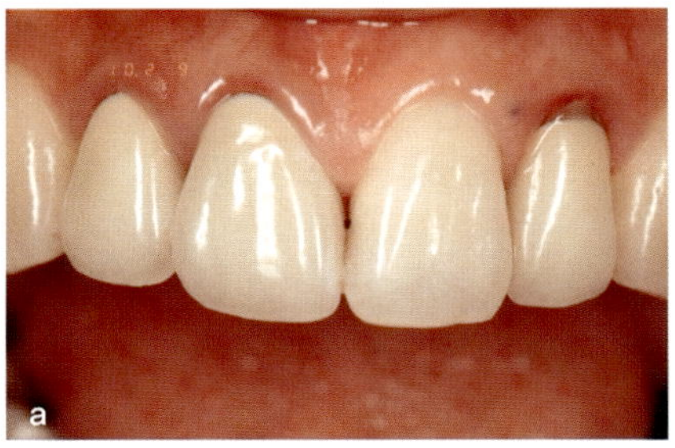
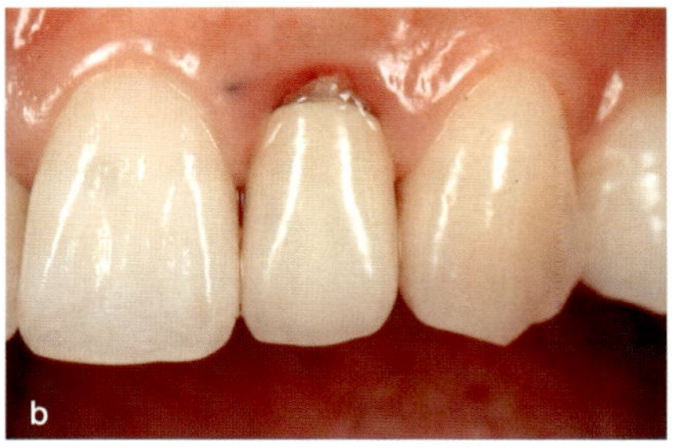

11-2a, b. #22의 심미장애를 주소로 내원한 환자이다. #12, #11, #22에 메탈세라믹이 장착되어 있다(2001년 6월 2일).

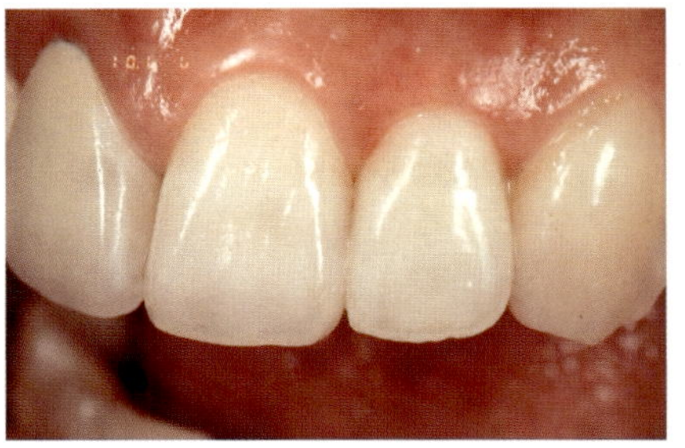

11-2c. Procera(alumina) 기반의 세라믹으로 수복하였다. 치주낭 소파술(curettage)로 단기간임에도 불구하고 치은퇴축이 개선되었다(2001년 7월 1일).

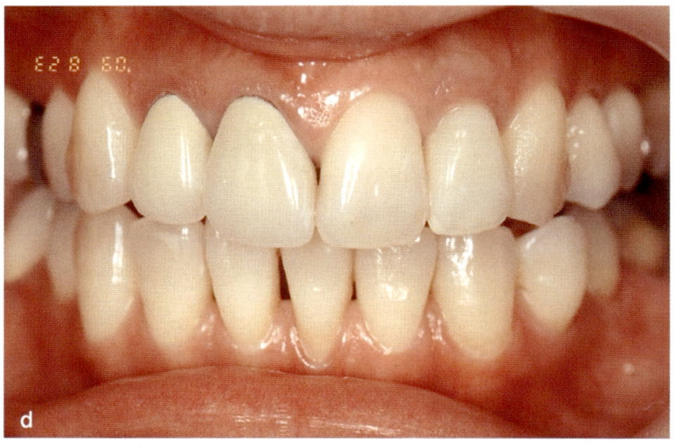
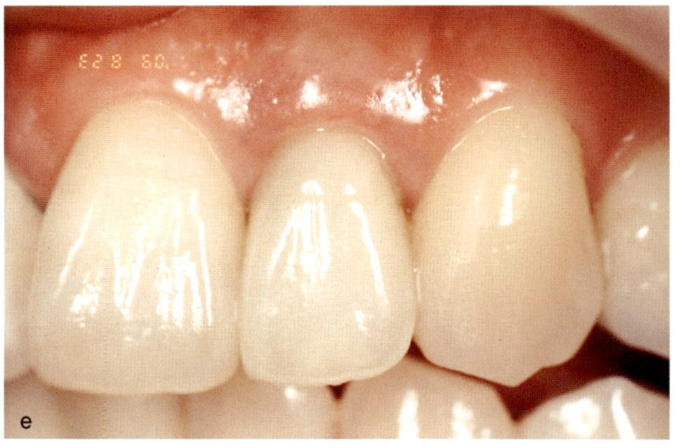

11-2d, e. 약 8년 후. #22의 치은은 안정되어 있다(2009년 8월 23일).

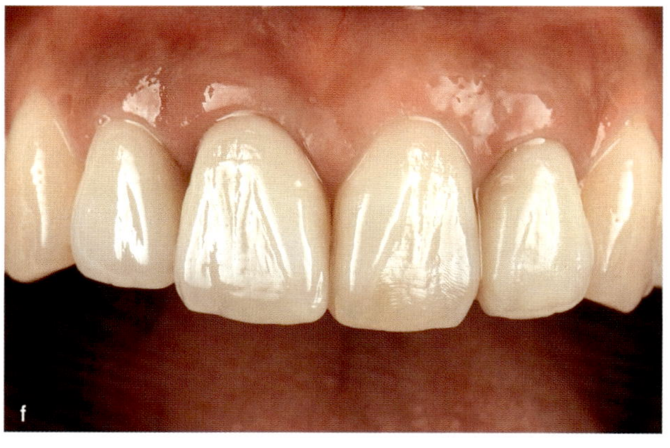
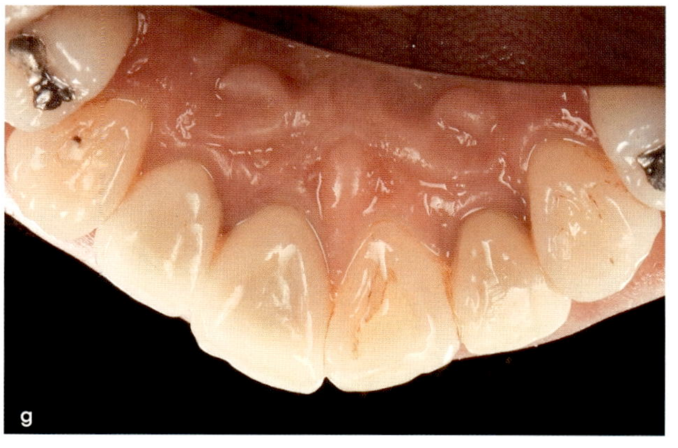

11-2f, g. 후에 #12, #11의 치료도 희망하여서 메탈세라믹으로 수복하였다. #22의 all ceramic은 약 15년이 경과하였지만, 치은퇴축도 없고 안정되어 있다(2016년 10월 19일).

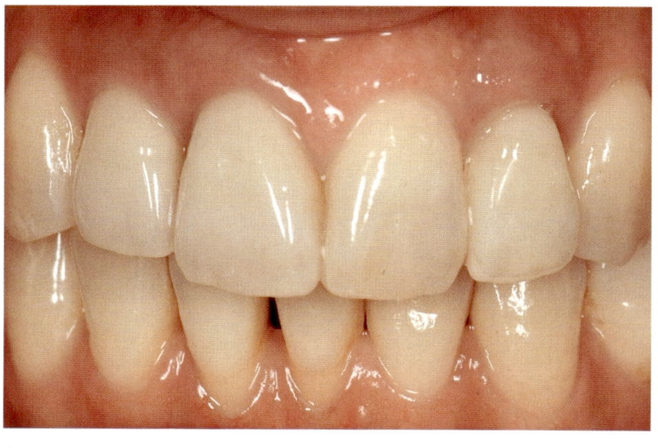

11-2h. 초진 시의 치은퇴축은 금속 보철물에 의한 치은 변색이 원인으로 성각된다. Nd:YAG 레이저로 제거하여 성공하였다(2019년 6월 12일).

증례 102: 임플란트의 식립과 동시에 치관측 이동술(14년 경과)

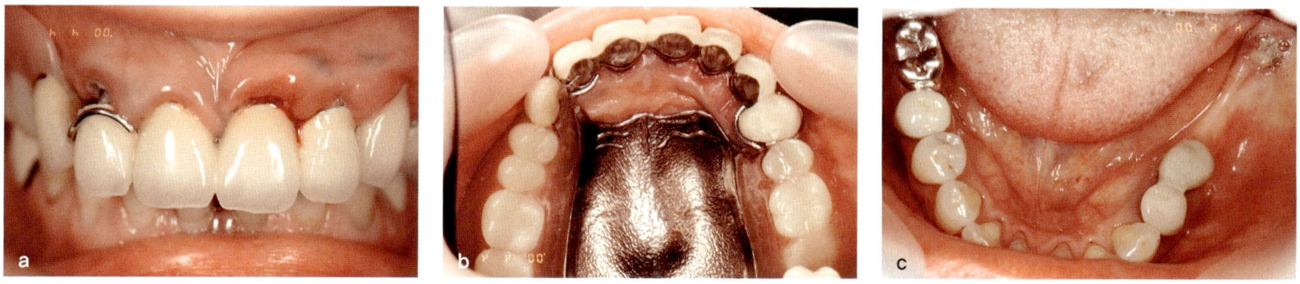

11-3a~c. 초진 시의 상태. 전치부의 치은에는 치은연하 마진으로 생기는 전형적인 발적, 즉 붉은 띠(red band)를 만들고 있다. 금속 보철물에 의한 치은 변색이 원인이다. 그 후 약 4년은 응급조치만을 하였다(2004년 4월 4일).

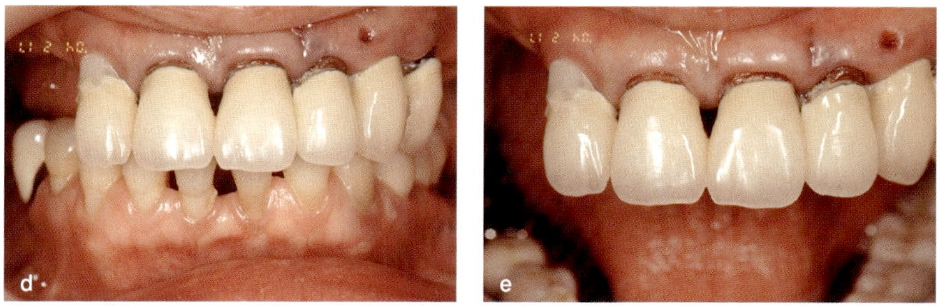

11-3d, e. 11-3a~c의 약 4년 후. 전악치료를 시작했지만, 우선은 전치부의 심미 개선에 주안을 두었다(2004년 2월 17일).

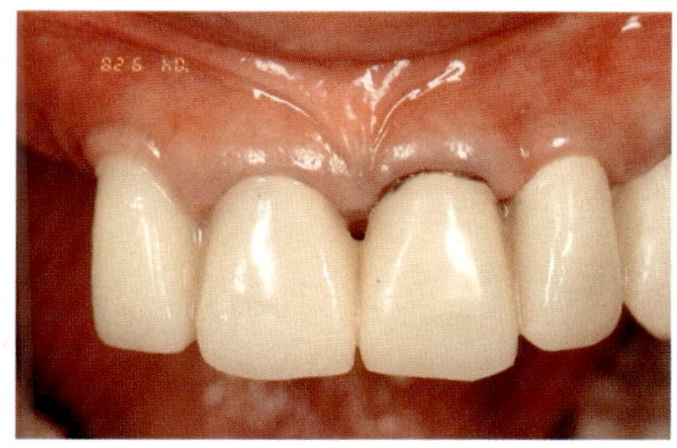

11-3f. 특히 #12의 치은퇴축이 현저하여서, #13 상당부에 임플란트를 식립할 때에 치조정부에 수직적 골조성을 함으로써 2차적으로 #12의 치은퇴축을 개선하였다(2004년 9월 28일).

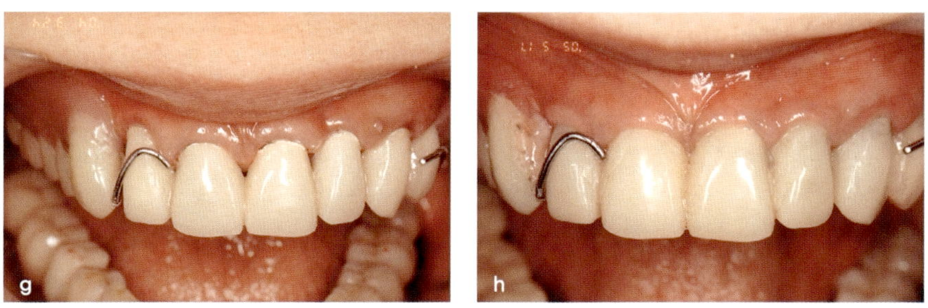

11-3g, h. 치관측 이동을 비교하는 사진. 같은 provisional restoration으로서의 제거 가능한 의치의 클래스프 위치에서 약 3mm는 치관측으로 치은이 이동하였다는 것을 알 수 있다(g: 2004년 3월 24일, h: 2005년 5월 17일).

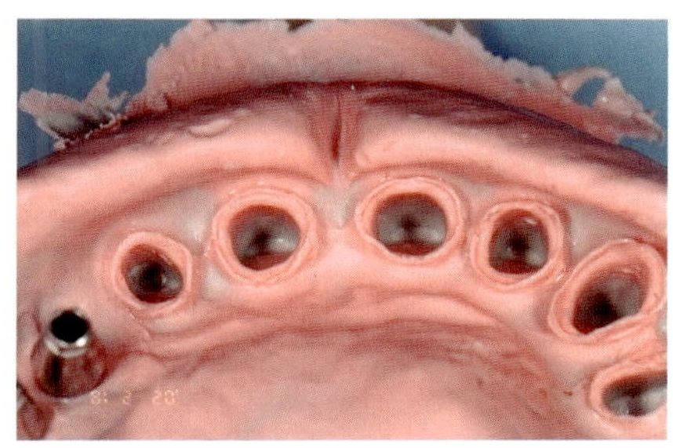

11-3i. 11-3h와 같은 시기에 인상채득을 하였다. #12는 치은연하 3mm의 마진이므로 다른 인상 부위와 비교하여 압배사 라인은 나오지 않았지만, 인상은 채득되어 있다(2005년 5월 18일).

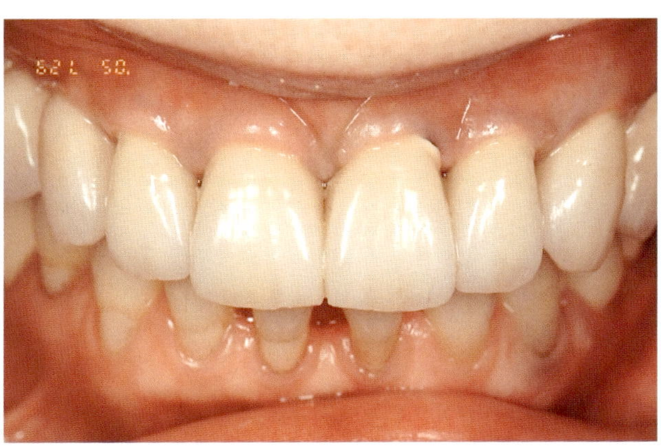

11-3j. 최종보철물 장착. #21의 마진에 노출이 관찰되지만 치은연하 3mm의 #12의 마진은 양호하다(2005년 7월 9일).

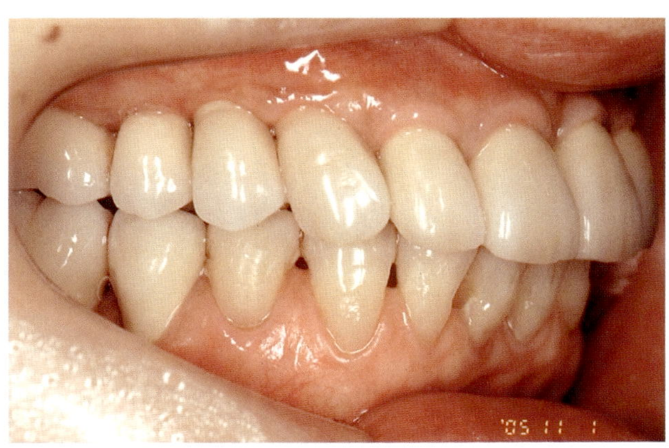

11-3k. 측방면 사진에서도 문제는 없다(2005년 11월 1일).

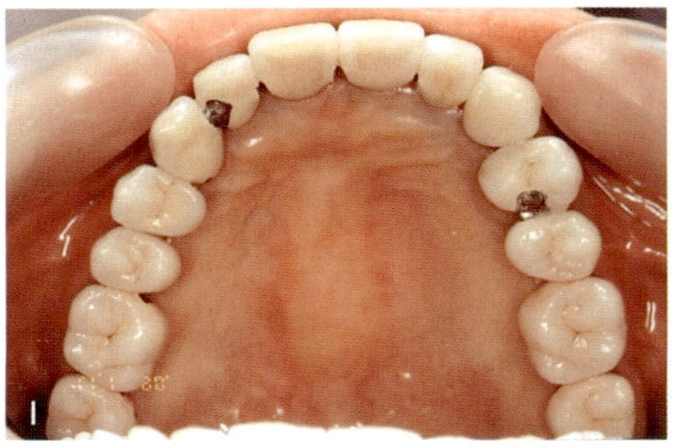

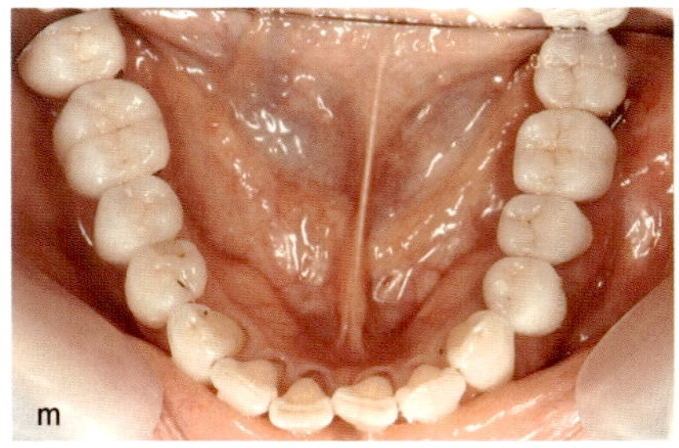

11–3l, m. 약 1년 반 후의 교합면 사진(2006년 11월 7일).

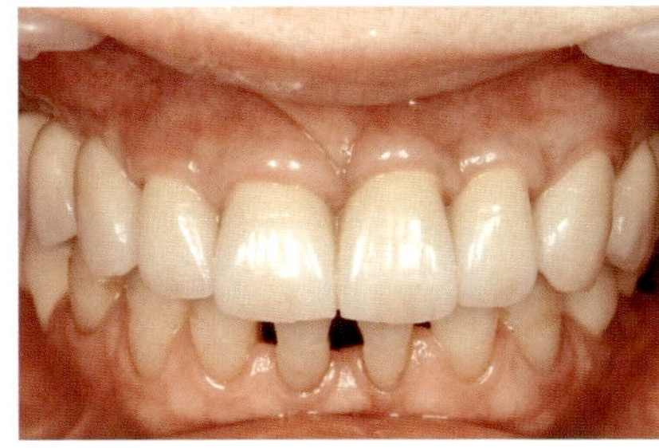

11–3n. 약 2년 후. #21의 마진도 변연치은의 크리핑에 의해 차폐되어 있다(2007년 3월 7일).

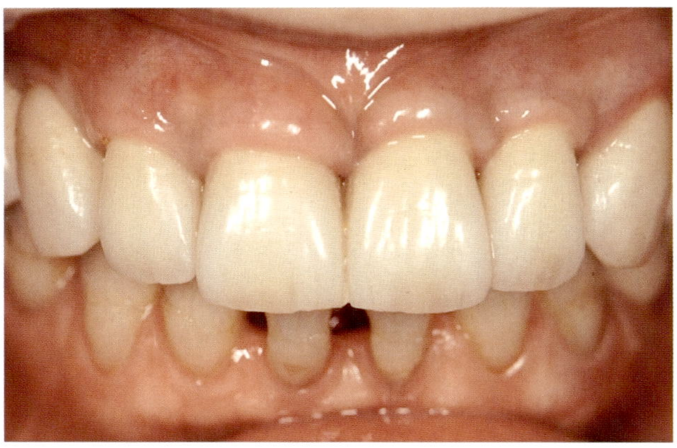

11–3o. 약 3년 후(2008년 3월 28일).

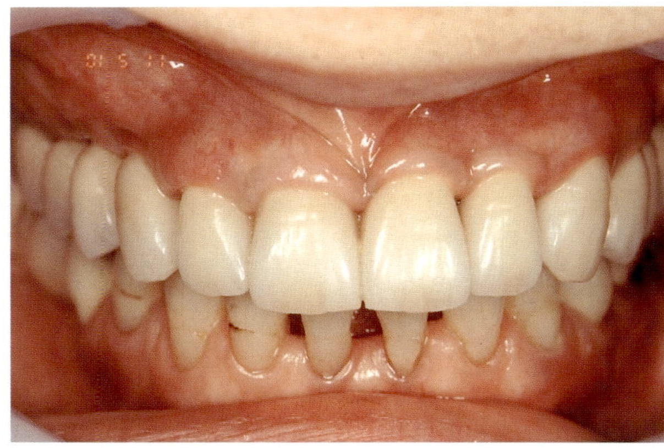

11–3p. 약 6년 후(2011년 5월 10일).

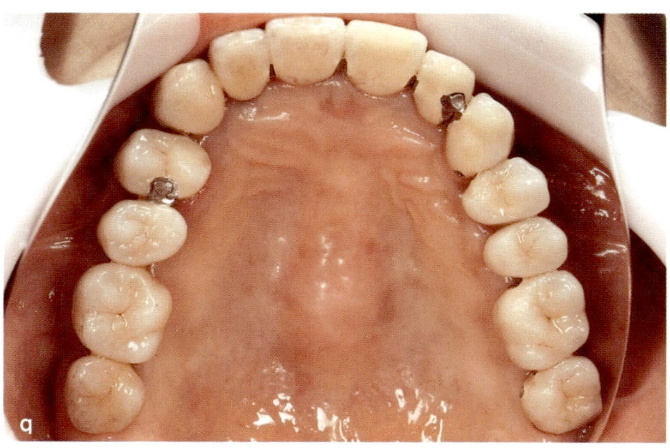

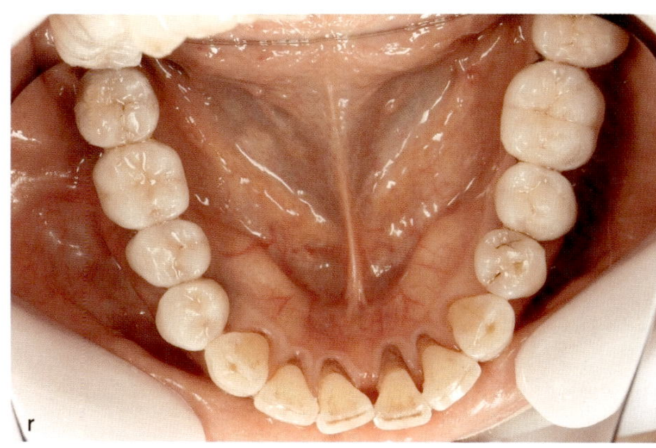

11–3q, r. 약 11년 후의 교합면 사진. 큰 문제는 없다(2016년 8월 30일).

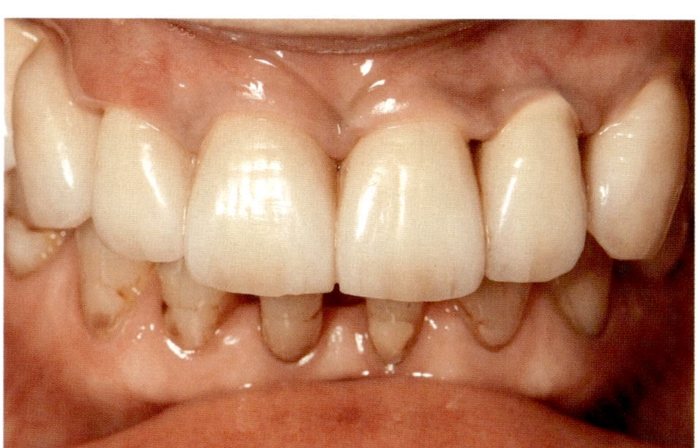

11–3s. 약 14년 후. 치은의 성숙으로 마진 라인은 거의 안정되어 있다. 흥미로운 것은 치관측으로 이동된 변연치은만 다른 혈관 구조를 나타내며, 염증과는 다른 횡주하는 모세혈관이 관찰된다는 점이다(2019년 11월 5일).

12 References

참고문헌

참고문헌

1. Abramovitch K. Roentogen ray anomalies[Pontic hyperostosis]. J Gt Houst Dent Soc 1993 ; 64(7) : 4 .
   술후에 pontic 하부에 골증식이 일어났음을 보고하고 있다.
2. Abrams L. Augmentation of the deformed residual edentulous ridge for fixed prosthesis. Compend Contin Educ Gen Dent 1980 ; 1 (3) : 205-213.
   Ovate pontic을 처음 제시했다.
3. Alberts B, Johnson A, Lewis J, Raff M, Roberts K, Walter P・著. 中村桂子, 松原謙一・監訳. THE CELL 細胞の分子生物学. 第 5 版. 東京 : ニュートンプレス, 2010 : 1450-1458, 1530.
   단구에서 대식세포, 파골세포, 수상세포가 분화한다. LPS는 대식세포를 활성화한다.
4. Allen AL. Use of the supraperiosteal envelope in soft tissue grafting for root coverage. I. Rationale and technique. Int J Periodontics Restorative Dent 1994 ; 14(3) : 216-227.
   이른바 envelope technique으로 피복 치근면의 볼록한 형태를 제거한다.
5. Allen EP, Gainza CS, Farthing GG, Newbold DA. Improved technique for localized ridge augmentation. J Periodontol 1985 ; 56(6) : 195-199.
   CTG를 실시한 경우는 모든 증례에서 흡수가 일어나지만 아파타이트(apatite)를 사용한 경우는 흡수가 한정적이다(10/12 증례).
6. Amano K, Miyake K, Borke JL, McNeil PL. Breaking biological barriers with a toothbrush. J Dent Res 2007 ; 86(8) : 769-774.
   칫솔질로 인한 치은 자극은 C-fos 유전자를 부활시켜 상피세포 활성화를 촉진할 가능성이 크며, 나아가서는 치은의 건강에 기여한다.
7. アメリカ歯周病学会・編. AAP歯周治療法のコンセンサス. 東京 : クインテッセンス出版, 1992.
8. 安藤修. 矯正学的挺出に伴う歯周組織の変化について. the Quintessence 1991 ; 10(10) : 1931-1944.
   Scalloped-thin 및 flat-thick의 특징을 열거하였다.
9. 荒本啓之. 歯肉に対する全部鋳造冠の影響に関する実験的研究. 補綴誌 1969 ; 13(1) : 44-60.
   마진 설정 위치가 치은정연 및 치은연하인 경우 마진부에 이물이 보였다. 치은연하에서는 이물 유래의 염증 및 맹낭(盲囊) 형성이 나타났다.
10. Armitage GC, Svanberg GK, Löe H. Microscopic evaluation of clinical measurement of connective tissue attachment levels. J Clin Periodontal 1977 ; 4 (3) : 173-190.
   건강한 치은에 프로빙(probing)을 실시한 결과 프로브의 끝은 접합상피, 결합조직 경계의 약 0.4mm 치관측에서 멈췄다(검체: 개).
11. Ash MM・著, 小林茂夫・監訳. ホイーラー歯の解剖・生理・咬合学. 第 6 版. 新潟 : 西村書店, 1990.
12. Atsuta I, Yamaza T, Yoshinari M, Mino S, Goto T, Kido MA, Terada Y, Tanaka T. Changes in the distribution of laminin-5 during peri-implant epithelium formation after immediate titanium implantation in rats. Biomaterials 2005 ; 26(14) : 1731-1760.
   랫트의 치은구에 얇은 각화층이 있다는 것을 제시하고 있다. 부착상피의 발현에는 라미닌-5(Laminin-5)가 필요하다. 발치와의 치유에 따라 일단 접합상피는 소실되지만, 이 부위에 임플란트를 식립하면 다시 접합상피가 나타나는 것을 라미닌-5를 사용하여 증명하고 있다.
13. Attstrom R, Schroeder HE. Effect of experimental neutropenia on initial gingivitis in dog. Scand J Dent Res 1979 ; 87(1) : 7 -23.
   호중구는 치은연하 플라크의 퇴적을 저지하는 작용이 있다. 치은연하에는 자정작용이 있다.
14. Axell T, Koch G. Traumatic ulcerative gingival lesion. J Clin Periodontol 1982 ; 9 (3) : 178-183.
   칫솔질로 인한 외상을 치료하기 위해 칫솔질 중지와 클로르헥시딘(chlorhexidine) 사용을 권장했다.
15. Berglundh T, Lindhe J, Sterrett JD. Clinical and structural characteristics of periodontal tissues in young and old dogs. J Clin Periodontol 1991 ; 18(8) : 616-623.
   비글견을 이용하여 치주조직에 대한 연령 증가의 영향을 조사한 결과 치주조직, 특히 결합조직 내 섬유아세포의 양이 감소하고 있는 것이 판명되었다.
16. Berkovitz BKB. A Color Atlas & Textbook of Oral Anatomy. Holland : Wolfe Medical Publications, 1978 : 132.
   치조상 섬유장치의 참고 약도를 제시했다.
17. Biancu S, Ericsson I, Lindhe J. Periodontal ligament tissue reaction to trauma and gingival inflammation. An experimental study in the beagle dog. J Clin Periodontol 1995 ; 22(10) : 772-779.
   교합성 외상(occlusal trauma)을 준 비글견에서 동요도가 증가하여 콜라겐 감소와 혈관 구조 증가 및 백혈구 증가가 나타났다. 또한 시멘트질로의 콜라겐섬유 봉입(결합조직성 부착) 감소가 나타났다.
18. Bjorn H, et al. Observations on a dental plaque morphogenesis. Odontol Revy 1964 ; 15 : 23.
   획득 피막(acquired pellicle)이 플라크 리텐션(plaque retention)의 시초가 된다고 생각하고 있다.

19. Bosshardt DD, Lang NP. The junctional epithelium : from health to disease. J Dent Res 2005 ; 84(1) : 9-20.
— *Porphyromonas gingivalis*(진지발리스균)이 생성하는 프로테아제(protease, 단백질 가수분해효소)인 gingipain(진지파인)이 접합상피로부터 포켓 형성에 이르는 건강, 불건강 양면의 중요한 인자가 될 가능성이 있다고 되어 있다.

20. Bowers G. A study of the width of attached gingiva. J Periodontol 1963 ; 34 : 201-209.
— 부착치은의 폭은 하악에 비해 상악이 크다.

21. Burch JG. Ten rules for developing crown contours in restorations. Dent Clin North Am 1971 ; 15(3) : 611-618.

22. Cailleteau JG. Subpontic hyperostosis. J Endod 1996 ; 22(3) : 147-149.
— 수술 후에 pontic 하부에 골증식이 일어나는 것을 보고하고 있다.

23. Calderron Y, Raviv E, Zalkind M, Sela J, Stern N. Esthetic pontic receptor site development : a histologic study in rats. J Esthet Dent 1995 ; 7(3) : 95-98.
— Ovate pontic을 발치 직후와 발치와(soket) 치유 후에 응용한 경우 조직학적으로는 차이가 없다.

24. Cavazos E Jr. Tissue response to fixed partial denture pontics. J Prosthet Dent 1968 ; 20(2) : 143-153.
— Pontic의 재료로는 글레이즈된 포세린을 권장하고 있다.

25. Checchi L, Pelliccioni GA. Hand versus ultrasonic instrumentation in the removal of endotoxin from root surfaces *in vitro*. J Periodontol 1988 ; 59(6) : 398-402.
— 초음파 스케일러와 수동 스케일러는 모두 동등하게 근면의 무독화를 할 수 있다. 처치 부위에 따라 도구를 선택하면 문제는 없다.

26. Checchi L, Biagini G, Zucchini C, De Luca M・著, 瀬戸口尚志・訳, 末田武・校閲. 歯間ブラシ使用による臨床的・形態学的反応. the Quintessence 1992 ; 11(3) : 571-578.
— 치간유두부는 각화(角化)가 진행됨에 따라 세포 안의 당김미세섬유(tonofilament)의 집적이 일어남과 동시에 과립층에서 성상형의 각화유리질(keratohyalin) 과립을 많이 나타내게 된다.

27. Chiche GJ, Pinault A. Esthetics of Anterior Fixed Prosthodontics. Chicago : Quintessence, 1994.

28. Clayton JA, Green E. Roughness of pontic materials and dental plaque. J Prosthet Dent 1970 ; 23(4) : 407-411.
— 플라크 리텐션에 대해 재료보다 연마가 중요하다고 하고 있다.

29. Cohen DW. Biologic width lecture. Washington DC : Walter Reed Army Medical Center, June 3rd, 1962.
— Biologic width의 개념을 발표했다.

30. Coslet JG, Vanarsdall R, Weisgold A. Diagnosis and classification of delayed passive eruption of the dentogingival junction in the adult. Alpha Omegan 1977 ; 70(3) : 24-28.
— 치아 맹출 후의 안정은 MGJ, CEJ, OC(Osseous Crest)의 위치 관계에서 영향을 받는 것을 분류하고 있다.

31. Dello Russo NM. Placement of crown margins in patients with altered passive eruption. Int J Periodontics Restorative Dent 1984 ; 4(1) : 59-65.
— 치주조직의 건강을 위해서는 치은연상 마진(supra-gingival margin)이 바람직하지만, 만약 심미적 이유로 치은연하 마진(sub-gingival margin)을 선택하는 경우는 절대 결합조직성 부착부를 침습해서는 안 된다. 또한 수동적 맹출은 미리 알 수 없으므로 수술을 병용하여 마진 위치를 결정해야 한다.

32. Dragoo MR, et al. Periodontal tissue reaction to restorative procedures. Int J Periodontol Rest Dent 1981 : 1 : 9-23.
— 수복 처치, 특히 치은연하 형성에서 조직의 손상은 대부분 회복할 수 있다. 지대치 형성에서 조직 절편을 관찰했더니 건강한 치은구의 깊이는 0.5~1mm밖에 없다. 압배로 인해 결합조직성 부착도 손상받기 쉽다. 치조골정보다 2mm 치관측에 마진 설정하는 것을 권장하고 있다.

33. Eide B, Lie T, Selvig KA. Surface coatings on dental cementum incident to periodontal disease. I. A scanning electron microscopic study. J Clin Periodontol 1983 ; 10(2) : 157-171.
— 치주병 이환치를 주사형 현미경(scanning microscope)으로 관찰했더니 유해물질은 표층에만 있다고 한다.

34. Eissmann HF, Radke RA, Noble WH. Physiologic design criteria for fixed dental restorations. Dent Clin North Am 1971 ; 15(3) : 543-568.
— 보철장치와 구강점막의 협조는 수복 후 치주조직의 건강 유지에 중요하다.

35. Ercoli C, Caton JG. Dental prostheses and tooth-related factors. J Periodontol 2018；89(Suppl 1)：S223-S236.

AAP(American academy of periodontology)와 EFP(European federation of periodontology)의 워크숍이 2017년에 개최되었을 때 채택된 biologic width에 관한 결론에서는 이 부위의 마진 설정이 생물학적 견지에서 치주조직에 영향을 미친다고는 결론지을 수 없다고 했다.

36. Evian CI, Corn H, Rosenberg ES. Retained interdental papilla procedure for maintaining anterior esthetics. Compend Contin Educ Dent 1985；6(1)：58-64.

구개측 절개로 순측 절개를 없애고 치간유두를 온존하여 심미적 결과에 대해 배려한다. 이른바 flag technique을 발표하였다.

37. Ezis I, et al. Probing related to attachment levels on recently erupted teeth. J Dent Res 1978；57：307.

발치 예정인 교정 환자의 치아를 사용하여 연구하였다. GI=0 및 GI=1의 치은에서 프로브는 접합상피, 결합조직 경계의 치관 부근 0.5mm로 그친다.

38. Felton DA, Kanoy BE, Bayne SC, Wirthman GP. Effect of *in vivo* crown margin discrepancies on periodontal health. J Prosthet Dent 1991；65(3)：357-364.

치은연하 마진에서 부적합 상태와 치은의 염증에는 강한 상관관계가 있다.

39. Feneis H. Gefuge und Funktion des normalen Zahnfleischbindegewebes. Dtsch Zahnarzt Z 1952；7(8)：467-476.

계통이었던 치조상 섬유장치의 분류를 처음 실시했다. 치조상 섬유장치의 참고 약도를 발표하였다.

40. Flores-de-Jacoby L, Zafiropoulos GG, Ciancio S. The effect of crown margin location on plaque and periodontal health. Int J Periodontics Restorative Dent 1989；9(3)：196-205.

세균학적 검증으로부터 치은연상 마진, 치은정연 마진과 비교하여 치은연하 마진에서는 구균이 적었지만 스피로헤타(Spirochaetales)가 많은 것을 알 수 있었다. 또한 치은구 삼출액도 2~3배 많다는 것도 알았다.

41. 古橋九平・監修. 歯の進化からさぐる…ヒトの歯の形態学. 東京：医歯薬出版, 1987：258.

42. Gabathuler H, Hassell T. A pressure-sensitive periodontal probe. Helv Odontol Acta 1971；15(2)：114-117.

술자 8명의 연구에서 프로빙을 부드럽게 실시했더니 20.2~32.6g의 범위에 들어가 평균치는 약 25g이 되었다.

43. Garber DA, Rosenberg ES. The edentulous ridge in fixed prosthodontics. Compend Contin Educ Dent 1981；2(4)：212-223.

Abrams의 ovate pontic 발표 다음 해, 같은 그림으로 ovate pontic을 제시했다.

44. Gargiulo AW, et al. Dimensions relations of the dentogingival junction in humans. J Periodontol 1961；36：261-267.

제1차 세계대전 시에 얻은 인간 악골에서 치주조직의 폭을 맹출 상태에 따라 분류, 계측했다.

45. Goaslind G, Robertson PB, Mahan CJ, Morrison WW, Olson JV. Thickness of facial gingival. J Periodontol 1977；48(2)：768-771.

중절치에서 치은연하 1mm 부근 치은의 두께는 1.3~1.4mm로 계측되었다.

46. Goldman H, Cohen DW. Periodontal Therapy. ed 3. St Louis：CV Mosby, 1964：560.

하악 전치부에서 유리치은 이식 후의 치은이 치관측으로 돌아오는 것을 creeping attachment라고 처음 호칭했다.

47. Gottlieb B. Der epithenlansatz am zahne. Dtsch Mschr Zahnheilk 1921；39：142-147.

상피 부착설을 발표하였다.

48. Grant DA. Periodontics. St Louis：CV Mosby, 1988.

49. Gunay H, Seeger A, Tschernitschek H, Geurtsen W. Placement of the preparation line and periodontal health—A prospective 2-year clinical study. Int J Periodontol Restorative Dent 2000；20(2)：173-181.

생물학적 폭경의 침습이 반드시 치주조직 파괴로 이어진다고는 한정하지 않는다.

50. Gusberti FA, Finger M, Lang NP. Scanning electron microscope study of 48-hour plaque on different bridge pontics designs. Schweiz Monatsschr Zahnmed 1985；95(6)：539-549.

Pontic과 점막을 근접시키는 편이 플라크 리텐션은 감소한다.

51. 原耕二・監訳. グリックマン臨床歯周病学〈第 6 版〉. 新潟:西村書店, 1993.
- 임상에서는 치은구의 조직학적 깊이가 필요한 것이 아니며, 또한 프로브의 깊이와 치은구가 일치하지 않는다는 것을 이해해야 한다. 인간의 임상적 치은구, 이른바 probing depth는 2~3mm다.
- 치은상피의 유계 분열은 아침에 높고 저녁에 낮은 경향이 있다.
- 치은구가 깊어지는 것은 치은연이 치관 방향으로 이동하거나, 상피 부착이 근첨 방향으로 이동하여 치관측의 상피가 치면에서 박리됨에 따라 일어난다. 물론 이러한 것이 동시에 일어나는 일도 많다.
- 백혈구는 살아 있으므로 그 식균작용, 살균 능력으로 플라크의 침입을 방지하는 역할이 있다.

52. Harrison JD. Crown and bridge preparation, design, and use. Dent Clin North Am 1966 ; 10 : 185-193.
치은정연의 마진 설정이 가장 효과적인 방법이다.

53. 橋本優. 支台歯形成が歯肉内縁上皮に及ぼす影響について. 口病誌 1980 ; 47(1) : 22-56.
일본원숭이에게 치은연하로 약 1mm 형성하고 그 후 조직의 치유 상태를 관찰한 결과, 치주조직은 수술 후 7일에 약간 정상인 상태로 돌아오고 14일에는 완전히 정상인 상태가 되었다.

54. 橋本収, 宮内修平, 丸山剛郎. 金属焼付ポーセレン冠の臨床的観察 ; 歯牙と共に抜去したクラウンの適合状態について. 補綴誌 1973 ; 17(1) : 10-15.
임상에서는 크라운의 contour는 약간 오버되기 쉽다는 것을 지적하고 있다.

55. 橋本貞充. 歯肉のバリア機構. デンタルハイジーン 2003 ; 23(3) : 208-211.
접합상피에서는 세포 사이를 유주하는 호중구가 세균을 빈식, 분해하여 유창성 모세혈관으로부터 세포간극을 통해 흘러나오는 혈장으로 인한 세정 효과로 치은을 건강하게 유지할 수 있다.

56. 橋本貞充. 歯根膜の働き. デンタルハイジーン 2003 ; 23(4) : 304-307.
에나멜 상피(Hertwig의 상피초)가 남은 Malassez의 상피 잔존물이 시멘트질 부근에 늘어서 있다. 치근막의 섬유아세포는 근섬유아세포다.

57. 橋本貞充. 歯肉のクリーピング. デンタルハイジーン 2003 ; 23(8) : 696-699.
치간유두는 양 인접치를 연결하는 치간 수평섬유가 서로의 치근면을 끌어당겨 재생하는 것으로 크리핑(creeping)한다.

58. Hawkins CH, Sterrett JD, Murphy HJ, Thomas JC. Ridge contour related to esthetics and function. J Prosthet Dent 1991 ; 66(2) : 165-168.
환자의 만족을 위해 치조제 형태를 개선하는 것은 중요하다고 되어 있다.

59. Henry PJ, Johnston JF, Mitchell DF. Tissue changes beneath fixed partial denture. J Prosthet Dent 1966 ; 16(5) : 937-947.
Pontic의 재료에는 글레이즈된 포세린을 권장하고 있다. Pontic 하의 점막은 서서히 비후해진다.

60. Hirshberg SM. The relationship of oral hygiene to embrasure and pontic design—a preliminary study. J Prosthet Dent 1972 ; 27(1) : 26-38.
Pontic 주위의 치간유두가 3년간 0.5~1mm 치관측 방향으로 증가한다. 100 증례 중 94 증례에서 나타났다.

61. Hughes FJ, Smales FC. Immunohistochemical investigation of the presence and distribution of cementum-associated lipopolysaccharides in periodontal disease. J Periodontal Res 1986 ; 21(6) : 660-667.
치주병 이환자의 발거치를 면역조직적으로 조사한 결과 LPS는 시멘트질 내로 침입하지 않았다.

62. 飯島國好, 下野正基, 染谷成一郎・編著. 日本歯科評論増刊1995/CEJの科学と臨床. 東京 : 日本歯科評論社, 1995.

63. 五十嵐孝義・編. クラウンブリッジの臨床テクニック. 東京:医歯薬出版, 2003.

64. Ingber JS, Rose LF, Coslet JG. The "biologic width"—a concept in periodontics and restorative dentistry. Alpha Omegan 1977 ; 70(3) : 62-65.
Biologic width는 Cohen이 제창한 조어라고 명기하고 Biologic width는 2.04mm라고 명기하였다. 이 논문에서는 2.04mm 골정으로부터 떨어진 건전 치질에 마진을 설정하는 것을 권장하고 있다.

65. 井上昌幸, 橋本優, 川島泰三, 田本寛光, 松井裕子. 辺縁性歯周疾患における歯冠補綴物の原因性に関する研究. 第 3 報. 歯冠補綴物の歯頸部辺縁部におけるリン酸亜鉛セメントの観察. 補綴誌 1977 ; 21(3) : 563-569.
시멘트 합착 후의 시멘트 결여는 마진의 위치에 그다지 영향을 받지 않는다. 즉, 치은연하 마진에서도 확실한 cementation은 가능하다.

66. 井上昌幸. 歯周疾患の初発・憎悪因子と歯冠修復処置. 補綴誌 1987 ; 30(1) : 1-7.
100~200㎛ 이내의 수평, 수직적인 적합 조건이면 치은에 대한 영향은 적다.

67. 石上友彦, 梅川義忠, 中林晋也. 磁性アタッチメントの長期経過症例からわかるトラブル対策. 日本歯科評論 2014 ; 74(12) : 36-48.

68. 石原寿郎, 他. ダミー(その3). ダミーの自浄性について. 歯界展望 1963 ; 21 : 1075-1084. — Pontic 하 점막을 압박하는 것이 플라크 리텐션이 적다는 논문이다.

69. 伊藤博子, 岡田忠, 石田武, 丸山剛郎. 歯冠修復物周囲に顕著な歯肉着色を認めた一症例. 補綴誌 1990 ; 34(1) : 1-6. — 치은조직 내에 금속 절삭편이 묻혀 있는데, 그것은 PFM의 금속으로부터 용해된 것이 아니었다. 또한 Ag이 유화은(硫化銀)으로서 존재하는 일이 있다.

70. Ito k, Murai S. Root resorption associated with hydroxyapatite particles : a case report. Quintessence Int 1995 ; 26(6) : 377-383. — 아파타이트(apatite)와 치근의 접촉으로 인해 치근흡수가 일어난다.

71. 岩下博美, 渡辺文彦, 鈴木隆, 松本裕臣, 江本正, 畑好昭. ブラッシングによる鋳造修復物マージンの変化に関する研究. 補綴誌 1984 ; 28(4) : 666-672. — 수복물 마진은 칫솔이 직접 닿는 것으로 더욱 부적합해지기 쉽다.

72. Jansen JA, de Wijn JR, Wolters-Lutgerhorst JM, van Mullem PJ. Ultrastructural study of epithelial cell attachment to implant materials. J Dent Res 1985 ; 64(6) : 891-896. — 상피세포의 헤미데스모좀(hemidesmosome) 결합을 조사한 결과 아파타이트(apatite) 및 폴리스티렌(polystyrene)에는 헤미데스모좀 결합이 나타났지만 골드, 티탄, 카본류에는 헤미데스모좀 결합이 나타나지 않았다.

73. Jeffcoat MK, Howell TH. Alveolar bone destruction due to overhanging amalgam in periodontal disease. J Periodontol 1980 ; 51(10) : 599-602. — 마진부의 오버행(overhang)은 골흡수를 조장한다.

74. Jones JC. The success rate of anterior crowns. Br Dent J 1972 ; 132(10) : 399-403. — 수복 후 치은의 상태는 연령 증가에 영향을 받는다. 수복치의 형태는 반대측 동명치의 형태를 참고로 한다. 대학병원에서의 순측 마진 관찰에서 치은연상 마진보다 치은연하 마진쪽이 염증은 적었다.

75. Jones R, et al. Pontic design in fixed prosthodontics. In : Goldman H, Cohen DW. Current therapy in dentistry. St Louis : CV Mosby, 1970 : 259-269. — Pontic 기저면의 글레이즈의 유무는 그다지 관계없다.

76. Karlsen K. Gingival reaction to dental restorations. Acta Odontol Scand 1970 ; 28(6) : 895-904. — 개와 원숭이에서 치은연하 마진은 치주조직의 안정성을 감소시켜 버린다. 치은연하 마진은 다양한 염증 변화를 일으키지만 염증 부위의 마진에는 부적합이 나타난다.

77. 加藤凞. 最新歯周病学. 東京 : 医歯薬出版, 1994.

78. 川島泰三. 天然歯および歯冠補綴物の歯肉辺縁付近における歯垢沈着について. 補綴誌 1978 ; 22(2) : 432-459. — 치은연상 부분에서 자연치는 도재관, 금합금보다 유의미하게 치태가 잘 붙는다. 보철장치의 치은연하 부분에서는 연상 부분에 비해 치태의 침착이 적다. 치은연하의 풍융이 클수록 치태의 침착은 적지만 술후의 치은퇴축의 우려를 불식시킬 수 없다. 치태의 침착을 크라운의 형태로부터 관찰하고 있다. Over-contour 크라운이 치은연하의 치태 침착이 적다.

79. Kay HB. Criteria for restorative contour in the alterd periodontal environment. Int J Periodontics Restorative Dent 1985 ; 5(3) : 42-63. — 변연치은을 경계로, 시상단의 치은과 보철장치는 미러 이미지(mirror image) 또는 gull wing과 같은 관계가 바람직하다.

80. Khatiblou FA, Ghodssi A. Root surface smoothness or roughness in periodontal treatment. A clinical study. J Periodontol 1983 ; 54(6) : 365-367. — 관찰 기간은 4개월로 짧지만 치주외과 처치 후의 표면 거칠기의 차이는 치유 상태에 영향을 미치지 않는다.

81. Khocht A, Simon G, Person P, Denepitiya JL. Gingival recession in relation to history of hard toothbrush. J Periodontol 1993 ; 64(9) : 900-905. — 단단한 모의 칫솔을 사용하면 치은퇴축을 일으키기 쉬우므로 사용을 중지시켜야 한다.

82. 清野和夫, 佐瀬達男, 伊藤邦彦, 石川成美, 小田島正博, 石橋寛二. 橋義歯ポンティック下粘膜の組織反応. ポンティック基底面の接触条件の違いによる影響. 補綴誌 1985 ; 19(5) : 1150-1155. — 접촉형 pontic의 점막조직 반응을 조사한 결과 압박형의 pontic 하 점막은 각화 경향이 약해진다는 것을 지적했다.

83. 清野和夫, 小田島正博, 木村緑, 松村猛, 熊谷英人, 石橋寛二. 歯槽堤粘膜整形に関する臨床的検討. 粘膜形成用ポイントの応用法について. 補綴誌 1989 ; 33(6) : 1425-1432. — 치조제 점막 조정에는 200㎛의 다이아몬드 입자 12,000~20,000rpm으로 사용하는 것을 권장하고 있다.

84. 小林賢一, 真鍋顕. 支台歯形成と咬合の基本. 東京 : 医歯薬出版, 2010.

85. Kois JC. Altering gingival levels : The restorative connection Part I : Biologic variables. J Esthet Dent 1994 ; 6 : 3-9. — Crest 분류. Dentogingival complex. 전체의 계측을 해 두고 거기에서 2~2.5mm 뺀 부분에 마진을 설정한다는 생각이다.

86. Kois JC. The restorative-periodontal interface : biological parameters Periodontol 2000 1996 ; 11 : 29-38.
골정(骨頂) 기준으로 마진 설정을 하는 것이 가장 중요하다.

87. Kois JC, Vakay RT. Relationship of the periodontium to impression procedure. Compend Contin Educ Dent 2000 ; 21(8) : 684-686.
Dentogingival complex. 전체의 계측을 해 두고 거기에서부터 2~2.5mm를 뺀 부분에 마진을 설정한다는 생각이다.

88. Koivumaa KK, et al. A histological investigation of changes in gingival margins adjacent to gold crowns. Odont Tskr 1960 ; 68 : 373-385.
적절한 contour라면 치은연하 마진에서 염증은 일어나지 않는다.

89. 小城辰郎, 呂毓修, 大西俊之, 林宏杰, 世良優裕, 浅尾武, 稲永悟, 内田康也. ポンティック下部顎堤形態保持のための多孔性ハイドロキシアパタイト顆粒の抜歯窩応用. 補綴誌 1993 ; 37(2) : 246-255.
아파타이트 과립을 사용하면 치조제 흡수는 억제된다.

90. 河野葉子, 行田克則. 当院のブラッシング圧を考慮したTBI. デンタルハイジーン 2006 ; 26(3) : 282-285.
TBI에 있어서 명확한 브러싱 압력을 제시하는 것으로 치은의 creeping이 나타난다.

91. 河野葉子, 太田理恵. 審美性を維持するためのブラッシング指導. In : デンタルハイジーン別冊／健康で美しい口腔をつくる歯科衛生士のための審美歯科入門. 東京 : 医歯薬出版, 2008 : 102-111.

92. 小延裕之, 佐藤聡, 松村彰子, 廣瀬哲之, 鴨井久一. Subepithelial Connective Tissue Graftと化学的根面処理に関する考察. the Quintessence 1995 ; 14(3) : 589-573.
적극적으로 치근면을 절삭하여 조직 재생의 장을 만들고 있다.

93. Kopp FR. Esthetic principles for full crown restorations. Part I : Tooth preparation. J Esthet Dent 1993 ; 5 (1) : 25-28.
Gingival protector에 대해 기재하였다.

94. Kopp FR. Esthetic principles for full crown restorations. Part II : Provisionalization. J Esthet Dent 1993 ; 5 (6) : 258-264.
Trans-sepatal fibers, interpapaillary fibers, intercircular fibers, intercircular fibers, dentogingival fibers의 협조 효과가 치은연하 contour에 크게 영향을 주고 있다.

95. Koth DL. Full crown restorations and gingival inflammation in a controlled population. J Prosthet Dent 1982 ; 48(6) : 681-685.
치은이 건강하고 보철장치의 적합이 좋고, 환자가 리콜에 잘 응하면 마진의 설정 위치는 관계없다.

96. Kramer GM. 歯根の近接に関する一考察. Int J Periodontics Restorative Dent(日本語版)1998 ; 6 : 8 -33.
치근 근접은 예후를 좋지 않게 하는 인자다. 임상적 선택지로서 선택적 발치, 치아의 형태 수정, 그리고 교정 치료를 들 수 있다.

97. 黒岩勝. 適正な歯磨圧について教えてください. In : デンタルハイジーン別冊／ブラッシング指導. 東京 : 医歯薬出版, 1982 : 22-23.
치경부 등에서는 100g 전후로 닦는다.

98. 桑田正博. 金属焼付ポーセレンの理論と実際. 東京 : 医歯薬出版, 1977 : 120-121, 126.
시상 단면의 contour 가이드라인을 제시했다.

99. Lang NP, Kiel RA, Anderhalden K. Clinical and microbiological effects of sub-gingival restorations with orverhanging or clinically perfect margins. J Clin Periodontol 1983 ; 10(6) : 563-578.
오버행 마진으로 세균총의 변화가 나타나 치주병의 원인이 된다.

100. Lang NP, Nyman S, Senn C, Joss A. Bleeding on probing as it relates to probing pressure and gingival health. J Clin Periodontol 1991 ; 18(4) : 257-261.
25g, 50g, 75g, 100g으로 프로빙 압력을 바꾸어 건강한 치은에 대한 영향을 조사한 결과 일반적인 25N(25g)이 치은에 상해를 주지 않고 계측할 수 있다는 것이 판명되었다.

101. Langer B, Langer L. Subepithelial connective tissue graft technique for root coverage. J Periodontol 1985 ; 56(12) : 715-720.
Subepithelial CTG는 혈액 공급을 특히 고려하는 것으로 술후가 안정된다.

102. Lauritzen AG・著, 青木英夫, 五十嵐孝義・訳. LAURITZEN Atlas咬合分析の臨床. 東京 : 医歯薬出版, 1977.

103. Lindhe J, Nyman S, Karring T. Scaling and root planning in shallow pockets. J Clin Periodontol 1982 ; 9 (5) : 415-418.
원숭이에 대하여 스케일링 및 치근활택술(root planing)을 반복 실시하면 결합조직성 부착 및 치주골정(치조골)의 attachment 레벨의 감소가 나타났다.

104. Lindhe J・編, 岡本浩・監訳. Lindhe 臨床歯周病学. 東京: 医歯薬出版, 1986.

치은의 폭(두께)을 나타낸 그림이 제시되었다. 랑게르한스세포(Langerhans cell)는 방어기구에 관여하고 있다. 치은구상피의 세포는 입방체로 표층은 각화되어 있다. 구강상피의 세포가 접합상피의 세포로 분화하는 능력을 가진다. 치은연하 플라크 형성에 관하여 구강으로부터 치주낭(periodontal pocket)의 혐기성균 증식을 조장하는 경로에는 한계가 있다. 또한 타액 안의 세균이 치은연하 플라크에 부착할 가능성은 매우 제한되어 있다. 치은연하의 치석 형성에 관해서는 설명할 수 없다.

105. Listgarten MA. Periodontal probing : what does it mean? J Clin Periodontol 1980 ; 7 (3) : 165-176.

임상에서 프로빙에 의한 조직학적인 포켓(병적)은 정확하게 측정할 수 있지만 치은구(건강)는 정확하게 계측할 수 없다.

106. Listgarten MA. Ultrastructure of the dentogingival junction after gingivectomy J Periodontal Res 1972 ; 7 (2) : 151-160.

원숭이의 치은절제 후 상피의 치유 상태를 관찰하여, 술후 12일에는 헤미데스모좀을 수반하는 상피의 재부착을 에나멜질 및 시멘트질에서도 관찰하고 있다.

107. Loe HL, et al. Tissue reaction to string packs used in fixed restorations. J Prosthet Dent 1963 ; 13 : 318-323.

치은압배에서의 침습은 최소한이 되도록 해야 한다.

108. Loe H. Reactions of marginal periodontal tissue to restorative procedure. Int Dent J 1968 ; 18(4) : 759-778.

인상 조작에서 압배 조작은 치주조직에 손상을 주지만 치유된다. 그러나 치은연하 마진은 치주조직에 손상을 준다.

109. Magne P, Magne M, Belser U. The esthetic width in fixed prosthodontics. Int J Prosthodont 1999 ; 8 (2) : 106-118.

빛의 침입이 차단되면 우산 효과(umbrella effect)로 치은은 더욱 어둡게 보인다.

110. 牧草一人, 久保哲郎. バイオロジーと歩む審美補綴 : 天然歯編. the Quintessence 2016 ; 35(3) : 530-550.

치은구는 각화 또는 착각화(錯角化)되고 있다.

111. Malone WFP, Tylman SD. Tyiman's theory and practice of fixed prosthidontics. 7 th ed. St Louis : Mosby, 1978.

크라운의 마진은 얇은 프로브로 도달하는 치은구저에 설정해야 한다. 또한 치은연에 마진을 설정해서는 안 된다고 되어 있다.

112. Marcum JS. The effect of crown marginal depth upon gingival tissue. J Prosthet Dent 1967 ; 17(5) : 479-487.

개에게 치은연상, 치은정연, 치은연하 마진을 설정하여 크라운을 장착하고 조직학적으로 검토한 결과, 치은정연 마진에서 가장 염증이 적었다.

113. 丸山剛郎. 架工義歯ダミー下粘膜に対するダミーの接触状態による影響に関する実験的研究. 補綴誌 1968 ; 12(1) : 37-52.

Pontic 하 점막을 압박한 것이 플라크 리텐션이 적다는 논문이다.

114. 松井裕子. 鋳造冠辺縁が歯周組織に及ぼす影響. 補綴誌 1981 ; 25(1) : 207-226.

오버행이 적은 치은연하 0.5mm까지의 형성은 치주조직에 위해를 끼치지 않는다. 치은연하의 삭제량보다 오버행이 치주조직의 건강을 해칠 가능성이 있다. 정확한 코철 조작이 이루어졌다면 치은연하 마진에서도 자연치와 같은 경과다(검체: 일본원숭이).

115. Matter J, Cimasoni G. Creeping attachment after gingival grafts. J Periodontol 1976 ; 47(10) : 574-579.

임상적으로 나타나는 유리치은 이식 후의 creeping attachment에 대한 리포트이다.

116. Maynard JG Jr. Coronal positioning of a previously placed autogenous gingival graft. J Periodontol 1977 ; 48(3) : 151-155.

구개점막을 이용하여 치관측 이동을 실시하는데, 그때 현수봉합으로 변연치은을 매달아올린다.

117. Maynard JG, Wilson RD. Physiologic dimensions of the periodontium significant to the restorative dentist. J Periodontol 1979 ; 50(4) : 170-174.

치은연하 1.5~2mm의 지대치 형성을 권장하고 있다.

118. McDogall WA. Studies on the dental plaque. I. The histology of the dental plaque and its attachment. Aust Dent J 1963 ; 8 : 261.

획득 피막이 플라크 리텐션의 시초가 된다고 생각하고 있다.

119. McDogall WA. Studies on the dental plaque. II. The histology of the developing interproximal plaque. Aust Dent J 1963 ; 8 : 398.

획득 피막이 플라크 리텐션의 시초가 된다고 생각하고 있다.

120. McLean JW・著, 保母須弥也, 野口八九重・訳. マクリーンの歯科陶材学. 東京 : クインテッセンス出版, 1980.

121. Miller PD Jr. Regenerative and reconstructive periodontal plastic surgery. Dent Clin North Am 1988 ; 32(2) : 287-306.

Periodontal plastic surgery라는 용어를 처음 사용했다.

122. 光崎潤子, 田中裕子, 大竹徹, 長谷川紘司. 水洗による露出歯根の内毒素除去効果. 日歯周誌 1988 ; 30(4) : 1055-1060.
— 물로 씻는 것으로 endotoxin을 제거할 수 있다고 했다.

123. 三島弘幸, 大久保厚司, 井上昌子, 田中和夫, 見明康雄. 歯肉-歯周病変部の歯石と歯肉縁下歯石の組織構造, 化学組成および結晶の比較検討. 再生歯誌 2012 ; 10(1) : 13-19.
— 치은연하 치석의 주성분은 hydroxyapatite와 whitlockite이다.

124. 守屋光孝. ポンティック下に骨増生をみた一症例. 岩手医科大学歯学雑誌 1989 ; 14(2) : 130-132.

125. Morris ML. Artificial crown contours and gingival health. J Prosthet Dent 1962 ; 12(6) : 1146-1156.
— 크라운 contour를 결정할 때 음식물의 흐름과 근육의 움직임에 양립할 수 없는 부분도 있다. 적절한 contour를 확인하기 위해 임상에서는 약 2개월 동안 가착하는 것이 권장된다.

126. Moore J, Wilson M, Kieser JB. The distribution of bacterial lipopolysaccharide(endotoxin)in relation to periodontally involved root surfaces. J Clin Periodontol 1986 ; 13(3) : 748-751.
— 단단한 브러시의 회전 절삭기구를 사용하여 약 1분간의 폴리싱으로 99%의 endotoxin이 제거되었다.

127. Müller H-P, Egar T. 咀嚼粘膜と歯周組織の表現型:総説. Int J Periodontics Restorative Dent(日本語版) 2002 ; 10(3) : 72-82.

128. 中舘興一, 斎藤和好, 島田裕. 黒色胆石中のhydroxyapatiteとwhitlockiteについて. 胆道 1997 ; 11(3) : 268-276.
— 흑색담석의 주성분은 hydroxyapatite와 whitlockite이다.

129. Nanci A・編著, 川崎堅三・監訳. Ten Cate 口腔組織学 原著第 6 版. 東京 : 医歯薬出版, 2006.

130. Nevins M, Skurow HM. The intracrevicular restorative margin, the biologic width, and the maintenance of the gingival margin. Int J Periodontics Restorative Dent 1984 ; 4 (3) : 30-49.
— 치조골정으로부터 변연치은까지는 3mm 이상이며 그것을 생물학적 폭경이라고 부르고 있는데, 여기에서 측정되어 있는 치은구는 프로빙에 의한 것이므로 생각 자체에 문제가 있다.

131. Newcomb GM. The relationship between the location of subgingival crown margins and gingival inflammation. J Periodontol 1974 ; 45(3) : 151-154.
— 아주 조금 치은구에 삽입된 치은정연 마진이 가장 염증이 적었다.

132. Newcomb GM, Powell RN. Human gingival Langerhans cells in health and disease. J Periodontal Res 1986 ; 21(6) : 640-652.
— 건강한 치은과 비교하여 병적인 치은에서 많은 랑게르한스세포를 나타냈다.

133. Newcomb GM, Powell RN. The ultrastructure of human gingival Langerhans cells in health and disease. Archs Oral Biol 1986 ; 31(11) : 727-734.
— 랑게르한스세포는 건강 치은의 접합상피에는 나타나지 않지만 병적인 포켓 상피에서는 나타났다.

134. 日本歯周病学会・編. 歯周病専門用語集. Glossary of Periodontal Terms 2006. 東京 : 医歯薬出版, 2007.

135. 日本歯周病学会・編. 歯周病学用語集. 第 2 版. Glossary of Periodontal Terms 2013. 東京 : 医歯薬出版, 2013.

136. Nikib NM, Bissada NF, Simmelink JW, Goldstine SN. Endotoxin penetration into root cementum of periodontally healthy and diseased human teeth. J Periodontol 1982 ; 53(6) : 368-378.
— 시멘트질 내에서는 endotoxin은 침투하지 않고 오히려 약하게 부착되어 있을 뿐이다.

137. 西村和晃, 高田耕平, 野口吉広, 永石真幸, 林正純, 白井義英, 山田実, 山口十紀夫, 山岡昭. 歯肉剥離掻爬手術後の新付着に関する研究(第 7 報). 汚染セメント質に関する電子顕微鏡的観察. 日歯周誌 1985 ; 27(4) : 846-855.
— 제거해 버린 시멘트질은 잘 재생되지 않으므로 노출 시멘트질의 제거는 표층에 그쳐야 한다.

138. Nordland WP, Tarnow DP. A classification system for loss of papillary height. J Periodontol 1998 ; 69(10) : 1124-1126.
— 정상: 하부 고형공극을 치간유두치은이 채우고 있는 것.
Ⅰ급: 접촉점과 CEJ의 사이에 치간유두 최선단이 위치하는 것. Ⅱ급: 치간유두 선단이 CEJ보다는 치관측에 있는 것. Ⅲ급: 치간유두 선단이 순측의 CEJ보다 근첨측에 있는 것.

139. Nyman S, Karring T, Lindhe J, Plantén S. Healing following implantation of periodontitis-affected roots into gingival connective tissue. J Clin Periodontol 1980; 7(5): 394-401.
치근활택술로 시멘트질을 제거한 결과 결합조직과 닿은 치근면은 치근흡수를 일으키고 있다.

140. Nyman S, Sarhed G, Ericsson I, Gottlow J, Karring T. Role of"diseased"root cementum in healing following treatment of periodontal disease. J Periodontal Res 1986; 21: 496-503.
개에게 치주염을 일으켜 치은판 박리 후 실험측에서는 러버컵과 페이스트로 연마만 실시하고, 반대측은 다이아몬드 버로 완전히 노출 시멘트질을 제거했다. 그 결과 양 부위에서 조직적으로 치유 상태는 동등하여, 연마만으로 치근활택술과 동등한 치료 효과를 얻을 수 있다는 것을 알 수 있었다.

141. Oakley E, Rhyu IC, Karatzas S, Gandini-Santiago L, Nevins M, Caton J. Formation of the biologic width following crown lengthening in nonhuman primates. Int J Periodontics Restorative Dent 1999; 19(6): 529-541.
치근활택술을 실시하면 그 근첨측에 치조상 섬유장치가 들어가기 위한 약 1mm의 골흡수가 일어난다.

142. Oberholzer R, Rateitschak KH. Root cleaning or smoothing, An *in vivo* study. J Clin Periodontol 1996; 23(4): 326-330.
약 6개월의 관찰에서 치주외과 처치 후의 표면 거칠기의 차이는 치유에 영향을 미치지 않았다.

143. Ochsenbein C, Ross S. A reevaluation of osseous surgery. Dent Clin North Am 1969; 13(1): 87-102.
Scalloped architecture와 flat architecture의 특징에 근거하여 치조골 성형을 실시하는 것을 권장하고 있다.

144. 小田茂. 歯周炎罹患歯におけるendotoxin の浸透程度について. 日歯周誌 1992; 34(1): 46-59.
수동 스케일러로 치주병 이환치의 표층을 스케일링한 결과 2스트로크(약 60㎛의 제거=머리카락 1개분)로 endotoxin은 완전히 제거되었다. 고찰에서는 노출 시멘트질의 변화는 다양하며 그중에서도 무엇이 가장 조직 치유에 위해성이 있는지 해명되어 있지 않다. Endotoxin의 침투 정도의 결과와 다른 연구자의 보고를 고려하면, 조직 위해성을 나타내는 물질은 주로 노출 치근면 표층에 존재한다고 생각되어 철저한 스케일링, 치근활택술이 필요한지에 대해 의문이 있는 것을 시사했다.

145. Oda S, Ishikawa I. *In vitro* effectiveness of a newly-designed ultrasonic scaler tip for furcation areas. J Periodontol 1989; 60(11): 634-639.
치근분기부(furcation)의 치석 제거에서 초음파 스케일러의 선단 형상을 고려하는 것으로 명확하게 수동 스케일러보다 치석 제거율이 향상되었다.

146. 小田中康裕. Aシェードを使用したシェードテイキングの実際. 歯科技工 1999; 27(3): 267-269.

147. 大橋一史. 口腔生体顕微鏡による歯肉溝上皮および歯肉溝上皮下血管像の経時的観察. Periomicroscopeの開発とその応用. 補綴誌 1982; 26: (6)1197-1217.
치은구 내를 직접 관찰할 수 있는 periomicroscope를 사용하여 염증 파급으로 인한 치은구의 변화를 관찰하고 있다. 염증이 심해지면 처음에는 모세혈관 loop wall로 확장, 물결 모양, 비틀어짐 등이 관찰되지만 약 3개월 경과 후 상피세포핵의 불선명화가 일어나 각화하는 경향이 관찰되었다.

148. 尾島裕夫. 歯肉に対する金属焼付ポーセレン冠の影響に関する実験的研究. 補綴誌 1978; 22(2): 231-256.
적합 향상이 치은에 대한 위해성을 줄이는 최선의 방법이다.

149. Olsson M, Lindhe J. Periodontal characteristics in individuals with varying form of the upper central incisors. J Clin Periodontol 1991; 18(1): 78-82.
바이오 타입에 따라 치은퇴축이 영향을 받는 것을 비교계통해부적 수법으로 증명한 논문이며, 당연하지만 flat-thick 쪽이 퇴축이 일어나기 어렵다는 결과였다.

150. Olsson M, Lindhe J, Marinello CP. On the relationship between crown form and clinical features of the gingival in adolescents. J Clin Periodontol 1993; 20(8): 570-577.
치은의 두께는 치은연하 1mm의 부위에서는 long-narrow 타입에서 1.30mm, short-wide 타입에서 1.48mm였다. 중절치에서 치은연하 1mm 부근 치은의 두께는 1.3~1.4mm로 계측했다.

151. Orstavik D, Arneberg P, Valderhaug J. Bacterial growth on dental restorative materials in mucosal contact. Acta Odontol Scand 1981; 39(5): 267-274.
치은연하에는 자정작용이 있다.

152. 大島光宏. 細胞培養法を用いたスケーリング・ルートプレイニングの効果に関する研究. 日歯周誌 1987; 29(1): 65-75.
생물학적 위해물질은 치석 표층 0~20㎛에 국재하고 있다.

153. 大須賀豊. 銀合金による歯齦変色に関する実験的病理学的研究. 日歯周誌 1983; 25(3): 479-494.
메탈 타투에 관한 연구이다.

154. Perel ML. Axial crown contours. J Prosthet Dent 1971; 25(6): 642-649.
Over-contour보다 under-contour가 염증이 잘 생기지 않는다.

155. Pini Prato G, Tinti C, Vincenzi G, Magnani C, Cortellini P, Clauser C. Guided tissue regeneration versus mucogingival surgery in the treatment of human buccal gingival recession. J Periodontol 1992 ; 63(11) : 919-928.
— GTR을 실시할 때 자연치의 노출 치근면에 오목한 형태를 부여하는 것이 더욱 효과가 있다는 것을 강조하고 있다.

156. Podshadley A, et al. Rat connective tissue response to pontic materials. J Prosthet Dent 1966 ; 16 : 110.
— Pontic 기저면 글레이즈의 유무는 그다지 관계없다.

157. Podshadley AG. Gingival response to pontics. J Prosthet Dent 1968 ; 19(1) : 51-57.
— 점막면 형상에 오목한 형상은 필요하다.

158. Presswood RG. Esthetics and color : perceiving the problem. Dent Clin North Am 1977 ; 21(4) : 823-829.
— Emergence profile의 중요성을 서술한다.

159. Raetzke PB. Covering localized areas of root exposure employing the"envelope technique". J Periodontol 1985 ; 56(7) : 397-402.
— 신중하게 치근활택술, 구연산 처리를 하는 것을 권장하고 있지만 특별히 근면 형태를 오목한 형상으로 한다는 기재는 없다.

160. WAリヒター, 上野浩. クラウンブリッジに関する諸問題(その2). ポンティックについて. 日歯医師会誌 1970 ; 23(4) : 773-776.
— 술후에 pontic 하부에 골증식이 일어나는 것을 보고하고 있다.

161. Richter WS, Ueno H. Relationship of crown margin placement to gingival inflammation. J Prosthet Dent 1973 ; 30(2) : 156-161.
— 하나의 크라운을 치은연상 마진과 치은연하 마진 양쪽으로 형성하여 약 3년 동안 환자를 추적 관찰(follow up)한 결과, 마진의 위치보다 보철 장착의 적합이 중요한 인자임을 언급했다.

162. Robert MP. Periodontal plastic surgery : the esthetic subepithelial connective tissue graft. Esthetic Dent Update 1996 ; 7 (2) : 36-43.
— 회전 절삭기구로 치근면 조정을 한다.

163. Robinson PJ, Vitek RM. The relationship between gingival inflammation and resistance to probe penetration. J Periodontal Res 1979 ; 14(3) : 239-243.
— 치은의 염증 정도와 프로브 압력의 관계를 조사한 결과 건강한 GI=0일 때 25g으로 프로빙하면 선단은 결합조직성 부착 쪽의 약 0.5mm에서 정지하는 것을 알았다.

164. Rosen H, et al. Integrating restorative procedures into the treatment of periodontal disease. J Prosthet Dent 1964 ; 14 : 343-354.
— 치주외과 처치 후 약 3개월 경과하여 상피화와 치은의 치유가 종료되고 나서 보철장치 제작을 실시하는 것이 좋다.

165. Rosenberg RM, Ash MM Jr. The effect of root roughness on plaque accumulation and gingival inflammation. J Periodontol 1974 ; 45(3) : 146-150.
— 초음파 스케일러와 수동 스케일러 사용 후의 치면은 수동 스케일러 쪽이 거칠지 않지만 치은연상 플라크의 퇴적에 그 표면 거칠기 차이에 따른 영향은 없다.

166. Rosner D. Function, placement, and reproduction of bevels for gold casting. J Prothet Dent 1963 ; 13 : 1160-1166.
— 치은연하 우식이나 유지력을 위해서는 결합조직성 부착까지 마진을 연장하는 것도 선택지가 된다.

167. Ruffin SA, Waldrop TC, Aufdemorte TB. Diagnosis and treatment of subpontic osseous hyperplasia. Report of a case. Oral Surg Oral Med Oral Pathol 1993 ; 76(1) : 68-72.
— 술후에 pontic 하부에 골증식이 일어나는 것을 보고하고 있다.

168. 齊藤竜一. 冠装着歯における歯周疾患関連細菌の検出. 補綴誌 1996 ; 40(4) : 774-789.
— 치은연하 마진만큼 치주질환 관련 세균의 검출이 많다.

169. 齊藤俊夫. 免疫機構からとらえる歯科臨床. 日本歯科医師会雑誌 2008 ; 61(3) : 219-228.
— Caries cavity나 근관 내에서는 살균하는 것으로 세균을 번식시킨다. 체내에 존재하는 자유수(free water)를 감소시키는 것이 중요하다. 상피 기저판의 작용으로 결합조직 내로의 세균 침입은 방어되고 있다.

170. Saglie R, Johansen JR, Tollefsen T. Plaque-free zones on human teeth in periodontitis. J Clin Periodontol 1975 ; 2 (4) : 190-197.
— 발거치 관찰로부터 치은연하에는 플라크 리텐션이 없는 플라크 프리존이 존재한다는 것을 보고했다.

171. 堺誠, 他. ポンティック下に骨増生の認められた症例. 補綴誌 1992 ; 36(88特別) : 88.
— 술후에 pontic 하부에 골증식이 일어나는 것을 보고하고 있다.

172. Sangnes G. Traumatization of teeth and gingival related to habitual tooth-cleaning procedures. J Clin Periodontol 1976 ; 3 (2) : 94-103.
— 칫솔질 방법에 따라서 치은 병변이 일어난다는 것을 지적하였다.

173. Saxton CA. Scanning electoron microscopic study of formation of the dental plaque. Caries Res 1973 ; 7 (2) : 102-119.
— 획득 피막이 플라크 리텐션의 시초가 된다고 생각하고 있다.

174. Schatzle M, Land NP, Anerud A, Boysen H, Bürgin W, Löe H. The influence of margins of restorations on periodontal tissue over 26 years. J Clin Periodontol 2001 ; 28(1) : 57-64.
치은연하 마진의 장기 관찰에서 치은의 염증이 관찰되었다. 염증은 1~3년에서 시작하여 천천히 진행하는 특징이 있다.

175. Schluger RC・著, 青野正男・監訳. シュルーガー最新歯周治療学. 東京：医歯薬出版, 1984：7, 12, 16-17.
Attachment epithelium(접합상피)은 치은의 치관 내지는 치근 표면에의 부착을 중개하는 세포층으로서 Gottlieb에 의해 명명되었다. 과립층으로부터 각질층으로 각화를 나타낼 때 세포 안은 필라멘트 다발과 케라토히알린 과립(keratohyalin granule)으로 채워진다. Gottlieb, Waerhaug, Schroeder와 Listgarten의 세 가지 설을 해설하고 있다.

176. Schmidt JC, Sahrmann P, Weiger R, Schmidlin PR, Walter C. Biologic width dimensions—a systematic review. J Clin Periodontol 2013 ; 40(5) : 493-504.
Biologic width에 관한 systematic review를 실시했는데 보편적인 것은 나타나지 않았다.

177. Schroeder HE. Ultrastructure of the junctional epithelium of the human gingiva. Helv Odontol Acta 1969 ; 13(2) : 65-83.
Epithelial attachment(상피성 부착) 대신 앞으로 junctional epithelium(접합상피)을 사용할 것을 제안했다.

178. Schroeder HE, et al. Fine Structure of the Developing Epithelial Attachment of Human Teeth. Monographs in Developmental Biology. Vol Ⅱ. Basel : S Karger, 1971.
전자현미경에 의한 접합상피 관찰을 실시하고 있다. 접합상피설을 발표하였다.

179. Schroeder HE・著, 下野正基・監訳. シュレーダー歯周組織. The Periodontium. 東京：医歯薬出版, 1989.

180. Schroeder HE, Listgarten MA. The gingival tissues : the architecture of periodontal protection. Periodontol 2000 1997 ; 13 : 91-120.
치은상피와 결합조직은 세균감염으로부터 치은조직을 지키는 중요한 작용을 하고 있다는 것을 총설하고 있다.

181. Seibert JS. Reconstruction of deformed partially edentulous ridges, using full thickness onlay grafts. Part Ⅰ. Technique and wound healing. Compend Contin Educ Dent 1983 ; 4(5) : 437-453.
치조제의 결손 상태를 분류하여 술식의 난이도를 제시했다.

182. 渋谷正史, 湯浅保仁・編. がん生物学イラストレイテッド. 東京：羊土社, 2011.

183. Shillingburg HT, Jacobi R, Brackett SE. Fundamentals of Tooth Preparations. Chicago : Quintessence, 1987 : 56-57.
Biologic width를 침습하면 보철장치 마진으로부터 2mm를 유지할 때까지 치조골은 흡수된다.

184. 嶋倉道郎. 橋義歯ポンティック基底面に付着するプラークの観察. プラークの性状と粘膜に及ぼす影響. 補綴誌 1976 ; 20(3) : 465-481.
도재, 레진과 비교하여 금속이 플라크가 부착되기 쉽다.

185. 下野正基. 長い付着上皮と歯周組織の再生. 東京都歯科医師会雑誌 2011 ; 59 : 271-281.
Nyman 등의 연구는 치근면이 결합조직과 접촉하는 것으로 흡수된다는 것을 제시했지만, 실험계에서 치근활택술을 실시하고 있는 것이 하나의 원인이라고 Shimono는 지적하고 있다. 또한 기염성(inflammatory) 물질의 잔존은 흡수에 관여한다는 것을 이야기하고 있다. 그리고 시멘트질에 항침습인자인 트립신, α 키모트립신, 콜라게나아제 등이 존재하면 치근은 흡수되는 일은 없다고 도어 있다. 즉, 시멘트질을 제거하면 흡수는 일어난다는 것이기도 하다. 시모노는 치근활택술된 임상 결과에 대해 치근활택술되지 않은 랫트의 치근면이 긴 접합상피에서의 치주조직의 재생을 나타내고 있는데, 바로 이것이 임상과 연구의 차이를 나타내고 있다.

186. 下野正基, 橋本貞充, 杉澤幹雄, 正岡孝康, 衣松高志, 山田了. 長い上皮性付着は本当に不安定な治癒像か? 歯界展望 2007 ; 110(3) : 413-438.
결합조직성의 세포는 치근막 유래이며, 시멘트질, 뼈를 만드는 세포가 포함되어 있다. 즉, 결합조직성 부착이 없으면 뼈의 첨가는 없다.

187. 申基喆. 露出歯根面に体するGTR法による根面被覆. the Quintessence 1995 ; 14(11) : 2647-2657.
GTR을 실시할 때 자연치의 노출 치근면에 오목한 형태를 부여하는 것으로 더욱 효과가 나타나는 것을 강조하고 있다.

188. 篠田浩人, 川和忠治. シリコーン・ラバー印象材の特徴とその比較. その2. 付加型シリコーン・ラバー印象材について. the Quintessence 1996 ; 15(4) : 179-188.
각 제조사의 경화 시간 등을 기재한다.

189. Siegrist BE, Brecx MC, Gusberti FA, Joss A, Lang NP. *In vivo* early human dental plaque formation on different supporting substances : A scanning electron microscopic and bacteriological study. Clin Oral Implants Res 1991 ; 2 (1) : 38-46.
— 가급적 pontic 기저면은 연마해야 한다.

190. Silness J. Periodontal conditions in patients treated with dental bridges. J Periodontal Res 1970 ; 5 (1) : 60-68.
— 브릿지에서 치은연하 마진의 인접면과 협측면은 염증을 야기하기 쉬웠다. 그러나 설측면에서는 염증은 없었다. 이 연구에서는 특히 pontic부에서의 플라크 퇴적을 지적하고 있지만 연하 마진을 특별히 부정하고 있는 것은 아니다. Pontic 형태가 불명하다. 또한 치은연하 마진의 깊이는 언급하고 있지 않다.

191. Silness J. Periodontal conditions in patients treated with dental bridges. 2. The influence of full and partial crowns on plaque accumulation, development of gingivitis and pocket formation. J Periodontal Res 1970 ; 5 (3) : 219-224.
— 브릿지의 지대가 부분피복인지 전부피복관인지의 차이에 따라 염증에 영향을 주지는 않았다.

192. Silness J. Periodontal conditions in patients treated with dental bridges. 3. The relationship between the location of the crown margin and the periodontal condition. J Periodontal Res 1970 ; 5 (3) : 225-229.
— 플라크 인덱스와 pocket depth의 유의차에서 알 수 있듯이 치은연상 마진이 가장 바람직하며 치은연하 마진은 염증을 야기하기 쉬움을 시사하고 있다. 그러나 gingival index에서 유의차는 나타나지 않았다.

193. Skurow HM, Nevins M. The rationale of the preperiodontal provisional biologic trial restoration. Int J Periodontics Restorative Dent 1988 ; 8 (1) : 8 -29.
— 정상적인 치은구는 1~3mm라고 되어 있다.

194. Smukler H, Landsberg J. The toothbrush and gingival traumatic injury. J Periodontol 1984 ; 55(12) : 713-719.
— 칫솔의 오용으로 치은퇴축이나 cleft가 나타나는 것을 지적했다.

195. Sorensen JA, Doherty FM, Newman MG, Flemmig TF. Gingival enhancement in fixed prosthodontics. Part I : Clinical findings. J Prosthet Dent 1991 ; 65(1) : 100-107.
— 치료 단계에서 클로로헥시딘(chlorohexidine, 0.12%)을 사용하는 것은 유용하다.

196. Stein RS, et al. Prosthetic considerations essential for gingival health. Dent Clin North Am 1960 ; 4 : 177-188.
— 치관측의 상피 부착부에 신중하게 마진을 설정할 것을 권장하고 있다.

197. Stein RS. Pontic-residual ridge relationship : a research report. J Prosthet Dent 1966 ; 16(2) : 251-285.
— 골까지의 거리를 약 1mm까지 허용하여 pontic을 제작하고 있다. 전치의 pontic은 모두 볼록한 형상으로 구성되어야 한다.

198. Stein RS, Kuwata M. A dentist and dental technologist analyze current ceramo-metal procedures. Dent Clin North Am 1977 ; 21 : 729-749.
— Emergence profile의 중요성을 이야기한다.

199. Supplement Glossary of Terms. Chicago : The American Academy of Periodontology, 1976.

200. 高井義美・編集. がんの浸潤・転移—基礎と臨床—. 東京: 南山堂, 2011.

201. 武田泰典. 下顎両側の臼歯部ブリッジのポンティック下にみられた骨増生. 歯科放射線 1986 ; 26(4) : 333-334.
— 술후에 pontic 하부에 골증식이 일어나는 것을 보고하고 있다.

202. Takei HH, Han TJ, Carranza FA Jr, Kenney EB, Lekovic V. Flap technique for periodontal bone implants papilla preservation technique. J Periodontol 1985 ; 56(4) : 204-210.
— 구개측 절개로 순측 절개를 하지 않고 치간유두를 온존하여 심미적 결과를 고려하는, 이른바 papilla preservation technique(PPT)을 발표하였다.

203. 竹内操. ポンティックの接触条件が歯槽堤粘膜組織に及ぼす影響に関する研究. 奥羽大学歯学誌 1992 ; 19(1) : 116-136.
— Pontic 하 점막을 압박한 것이 플라크 리텐션이 적다는 논문이다.

204. Tal H, Soldinger M, Dreiangel A, Pitaru S. Periodontal response to long-term abuse of the gingival attachment by supracrestal amalgam restorations. J Clin Periodomtol 1989 ; 16(10) : 654-659.
— 골정(骨頂)에 와동 형성, 아말감 충전을 실시하여 뼈의 흡수량을 조사했더니 약 1.17mm의 골흡수가 일어났는데, 지금까지의 리포트에 보고되어 있는 2.04mm보다는 작은 수치였다.

205. 田中孝明, 窪田一彦, 檜崎慶二, 小日向宏, 会田雅啓, 村田義純, 竹内武男. 固定性ブリッジポンティックの細菌叢. 日大口腔科学 1991 ; 17(4) : 491-497.

플라크 안의 총 균수는 점막에 접촉되어 있는 ridge lap 쪽이 안장형보다 적다고 되어 있다.

206. Tarnow DP. Semilunar coronally repositioned flap. J Clin Periotontol 1986 ; 13(3) : 182-185.

치경부에 반월상 절개를 하여 치은판을 치관측으로 이동하는 것을 통해 노출된 보철장치 마진을 피복한다.

207. Tarnow DP, Magner AW, Fletcher P. The effect of the distance from the contact point to the crest of bone on the presence or absence of the interproximal dental papilla. J Periodontol 1992 ; 63(12) : 995-996.

골정(骨頂)과 접촉점의 거리가 5mm인 경우 치간유두는 100% 재생한다.

208. Taylor AC. Reattachment of gingival epithelium to the tooth. J Periodontol 1972 ; 43(5) : 281-293.

내연상피를 완전히 박리하여 재부착을 관찰했더니, 술후 5일에 대조군과 같은 정도의 헤미데스모좀 결합을 나타냈다. 내연상피는 약하지만 수복 속도는 매우 빠르다.

209. The American Academy of Periodontology. Glossary of periodontal terms. J Periodontol 1987 ; 57(11) : 1-31.

210. The American Academy of Periodontology. Glossary of Periodontal Terms. 3rd Edition. Chicago : The American Academy of Periodontology, 1992.

211. The American Academy of Periodontology. Glossary of Periodontal Terms. 4th Edition. Chicago : The American Academy of Periodontology, 2001.

212. 鳥居一也, 高橋俊之, 羽賀通夫. 遊離歯齦の光透過性に関する研究. 第2報. 補綴誌 1986 ; 30(6) : 1238-1249.

중절치에서 치은연하 1mm 부근의 치은의 두께는 1.3~1.4mm로 계측했다.

213. Trombelli L, Tatakis DN, Scabbia A, Zimmerman GJ. 歯肉弁歯冠側移動術と組織再生療法で行った歯肉歯槽粘膜の変化の比較. Int J Periodontics Restorative Dent(日本語版) 1998 ; 6 : 470-477.

노출 치근면데 대한 치근활택술 후 테트라사이클린과 피블린막을 응용하고 있지만, 특별히 치근면 형태의 수정은 실시하지 않고 있다.

214. 坪田健嗣. BTAテクニックの臨床. 東京 : ヒョーロンパブリッシャーズ, 2019.

215. 辻翔太. 約20年ぶりに改定された欧米「歯周疾患の分類」. the Quintessence 2018 ; 37(9) : 55-58.

216. Vacek JS, Gher ME, Assad DA, Richardson AC, Giambarresi LI. The dimensions of the human dentogingival junction. Int J Periodontics Restorative Dent 1994 ; 14(2) : 154-165.

사체로부터 치주조직의 계측을 실시했는데, 치은연하에 수복치료를 실시한 결과 접합상피가 길어지는 특징적인 경향이 나타났다. 생물학적 폭경은 일정하지 않다.

217. Valderhaug J, Birkeland JM. Periodontal conditions in patients 5 years following inserion of fixed prostheses. Pocket depth and loss of attachment. J Oral Rehabil 1976 ; 3(3) : 237-243.

5년의 임상 연구에서 치은연하 마진이 약간 열세이긴 하지만 치은연상 마진과 비교하여 치주조직에 큰 손상을 부여한 것은 아니다.

218. Valderhaug J. Periodontal conditions and carious lesions following the insertion of fixed prosthesis : a 10-years follow-up study. Int Dent J 1980 ; 30(4) : 296-304.

FCR(full coverage restoration)의 10년 후의 예후에서 치은연하 마진은 1.3mm, 치은정연 마진은 0.9mm, 그리고 치은연상 마진은 0.6mm의 치은퇴축을 나타냈다(attachment loss).

219. Valderhaug J, Ellingsen JE, Jokstad A. Oral hygine, periodontal conditions and caries lesions in patients treated with dental bridges. A 15-year clinical and radiographic follow-up study. J Clin Periodontol 1993 ; 20(7) : 482-489.

치은연하 마진의 크라운에 의한 수복의 15년 후에서는 약 12%에 2차 우식이 나타났지만 골흡수에서는 자연치와 차이가 없었다.

220. Waerhaug J. The gingival pocket ; anatomy, pathology, deepening and elimination. Odont Tskr 1952 ; 60(Suppl 1) : 1-186.

Epithelial cuff설에 대해 발표하였다.

221. Waerhaug J, Zander HA. Implantation of acrylic roots in sockets. Oral Surg Oral Med Oral Pathol 1956 ; 9(1) : 46-54.

Pontic 기저면에는 sulcular epithlium(현재의 junctional epithelium)과 유사한 상태가 존재한다.

222. Waerhaug J. Histological considerations which govern where the margin of restorations should be located in relation to the gingival. Dent Clin North Am 1960 ; 4 : 160-176.

치은연하 수복물의 위해성은 수복물 그 자체의 기계적인 자극으로 인한 상해보다 플라크의 퇴적에 의한 것이다.

223. Waerhaug J. Justification for splinting in periodontal therapy. J Prosthet Dent 1969 ; 22(2) : 201-208.

치은연하 마진은 플라크 부착을 쉽게 하여 치주조직을 파괴한다.

224. Waerhaug J. Presence or absence of plaque on subgingival restorations. Scand J Dent Res 1975 ; 83(1) : 193-201.

크라운이 아니라 충전물에서의 관찰로, 치은연하 수복물의 부적합 상태와 표면의 거칠기는 치은연하 플라크가 잘 쌓이게 만든다.

225. Waerhaug J. Temporary restorations : advantages and disadvantages. Dental Clin North Am 1980 ; 24(2) : 305-316.

칫솔의 치은연하까지 도달 거리는 0.4~0.7mm이므로 그 이상의 치은연하에 마진을 설정하지 않는 것이 좋다.

226. Wagman SS. The role of coronal contour in gingival health. J Prosthet Dent 1977 ; 37(3) : 280-287.

구륜근 등의 움직임으로 보철장치 표면이 닿아서 플라크가 부착되지 않는 것이 이상적이라고 되어 있다.

227. 渡辺文彦, 高桑雅宣, 岩下博美, 畑好昭. ブラッシングによるマージンの変化に関する研究. 補綴誌1980 ; 24(3) : 506-525.

치마재를 사용한 브러싱으로 수복물 마진이 벗겨진다.

228. Weisgold AS. Contour of the full crown restoration. Alpha Omegan 1977 ; 70(3) : 77-89.

Scalloped-thin 및 flat-thick의 특징 기술. 인접면을 깊게 깎으면 순측이 원래의 형태를 회복하도록 움직여 퇴축해 버린다(유전적인 요인을 시사).

229. Weisgold AS, Feder M. Tooth preparation in fixed prosthesis(Part I). Compend Contin Educ Dent 1980 ; 1(6) : 375-383.

Scalloped-thin이 치은퇴축이 일어나기 쉽다.

230. Weisgold AS, Feder M. Tooth preparation in fixed prosthesis(Part II). Compend Contin Edu Dent 1981 ; 2(1) : 34-40.

치은연하 0.5~1mm의 마진은 논쟁이 많은 문제라고 지적하였다.

231. Wilson RD, Maynard G. Intracrevicular restorative dentistry. Int J Periodontics Restorative Dent 1981 ; 1(4) : 35-49.

약 1mm의 치은연하 마진을 지지하고 있다.

232. Wise MD, Dykema RW. The plaque-retaining capacity of four dental materials. J Prosthet Dent 1975 ; 33(2) : 178-190.

술후의 점막 비후로 인해 처음에는 치실의 공간을 부여했다 해도 서서히 치실이 통과하지 않게 된다.

233. 山田了, 佐藤博, 佐藤徹一郎. 金属歯冠修復物による歯齦色の変化に関する病理組織学的研究(第1報). 日歯周誌 1981 ; 23(3) : 422-431.

메탈 타투에 관한 연구이다.

234. 山本眞. ザ・メタルセラミックス. 東京 : クインテッセンス出版, 1982.

235. Yuodelis RA, Weaver JD, Sapkos S. Facial and lingual contours of artificial complete crown restorations and their effects on the periodontium. J Prosthet Dent 1973 ; 29(1) : 61-66.

보철장치의 치경부 풍융은 가능하면 자연치를 모방하여 과풍융이 되지 않도록 하는 것이 치주조직의 건강에 효과적이다.

236. 吉川良俊, 水野富夫, 清野和夫, 塩山司, 藤田亮, 石橋寛二, 高橋義和. 橋義歯ポンティック基底面における歯垢付着について. 歯槽堤粘膜との接触様相からみた検討. 補綴誌 1984 ; 28(4) : 630-637.

Pontic 하 점막을 압박하는 것이 플라크 리텐션이 적다는 논문이다.

필자 참고문헌

1. 五十嵐孝義, 田村勝美・編. 歯科技工別冊／図解咬合の基礎知識. 東京：医歯薬出版, 1984：232-234, 258, 263-265(分担執筆).
2. 行田克則. 審美補綴におけるトゥースプレパレーションとエマージェンスプロファイル. Part 1. the Quintessence 1995；14(1)：86-96.
3. 行田克則. 審美補綴におけるトゥースプレパレーションとエマージェンスプロファイル. Part2. the Quintessence 1995；14(2)：330-342.
4. 行田克則. 審美補綴における辺縁歯肉への考察. the Quintessence 1995；14：1827-1852.
5. 行田克則. 形成. カントゥア. In：別冊the Quintessence／デンタルエステティック. パート4. 東京：クインテッセンス出版, 1996；86-92.
6. 行田克則. 力学的および審美的観点からみたIMZインプラントの選択肢と臨床応用. Quintessence DENTAL Implantology 1996；3(3)：43-52.
7. 行田克則, 小田中康裕. 審美的ポンティックへの考察. QDT 1996；21(6)：817-826.
8. 行田克則, 小田中康裕. 技工操作における歯間乳頭再生に対する推察法. QDT 1996；21(9)：1265-1275.
9. 行田克則. 審美と補綴治療. In：別冊the Quintessence／インターディシプリナリーを考える. 東京：クインテッセンス出版, 1996：159-167.
10. 行田克則. Enough ReductionとS Shape Profile. 歯科審美 1996；9(1)：71-75.
11. 行田克則. 咬合が原因と考えられる骨欠損に対するGTR法の応用. 顎咬合誌 1996；17(2)：118-123.
12. 行田克則. 審美補綴とティシュ・マネージメント. 東京：デンタルフォーラム, 1996.
13. 行田克則. 特に支台歯形成から観た審美補綴について. 日本大学歯学部同窓会雑誌 1997；41(5)：35-45.
14. 小田中康裕, 行田克則. 歯周を考慮したメタルセラミックス. QDT 1997；22(10)：1-4.
15. 行田克則. ポンティックの形態と基底面下の粘膜について. 卵形の基底面を有するブリッジ・ポンティックの臨床応用. the Quintessence 1998；17(1)：71-81.
16. 行田克則. ポンティックの形態と基底面下の粘膜について. ブリッジ・ポンティックの基底面下の粘膜の清掃性について. the Quintessence 1998；17(2)：243-255.
17. 行田克則, 小田中康裕. 模型から観る臨床的なemergence profile. Part 1. 歯肉が許容するemergence profileを模型から考察する. 歯科技工 1998；26(1)：61-75.
18. 行田克則, 小田中康裕, 高見澤太郎, 滝澤崇. emergence profileとcrown ontourを考慮した補綴物製作の実際. Part 2. 歯科技工 1998；26(1)：76-83.
19. 小田中康裕, 行田克則. 歯周を考慮したメタルセラミックス. In：QDT別冊／QDT YEAR BOOK'98, 東京：クインテッセンス出版, 1998：18-21.
20. Nameta Y, Odanaka Y. Wie vermeidet das schwarze Dreieck? QZ 1998；24：135-144.
21. Nameta Y, Odanaka Y. Avoiding loss of the interdental papilla. In：QDT Year Book. Chicago：Quintessence, 1999：33-42.
22. 行田克則, 小田中康裕. 修復物の形態とその検証(前編). QDT 1999；24(3)：318-333.
23. 行田克則, 小田中康裕. 修復物の形態とその検証(中編). QDT 1999；24(4)：468-482.
24. 小田中康裕, 行田克則. 修復物の形態とその検証(後編). QDT 1999；24(5)：592-606.
25. 吉江弘正, 宮田隆・編著. 歯周病診断のストラテジー. 東京：医歯薬出版, 1999：114-123(分担執筆).
26. 小田中康裕, 行田克則. 臨床例に観る審美修復. QDT 1999；24(3)：1-3.
27. 行田克則, 小田中康裕. 予知性の高い審美補綴製作のための歯周組織との調和. In：QDT別冊／Esthetic of Dental Technology. 東京：クインテッセンス出版, 2000：100-110.
28. 行田克則. インプラント多数歯欠損における歯間乳頭再建の可能性. In：別冊the Quintessence／インプラント補綴. 東京：クインテッセンス出版, 2000：178-187.
29. Nameta Y, Odanaka Y. Anatomie und Morphologie festsitzender Restauration Teil 1. QZ 2000；26：339-357.
30. Nameta Y, Odanaka Y. Anatomie und Morphologie festsitzender Restauration Teil 2. QZ 2000；26：578-594.
31. Nameta Y, Odanaka Y. Anatomie und Morphologie festsitzender Restauration Teil 3. QZ 2000；26：1275-1290.
32. 行田克則. 審美的・生物学的に観た歯肉縁下のプレパレーション. デンタルダイヤモンド 2000；25(6)：27-51.
33. 行田克則, 小田中康裕. 歯肉縁下形成限界公式によるプレパレーションとエマージェンスプロファイル. In：QDT別冊／Esthential Basic of Elements. 東京：クインテッセンス出版, 2000：136-151.
34. 行田克則. 審美補綴におけるインプラント間の歯間乳頭再建について. the Quintessence 2001；20(9)：45-60.
35. 行田克則. 生物学的幅径の真偽. In：別冊the Quintessence／デンタルエステティック. パートVI. 東京：クインテッセンス出版, 2002：48-56.
36. 行田克則, 小田中康裕. メタルセラミックスによる連結固定. In：別冊the Quintessence／デンタルエステティック. パートVI. 東京：クインテッセンス出版, 2002：230-241.
37. 行田克則. 印象採得のためのマージン・コントロール. デンタルダイヤモンド 2002；27(7)：27-47.
38. 小田中康裕, 行田克則. グラディアを用いたジャケットクラウンの製作. デンタルダイヤモンド増刊号 2002；27(6)：124-131.
39. 滝澤崇, 行田克則. グラディアを用いた間接法インレー修復. デンタルダイヤモンド増刊号 2002；27(6)：146-153.
40. 行田克則. 審美修復における新素材と診断. In：日本歯科評論別冊／歯冠色修復とその技法. 東京：日本歯科評論社, 2003：47-61.
41. 五十嵐孝義・編. クラウン・ブリッジの臨床テクニック. 東京：医歯薬出版, 2003：10-13, 57-59, 84-85, 95-97, 156(分担執筆).
42. 行田克則. 歯肉縁下マージン10年後のマージン露出率. the Quintessence 2004；23(1)：93-100.

43. 行田克則．審美性回復のための外科処置・補綴処置—パート1：外科処置による歯周組織の改善．デンタルダイヤモンド 2004；29(411)：27-44.
44. 行田克則．審美性回復のための外科処置・補綴処置—パート2：補綴処置による歯周組織の改善．デンタルダイヤモンド 2004；29(413)：23-42.
45. 行田克則，小田中康裕．顔貌と調和した自然感を獲得した全顎補綴．In：QDT別冊／Esthetic of Dental Technology PART 3．東京：クインテッセンス出版，2004：18-33.
46. 行田克則．症例に応じた上部構造製作．前歯部に適したインプラントと上部構造のありかた．In：QDT別冊／インプラント上部構造の現在．PART 4．東京：クインテッセンス出版，2005：66-81.
47. 行田克則．補臨のNew Concept & Technique．第4回：印象採得．その2：歯肉縁下深い場合．QDT 2005；30(4)：42-49.
48. 行田克則．インプラント治療における周囲組織の再生．QDT 2005；30(12)：118-122.
49. 行田克則，松山智子．新・臨床に役立つすぐれモノ「フュージョン」．デンタルダイヤモンド 2005；30(421)：128-131.
50. 行田克則．オベートポンティックの作り方を教えてください．デンタルダイヤモンド 2005；30(428)：64-67.
51. 行田克則．ブラックトライアングルはどうしたらよいのでしょうか？　デンタルダイヤモンド 2005；30(428)：30-32.
52. 行田克則．審美修復の要件．In：補綴臨床別冊／診療と治療方針のコンセンサス．東京：医歯薬出版，2005：117-129.
53. 行田克則．インプラントへのコンポジットレジンの適用症例．In：歯科技工別冊／最新歯冠修復用コンポジットレジンと各種ファイバーの臨床・技工．東京：医歯薬出版．2006：54-63.
54. 行田克則，松山智子．Denics Laser Nd:compact(Nd:YAGレーザー)の根尖病巣への応用．In：別冊the Quintessence／最新歯科用レーザー—その特長と応用．東京：クインテッセンス出版，2006：58-63.
55. 行田克則．15年以上経過した歯肉縁下マージンそしてオベイトポンティックから考察する．In：QDT別冊／Esthetic of Dental Technology．PART 4．東京：クインテッセンス出版，2006：6-19.
56. 行田克則．アストラテックインプラントシステムによる審美ゾーンへの挑戦．In：別冊the Quintessence／インプラントYEAR BOOK．東京：クインテッセンス出版，2006：113-120.
57. 行田克則．修復物マージンと辺縁歯肉組織の関係を再考する．the Quintessence 2006；25(9)：33-48.
58. 行田克則，松山智子．軟組織病変に対するレーザー治療．デンタルダイヤモンド 2006；31(439)：156-160.
59. 行田克則．インプラント埋入時の歯間乳頭の作り方．デンタルダイヤモンド 2006；31(438)：102-103.
60. 滝澤崇，小田中康裕，小見川淳，行田克則．超高強度MFRナノハイブリッドタイプ-グラディアフォルテの特徴と技工操作．QDT 2006；31(1)：103-117.
61. 行田克則．一般臨床家はどこまで矯正治療を行うべきか．1人の歯科医師がすべての診断と治療を行うことのメリット．the Quintessence 2007；26(10)：33-51.
62. 行田克則．咬合採得用ビニルシリコーン印象材(ファスト＆ハードタイプ)ジーシーエクザバイトIII．日本歯科評論 2007；780：205.
63. 行田克則，松山智子．料理用はかりを用いたブラッシング指導．the Quintessence 2007；26(7)：192.
64. 行田克則．若手歯科医のための臨床の技50クラウンブリッジ．東京：デンタルダイヤモンド社，2008.
65. 行田克則．S-shape profile(マージン部の立ち上がり形態)．the Quintessence 2009；28(4)：697-699.
66. 行田克則．形成量の制限のある生活歯に対して強度確保のために陶材焼付鋳造冠を適用．In：小濱忠一・編．SHINBI〜患者さんの素敵な笑顔のために〜．京都：永末書店，2009：78-81.
67. 行田克則．長期的なアンテリアガイダンス確保のために陶材焼付鋳造冠で連結．In：小濱忠一・編．SHINBI〜患者さんの素敵な笑顔のために〜．京都：永末書店，2009：82-85.
68. 行田克則．フルマウスリコンストラクションの12年後．the Quintessence 2009；28(6)：1282-1292.
69. 福島俊士・編著．口腔にやさしいエコ・サイジングの修復治療．東京：デンタルダイヤモンド社，2009：56-57, 72-73, 134-135(分担執筆).
70. 松山智子，行田克則．「行田法」によるテンポラリークラウンの作製方法．デンタルダイヤモンド 2010；35(505)：34-46.
71. 行田克則．補綴治療におけるスプリングリテーナーの製作法とその応用．the Quintessence 2011；30(2)：332-344.
72. 行田克則．審美歯科におけるチームプレー—Esthetic Zoneにおける天然歯・インプラント補綴—．補綴誌 2011；3(2)：108-118.
73. 行田克則．インプラント間乳頭とインプラント周囲炎を再考する．the Quintessence 2012；31(9)：1955-1970.
74. 行田克則．装着より約17年経過した全顎補綴(1996年刊インターディシプリナリーを考える掲載症例より)．In：別冊the Quintessence／デンタルエステティック．パート4．東京：クインテッセンス出版，2012：78-85.
75. 行田克則．補綴において歯周組織をどう見るか．日本大学歯学部同窓会雑誌 2014；58(3)：1-21.
76. 行田克則．クリーピングアタッチメントから上皮の温存を考察する．インプラントと天然歯の比較から．日本歯科評論 2014；74(3)：65-74.
77. 行田克則，松山智子．インプリント4印象材の臨床におけるポイント．the Quintessence 2014；33(9)：2040-2045.
78. 行田克則．インプラントを断念してCSPを応用した24年経過KennedyII級症例．In：別冊the Quintessence／YEARBOOK 2015 治療計画プラン“B”の歯科臨床．東京：クインテッセンス出版，2015：26-39.
79. 行田克則．行田克則の臨床アーカイブ．補綴メインの長期100症例．東京：デンタルダイヤモンド社，2015.
80. 行田克則．月刊行田克則〜世界を変える“ナメタメソッド”〜．東京：デンタルダイヤモンド社，2015.

색인

국문

영문

R

S

U